AF809201

ABHANDLUNGEN DER DEUTSCHEN AKADEMIE
DER WISSENSCHAFTEN ZU BERLIN

*Klasse für Medizin*

*Jahrgang 1964 Nr. 3*

# DIABETISCHE ANGIOPATHIE

## I. Internationales Symposion über Diabetesfragen vom 1. bis 3. Oktober 1962 im Institut für Diabetes – Forschung und Behandlung – „Gerhardt Katsch" Karlsburg/Greifswald

Herausgegeben von

Prof. Dr. GERHARD MOHNIKE

Mit 206 Abbildungen und 86 Tabellen

AKADEMIE-VERLAG · BERLIN

1964

Dieses Symposion fand statt im Rahmen der Zusammenarbeit

der sozialistischen Länder auf medizinisch-wissenschaftlichem Gebiet

Zusammenstellung und Bearbeitung: ELFRIEDE WAPPLER und ERICH JUTZI

**Vorgelegt in der Klassensitzung vom 20. Dezember 1962**

**Zum Druck genehmigt am 24. Januar 1963, ausgegeben am 20. Juni 1964**

Manuskriptübergabe an den Verlag: November 1963

Erschienen im Akademie-Verlag GmbH, Berlin W 8, Leipziger Straße 3—4

Copyright 1964 by Akademie-Verlag GmbH

Lizenznummer: 202 · 100/402/64

Gesamtherstellung: VEB Druckerei „Thomas Müntzer" Bad Langensalza

Bestellnummer: 2001/64/IV/3 · ES 17 C 3 · Preis: DM 79,—

VORWORT

In der Zeit vom 1. bis zum 3. Oktober 1962 fand im Institut für Diabetes - Forschung und Behandlung - „Gerhardt K a t s c h " in Karlsburg ein internationales Symposion über die diabetische Angiopathie statt.

Diese Thematik drängte sich geradezu auf. Einerseits gestattet die Diabetestherapie - speziell die mit Insulin - die Lebenserwartung des Zuckerkranken sehr zu heben. Dabei zeigte sich jedoch, daß der Diabetiker von einer Gruppe - z. T. sehr spezifischer - Begleit- und Folgeerkrankungen bedroht ist, welche sein Lebensschicksal zu determinieren in der Lage sind. Aus diesem Grund muß sich das Hauptinteresse des Diabetikerarztes auf diese Komplikationen - vor allem die weitgehend diabetesspezifischen an den kleinen und kleinsten Gefäßen - erstrecken. Andererseits lag trotz dieser sehr dringlichen Problematik unter dem Eindruck einiger neuer pharmakologischer Erkenntnisse im Laufe der letzten Jahre weitgehend das Hauptinteresse der Diabetologen auf dem Gebiet der oral wirksamen, blutzuckersenkenden Präparate. Dies ist sehr verständlich. Aber als wir die Thematik unseres Symposions festlegten, entschlossen wir uns vorwiegend aus rein ärztlicher Sicht, die Behandlung der oral wirksamen Substanzen auf einen späteren Termin zu verschieben und zunächst und zuerst dem ärztlichen Imperativ folgend und im Gedächtnis an den großen Diabeteskliniker Gerhardt K a t s c h , das klinisch wichtigste Problem, die diabetische Angiopathie, unter den Gesichtspunkten von Pathogenese, Symptomatologie, Verlauf und Prognose, sowie denen einer Therapie zu diskutieren. Dies war die Zielsetzung unseres Symposions, und der Leser möge beurteilen, in welchem Umfang das Ziel erreicht wurde und vor allem, an welchen Punkten - und es sind deren zahlreiche - sich ein Feld für weitere ärztliche und wissenschaftliche Bemühungen eröffnet.

Wenn unser kleines Symposion diesen letztgenannten Zweck erreicht haben oder ihm nahe gekommen sein sollte, hat es seine Aufgabe erfüllt.

An dieser Stelle möchte ich allen Karlsburger Angestellten, vor allem unserer wissenschaftlichen Bibliothekarin Fräulein E. W a p p l e r und Herrn Dipl. Math. E. J u t z i , die sich besonders um die Zusammenstellung dieses Bandes und die organisatorische Durchführung des Symposions verdient gemacht haben, für ihre Mitarbeit meinen Dank aussprechen.

Karlsburg, im Herbst 1963 G. M o h n i k e .

## HINWEIS FÜR DIE BENUTZUNG

Aus technischen Gründen haben sich einige Veränderungen an den Manuskripten notwendig gemacht. Wir bitten den Leser zu beachten:
Alle Abbildungen sind in einem Anhang am Ende des gesamten Symposionstextes zusammengefaßt. Im Text wird nicht auf diese Abbildungen verwiesen.
Umfangreiche Tabellen befinden sich am Schluß der jeweiligen Arbeit, kleinere Zusammenstellungen sind in den Text eingefügt.

INHALT

Aus dem Institut für Diabetes - Forschung und Behandlung -
„Gerhardt Katsch", Karlsburg (Direktor: Prof. Dr. G. M o h n i k e )

# REGULATIONSKRANKHEIT DIABETES
## Katsch-Gedächtnis-Vorlesung

Von G. M o h n i k e

Die nosologische Zuordnung des Diabetes mellitus war stets sehr schwierig, zumal eine anatomische sedes morbis mit konstantem Befund nicht vorliegt. Für den Kliniker stand und steht die Störung des Zuckerhaushaltes im Vordergrund bzw. ein sich durch Hyperglykämie und konsekutive Glykosurie auszeichnendes Syndrom, das sog. Mellitus-Syndrom. Daher nimmt es nicht wunder, daß in der klinischen Terminologie der Diabetes mellitus den Stoffwechselkrankheiten zugeordnet wurde. J. B a e r definierte Stoffwechselkrankheiten als solche Störungen, bei welchen das Krankhafte bzw. die wesentliche Symptomatik auf Abwegigkeiten des Stoffwechsels und auf deren unmittelbaren Folgen beruhe. Er fügte freilich hinzu, daß eine weitere Erforschung der inneren Sekretion in zunehmendem Maße bisher als Stoffwechselkrankheiten subsummierte Störungen genauer als solche innersekretorischer Drüsen erkennen ließe.

Die Schau des Diabetes mellitus als Stoffwechselkrankheit brachte in ihren Versuchen, die zugrundeliegende Stoffwechselstörung zu erfassen, völlig widersprüchliche - fraglos je durch Beobachtungen und Experimente in gewissem Umfang gestützte - Theorien. Die stoffwechselmäßige Radix morbi wurde sowohl in einer Überproduktion von Zucker wie einer Minderverwertung gesehen. Diese Theorien standen sich scheinbar ohne Kompromißmöglichkeiten, ja ohne Möglichkeit der definitiven Verifizierbarkeit oder Falsifizierbarkeit einer der beiden Ansichten gegenüber.

Als B a e r den Diabetes mellitus den Stoffwechselkrankheiten zuzählte, war das fundamentale Experiment v o n M e r i n g und M i n k o w s k i s schon seit geraumer Zeit durchgeführt, das Experiment der Pancreasextirpation, die zum Diabetes führte. In den 20er Jahren dieses Jahrhunderts wurde durch B a n t i n g und B e s t das Gegenexperiment erbracht, die Darstellung des blutzuckersenkenden Prinzips aus der Bauchspeicheldrüse, welches in der Lage ist, die Stoffwechselentgleisung nach Pancreatektomie hintanzuhalten. Nach den auch heute in der experimentellen Endokrinologie gültigen Gesetzen war durch diese Versuche der Beweis erbracht, daß Insulinmangel den Diabetes mellitus verursacht, daß Insulinzufuhr ihn wieder ausgleichen bzw. beseitigen kann, bzw. daß - allgemeiner gesprochen - der Diabetes mellitus eine definierte Krankheit der Drüsen mit innerer Sekretion sein müsse.

Trotzdem - und aus noch kurz zu streifenden Gründen - wurde und wird der Diabetes mellitus in den Hand- und Lehrbüchern der inneren Sekretion höchstens kurz gestreift. Eine einheitliche innersekretorisch-nosologische Schau schien schon dadurch von Anfang an erschwert, als die Patienten dem Pancreashormon Insulin gegenüber recht verschieden reagierten. Hinzu kamen klinische und experimentelle Ergebnisse - ich erwähne nur die Diabetesverursachung durch Zufuhr von Hypophysenvorderlappenextrakt - welche die Deutung des Diabetes mellitus als endokrinologische Erkrankung im klassischen Sinne unmöglich machten.

Etwa in dieser Situation gründete K a t s c h vor nunmehr über 30 Jahren in Garz auf Rügen das Diabetikerheim. Diese Gründung erfolgte aus keiner speziellen wissenschaftlichen Fragestellung heraus, sondern war eine Konsequenz des "therapeutischen Imperatives". K a t s c h sagt zu diesem, von ihm geprägten ärztlich-ethischen Begriff: "Im Anfang des ärztlichen Handelns und der Arztwerdung steht nicht Wissenschaft und nicht Mitleid, sondern der therapeutische Imperativ, der zum Arzt kommt wie der Kranke selbst". Es ergab sich von allein, daß die tägliche Beschäftigung mit dem Kranken zu wissenschaftlicher Verarbeitung drängte und wissenschaftliche Früchte trug. Dabei half nicht nur der große Experimentator Zufall, wie K a t s c h es nannte, sondern es war sein konsequentes Bestreben, eine Synthese zwischen Experiment und Beobachtung zu finden. Diese Arbeitsrichtung legte er selbst einmal in einem tiefgründigen Vortrag dar.

Als wesentlich und fruchtbar für die Diabetesfragen erwies sich, daß K a t s c h als Mitarbeiter G u s t a v v o n B e r g m a n n s an dessen Konzeption einer funktionellen Pathologie maßgeblich beteiligt war und vorwiegend Störungen aus dem Bereich des Gastrointestinaltrakts einem besseren und tieferen Verständnis zugänglich gemacht hatte.

Die wissenschaftliche Bearbeitung der Diabetesklinik brachte zwangsläufig mit sich, daß eine Schau des Diabetes als nosologischer Einheit im herkömmlichen Sinne nicht mehr genügte. Es fanden sich klinische Bilder mit ganz differenten Beteiligungen innersekretorischer Drüsen, es ergaben sich Verläufe, innerhalb welcher die Situation im Kohlenhydratstoffwechsel sich mit oder ohne somatisch greifbare und endokrinologisch erklärbare Veränderungen variierte - extremenfalls vom Hyperinsulinismus bis zum Diabetes und umgekehrt. Es fanden sich neben den Störungen im Zuckerstoffwechsel verschiedenerlei Abwegigkeiten anderer Stoffwechselfraktionen, die sich als konsekutiv oder auch als koordiniert erwiesen.

Die Frucht dieser Studien war die Konzeption eines funktionell-pathologischen Bildes des Diabetes. Die sedes morbi wurde dabei ganz bewußt von einem anatomischen bzw. eng lokalisierten Substrat in ein funktionelles verlegt oder dort gesucht. Der Diabetes mellitus wurde als Regulationskrankheit bezeichnet. Vorwegnehmend sagte v o n B e r g m a n n zu einer solchen Betrachtungsweise: "Wenn wir von Regulation sprechen, so denken wir an ein "Bewirken" nach der günstigen Seite, aber für uns Ärzte ist es noch verpflichtender, an jene Störungen der Regulation zu denken, in denen die Gefahr liegt, die wir bis zu einem gewissen Grade bekämpfen können, wenn wir das Krankhafte, das Pathologische, unter dem Gesichtspunkt der gestörten Funktion sehen." In seiner Begründung der Notwendigkeit, den Diabetes als Regulationskrankheit zu sehen, weist K a t s c h eingangs auf die Tatsache hin, die heute zur Grundkenntnis jedes Diabetologen gehört, daß das Insulin Antagonisten und Synergisten unter den Hormonen hat und daß das vegetative Nervensystem einschließlich seiner cerebralen Zentren machtvoll in das Zusammenspiel der Hormone eingreift. K a t s c h stellte klinische Beobachtungen in den Vordergrund und begründet seine Vorstellung: Regulationsdiabetes, Zuckerregulationskrankheit. Die neue Vorstellung werde zum "Motiv" des Handelns im Sinne S c h o p e n h a u e r s und stelle uns vor neue, vielfältige Aufgaben. Die regulationspathologische Betrachtungsweise setzt uns zunächst instand, die Phänomene der Diabetesklinik gut einzuordnen und zu erklären.

Die Konzeption des Diabetes als Regulationskrankheit stammt übrigens aus einer Zeit vor Untersuchung und Bewertung biologischer Vorgänge unter dem Gesichtswinkel der Kybernetik bzw. vor Herausarbeiten biotechnischer Pläne und Verhaltensweisen des Organismus. Hiermit zusammenhängende Experimente und gedankliche Arbeiten haben die Theorie K a t s c h's glänzend bestätigt.

Als K a t s c h seine Schau des Diabetes als Regulationskrankheit entwikkelte, standen hormonale und vegetativ nervale Regulatoren allgemein im Vordergrund des Interesses. Als wichtigste Gesichtspunkte arbeitete er heraus:Das Wesen des Diabetes mellitus beruht in einer Störung des gesamten Blutzuckerregulatoriums in charakteristischer Richtung. Bei manifester Zuckerkrankheit liegt eine relative oder absolute Insuffizienz des Inselorgans, anders ausgedrückt, ein relativer oder absoluter Mangel an funktionstüchtigem Pancreashormon Insulin vor bzw. eine relative oder absolute Überfunktion der fakultativ insulin - antagonistischen Drüsen und sonstigen Gegenspieler. Nur so lassen sich beobachtete Syndrome, Syndromkombinationen und Syndromwandlungen erklären. Einflüsse von Leben und Erlebnis sind nicht nur möglich, sie sind geradezu zu erwarten, denn das Blutzuckerregulatorium, selbst ein vermaschtes Reglersystem, ist eine Institution des lebenden Organismus. So finden wir Verständnis für das schon erwähnte scheinbar paradoxe Ereignis, wenn eine Zuckermangelkrankheit in eine Zuckerkrankheit übergeht oder wenn sich die diabetische Stoffwechsellage unter hinzukommenden, definierten innersekretorischen Funktionswandlungen - z.B. in der Pubertät, während der Gravidität oder im Klimakterium - ändert.

Übrigens ordnen sich die in jüngerer Zeit aufgestellten Einteilungsversuche des Diabetes in growth onset und maturity onset diabetes ohne weiteres der K a t s c h ' s c h e n Konzeption ein. Im übrigen hat sich gezeigt, daß sich eine krasse Unterteilung in die beiden Gruppen je nach Alter bei Manifestation der Stoffwechselstörung nicht aufrechterhalten läßt. Es gibt funktionelle Kombinationen und Funktionswandlungen, wie sie K a t s c h von vornherein anerkannt, ja postuliert hat.

Hier sei noch ein Wort zum Insulinproblem gestattet. K a t s c h hat immer betont, daß er den Begriff Inselinsuffizienz bzw. Insulinmangel nur funktio - nell sehen und angewandt wissen wolle. Vor allem nach Untersuchungen der Torontoer Schule beruht das Wesen des reinen growth onset diabetes in einer absoluten Inselinsuffizienz bzw. in einem absoluten Insulinmangel. Bei reinem maturity onset diabetes dagegen sei dieser Defekt weitgehend relativ. Nach neuesten Untersuchungen, auf die ich hier im einzelnen nicht eingehen kann, scheint auch beim juvenilen Diabetes, zum mindesten in dessen Anfangsphase, kein absoluter Insulinmangel vorzuliegen, sondern das im Plasma auftretende Insulin wird durch Bindung an bestimmte Eiweißkomponenten blockiert und an seiner Wirksamkeit gehindert. Diese Forschungsergebnisse, welche vielleicht regulatorische Potenzen bisher unbekannter Instanzen belegen, erscheinen mir zum mindesten für die Theorie sehr wesentlich. Freilich läßt sich noch nicht ohne weiteres erklären, warum kindliche und jugendliche Diabetiker besonders gut, ja sogar gesteigert gegen Fremdinsulin anzusprechen pflegen.

Für die Schau des Diabetes als Regulationskrankheit käme also u.U. ein wesentlicher neuer Gesichtspunkt hinzu. Störungen können nicht nur - sich unmittelbar auswirkend - in der essentiell regulierenden Sphäre vorliegen, sondern Störungen des milieu interne können u.U. ausschlaggebend sein, Störungen, deren Genese noch weitgehend unübersichtlich ist. Der Blutzucker - richtiger die Dextrose im Extracellulärraum - stellt eine hochwichtige Energietransportform dar. Er imponiert - biotechnisch gesehen - als Regelgröße. Störungen im Reglersystem verhindern oder verlangsamen wenigstens dessen Einstellung auf den Sollwert.

Übrigens erscheint noch der Untersuchung wert, inwieweit krankhafte - primäre oder sekundäre - Änderungen der Sollwerteinstellung erfolgen können. Mir erscheinen diese Möglichkeiten gegeben. Einerseits schließen wir aus kurzfristigen Tierversuchen, die wir mit Frau M o r i t z veranstalteten, daß vorübergehend der Sollwert des Blutzuckers auf ein erhöhtes Niveau eingestellt werden kann, z.B. zunächst auf etwa 4oo mg%, später auf etwa 2oo mg%. Andererseits scheinen uns klinische Beobachtungen zu demonstrieren, daß bei Zuckerkranken längerfristig die Glykämie mit ihrem Sollwert auf ein höheres Niveau als das physiologische verschoben sein kann. Die Güte eines Reglersystems hängt nicht nur von Vorhandensein und Leistungsbreite der einzelnen Stellwerke, sondern auch von der Trägheit deren Reaktionen und Fühligkeit des Systems ab.

Verändern wir beispielsweise bei älteren Menschen die Regelgröße Blutzucker durch eine Dextrosebelastung, imponiert - verglichen mit jüngeren Individuen - eine größere Trägheit des Reglersystems. Offenbar kommt die adaequate Insulinproduktion erst verzögert in Gang; sie geht auch verzögert zurück. Es resultiert eine verhältnismäßig starke Steigerung der Glykämie und ein übertriebenes sog. reaktives Absinken.

Wahrscheinlich interferiert im hohen Alter noch eine mehr oder weniger deutliche Hemmung der Glukoseverteilung, vielleicht schon zwischen intra- und extravasalem Raum, vielleicht auch erst zwischen gesamtem Extracellulär- und Intracellulärraum, offenbar bedingt durch physiosklerotische Vorgänge an den Membranen. Nach unseren bisherigen Kenntnissen imponiert als Regelgröße im Kohlenhydratstoffwechsel das Abweichen der Konzentrationen der freien Glukose vom Sollwert im Extracellulärraum. Es ist noch zu untersuchen, ob die Fühler, die natürlich an zelluläre Strukturen gebunden sind, sich hinter einer der sonstigen üblichen Zellmembranschranken befinden oder nicht.

Die hormonalen Stellwerke, welche für die Aufrechterhaltung des Sollwertes der Regelgröße Glykämie sorgen, sind nahezu ausnahmslos biotechnisch dahingehend ausgerichtet, die Zuckerkonzentration im Extracellulärraum zu steigern. Letztlich blutzuckersenkend wirkt allein das Insulin.

Der Grund hierfür dürfte ein doppelter sein :

1. Ungenügendes Zucker- wie Sauerstoffangebot an das Zentralnervensystem ist in kurzer Zeit deletär. Die Hyperglykämie per se ist harmlos, ja in gewissem - aber natürlich nicht auf die Diabetestherapie übertragbarem Sinne - nützlich, weil das Konzentrationsgefälle gegenüber dem Intracellulärraum gesteigert wird.
2. Phylogenetisch ist verständlich, daß die Bereitstellung ausreichender Energiemengen für den Kampf um's Dasein vital erforderlich ist, wie das primitive Leben eine besondere Aktivität des wichtigsten Verbraucherorgans für Zucker, der Muskulatur, benötigt. So läßt sich erklären, daß ernsthafte Entgleisungen der Regelgröße Glykämie über den Sollwert wesentlich häufiger sind als nach unten, und daß Zivilisationseinflüsse mit zunehmender Einschränkung der Anforderungen an das Muskelorgan zum mindesten e i n e Ursache für die Zunahme der Diabetesmorbidität sein dürften.

In der pathophysiologischen Betrachtungsweise spielt die reaktive Überleistung eine große Rolle. K a t s c h spricht geradezu von dem "vitalen Phänomen der reaktiven Überleistung". Besonders wesentlich erschien sie ihm, wenn sie infolge ihres Ausmaßes Krankheitswert annahm; er betrachtete sie als ein Grundphänomen des lebenden Organismus. Nach unseren heutigen Kenntnissen müssen wir unterscheiden zwischen Reaktionen, bei welchen das Produkt seinerseits wieder als Regelgröße imponiert oder nicht. K a t s c h erwähnte in diesem Zusammenhang gerne die Magensäureproduktion, von der P f l ü g e r gesagt hatte, daß kein Tropfen Magensaft zu viel gebildet werde. Dies entspricht keinesfalls den klinischen Erfahrungen. Z.B. kann die Magensaftproduktion beim R e i c h m a n n ' s c h e n Syndrom ausgesprochen Krankheitswert erreichen. Ausschlaggebend ist offenbar hierbei Irritation und Irritabilität. Ein feed back-Mechanismus, wie er regeltechnisch für entsprechend gesteuerte Vorgänge zu fordern ist, liegt offenbar nicht vor. Ähnlich steht es auch mit der auf Antigenreiz einsetzenden Antikörperproduktion, die im Überschuß und mehr oder weniger in Permanenz erfolgt.

Etwas anders liegen die Dinge innerhalb sog. geschlossener Reglersysteme, in welchen, um ein Wort G o e t h e s zu gebrauchen, alle Teile auf einen Teil hinwirken und jeder auf alle wiederum seinen Einfluß ausübt. Ziel dieser geschlossenen Reglersysteme ist die Aufrechterhaltung des Sollwertes. Ins Gewicht fallende Überleistungen können nur bei einer gewissen Debilität des Reglersystems zustande kommen. Diese Debilität kann sich auf den Fühler, die Leistungsfähigkeit des Stellwerkes überhaupt, seine funktionelle Ausgangssituation und seine Trägheit im Reagieren erstrecken.

Schließlich können in geschlossene Reglersysteme von außen kommende Führungsgrößen eingreifen, die ihrerseits keinem Rückkopplungsmechanismus unterliegen. Ich erwähne hier nur psychische Stress-Situationen sowie Infekte. Die Adaptationskrankheiten S e l y e s sind nur - freilich sehr wichtige - Spezialfälle von Regulationskrankheiten im Sinne K a t s c h 's.

Jedenfalls spielt in Physiologie wie Pathophysiologie das "vitale Phänomen der reaktiven Überleistung" eine stets zu beachtende Rolle. Dies leitet über zu Fragen der Therapie. Auch diese natürlich wollte K a t s c h unter Regulationsgesichtspunkten gesehen wissen. Systematisierend kann man unterscheiden zwischen akuten, in kurzer Zeit effektiven Eingriffen und solchen, die in längeren Zeiträumen wirksam werden bzw. über längere Zeiträume oder für dauernd wirken. Die gesamte regulatorische Situation kann sich hierbei ändern. Von letzteren verweise ich nur auf die Hypophys- oder Epinephrektomie, worüber im Rahmen unserer Tagung noch zu sprechen sein wird, aber auch auf scheinbar blande Maßnahmen, wie sie uns in der Diätetik gegeben sind, und die gerade in der Diabetesklinik nicht vernachlässigt werden sollten. Ich verweise nur auf die grundsätzlichen Garzer Thesen K a t s c h 's wie auch auf die klinischen Studien über die Folgen quantitativer und qualitativer Fehlernährung G ü l z o w 's.

Die Insulintherapie wirkt schon in kurzen, aber auch in langen Zeiträumen. K a t s c h warnte immer wieder vor den mannigfachen Folgen der Überinsulinierung, wobei er bleibende oder zum mindesten längerfristige Stoffwechselverschlechterungen als reaktive Überleistungen nach und unter schleichend unnötig gesteigerter Insulindosierung herausstellte, wie auch auf ähnlichen Wegen zustandekommende kurzfristige Stoffwechselentgleisungen nach erkannten oder unerkannten Hypoglykämien. M ü l l e r bereicherte diese klinischen Studien durch den Nachweis der sog. Insulinketose.

Wir sind diesen regulatorischen Blutzuckerfragen in verschiedenen Versuchsanordnungen zusammen mit J u t z i , M i c h a e l i s , S c h n e i d e r , P a t z s c h k e , B e s t v a t e r u.a. nachgegangen, und ich darf die Ergebnisse kurz zusammenfassen :

a) Die blutzuckersteigernde Potenz des 2. Pancreashormons Glukagon wirkt sich um so prompter und stärker aus, je niedriger der Ausgangsblutzucker liegt. Eine Bestätigung des W i l d e r' s c h e n Ausgangswertgesetzes, welches bei den pathophysiologischen Betrachtungen K a t s c h ' s eine wichtige Rolle spielte.
b) Unabhängig von der Funktion des Ausgangswertes läßt sich nachweisen: Bei spontan fallendem Blutzucker tritt die Glukagonhyperglykämie wiederum prompter und stärker auf als bei spontan steigendem Blutzucker. In Analogie zum Ausgangswertgesetz haben wir dieses Phänomen das Ausgangsrichtungsgesetz genannt.
c) Injiziert man annahmsweise glukagonfreies oder glukagonarmes Insulin, tritt eine sog. initiale Hyperglykämie auf. Sie ist um so markanter, je niedriger der Ausgangsblutzucker liegt. Eine weitere Bestätigung für das W i l d e r ' s c h e Gesetz.

d) Unabhängig vom Ausgangswert zeigt die Glykämie unmittelbar nach Insulingabe bei spontan fallendem Blutzucker eher steigende Tendenz und umgekehrt. Ebenfalls eine Bestätigung des Ausgangsrichtunggesetzes.

e) Zu den Warnungen K a t s c h ' s vor übermäßig hohen Insulindosen: Wir untersuchten die Beziehungen zwischen Ausgangsblutzucker und Insulindosis zum optimalen, d.h. bis an die Grenze der Hypo-glykämie führenden Effekt . Bei einer Ausgangsblutzuckerlage von ca 13o mg%, bewirken 4 E bereits den optimalen Effekt, während höhere Insulindosen nur geringfügig stärkere, jedoch unnötige Blutzuckersenkungen auslösen. Liegt der Ausgangswert bei ca 18o mg%, reicht die blutzuckersenkende Kraft von 4 E nicht mehr aus, die erforderliche Optimaldosis liegt bei 8 E. Bei 225 mg% werden 16 E für den optimalen Effekt benötigt und erst bei 315 mg% sind 32 E erforderlich. Die Beziehungen zwischen Ausgangsblutzucker und Insulindosis lassen sich auch formelmäßig erfassen und zwar letztlich als: Funktion der Wirkung = Faktor des Ausgangswertes mal Faktor der Dosis. Die Konsequenzen dieser Untersuchungen für die Diabetestherapie liegen auf der Hand.

f) Zu den beschriebenen Verschlechterungen des Diabetes bei unnötig hoher Insulinierung: Wir führten Dauerinsulinierungen mit langsam steigender Tagesdosis bei Meerschweinchen, intakten und teilpancreatektomierten, jedoch nicht diabetischen Hunden durch. In jedem Fall verschlechterte sich der Kohlenhydratstoffwechsel bzw. seine Regulationslage unter der Insulinierung in diabetoider Richtung. 2 teilpancreatektomierte Hunde wurden permanent diabetisch; ihre Zuckerkrankheit war sehr schwer und entsprach nicht einem Pancreatektomiediabetes. Histologisch fanden wir eine Aktivitätssteigerung des HVL, der Thyreoidea, der Z. fasciculata der NNR und einen Aktivitätsverlust des betacytären Organs.

g) Unter Regulationsgesichtspunkten hatte K a t s c h schon vor vielen Jahren gefordert, das Koma diabeticum mit kleinstmöglichen und fraktionierten Insulindosen zu behandeln. Eine entsprechende Therapie hat sich weitgehend allgemein durchgesetzt. Wir hielten es für unsere Pflicht, experimentelle Beweise für die Zweckmäßigkeit der klinisch probaten Anwendung fraktionierter Insulindosen zu erbringen. Als wesentlichstes ergab sich, daß die absolute Blutzuckersenkung von 2 mal 4 E dem Effekt von 12 E bei einmaliger Darreichung entspricht und die Wirkung von 2 mal 8 E dem Nutzen von 1 mal 32 E.

Wenn die klinische Konzeption des Diabetes mellitus als Regulationskrankheit mit im einzelnen differenten pathogenetischen Konstellationen noch eines Beweises ihrer Berechtigung bedurft hätte, so wurde derselbe ganz eindeutig durch die Einführung der oralen Diabetestherapie mit Sulfonylharnstoffderivaten erbracht. Unter dem Direktorat K a t s c h ' s befaßten sich nahezu alle praktisch oder theoretisch tätigen Mitarbeiter unseres Instituts mit diesem Problemkomplex. Dabei ließ sich u.a. mathematisch erfassen, daß die wesentlichsten Faktoren, von welchen die Einstellbarkeit der Diabetiker auf diese Präparate abhängt, sind: der vereinfacht am Körpergewicht und am Manifestationsalter des Stoffwechselleidens erfaßbare Diabetestyp, das Insulindefizit und die Dauer der Insulinanwendung.

Ich darf noch einmal zurückkommen : Der Diabetes mellitus ist keine nosologische Einheit im alten Sinne. Ausschlaggebend für die die Diagnose Zuckerkrankheit beweisende Konstellation - erhöhter Blutzucker und konsekutive Glykosurie - ist die vorhin skizzierte Regulationslage. Diese ist nur prinzipiell einheitlich, im Einzelfall kann sie erheblich variieren. Sie verändert sich auch im Laufe des Lebens bei der gleichen Person.

Der Therapeutische Imperativ K a t s c h ' s erstreckte sich zunächst darauf, dem Diabetiker zu einem lebenswerten Leben zu verhelfen, d.h., ihn in den Zustand "bedingter Gesundheit" zu versetzen. Von der Störung im Haushalt der freien Dextrose aus gesehen, läßt sich dieses Ziel in nahezu jedem Fall erreichen.

Im Laufe der Jahre zunehmend, wurde die Erfahrung gesammelt, daß der Diabetiker nicht mehr von seiner Kohlenhydratstoffwechselstörung per se bedroht ist d.h., der Tod im Koma diabeticum ist eine Rarität geworden; statt dessen zeigte sich aber, daß Gesundheit und Leben des Diabetikers von vasculären Komplikationen bedroht sind, die Gegenstand unseres Symposiums sind.

Wenn der Diabetes mellitus, wie gesagt, unter recht verschiedenen pathogenetischen Konstellationen auftreten kann, entsteht zunächst die Frage, ob jede Diabetesform in gleicher Weise von der Angiopathie bedroht ist. Wenn konsekutiv oder koordiniert Abwegigkeiten anderer Stoffwechselfraktionen die Zuckerhaushaltstörung begleiten können, bleibt zu diskutieren, ob die Störung im Dextrosestoffwechsel primär oder sekundär Ursache der Angiopathie ist oder welche anderen Stoffwechselfraktionen, sei es des Lipoid- bzw. Eiweißstoffwechsels, unmittelbare Glieder in der Schadenskette sind, die zur Angiopathie führt. Ich will der Diskussion im einzelnen nicht vorgreifen. Im Gedenken an meinen verehrten Lehrer K a t s c h darf ich nur darum bitten, bei unseren Diskussionen funktionspathologische Zusammenhänge nicht außer acht zu lassen. So werden wir auf unserer Tagung das Gedächtnis des großen Diabetologen am besten in Ehren halten.

Aus dem Institut für Diabetes - Forsohung und Behandlung -
„Gerhardt Katsch", Karlsburg (Direktor: Prof. Dr. G. M o h n i k e )

# EINFÜHRENDE BEMERKUNGEN ÜBER DIE RETINOPATHIA DIABETICA IN INTERNISTISCHER SICHT

Von G. M o h n i k e

Wie noch an geeigneter Stelle im Rahmen unseres Symposions zu diskutieren sein wird, treten ganz in der Regel diabetische Nephropathie und diabetische Retinopathie koinzident auf.

Weil bei diabetischer Retinopathie intra vitam gewissermaßen eine pathologisch-anatomische Diagnose gestellt werden kann, sind ophthalmologische Untersuchungen bzw. der Nachweis einer diabetischen Retinopathie von großer klinischer Bedeutung.

Zumindest im großen und ganzen gesehen ist der Diabetes mellitus conditio sine qua non für das Zustandekommen einer diabetischen Angiopathie. Es würde mich sehr interessieren, in der Diskussion zu erfahren, ob jemand eine diabetische Retinopathie oder eine diabetische Nephropathie erwiesenermaßen vor Ausbruch der Zuckerkrankheit diagnostiziert oder gesehen hat.

Zur diabetischen Retinopathie möchte ich Ihnen kurz 3 graphische Darstellungen demonstrieren:

Abb. 1: Bei einer kurzen Diabetesdauer liegt die Retinopathie-Frequenz, die insgesamt sehr niedrig ist, direkt proportional zum Manifestationsalter des Diabetes. Dies beruht zumindest teilweise auf einem Trugschluß. Der Diabetes in höheren Altersklassen kann sich weitgehend der Feststellung entziehen. Wir müssen für unsere Auswertung zwangsläufig das Alter bei Feststellung der Zuckerkrankheit mit dem Manifestationsalter gleichsetzen, was nicht exakt ist. Bei einer Diabetesdauer von 6 bis 15 Jahren finden wir eine Verschiebung der Retinopathiefrequenz zugunsten jüngerer Manifestationsaltersklassen. Das Maximum liegt bei Patienten, deren Diabetes zwischen dem 11. und 2o. Lebensjahr festgestellt wurde. Bei einer Diabetesdauer von mehr als 15 Jahren ergibt sich, daß die größte Retinopathiefrequenz bei denjenigen Patienten gefunden wird, deren Diabetes in den jüngeren Altersklassen, also unterhalb des 3o. Lebensjahres, manifest wurde. Letzteres betrifft nicht nur die Häufigkeit der Retinopathie, sondern auch die Schwere dieser Komplikation.

Abb. 2 stellt den proportionalen Anteil der Retinitis proliferans an den nach Manifestationsalter der Zuckerkrankheit aufgeschlüsselten sämtlichen Fällen mit diabetischer Retinopathie dar. Es ergibt sich ganz eindeutig, daß ungünstige Retinopathieformen umgekehrt proportional zum Manifestationsalter des Diabetes auftreten. Ich darf hier einfügen, daß unseren Studien insgesamt etwa 6ooo Untersuchungen zugrunde liegen, welche wir unserem seinerzeitigen ophthalmologischen Konsiliarius Dr. J a n e r t verdanken.

Das Gros der Autoren vertritt, wie z.B. auf dem Düsseldorfer Kongreß ausdrücklich diskutiert wurde, den Standpunkt, daß die Frequenz der Retinopathie und Nephropathie direkt korreliert sei mit der Diabetesdauer (Abb. 3). Insgesamt sind Patienten mit einer guten Stoffwechselführung weniger von der Retinopathie bedroht als solche mit einer schlechten. Dies zeigen auch die Untersuchungsergebnisse, welche der vorliegenden Abb. zugrunde liegen.

Unabhängig von der Frage der Güte der Stoffwechselführung spielt der Diabetes-Typ eine gewisse Rolle. Der meist nicht optimal zu balancierende brittle diabetes neigt nach unseren Erfahrungen auffällig weniger zur Angiopathie, speziell zu deren schweren Formen, als der stable diabetes. In Übereinstimmung hiermit zeigen Patienten mit einer vegetativen Labilität bzw. einer Hyperthyreose keine Neigung zur Angiopathie oder zur schweren Angiopathie. Besonders zur Angiopathie neigen Patienten vor allem, wenn das Stoffwechselleiden mit einer Unterfunktion der Gonaden kombiniert ist. Für die Klärung der Pathogenese der diabetischen Angiopathie erscheint mir der Hinweis wichtig, daß weder Diabetes mit Akromegalie noch Diabetes mit einem Morbus Cushing oder einem Cushing-Syndrom besonders zur Angiopathie oder deren schweren Formen neigen.

Ich möchte aber hier der Diskussion nicht vorgreifen. Abschließend darf ich darauf aufmerksam machen, daß Herr Dr. D o l é n e k . unser derzeitiger ophthalmologischer Konsiliarius,einige Bilder bringen wird, aus denen u.a. die Gradeinteilung der diabetischen Retinopathie, wie sie bei uns üblich ist, hervorgeht.

Aus der Poliklinik Oschersleben/Bode (Chefarzt: Dr. G. v o n K n o r r e )

# OPHTHALMOLOGISCHE ERFAHRUNGEN BEI EINER DIABETES-REIHENUNTERSUCHUNG

Von G. H i n z

Einer Anregung von M o h n i k e folgend, waren wir bemüht, ophthalmologisch nachweisbaren Gefäßveränderungen bei neu entdeckten Diabetikern nachzugehen. Die Patienten waren bei einer Reihenuntersuchung gefunden worden. Es handelte sich also durchweg um Menschen, denen ihre Erkrankung bisher nicht bekannt war und die sich beschwerdefrei fühlten. Die kurz vor dem Abschluß stehende Reihenuntersuchung unseres Kreisgebietes umfaßte sämtliche über 40jährigen Einwohner.

Insgesamt wurden bisher 1884o Personen untersucht und unter ihnen 419 Zuckerkranke gefunden und in Überwachung genommen. Ein großer Teil von ihnen - insgesamt 243 (1o8 Männer = 45 %, 135 Frauen = 55 %) konnte einer ophthalmologischen Beurteilung zugeführt werden. Über sie wird im folgenden berichtet:

Nach Visusbestimmung wurden bei den Patienten die Pupillen erweitert und an der Spaltlampe die vorderen Augenabschnitte untersucht. Dann folgte die genaue Absuchung des Augenhintergrundes mit dem aufrechten Zeiß'schen Augenspiegel. Es wurde besonders auf Lentopathien und Retinopathien geachtet, die für den Diabetes charakteristisch sind.

Da unsere Patienten, der jüngste war 42 Jahre alt, durchweg im vorgeschrittenen Alter standen, mußte möglichst sorgfältig zwischen reinen Altersveränderungen und eigentlichen diabetischen Augenerkrankungen unterschieden werden. Bei den vorgefundenen Linsenveränderungen war diese Beurteilung schwer.

Wir entschlossen uns, solche Linsenveränderungen als diabetische Lentopathie anzusprechen, die dem klassischen Bild einer Cataracta diabetica am nächsten kommen, mithin rosettenförmige, subcapsuläre Trübungen unter der vorderen und hinteren Schale mit deutlichen Wasserspalten, feine Vacuolenbildungen auf der Linsenvorderfläche und vorzeitige Kernsklerose. Bei 28 (11 %) unserer 243 Patienten konnten wir solche Veränderungen beobachten. Bei 54 (22 %) fanden wir unabhängig davon eine mehr oder weniger stark ausgeprägte Cataracta senilis, bei 41 (16 %) eine sicher altersbedingte Kernsklerose der Linse.

Wie zu erwarten, war die Ausbeute an Retinopathia diabetica bei unserem Patientengut recht gering. Nur bei 5 (2 %) der 243 Patienten konnten wir von einer Retinopathia diabetica sprechen, während bei 14 (6 %) eine Retinopathia hypertensiva bestand. Bei 113 (45 %) fand sich eine Netzhaut-Gefäßsklerose. 4o (16 %) Kranke zeigten nur Gefäßsklerose. Bei 32 (13 %) wies die Netzhaut deutliche sklerotische Veränderungen mit dyshorischen Herdchen und Pigmentverschiebungen auf. Insgesamt hatten 2o4 (82 %) der 243 Kranken Augenhintergrundsveränderungen. Bei den 5 Retinopathia diabetica-Patientinnen zeigten sich deutliche Mikroaneurysmen oder kleinflächige Sanguinationen an der Retina. Nur bei einer von ihnen konnten weitere diabetische Netzhautherdchen im Sinne der Retinopathia diabetica THIEL II beobachtet werden. Wundernetz- und Retinitis proliferans-Bildungen fehlten ganz.

Als Ergebnis unserer Untersuchungen zeigte sich, daß sichere diabetische Zeichen am Auge doch extrem selten waren. Wir konnten damit die vielfältigen früheren Beobachtungen bestätigen, daß eine Koppelung zwischen Diabetesdauer und Augenveränderungen vorhanden sein muß.

Wir meinen, daß trotz dieser wenigen Fälle Diabetes-Reihenuntersuchungen von Nutzen sind. Die sehr große Zahl der gefundenen Gefäßveränderungen am Augenhintergrund als auch die vielfältigen sonstigen Befunde zeigen, daß die neu entdeckten Diabetiker keineswegs als gesund anzusehen sind, sondern schon oft recht schwere, nichtdiabetische Gefäßschäden, vor allem Altersveränderungen, haben.

Aus der Universitäts-Augenklinik Jena
(Direktor: Prof. Dr. F. H o l l w i c h )

# ÜBER DIE ERWEITERUNG DER NETZHAUTVENEN BEI JUGENDLICHEN DIABETIKERN
## Ein Frühsymptom der Retinopathia diabetica

Von A. J ü t t e

Nach statistischen Erhebungen hat in allen Kulturländern der Welt die Zahl der Erkrankungen an Diabetes mellitus in den letzten Jahrzehnten stark zugenommen.

Etwa jeder 3. Diabetiker weist Veränderungen am Augenhintergrund auf, die u r s ä c h l i c h mit dem Stoffwechselleiden in Verbindung stehen. Es ist anzunehmen, daß diese Zahl noch weiter ansteigen wird.

Heute ist nicht mehr die akute Stoffwechselentgleisung die gefürchtetste Komplikation; diese hat man zu beherrschen gelernt. D a s S c h i c k s a l d e s D i a b e t i k e r s w i r d h e u t e v i e l m e h r v o m V e r - h a l t e n s e i n e s G e f ä ß s y s t e m s b e s t i m m t .

Für den Internisten ist von größter Wichtigkeit, möglichst frühzeitig den Beginn der Gefäßschädigung und später die Schwere der Angiopathie kennenzulernen. Mit den üblichen Funktionsproben gelingt es jedoch meistens nicht, den Beginn der Gefäßschädigung festzustellen.

Der Augenarzt ist in einer glücklicheren Lage. Er kann die kleinsten Gefäße der Netzhaut mit dem Augenspiegel in 15facher Vergrößerung i n v i v o gleichsam biomikroskopisch betrachten und kann somit schon relativ früh feinste pathologische Veränderungen an den Netzhautgefäßen diagnostizieren.

Nach den sehr eingehenden Untersuchungen von MOHNIKE und JAHERT (11-14, 19, 2o) ist bekannt, daß gerade die Retinopathie als eine Art Indikator des diabetischen Gefäßleidens anzusehen ist, und daß insbesondere eine eindeutige Koinzidenz zwischen Retinopathie und Nephropathie besteht. Bei der Ophthalmoskopie zahlreicher Diabetiker fiel uns am Augenhintergrund eine allgemeine Weiterstellung der Netzhautvenen auf, während die Arterien normales Kaliber zeigten.

Nach der Ansicht von BALLANTYNE, HEINSIUS, FEIGENBAUM, MICHAELSON, SMITH und JANERT (1-5,9,7,18,24, 11-14) können Venenerweiterungen die zuerst feststellbaren Veränderungen am Augenhintergrund des Diabetikers sein. CORDES (6) und LARSEN (15) wiesen darauf hin, daß eine vermehrte Füllung der retinalen Venen bei jugendlichen Diabetikern mit labiler Stoffwechsellage zu finden wäre.

HARDIN (8) sah Erweiterungen der retinalen Venen ohne andere Zeichen einer Retinopathia diabetica in 13,3 % der Fälle. MYLIUS (21,22) beobachtete bei nicht arteriosklerotischen Diabetikern ein Arterien-Venen-Verhältnis von 2 : 4 im Gegensatz zum Gesunden, wo es nur 2 : 3 beträgt.

Die bisherigen Feststellungen über die Erweiterung der Venen am Fundus des Diabetikers gründeten sich in ihrer Gesamtheit allein auf den subjektiven Eindruck, den man bei der Ophthalmoskopie hatte. Eine sichere Beurteilung und eine zahlenmäßige Erfassung dieser Veränderungen ist jedoch nur durch eine exakte Messung der Gefäßweiten am Augenhintergrund möglich.

Wir haben deshalb in einem Zeitraum von 4 Jahren bei 1oo jugendlichen Diabetikern jeweils in einem Abstand von 1/4 Jahr den Augenhintergrund gespiegelt und das Kaliber der Netzhautgefäße gemessen. Die hierbei gefundenen Werte wurden mit den Meßergebnissen von 1oo gleichaltrigen Personen ohne Diabetes und normalem Augenhintergrundsbefund verglichen.

METHODE. Zur Messung der Gefäßweiten am Augenhintergrund bedienten wir uns der Methode nach LOBECK (16). Sie beruht auf dem Prinzip der Verdoppelung, dem sog.Heliometerprinzip, d.h. die Messung erfolgt durch das Gegeneinanderverschieben zweier, durch einen im optischen Mittelpunkt einer Fernrohrlinse gelegten Meridional- schnitt entstandenen, Linsenhälften.

Die Messung selbst erfolgt so, daß man die zu messende Stelle am Augenhintergrund einstellt und das Meßokular so lange um seine optische Achse dreht, bis die Schnittlinie senkrecht zum Verlauf des zu messenden Gefäßes liegt. Jetzt verschiebt man die Linsenhälften des Okulars durch Drehung an der Triebschraube soweit gegeneinander, bis die Halbbilder des Augenhintergrundes, die sich dabei mitverschieben, um die Breite des zu messenden Gefäßes im ophthalmologischen Bild gegeneinander verschoben sind.Abb. 1 bis 3 veranschaulichen den Meßvorgang.

Die eingetretene Linsenverschiebung kann man in Teilstrichen an der Skaleneinteilung der Triebschraube ablesen.Durch die Messung erhält man relative Werte, aus denen die absoluten Gefäßweiten unter Zugrundelegung des weitgehend konstanten Papillendurchmessers von 1,5 mm ohne weiteres errechnet werden können.

NORMALE GEFÄSSWEITEN. Die in der Literatur angegebenen und von uns an 1oo gesunden Personen im Alter von 1o bis 3o Jahren gefundenen Minimal-, Maximal- und Durchschnittswerte der Netzhautarterien- und Venendurchmesser sind in Tab. 1 angeführt.

Wie aus Tab. 1 zu entnehmen ist, besteht bei der großen individuellen Schwankungsbreite der Arterien- und Venendurchmesser am Augenhintergrund bei gesunden Personen eine gute Übereinstimmung des Meßergebnisses der verschiedenen Untersucher. Durch unsere Messungen an 1oo gesunden Personen konnte festgestellt werden, daß Durchschnittswerte der Venendurchmesser über o,133 mm als sicher erweitert angesehen werden müssen. Die Durchschnittswerte wurden dabei jeweils aus der Summe der Meßergebnisse der 4 Hauptvenen am Papillenrand errechnet.

Wir haben nur bei jugendlichen Diabetikern, also Patienten, bei denen die ersten Krankheitserscheinungen vor oder während der Pubertät festgestellt wurden, die Gefäßweiten am Augenhintergrund gemessen. Der Grund für diese Auswahl war, daß das Augenhintergrundsbild der älteren Diabetiker häufig durch hypertone und arteriosklerotische Veränderungen kompliziert ist, die wiederum die Zeichen der Retinopathia diabetica (R. d.) verwischen.

ERGEBNISSE DER GEFÄSSWEITENMESSUNGEN. Wie bereits oben erwähnt, wurden bei 1oo jugendlichen Diabetikern in Abständen von 1/4 Jahr der Augenhintergrund gespiegelt und das Kaliber der retinalen Gefäße gemessen. Tab. 2 gibt einen Überblick der hierbei gefundenen Netzhautveränderungen. Aus Tab. 3 sind die gefundenen Netzhautgefäßweiten ersichtlich.

In der 1. Spalte beider Tabellen sind die Patienten zusammengefaßt, bei denen wir typische Mikroaneurysmen und feinste strichförmige Blutungen fanden.

Bei 43 % der Fälle stellten wir bei der Ophthalmoskopie im rotfreien Licht eine deutliche Hypertrophie der Netzhautkapillaren am hinteren Pol fest, wie sie THIEL (25) als "Rubeosis retinae" beschrieben hat.

Neben diesen Veränderungen wiesen diese Patienten jedoch noch eine deutliche Weiterstellung des gesamten retinalen venösen Systems auf. Sowohl die großen Venen in Papillennähe als auch die Venolen in der Peripherie waren erweitert (Abb. 4 a und 4 b).

Abschnittsweise Erweiterungen, aneurysmatische Wandausbuchtungen und Kaliberschwankungen sahen wir nur in ganz vereinzelten Fällen.

Eine allgemeine Erweiterung der retinalen Venen in Verbindung mit Mikroaneurysmen und strichförmigen Blutungen bestand in 28 von 1oo Fällen. Bei diesen 28 Patienten betrug die durchschnittliche Venenerweiterung gegenüber den gleichaltrigen Normalfällen 16,o %.

Während wir am venösen Schenkel des retinalen Systems eine allgemeine Erweiterung fanden, wiesen die großen Arterien und Arteriolen normales oder ein an der oberen Grenze der Norm liegendes Kaliber auf und zeigten auch sonst keinerlei pathologische Veränderungen. Weiterhin möchten wir darauf hinweisen, daß der Blutdruck bei unseren Patienten völlig normal war. Lediglich 4 Patienten hatten eine Hypertonie und Veränderungen im Sinne eines beginnenden Fundus hypertonicus.

In der 2. Spalte sind die Fälle aufgeführt, bei denen wir am sonst völlig normalen Augenhintergrund ebenfalls eine allgemeine Erweiterung der Netzhautvenen feststellten. Bei 15 von 1oo Fällen zeigte sich eine Weiterstellung der retinalen Venen. Die durchschnittliche Erweiterung gegenüber den Normalfällen betrug hier 14,5 %. Fassen wir die Ergebnisse der 1. und 2. Spalte zusammen, so ergibt sich folgendes Bild :

43 von 1oo Patienten hatten eine allgemeine Erweiterung der retinalen Venen. Bei den Fällen, die schon Mikroaneurysmen und feinste strichförmige Blutungen aufwiesen, ist die Venenerweiterung stärker ausgeprägt als bei den Patienten mit Venenerweiterung, aber sonst unauffälligem Augenhintergrundsbefund. Weiterhin ist aus Tab. 2 ersichtlich, daß die E r w e i t e r u n g d e r N e t z h a u t v e n e n erst nach einer d u r c h s c h n i t t l i c h e n D i a b e t e s d a u e r v o n 5 J a h r e n auftritt. Bei 15 von 43 Fällen mit allgemeiner Erweiterung der Netzhautvenen konnten wir schon eine Venenerweiterung feststellen, ohne daß Mikroaneurysmen am Fundus nachweisbar waren. Die allgemeine Ve-

nenerweiterung am Augenhintergrund jugendlicher Diabetiker ist also ebenso wie die Kapillarhyperämie als ein Frühsymptom der R. d. zu werten.

Den engen Zusammenhang zwischen Erkrankungsdauer und Kaliber der retinalen Venen zeigt Abb. 5.

In einem Koordinationssystem haben wir für jeden der 100 untersuchten Patienten die gefundenen Durchschnittswerte der Gefäßweiten eingetragen und zur Dauer des Diabetes in Beziehung gesetzt. Wie aus Abb. 5 ersichtlich, nimmt mit zunehmender Diabetesdauer auch die Weite der Netzhautvenen zu. Es besteht also bei Patienten mit R. d. ein enger Zusammenhang zwischen der Erkrankungsdauer und den Gefäßweiten der Netzhautvenen. Nicht das eigentliche Alter, sondern die Diabetesdauer ist maßgebend. Wir untersuchten, ob Zusammenhänge zwischen dem Manifestationsalter des Diabetes und der Venenweite bestehen. Es zeigte sich, daß die Venenerweiterung um so ausgeprägter war, je jünger die einzelnen Patienten beim Auftreten ihres Stoffwechselleidens waren.

Weiterhin hatten wir den Eindruck, daß bei Patienten mit labiler, schlecht eingestellter Stoffwechsellage die Erweiterung der retinalen Venen gegenüber den Normalfällen deutlicher in Erscheinung trat als bei Patienten mit gut kompensierter Stoffwechsellage.

Fassen wir das bisher Gesagte zusammen, so können wir folgendes feststellen:

1. Bei 43,0 % der untersuchten 100 jugendlichen Diabetiker fanden wir eine allgemeine Erweiterung der retinalen Venen. Die Netzhautarterien wiesen ein normales oder ein an der oberen Grenze der Norm liegendes Kaliber auf.
2. Bei Patienten, die schon Mikroaneurysmen am Augenhintergrund hatten, betrug die durchschnittliche Venenerweiterung gegenüber gleichaltrigen Normalpersonen 16,0 %, bei den Fällen mit noch normalem Netzhautverhalten 14,5 %.
3. Es handelt sich nicht um eine abschnittsweise, sondern um eine allgemeine Weiterstellung der gesamten retinalen Venen.
4. Die Erweiterung der Venen war erst nach einer durchschnittlichen Erkrankungsdauer von 5 Jahren feststellbar.
5. Es konnte nachgewiesen werden, daß die Weite der retinalen Venen mit der Dauer des Diabetes zunimmt.
6. Nicht das Alter des Patienten, sondern die Dauer des Diabetes mellitus ist für die Weite der Netzhautvenen ausschlaggebend.
7. Die Zunahme der Venenerweiterung ist um so ausgeprägter, je jünger die Patienten bei der Manifestation ihres Stoffwechselleidens waren.
8. Eine schlechte Stoffwechsellage scheint das Auftreten und das Ausmaß der Venenerweiterung zu beeinflussen.

Wie bereits oben erwähnt, fanden wir bei den von uns untersuchten jugendlichen Diabetikern keine pathologischen Veränderungen an den Netzhautarterien. Verengungen der Arteriolen, wie in späteren Stadien der R. d., wenn diese bereits durch hypertone und arteriosklerotische Veränderungen kompliziert ist, konnten wir bei unserem Krankengut nicht nachweisen. Eine Stauung der retinalen Venen, die auf eine vorausgehende Verengung der Arteriolen zurückzuführen wäre, lag also nicht vor.

Die Ursache der diabetischen Gefäßschäden ist noch nicht geklärt. Nach THIEL (27) liegt ein komplexer Vorgang zugrunde, der folgendermaßen gekennzeichnet ist :

> Mit Zunahme der diabetischen Stoffwechselstörungen wird die Grenzfunktion der Kapillarwände durch Konzentrationsverschiebungen anorganischer Ionen gestört. Permeabilitätsstörungen und Hypoxie sind die Folge. Im Serum steigen die Glykoproteide an, die eine Abdichtungsfunktion haben. Unter diesen Glykoproteiden spielen die Mucopolysaccharide eine besondere Rolle, da diese als niedermolekulare Substanz die Gefäßwand leichter zu durchdringen vermögen. Infolge Transmineralisation fallen sie in der Kapillarwand aus und werden hier abgelagert. Diese Vorgänge werden durch einen gestörten Hormonhaushalt mitbestimmt. Die Folge dieser Gefäßwandschädigung sind abschnittsweise Wandausbuchtung, Bildung von Mikroaneurysmen und deren Hyalinisierung. Auf weitere Einzelheiten dieser Vorgänge kann im Rahmen dieser Betrachtung nicht eingegangen werden.

Wie aus unseren obigen Untersuchungsergebnissen zu entnehmen ist, tritt die Erweiterung der Netzhautvenen schon sehr frühzeitig in Erscheinung, oft schon zu einem Zeitpunkt, wo Mikroaneurysmen und andere Veränderungen der R. d. noch nicht zu erkennen sind. Wir möchten daher annehmen, daß es sich bei dem Phänomen der allgemein erweiterten Venen am Augenhintergrund jugendlicher Diabetiker nicht um eine organische Schädigung in der Gefäßwand, sondern um f u n k t i o n e l l e V e r ä n d e r u n g e n handelt. Mit weiterer Zunahme der diabetischen Stoffwechselstörung kommt es dann erst allmählich zu ausgeprägter Tortuositas, umschriebenen Verengungen, varikösen Erweiterungen und knotig aneurysmatischen Dilatationen der Netzhautvenen, also zu o r g a n i s c h e n Schädigungen in der Wand der retinalen Venen.

Aus den eingehenden Untersuchungen von MERCKER und OPITZ (17) an den Kapillaren des Gehirns und von HUERKAMP und OPITZ (1o ) am Augenhintergrund von Tieren, die während längerer Zeit in einer Unterdruckkammer gehalten worden waren, wissen wir, daß es bei chronischem Sauerstoffmangel zu einer signifikanten Verbreiterung und sogar Vermehrung der Gefäße am Augenhintergrund kommen kann. In dieser Beziehung sind auch die Untersuchungen von SIEKER und HICKAM (23) interessant, die mit Hilfe der Fundusfotografie bei gesunden Personen, welche abwechslungsweise Luft, Sauerstoff und ein Kohlensäure-Sauerstoffgemisch einatmeten, nachwiesen, daß die Netzhautvenen und -arterien sich verengen, wenn die Blutsauerstoffspannung vermehrt und sich erweitern, wenn diese erniedrigt ist. - Von einem Sauerstoffmangel wird bekanntlich die Netzhaut besonders stark betroffen, da sie einen sehr großen und konstanten Sauerstoffbedarf hat.

Bei der R. d. kommt es sehr wahrscheinlich durch die Stoffwechselstörung zu einer Hypoxämie im Netzhautgewebe, die im Frühstadium der diabetischen Stoffwechselstörung noch mit einer Weiterstellung der Kapillaren - wie THIEL (25 - 27) zeigte - und der Venen kompensiert werden kann. Bei den später auftretenden, histologisch nachweisbaren Veränderungen an den Kapillaren und Venen handelt es sich dagegen schon um organische Schädigungen.

L i t e r a t u r


( 1) BALLANTYNE, A.J.: Arch. Ophthal. (Chicago) 33, 97 (1945)
( 2) BALLANTYNE, A.J.: Trans. Ophthal. Soc. U.K. 66, 5o3 (1946)
( 3) BALLANTYNE, A.J.: Glasg. Med. J. 138, 1 (1942)
( 4) BALLANTYNE, A.J. a. A. LOEWENSTEIN : Trans. Ophthal. Soc. U.K. 63, 95 (1943)
( 5) BALLANTYNE, A.J. a. I.C. MICHAELSON : Modern Trends in Ophthalmology, London 2, 273 (1948)
( 6) CORDES, F.C.: Arch. Ophthal. (Chicago) 48, 531 (1952)
( 7) FEIGENBAUM, A.: Acta med. orient. (Tel-Aviv) 83, 2 (1943)
( 8) HARDIN, R.C., JACKSON, R.L., JOHNSTON, R.L. a. H.G. KELLY : Diabetes 5, 397 (1956)
( 9) HEINSIUS, E.: Dtsch. med. Wschr. 82, 918 (1957)
(1o) HUERKAMP, B. u. E. OPITZ : Pflüg. Arch. ges. Physiol. 252, 312 (195o)
(11) JANERT, H.: Klin. Mbl. Augenhk. 131, 633 (1957)
(12) JANERT, H.: Ber. dtsch. ophthal. Ges. 63, 46 (1961)
(13) JANERT, H., MOHNIKE, G. u. L. GÜNTHER : Klin. Wschr. 34, 742 u. 8o7 (1956)
(14) JANERT, H., MOHNIKE, G., HOFFMANN, R., RODZEWITZ, Ch. u. E. JUTZI : Klin. Wschr. 35, 11o (1957)
(15) LARSEN, H.W. : Acta Ophthal. (Kbh.) Suppl. 6o, (196o)
(16) LOBECK : Albrecht v. Graefes Arch. Ophthal. 136, 439 (1937)
(17) MERCKER, H. u. E. OPITZ : Pflüg. Arch. ges. Physiol. 251, 117 (1949)
(18) MICHAELSON, J.C.: Trans. Ophthal. Soc. U.K. 68, 137 (1948)
(19) MOHNIKE, G.: Dtsch. med. Wschr. 82, 19o4 (1957)
(2o) MOHNIKE, G.: 3. Kongr. Internat. Diabetes Fed. Düsseldorf 7o (1958) Stuttgart 1959
(21) MYLIUS, K.: Klin. Mbl. Augenhk. 98, 377 (1937)
(22) MYLIUS, K.: Klin. Mbl. Augenhk. 97, 1oo (1936)
(23) SIEKER, H.O. u. J.B. HICKAM : Amer. J. Med. 13, 652 (1952)
(24) SMITH, H.E.: Amer. J. Ophthal. 33, 435 (195o)
(25) THIEL, R.: Klin. Mbl. Augenhk. Beiheft 25 (1956)
(26) THIEL, R.: 3. Kongr. Internat. Diabetes Fed. Düsseldorf 212 (1958) Stuttgart 1959
(27) THIEL, R.: Ber. dtsch. ophthal. Ges. 59, 354 (1955)

Tab. 1

| | Minimal- u. Maximalwerte Arterien mm | Venen mm | Durchschnittswerte Arterien mm | Venen mm |
|---|---|---|---|---|
| LOBECK | o,o88 - o,134 | o,o97 - o,176 | o,111 | o,136 |
| BADTKE | o,o9o - o,112 | o,13o - o,175 | o,1o5 | o,153 |
| KÜHN | o,o86 - o,122 | o,1oo - o,14o | o,1o4 | o,12o |
| JÜTTE | o,o86 - o,129 | o,o97 - o,168 | o,1o8 | o,133 |
| PENKOW und ESKIN | --- | --- | o,1o4 | o,131 |
| MIKUNI | o,o68 - o,174 | o,o85 - o,2o8 | o,113 | o,15o |

Tab. 2

| Netzhautbefunde | Gesamtzahl | männl. | weibl. | Durchschnittl. Diabetesdauer in Jahren |
|---|---|---|---|---|
| Mikroaneurysmen, feinste strichförmige Sanguinationen, allgem. Erweiterung der Netzhautvenen | 28 | 15 | 13 | 11 |
| Allgemeine Erweiterung der Netzhautvenen bei sonst normalem Augenhintergrundsbefund | 15 | 7 | 8 | 5 |
| Mikroaneurysmen, feinste Sanguinationen ohne Erweiterung der Netzhautvenen | 9 | 4 | 5 | 1o |
| KIMMELSTIEL-WILSON-Syndrom | 2 | 1 | 1 | 8 |
| Glaskörperblutungen, Retinitis proliferans | 2 | 1 | 1 | 9 |
| Normaler Augenhintergrundsbefund | 44 | 2o | 24 | 1 - 21 |
| | 1oo | 48 | 52 | |

Tab. 3

| Ophthalmoskopischer Befund | Zahl der Fälle | Netzhautgefäßweiten Durchschnittswerte in mm Venen | Arterien | Durchschnittl. Diabetesdauer in Jahren |
|---|---|---|---|---|
| Mikroaneurysmen, feinste strichförmige Sanguinationen, allgem. Erweiterung der Netzhautvenen | 28 | o,162 | o,1o7 | 11 |
| Allgem. Erweiterung der Netzhautvenen bei sonst normalem Augenhintergrundsbefund | 15 | o,152 | o,1o8 | 5 |
| Mikroaneurysmen, feinste Sanguinationen ohne Erweiterung der Netzhautvenen | 9 | o,132 | o,1o6 | 1o |
| KIMMELSTIEL-WILSON-Syndrom | 2 | o,13o | o,o98 | 8 |
| Glaskörperblutungen, Retinitis proliferans | 2 | o,129 | o,1oo | 9 |
| Normaler Augenhintergrund | 44 | o,133 | o,1o8 | 1 - 21 |

Aus der Augenklinik der Ernst Moritz Arndt-Universität Greifswald (Direktor: Prof. Dr. G. G ü n t h e r ) und dem Institut für Diabetes „Gerhardt Katsch" Karlsburg (Direktor: Prof. Dr. G. M o h n i k e )

# OPHTHALMOSKOPISCHES KRANKHEITSBILD DER DIABETISCHEN RETINOPATHIE

Von A. D o l ê n e k

In Karlsburg wird folgende Klassifikation der diabetischen Retinopathie angewandt:

Zum Stadium I (leichte Retinopathie) werden die Fälle gezählt, bei denen ophthalmoskopisch nur vereinzelte punkt- und fleckförmige Sanguinationen und Mikroaneurysmen nachzuweisen sind.

Zum Stadium II gehören alle anderen Formen der Retinopathie mit Ausnahme der Retinopathia proliferans.

Stadium III stellt die Retinopathia proliferans dar. Hierher gehören auch die Fälle mit eindeutigen Bindegewebs- oder Gefäßproliferationen, einschließlich Wundernetzbildungen, auch alle Patienten mit Glaskörpereinblutung ohne Funduseinblick, bei denen sich rein hypertonische Genese mit hoher Wahrscheinlichkeit ausschließen ließ.

An Hand einiger Fundusphotos erlaube ich mir, die 3 Gruppen zu zeigen.

Abb. 1 zeigt das I. Stadium der diabetischen Retinopathie, und zwar ein einzelstehendes Mikroaneurysma am hinteren Augenpol. Charakteristisch für die Mikroaneurysmen ist, daß sie rund, klein und scharf begrenzt sind, von dunkelroter Farbe und oft mit kleinem Lichtreflex auf ihrer Oberfläche. Sie bleiben Monate bis Jahre hindurch unverändert, können aber auch obliterieren, so daß sie ophthalmoskopisch verschwinden. Mikroaneurysmen sind 20 - 100 $\mu$ groß, in der inneren Körnerschicht, hauptsächlich auf dem venösen (aber auch auf dem arteriellen) Teil der Kapillaren lokalisiert. Sie entstehen nach ASHTON (1) durch Verschmelzung von 2 Schenkeln in einer Schleife oder nach DIETZEL (2) durch Ausbuchtung einer Gefäßwand durch Blutdruck infolge Mucopolysaccharid- und Mucoproteid-Anreicherung in der Basalmembran.

Ophthalmoskopisch sind die Mikroaneurysmen oft schwer von p u n k t f ö r m i g e n S a n g u i n a t i o n e n zu unterscheiden. Ihre Begrenzung ist aber gewöhnlich nicht so scharf wie bei Mikroaneurysmen; sie können in einigen Wochen verschwinden.

Abb. 2 zeigt das II. Stadium der diabetischen Retinopathie. Man sieht punkt- und fleckförmige Blutungen und kleine, scharf begrenzte, weißlich-gelbliche, harte Exsudate.

Nach den Feststellungen von DIETZEL (2) handelt es sich um wirkliche Exsudate in der äußeren, reticulären Netzhautschicht. Sie können sich manchmal bis in die angrenzende äußere Körnerschicht ausbreiten und isoliert in Gruppen stehen oder konfluieren.

Abb. 3 zeigt harte Exsudate, die zu Kokarden gruppiert sind.

Auf Abb. 4 sieht man weißliche, unscharf begrenzte Herde, in deren Nähe sich fleck- und strichförmige Sanguinationen befinden. Diese unscharf begrenzten Herde, die sog. Watteflocken (cotton-wool)-Exsudate, sind keine Exsudate, sondern stellen wie DIETZEL (2) gezeigt hat, Auftreibungen der Nervenfasern in der HENLE'schen Nervenfaserschicht dar. Nach JANERTs(3) Meinung gehen sie mit der Manifestation der Nephropathie einher oder gehen ihr voraus.

Abb. 5 zeigt Sanguinationen, die nicht rund oder fleckförmig, sondern streifenförmig sind. Solche Sanguinationen sind nicht für den Diabetes charakteristisch. Bei älteren Personen interpretieren wir sie gewöhnlich als durch Sklerose verursacht. Sie liegen in der Nervenfaserschicht, also oberflächlicher als die Mikroaneurysmen.

Wenn die Retinopathie weiter fortschreitet, nehmen die Blutungen an Größe und Zahl zu, wie Abb. 6+) zeigt. Außerdem ist das Funduskolorit manchmal gelblich, was als FEIGENBAUMsches (4) Zeichen benannt wird.

Die Sanguinationen müssen nicht nur in der Netzhaut, sie können auch vor ihr, praeretinal, liegen, wie Abb. 7 zeigt. Diese praeretinalen Blutungen sind oft einige Papillendurchmesser groß. Trotzdem können sie in ein paar Wochen restlos resorbiert werden und verursachen relativ wenig Dauerschaden. Sehr oft brechen sie in den Glaskörper ein. Durch diese Sanguinationen kann (nach einigen Ansichten) das III. Stadium, die Retinopathic proliferans, eingeleitet werden, wie es hier tatsächlich der Fall ist.

Abb. 8 +). Man erkennt ein Geflecht neugebildeter Gefäße, die hier retrovitreal auf der Papille und auf der anliegenden Netzhaut liegen. Sie können obliterieren, aber auch in den Glaskörper einwachsen und sind leicht zu verletzen. Dadurch kommt es zu Einblutungen, welche wieder Anlaß zu neuen Gefäßproliferationen geben. Außerdem sind große fleckförmige Sanguinationen zu sehen. Die Gefäße werden nicht nur auf der Papille neu gebildet, sie können irgendwo an der Vene entstehen, wie Abb. 9 zeigt.

Beim III. Stadium der Retinopathie können auch neue Bindegewebsproliferationen entstehen. Abb. 1o zeigt eine Bindegewebsproliferation, die eine kurze Strecke eines Venenastes bedeckt.

Abb. 11 zeigt eine Bindegewebsproliferation im Glaskörper (segeltuchartiges Gebilde). Das Bindegewebe kann schrumpfen und durch Zug zu Netzhautablösung, Phthisis und Amaurosis führen.

+) Abb. 6 u. 8 beziehen sich auf die Befunde von Pat. 5 (Tab. 2) bei L ü d t k e und die Abb. 16 - 18 bei F u c h s .

Literatur

(1) ASHTON, N.: Brit. J. Ophthalm. 33, 4o7 (1949)
(2) DIETZEL, P.B.: Ber. dtsch. ophthal. Ges. 63, 19 (196o)
(3) JANERT, H.: Ber. dtsch. ophthal. Ges. 63, 46 (196o)
(4) FEIGENBAUM, A.: Ophthalmologica (Basel) 118, 632 (1949)

## DISKUSSIO

S a u e r , Hamburg:
Ich möchte nur fragen, ob man etwas darüber weiß, wie weit diese Venenerweiterungen auf einer Verdickung der Wand beruhen oder auf einer Erweiterung des Lumens. Außerdem würde mich interessieren, ob es Beobachtungen darüber gibt, daß bei Stoffwechselverschlechterungen durch Schwankungen des Augeninnendruckes die Weite der Venen beeinflußt wird.

S c h l i a c k , Berlin:
Ich habe nur eine kurze Bemerkung zu dem Vortrag von Frau H i n z . Wir hatten 1953 in Frankfurt Diabetes-Reihenuntersuchungen durchgeführt und Herr J a n e r t , dessen Befunde hier ja auch vorgetragen wurden, hat dann die Nachuntersuchungen vorgenommen und in 3 % Retinopathien gefunden, die er auf den Diabetes zurückführte.

Dann habe ich eine Frage an Herrn J ü t t e , ob er über den Schweregrad des Diabetes seiner Patienten etwas aussagen kann ; es wurde die Frage gestellt, ob er nach 5 Jahren schon Veränderungen gesehen hat. Da er der Meinung ist, daß nach durchschnittlich 5 Jahren Diabetesdauer Venenerweiterungen vorkommen, läßt sich etwas Exaktes über die Diabetesdauer aussagen auf Grund seiner Fälle, weil es ja sehr wichtig wäre, die Diabetesdauer gerade bei diesen leichten Fällen zu bestimmen.

H e u c h e l , Saalfeld:
Die Kurven, die uns Herr M o h n i k e zeigte, stimmen, was die Beziehung von Diabetesdauer und Manifestationsalter zu den Gefäßveränderungen betrifft, mit den Befunden überein, die unsere frühere Jenaer Arbeitsgruppe mit Herrn D i t s c h e r l e i n , Herrn W o j n e r und mir erhoben hat. D. h., daß Diabetesdauer und Manifestationsalter die wesentlichen Faktoren bei der Entstehung diabetischer Gefäßveränderungen sind. Nicht erwähnt hat Herr M o h n i k e den Zusammenhang von Gefäßveränderungen und Schweregrad des Diabetes. Aus unseren Untersuchungen geht hervor, daß die Schwere eines Diabetes keine Rolle für die Manifestierung von Gefäßveränderungen spielt; wir finden die Gefäßveränderungen im ziemlich gleichem Ausmaß bei schweren, leichten und ganz leichten Diabetesfällen.
Was die Frage der Stoffwechselführung angeht, so war ich nicht ganz überzeugt, daß sie bei der Entstehung von Gefäßveränderungen eine Rolle spielt. Im Schrifttum existieren zu diesem Punkte alle möglichen Auffassungen: Manche Autoren nehmen solche Beziehungen an, andere verneinen sie, manche nehmen keine eindeutige Haltung ein. Neuerdings bin ich aufgrund der Erfahrungen des Saalfelder Krankengutes doch mehr der Meinung, daß die Stoffwechselführung eine Rolle spielt bei der Verhütung von Gefäßkomplikationen. Allerdings beinhaltet der Begriff Stoffwechselführung doch auch Gesichtspunkte, die über unser eigentliches ärztliches Anliegen hinausgehen.
Herr M o h n i k e , welches ist Ihre Auffassung in der Frage des Zusammenhangs von Diabetesschwere und Gefäßkomplikationen ? Die Untersuchungen von Herrn J ü t t e halte ich für ganz wichtig; es handelt sich hierbei doch wohl um die Erfassung des funktionellen Vorstadiums einer diabetischen Retinopathie. Auch diese Frühveränderungen der Netzhaut sind natürlich von der Diabetesdauer abhängig.

C o s s e l , Leipzig:
Ich möchte nur kurz etwas sagen zu der Frage von Herrn S a u e r , worauf die Verbreiterung der Gefäße in der Netzhaut beruht. Aus der Sicht des pathologischen Anatomen ist es durchaus möglich, daß diese Verbreiterung in Wandverdickungen des Gefäßes begründet liegt, denn wir finden pathologisch-anatomisch bei der diabetischen Retinopathie Gefäßveränderungen in der Netzhaut, die mit einer Wandverdickung durch Hyalinose bzw. Ablagerung von mucopolysaccharidhaltigen Substanzen einhergehen. Außerdem werden die Gefäße noch verdickt durch eine Fibrose der eigentlichen Wände und einer Fibrose des adventitiellen Bindegewebes. Erweiterungen der Netzhautgefäße sind natürlich auch möglich. - Ich möchte noch kurz die morphologisch bekannten Veränderungen bei der diabetischen Retinopathie zusammenfassen. Außer den eben genannten Befunden, die nur die größeren Gefäße betreffen, gibt es noch lichtmikroskopische Untersuchungen an den Netzhautkapillaren, die nachweisen, daß es in deren Wand zur Ablagerung von eiweiß- und mucopolysaccharidhaltigen, van Gieson-gelben Substanzen kommt. Diese Substanzen werden auch in den Kapillarlumina gefunden. Auf Grund elektronenmikroskopischer Untersuchungen an der Niere bei diabetischer Glomerulosklerose möchte ich annehmen,

daß diese Substanzen nicht frei im Kapillarlumen, sondern ursprünglich in den Endothelzellen dieser Kapillaren liegen. - An elektronenmikroskopischen Untersuchungen über die diabetische Retinopathie ist mir nur die Arbeit von BLOODWORTH aus den USA bekannt. Ich kann aus den in dieser Arbeit enthaltenen Bildern nicht allzuviel entnehmen. BLOODWORTH spricht von einer Verdoppelung der Basalmembran und von hyalinen Ablagerungen in der Peripherie der Gefäße. Wir selbst arbeiten mit dem Diabetiker-Institut hier in Karlsburg zusammen und haben im letzten Sommer begonnen, an enukleierten Bulbi auch die Netzhaut elektronenmikroskopisch zu untersuchen. Ich bin leider nicht in der Lage, Ihnen jetzt schon definitive Ergebnisse dieser Untersuchungen mitteilen zu können.

J ü t t e , Jena:
Zu Herrn S a u e r , Hamburg: Die Erweiterung der Netzhautvenen ist auf eine Erweiterung des Lumens zurückzuführen und beruht nicht auf einer Wandverdickung der Gefäße. Im ophthalmoskopischen Bild sieht man nämlich an normalen Gefäßen der Netzhaut die Gefäßwand nicht. Sie läßt sich erst erkennen, wenn sie bereits Wandveränderungen aufweist. Es liegen also bei der Erweiterung der Netzhautvenen bei jugendlichen Diabetikern k e i n e o r g a n i s c h e n Wandveränderungen vor, sondern es handelt sich noch um f u n k t i o n e l l e Störungen.
Schwankungen des intraocularen Druckes konnten wir bei unseren Patienten nicht finden.

Zu Herrn S c h l i a c k : Es handelt sich bei unseren Patienten um schlecht regulierbare Diabetiker. Dabei spielte nicht die H ö h e des Blutzuckerspiegels die ausschlaggebende Rolle, sondern vornehmlich die starken S c h w a n k u n g e n des Blutzuckerspiegels.

M o h n i k e , Karlsburg :
Ich muß nun ein Schlußwort sprechen.
Offen steht noch die Frage von Herrn H e u c h e l wegen des Schweregrades der Zuckerkrankheit. Der Schweregrad des Diabetes ist ohnehin außerordentlich schwierig zu erfassen. Im ganzen kann man sagen, daß die Mikroangiopathie, die hier zunächst zur Diskussion steht, eher den schwereren Diabetikern zugehörig ist, als den leichteren, während die Makroangiopathie - also eine hochgradige oder vorzeitige Atheromatose, Arteriosklerose oder Intimafibrose auch gerade dem leichteren Diabetiker und dann auch als Frühsymptom zugehörig ist. Wir haben seinerzeit unsere Patienten nur dahingehend aufgeschlüsselt, ob sie Insulin bekamen oder nicht. Die insulinspritzenden Diabetiker hatten eindeutig häufiger eine Retinopathie als die nichtinsulinbedürftigen. Wir werteten dies als Hinweis auf den Schweregrad der Zuckerkrankheit aus und nicht etwa im Sinne von THIEL, daß das Insulin, welches man therapeutisch anwendet, aus irgendwelchen allergisch-hyperergischen Gründen zur Retinopathie führe.

Zu meinem Vortrag ist noch zu ergänzen, daß die verschiedenen Diabetestypen keine völlig gleiche Häufigkeit einer Retinopathie oder Mikroangiopathie zeigen. Natürlich kommen Retinopathien bei sämtlichen Diabetestypen vor. Am auffälligsten ist, daß der brittle-Diabetiker mit einer vegetativen Labilität oder einer Hyperthyreose trotz seines schwierigen und schwer zu beherrschenden Diabetes sehr wenig und wenn ja, dann nur leicht zur Retinopathie neigt. Schwere Folgen sind hierbei eine Rarität.

Für die generelle Deutung der pathogenetischen Konstellation der Angiopathie - was noch später zu diskutieren sein wird - erscheint es wichtig, daß ein M. Cushing an sich keine Retinopathie aufweist und auch ein M. Cushing mit Diabetes nur ausnahmsweise.

Aus dem Pathologischen Institut der Karl-Marx-Universität Leipzig
(Direktor: Prof. Dr. G. H o l l e )

# GEFÄSSVERÄNDERUNGEN IN DER LEBER BEI DIABETES MELLITUS +)

Von H. Z s c h o c h

Sklerotische und entzündliche Veränderungen der intrahepatischen Äste der Arteria hepatica wurden selten beschrieben, jedoch niemals bei Diabetes mellitus. Wir haben die Lebern von 1oo Sektionsfällen, bei denen ein Diabetes als Haupt- oder Nebenkrankheit bekannt war, und die von 5o nichtdiabetischen Kontrollen lichtmikroskopisch untersucht.

Dabei fanden wir in 22 Fällen Veränderungen der Arteria hepatica, vorwiegend ihrer kleineren und mittleren Äste, nicht der Kapillaren, bzw. der Sinusoide.

In Abb. 1 sieht man eine Verdickung der Gefäßwand. Intima und Media sind nicht mehr sicher zu differenzieren, das Lumen ist erheblich eingeengt. Die Mediakerne sind verschwunden und es fehlt die faserige Struktur. Die Gefäßwand erscheint homogen. Diese Veränderungen sind nicht immer gleich stark ausgeprägt, oft ist nicht die ganze Zirkumferenz, sondern nur ein Sektor des Gefäßes betroffen (Abb. 2). Es entsteht der Eindruck einer tropfenförmigen Durchtränkung der Gefäßwand. Bei der VAN-GIESON-Färbung sind die Gefäße homogen gelb gefärbt und haben nur manchmal einen schwach rötlichen Schimmer, wie wir das auch bei der Arteriolonekrose im Rahmen der malignen Nephrosklerose finden. Bei der Azanfärbung sind die Arteriolen zumeist rot angefärbt, es fehlen also kollagene Fasern. Stattdessen dürften die in der Gefäßwand abgelagerten Stoffe u.a. Eiweißkörper enthalten, zumal die Ninhydrin-Schiff-Reaktion schwach positiv ausfiel.

Die elastischen Fasern sind weitgehend verschwunden (Abb. 3); bei Gomoriversilberung (Abb. 4) sieht man kaum argyrophile Fasern, nur eine fleckige schwarze Tingierung.

Die histochemische Untersuchung ergab weiter, daß die abgelagerten Substanzen eine positive PAS-Reaktion geben. Die Alcianblaufärbung verlief nur schwach positiv, die Eisenbindungsreaktion nach HALE deutlich positiv. Es handelt sich daher um Mucopolysaccharide mit nur wenig sauren Anteilen. Die Fibrinfärbung war nur gelegentlich schwach positiv, ebenso der Fettnachweis mit Sudan III. Dagegen

+) Eine ausführliche Veröffentlichung der Befunde ist an anderer Stelle erfolgt (Virchows Arch. path. Anat. 336, 291 (1963) Abb. 1, 2, 5 u. 6 entstammen dieser Arbeit.)

war die Färbung mit Scharlachrot deutlich positiv, ebenso mit Sudan-Schwarz-B und in einzelnen Fällen auch mit Nilblausulfat. Der Cholesterinnachweis nach SMITH-DIETRICH war in nur 3 Fällen schwach positiv.

Es handelt sich somit um Neutralfette, saure Lipide und gelegentlich wenig Cholesterin.

Die Veränderungen bestehen also in einer Verdickung der Gefäßwand unter Aufhebung der normalen Faserstruktur und Durchtränkung mit Eiweißkörpern, Mucopolysacchariden und verschiedenen Fettsubstanzen. Dies ist ein ähnliches histochemisches Spektrum, wie es bei der diabetischen Angiopathie der Niere gefunden wurde (GEILER).

Daneben sahen wir in einzelnen Fällen, vorwiegend an den größeren Gefäßen, eine Hypertrophie der Media und lamelläre Elastose der Intima (Abb. 5), also Veränderungen, die als Folgen der Hypertension bekannt sind. Von den 5o Kontrollfällen zeigten zwei schwach ausgeprägte gleichartige Veränderungen (Abb. 6).

Die gefundenen Gefäßveränderungen sind sicher unspezifisch, jedoch bei Diabetes mellitus 5 1/2mal häufiger als bei den nichtdiabetischen Kontrollen. Die statistische Analyse ergab, daß die Fälle m i t Gefäßveränderungen häufiger eine allgemeine Arteriosklerose, eine Arteriolosklerose der Nieren und eine Hypertension, aber auch häufiger eine diabetische Angiopathie der Nieren und Augen hatten als die Fälle o h n e Gefäßveränderungen. Außerdem waren sie bei Fällen mit einer Diabetesdauer von über 1o Jahren häufiger als bei solchen mit einer kürzeren anzutreffen. Von einer Ausnahme abgesehen, verliefen die Signifikanzprüfungen, wohl wegen der kleinen Fallzahlen, negativ. Bei den beiden positiven Kontrollfällen handelte es sich einmal um einen renalen Hochdruck, zum anderen um eine schwere allgemeine Arteriosklerose. Bemerkenswert ist, daß nach ZOLLINGER die Arteriolo n e k r o s e mit zunehmendem Alter an Häufigkeit abnimmt und dafür die Arteriolo s k l e r o s e zunimmt. Bei unseren Fällen handelt es sich ausnahmslos um über 61 Jahre alte Menschen. Die Fälle fallen also auch in dieser Hinsicht aus dem Rahmen.

Wir möchten folgende Schlußfolgerung ziehen :
Die gefundenen Gefäßveränderungen sind unspezifisch. Da sie sich aber histochemisch ähnlich wie die diabetische Glomerulosklerose verhalten, eine positive Syntropie zur Angiopathie und längeren Diabetesdauer besteht und auch die allgemeine Häufigkeit bei Diabetikern weitaus größer ist als bei Stoffwechselgesunden, kann angenommen werden, daß bei der Pathogenese dieser Gefäßveränderungen der Diabetes mellitus u n d die Hypertension eine kausale Rolle spielen.

Aus dem Pathologischen Institut der Humboldt-Universität, Rudolf-Virchow-Haus der Charité Berlin (Direktor: Prof. Dr. L.-H. K e t t l e r )

# TODESURSACHEN BEI DIABETISCHER GLOMERULOSKLEROSE

Von G. D i t s c h e r l e i n

Für den Kliniker sind die Fälle mit r e n a l e n S y m p t o m e n interessant, besonders wenn sie an das Kimmelstiel-Wilson-Syndrom erinnern. Dieses klinische Syndrom kommt jedoch nur in einem Teil der Fälle mit der charakteristischen Glomerulosklerose (Gs), der Kimmelstiel-Wilson-Läsion, vor. In manchen Fällen sind trotz des eindeutigen morphologischen Befundes gar keine renalen Symptome vorhanden.

Offenbar im Widerspruch zu diesen Erfahrungen stehen die häufigen Behauptungen, daß die Diabetiker mit Gs meist durch Urämie, in zweiter Linie durch Herzversagen ad exitum kommen. Solche Meinungen werden in der Regel auch nicht durch genaue Zahlenangaben begründet.

Zur Überprüfung dieser Frage untersuchten wir alle Zuckerkranken mit n o d u l ä r e r Glomerulosklerose im Sektionsgut der vergangenen 1o Jahre. Wir haben nur die noduläre Form berücksichtigt, weil sie praktisch spezifisch und sicher zu diagnostizieren ist, während die sog. diffusen Glomerulumveränderungen auch bei anderen Erkrankungen vorkommen und außerdem in den Frühstadien lichtmikroskopisch noch nicht zu erkennen sind. Es standen so insgesamt 89 Fälle zur Verfügung. Von diesen hatten 59 Grad I oder II (nach EPSTEIN und ZUPA (4) d.h. 5o % der Glomerula mit typischen Noduli) also leichte bis mittelschwere Gs. 3o wiesen schwere bis hochgradige Glomerulumveränderungen auf (Grad III oder IV, d. h. über 5o % der Nierenkörperchen mit Noduli).

Im folgenden sind die wichtigsten Todesursachen dieser beiden Gruppen angeführt. Daraus geht hervor, daß nur in einem Bruchteil der Fälle wirklich eine Urämie den Exitus letalis herbeiführte. Wenn bei den anderen Diabetikern von der Klinik eine Rest-N-Erhöhung angegeben wurde, so war diese geringgradig. In beiden Schweregruppen überwiegen insgesamt die Todesursachen durch vaskuläre Veränderungen in anderen Körperregionen, vor allem der Koronartod. (Tab. 1)

Die wenigen Fälle mit dekompensiertem Hypertonus hatten alle so schwere Gefäßveränderungen, daß wir sie nicht von der Gruppe der vaskulär bedingten Todesursachen getrennt haben.

| | Gesamtzahl der Fälle | Grad I+II | III+IV |
|---|---|---|---|
| Urämie | 14 (16 %) | 4 | 1o |
| Hypoproteinämie etc. | 1 | - | 1 |
| Akuter Koronarinfarkt | 17 | 13 | 4 |
| Herzversagen bei schwerer Koronarsklerose | 4 | 2 | 2 |
| Dekompensierte Hypertonie | 5 (49 %) | 5 | - |
| Herzversagen bei schwerer generalisierter Arteriosklerose | 8 | 7 | 1 |
| Anämische Hirnerweichung | 8 | 5 | 3 |
| Hirnblutung | 2 | 1 | 1 |
| Sonstige Todesursachen | 3o | 22 | 8 |
| Gesamtzahl der Fälle | 89 | 59 | 3o |

Es mußte noch untersucht werden, in welchem Maße renale Begleitkrankheiten für das Nierenversagen zumindest mitverantwortlich waren. Es zeigt sich, daß bei fast 2/3 der 14 Fälle eine solche weitere Nierenkrankheit oder -schädigung nachgewiesen werden konnte (Tab. 2), und zwar in jedem der 4 leichten bis mittelschweren Fälle und bei der Hälfte der schweren Kimmelstiel-Wilson-Läsionen. Die zusätzliche Komplikation kam vorwiegend als Pyelonephritis +) vor; 5 mal waren Markkegelnekrosen vorhanden, die als besonders ernsthafter Befund gewertet werden.

Tab. 2

| | |
|---|---|
| akute Glomerulonephritis | 1 |
| subchronische Glomerulonephritis | 1 |
| Pyelonephritis mit Markkegelnekrosen beiderseits | 4 |
| einseitige Pyelonephritis mit Markkegelnekrosen | 1 |
| einseitige pyelogene Schrumpfniere | 2 |

Nur in 5 Fällen mit schwerer Gs (und gleichzeitiger beträchtlicher Arteriosklerose) war die Urämie allein auf die Nierengefäßveränderungen zurückzuführen. Übrigens waren in all diesen Fällen die "fibrinoiden" ( d.h. "exsudativen" oder "azellulären") Glomerulumveränderungen besonders ausgeprägt.

Die Todesursachen bei nodulärer Gs werden in der Literatur nur am Rande zusammen mit anderen Fragestellungen behandelt. Obwohl sehr viele allgemeine Aussagen in dieser Hinsicht gemacht werden, sind diese meist nicht begründet. Wir

+) Über den Infektionsweg (z.B. Aszension) wollen wir hiermit nichts aussagen.

haben deshalb die Literatur nach exakten Zahlenangaben durchsucht. Dabei berücksichtigten wir nur die Fälle, bei denen wirklich die Glomerulosklerose autoptisch nachgewiesen war.

Es war nicht immer festzustellen, ob wirklich nur die charakteristische n o d u l ä r e Form gemeint war; daher können wir nur von Glomerulosklerose sprechen.

BELL gibt bei großem Material einen hohen Prozentsatz (etwa 32%) an renaler Insuffizienz an, doch waren nicht alle an Urämie v e r s t o r b e n. Es wird auch nicht erwähnt, inwieweit renale Begleiterkrankungen vorlagen. Die Angaben sind also nicht mit anderen vergleichbar, sie wurden daher nicht mit in folgender Zusammenstellung berücksichtigt. In dieser wird die Anzahl der autoptisch gesicherten Gs angegeben und der davon durch Nierenversagen gestorbenen:

| | | | | |
|---|---|---|---|---|
| AARSETH (1) : | 16 Gs, | davon | 1 | Urämie |
| ANSON (2) : | 6 " | " | o | " |
| HALL (5) : | 51 " | " | 8 | " |
| HENDERSON u.a. (6) : | 61 " | " | 1 | " |
| IVERSEN und OHLSEN (7) : | 7 " | " | 2 | " |
| LAMBIE und MAC FARLANE (8) : | 55 " | " | 4 | " |
| MANN u.a. (9) : | 7 " | " | 2 | " |
| PORTER und WALKER (1o) : | 6 " | " | o | " |
| RIFKIN u.a. (11) : | 21 " | " | 9 | " |
| ROOT u.a. (12) : | 23 " | " | 18 | " |
| SIEGAL u. ALLEN (13) : | 4 " | " | 1 | " |
| SPÜHLER u. ZOLLINGER (14) : | 13 " | " | 8 | " |

Aus dieser Zusammenstellung geht hervor, daß im allgemeinen in einem niedrigen Prozentsatz Urämie die Todesursache ist; dies gilt besonders für die größeren Untersuchungsserien. Die höheren Hundertsätze sind am ehesten darauf zurückzuführen, daß es sich wahrscheinlich um stärker ausgewähltes Material, in erster Linie solches mit renaler Symptomatik gehandelt hat.

Die Ergebnisse lassen sich folgendermaßen zusammenfassen:
Bei nodulärer Glomerulosklerose kommt ein Urämietod keineswegs häufig vor. Wenn wirklich ein Nierenversagen zum Tod geführt hat, so ist in mehr als der Hälfte der Fälle eine renale Begleitkrankheit - besonders als Pyelonephritis - mitverantwortlich. Im übrigen überwiegen die vaskulären Todesursachen besonders im Herz- und Hirnbereich; als akute Ereignisse kommen sie offenbar häufig dem Nierenversagen zuvor.

L i t e r a t u r

( 1) AARSETH, S.: Acta med. Scand. Suppl. 281 (1953)
( 2) ANSON, L.J.: Sth. Med. J. 31, 1272 (1938)
( 3) BELL, E.T.: Diabetes 2, 376 (1953)
( 4) EPSTEIN, F.H. u. V.J. ZUPA : New England J. Med. 254, 896 (1956)
( 5) HALL, G.F.M.: Quart. J. Med. 21, 385 (1952)
( 6) HENDERSON, L.L., R.G. SPRAGUE u. H.P. WAGENER : Amer. J. Med. 3, 131 (1947)
( 7) IVERSEN, M. u. A.S. OHLSEN : Acta med. Scand. 139, 319 (1951)
( 8) LAMBIE, A.T. u. A. MAC FARLANE : Quart. J. Med. 24, 125 (1955)
( 9) MANN, G.V., C. GARDNER u. H.F. ROOT: Amer. J. Med. 7, 3 (1949)
(1o) PORTER, W.B. u. H. WALKER : J. Amer. Med. Ass. 116, 459 (1941)
(11) RIFKIN, H., L. LEITER u. J. BERKMAN : Diabetic Glomerulosclerosis. Springfield 1952
(12) ROOT, H.F., W.H. POTE u. H. FRESHNER : Arch. Int. Med. 94, 931 (1954)
(13) SIEGAL, S. u. A.C. ALLEN : Amer. J. Med. Sci. 2o1, 516 (1941)
(14) SPÜHLER, O. u. H.U. ZOLLINGER : Dtsch. Arch. klin. Med. 19o, 321 (1943)

From the Therapeutic Clinic of the Higher Medical Institute in Sofia
(Direktor: Prof. A. Pukhlev)

# METABOLIC AND RENAL FUNCTIONAL STUDIES IN DIABETES MELLITUS AND ITS VASCULAR COMPLICATIONS

By A. Astrug

This report is based on the results of the study of 132 diabetic patients, treated at the Therapeutic Clinic of the Higher Medical Institute in Sofia for the period 196o–1962, as well as of 3o control persons (K group). 67 of the diabetics are women and 65 men. Their average age is 52,5 years. The control individuals are almost of the same age groups. The investigated material is divided into the following 5 groups:

1. 22 diabetics without any complications (D)
2. 25 diabetics with acidosis ($D_a$)
3. 48 diabetics with atherosclerosis of the large and intermediate arteries ($D_s$)
4. 18 patients with diabetic retinopathy with no affectation of the kidneys ($D_r$)
5. 19 patients with diabetic nephropathy ($D_n$)

The average duration of the disease by all of the patients studied is 6,4 years. More than half of the patients (51,8 %) belong to the contra regulatory type of diabetes, the rest of them being devided between the insulin-deficient (22,7 %) and mixed (25,8 %) type of diabetes.

The severity of the diabetes determined according to the 24 hours sugar deficit is uniformly distributed into mild, moderate and severe forms. The sugar deficit for a 24 hour period is lowest for the $D_n$ group (34,5 ± 6,7 g) and highest for $D_a$ group (136 ± 19 g ).

The diabetics have considerably higher concentration of the serum cholesterol than the control persons. Highest mean values are observed in the group $D_n$ (293 ± 15 mg%) and $D_s$ (285 ± 2o mg%). The differences towards the K group being statistically significant. More than half of the diabetics (84 out of 126) have a cholesterolemia exceeding 251 mg%. Nevertheless the variability of results is considerable. The same relations are found in the testing of the cholesterol esters. Their average value for the diabetics is 172 mg% while for the controls - 141 ± 1o mg%. Highest is the concentration of the cholesterol esters in the patients of the $D_n$ group (183,9 ± 11 mg%). The beta-lipoproteins, examined electrophoretically, do not show such great deviations - highest are the percentages for the $D_n$ (69,5 ± 1,3 %) and for the $D_r$ (69,3 ± 1,4 %). The differences in comparison with the values of the K group are of statistical significance. The serum proteins are considerably lowered in the diabetics with nephropathy (6,1 ± o,5 %) and to a lesser degree for those with retinopathy (6,9 ± o,6 %) and with acidosis (6,8 ± o,4 %), for the K group their mean concentration being 7,1 ± o,3 %. The decrease of the total proteins is mainly due to the hypoalbuminemia established in all diabetic patients, and especially in $D_n$ (42 ± 2 %). There is a tendency towards an increase of the alpha- und especially of beta-globulin fractions, which is most strongly expressed in the $D_n$ group (mean value of beta-globulins - 16,1 ± o,79 %). The differences are reliable only for the beta-globulins. The gamma- and $alpha_1$-globulins are found without any substantial deviations from the normal values.

The fibrinogen presents well expressed trend towards an increase in the different forms of diabetic angiopathy. Its mean concentration is o,46 ± o,o7 g% for $D_n$, o,36 ± o,o3 g% for the $D_r$ and o,36 ± o,o5 g% for $D_s$, while for the K group it is o,29 ± o,o2 g%. Only a few publications on the study of the fibrinogen in diabetics are reported (ANTONINI, 1959) (Fig. 1).

The patients studied have a shortened Weltmann's coagulation column. This is found in the higher degree in the $D_n$ (4,8 ± o,3 test tubes), $D_r$ (5,2 ± o,4 tubes) and $D_s$ (5,2 ± o,2 tubes) groups. McLagan's thymol turbidity test and the cadmium test reveal no deviations from the normal values.

The level of the mucoprotein-thyrosin as well as the diphenyl-amine test are higher in all groups of diabetics, mean values respectively being 5,o9 ± o,26 mg% and 26o ± 8 U for all patients studied. Highest concentrations are found in the diabetics with complications of the small blood vessels (i.e. $D_n$ 7,8 ± o,8 mg% and 297 ± 21 U and $D_r$ 6,2 ± o,6 mg% and 275 ± 16 U). Certain direct correlations are established between the changes of the mucoprotein-thyrosin and $alpha_2$- and beta-globulins, the fibrinogen and the sedimentation of red cells and reverse correlation towards the length of Weltmann's coagulation column and the level of the total proteins. Donaddgio's reaction, testing mucoproteins in the urine is positive in 83,5 % of the diabetic patients (Fig. 2).

The level of the following electrolytes in the blood serum of diabetics is entirely within the limits of the admissable norms - sodium, potassium, chlorides, calcium, inorganic phosphorus and magnesium. Relative lowering of the concentration of potassium in the serum (mean 17,9 ± o,6 mg%) is observed only in the patients with acidosis. On the other hand obvious tendency towards increased elimination of all the enumerated electrolytes is observed, expressed by rising values of their clearances. This is expressed in high degree by the phosphorus. The mean value of the phosphate clearance exceeds 22 ml/min in all the diabetics studied. In the $D_r$ group it reaches 25,8 ± 3,9 ml/min, while in the control group it is 11,5 ± 1,6 ml/min. The tubular-reabsorption of phosphorus (TRP) is considerably lowered in all forms of diabetic angiopathy ($D_s$ 59 ± 3,6 %, $D_r$ 51,9 ± 6,7, $D_n$ 48 ± 9,6 %, while in the K group 89,3 ± 1,5 %). No such data is found in the literature (Fig. 3 and 4).

The renal function is followed up by some urine examinations, by study of the residual nitrogen substances in the blood and by means of some clearance tests.

Proteinuria is observed in 87 of the 132 diabetics (65,9 %), in 52 of them protein is found in traces and has a transitory character. In another series of 925 unselected diabetic patients proteinuria is established in 39o (42,17 %) of them. The urine sediment, estimated quantitatively (Addis count) reveals a great number of leucocytes on average 6,22o,ooo per 24 hours in all the groups of diabetics, highest in the $D_n$ group. The average number of erythrocytes is 3,19o,ooo per 24 hours. Cylindruria is established only in 4 patients, two for each $D_n$ and $D_r$ group. The concentration capacity of the kidneys, according to Volhards test, gives evidence for hypostenuria in the $D_r$ group (mean up to 1o15) and $D_n$ group (up to 1o17), after correction for available glucosuria.

The nonprotein nitrogen and the urea in the blood are moderately increased in all groups with the exception of those without complications ($D_o$). Highest values are presented by $D_n$ and $D_r$ with statistically significant differences from the K group. The serum creatinine is raised in a slight degree by $D_n$ (1,55 $\pm$ o,19 mg%) and $D_s$ (1,o6 $\pm$ o,1 mg%). The xanthoprotein bodies and the uric acid are observed in higher concentrations only in the $D_n$ group (35,6 $\pm$ 33 U and 5,o $\pm$ o,8 mg% respectively).

The clearance tests in the diabetic patients studied give evidence mainly of the damage of the filtration function in the glomeruli. The standard and maximum urea clearance studied in 128 diabetics is lowered mostly by $D_n$ and in a lesser degree by $D_r$. In the rest of the groups the urea clearance is unchanged and even has a certain disposition towards elevation. The clearance of the endogenic creatinine is lowered in the three groups of diabetic angiopathy, especially expressed by $D_n$ (48 $\pm$ 1o ml/min) and to a lesser degree by $D_r$ (83 $\pm$ ml/min) and by $D_s$ (86 $\pm$ 9,1 ml/min) (fig.5)

The clearance of the para-amino-hippuric acid (PAH) is found slightly lowered only in the patients of the $D_n$ group (498 $\pm$ 118 ml/min). The filtration fraction (FF) is found to be decreased in all the groups of diabetic patients, most considerably by $D_n$ (11,9 $\pm$ 2,9 %), especially in the more advanced stages of the disease.

The diabetics from all the groups studied manifest lowering of the reabsorption of the water in comparison to the K group, especially pronounced in $D_n$ (98,6 $\pm$ o,72 %) and in $D_r$ (97,2 $\pm$ o,6 %). The calculated maximum tubular excretory capacity (Tm) is lowered only in the patients with diabetic capillaropathy ($D_n$ 27,7 $\pm$ 4,7 mg/min and for $D_r$ 38,2 $\pm$ 3,2 mg/min). The clearance of the uric acid is also lowered in $D_r$ (13,5 $\pm$ 4,1 ml/min) and by $D_n$ (11 $\pm$ 2,7 ml/min).

CONCLUSION. Parallel to the disorders of the carbohydrate metabolism, in diabetics occur considerable deviations in the metabolism of the fats, proteins, protein-bound carbohydrates and electrolytes. Despite the increased elimination of most of the electrolytes by the kidneys as a result of the osmotic diuretic effect of the glucose, the homeostasis is completely maintained except in the diabetics with acidosis. Phosphorus shows the highest elimination in the urine. Most probably not only renal mechanisms but also some metabolic interrelations between the phosphorus and the glucose in the processes of phosphorilation and utilization of the carbohydrates in the tissues may account for this.

The renal function is affected early in diabetic patients more marked in those with diabetic angiopathy. The glomerular filtration is chiefly affected and to a lesser extend the function of the tubular apparatus. Considerable disorders in the renal function are established in patients with diabetic retinopathy. These are most probably due to early lesions in the kidneys from the type of diabetic glomerulosclerosis. This is substantiated by the kidney biopsies in diabetics, as reported by some authors as well as by our own bioptic material.

The residual nitrogenous constituents rise in diabetic patients, especially in those with acidosis even by normal filtration and reabsorption in the kidneys. This is probably a result of the increased protein catabolism in these patients. No specific clearance formula exists in diabetes mellitus or its complications. However the clearance tests may contribute to the differential diagnosis with some renal diseases as well as to the early detection of the renal complication in diabetes mellitus.

Aus dem Pathologischen Institut der Karl-Marx-Universität Leipzig
(Direktor: Prof. Dr. G. H o l l e )

# ÜBER ELEKTRONENMIKROSKOPISCHE BEFUNDE BEI DIABETISCHER GLOMERULOSKLEROSE

Von L. C o s s e l

Ich will versuchen, Ihnen einen kurzen, zusammenfassenden Überblick über elektronenmikroskopische Untersuchungsergebnisse bei diabetischer Glomerulosklerose zu geben. Bisher sind elektronenmikroskopische Untersuchungen bei dieser Erkrankung außer von uns von RINEHART und Mitarbeitern (1956), BERGSTRAND u. BUCHT (1957/59), DALGAARD(1958) sowie FARQUHAR und Mitarbeitern (1959) (1o, 11, 3, 6, 12) vorgenommen worden. Hierbei wurden von den einzelnen Autoren im wesentlichen übereinstimmende Befunde erhoben.

Bevor ich Ihnen diese Befunde anhand von Abbildungen, die bei Untersuchungen von Patienten des Diabetikerheims Karlsburg gewonnen wurden (COSSEL, LISEWSKI u. MOHNIKE 1959) (4) demonstriere, zeige ich Ihnen zum besseren Verständnis eine elektronenmikroskopische Abbildung aus einem unveränderten Glomerulum der Niere (Abb. 1). Die Veränderungen bei der diabetischen Glomerulosklerose sind in den Endothelzellen, den Basalmembranen und den Fußfortsätzen der epithelialen Deckzellen lokalisiert.

Der auffälligste Befund besteht in herdförmigen, unregelmäßig gelagerten Ansammlungen von Substanzen in den Endothelzellen, die das gleiche elektronenoptische Aussehen wie die Basalmembran aufweisen (Abb. 2). Auf Grund ihrer Ähnlichkeit bzw. Gleichheit mit der Basalmembran werden diese Substanzen als basalmembranartiges (basement-membrane-like) Material bezeichnet. Diese basalmembranartigen Substanzen liegen unregelmäßig verteilt in verschieden großen Herden, grenzen oft unmittelbar an die Kerne der Endothelzellen und dellen diese mitunter mehr oder weniger tief ein (Abb. 3). Im fortgeschrittenen Stadium nehmen diese Massen das Zytoplasma der Endothelien vollständig ein. Man sieht dann zwischen ihnen die Reste der im Untergang befindlichen Endothelzellen (Abb. 4). Gelegentlich beobachtet man einen Übergang der basalmembranartigen Substanz in stark osmiophile, unterschiedlich geformte Bröckel. Die starke Osmiophilie spricht dafür, daß es sich hierbei um Fettsubstanzen handelt. Durch die Ablagerung der basalmembranartigen Massen in die Endothelzellen kann es zu weitgehender Einengung der Kapillarlumina kommen.

Die Basalmembran selbst ist oft herdförmig keulenartig verdickt (Abb. 5). Nach Ansicht von RINEHART und Mitarbeitern (1956), BERGSTRAND u. BUCHT (1957) sowie FARQUHAR und Mitarbeitern (1959) (11, 3, 12) soll die Basalmembran auch insgesamt verdickt sein. Da keine Vergleichsmöglichkeit mit statistisch gesicherten Meßergebnissen der Dicke der Basalmembran der Glomerulakapillaren in gesunden menschlichen Nieren vorliegt und wegen der anschnittsbedingten Schwankungen der Breite der Basalmembran in elektronenoptischen Abbildungen ist eine solche Annahme jedoch nicht sicher zu beweisen. Im Bereich der lokalen Verdickung der Basalmembran haben wir Vakuolen mit flockig-bröckligem osmiophilem Inhalt gefunden.

Die basalmembranartigen Substanzen im Bereich der Endothelzellen und die herdförmigen Verdickungen der Basalmembran entsprechen den bei der diabetischen Glomerulosklerose im Lichtmikroskop sichtbaren hyalinen, mucopolysaccharid- und mitunter auch fetthaltigen Substanzen (Hyalin). Wie Sie aus den gezeigten Bildern ersahen, sind diese Ablagerungen in der Kapillarwand (Endothelzelle und Basalmembran) und nicht zwischen den Kapillaren lokalisiert (intramurale Ablagerung), wie das ALLEN, BELL, FAHR u.a. (1, 2, 7, 8) schon auf Grund lichtmikroskopischer Untersuchungen angenommen haben. Die Bezeichnung interkapilläre Glomerulosklerose ist also unrichtig.

Herdförmig fehlt in den Glomerula bei der diabetischen Glomerulosklerose die normale Anordnung der Fußfortsätze der Deckzellen mit Ausbildung von sog. Filtrationsschlitzen. Das Zytoplasma der Epithelzellen bedeckt in diesen Bereichen die Basalmembran in breiter Ausdehnung, so daß Filtrationsschlitze nicht ausgebildet sind (Abb. 6). An weiteren Befunden wurden eine Vermehrung und teilweise hochgradige Schwellung der Endothelzellen mit herdförmiger Vakuolisierung beobachtet. Von RINEHART und Mitarbeitern (1956) (11) ist eine von den Fußfortsätzen ausgehende osmiophile Umwandlung der Epithelzellen beschrieben worden. FARQUHAR und Mitarbeiter (1959) (12) sahen in zwei fortgeschrittenen Fällen mit diabetischer Glomerulosklerose zwischen den Endothelzellen und der Basalmembran gelegene kappenförmig angeordnete elektronendichtere Ablagerungen, die als Fibrin bzw. Fibrinoid angesehen werden. Wir haben derartige Befunde bisher nicht erhoben.

Gleichartige oder zumindest sehr ähnliche Befunde wie die hier demonstrierten wurden elektronenmikroskopisch auch bei akuter und chronischer Glomerulonephritis ohne und mit nephrotischem Einschlag, bei Lupus erythematodes und Nephrose gefunden. FARQUHAR und Mitarbeiter (1959) (12) glauben, aus der Menge und Anordnung der von ihnen gefundenen Fibrinablagerungen die submikroskopischen Veränderungen bei der diabetischen Glomerulosklerose von den anderen genannten Erkrankungen abgrenzen zu können. Wir selbst sind dazu, trotz eingehenden Vergleichs der vorliegenden Befunde, nicht in der Lage. Einwirkungen verschiedener Ätiologie und Pathogenese an den Kapillaren des Glomerulums führen zu submikroskopisch gleichartigen oder überaus ähnlichen morphologischen Veränderungen.

Ich darf einiges zur Deutung und Auswertung der Befunde sagen: Das elektronenoptisch gleichartige Aussehen der Ablagerungen in den Endothelzellen und der Basalmembran sowie die identischen histochemischen Färbeeigenschaften dieser Strukturen wie auch elektronenmikroskopisch sichtbare Übergänge des endothelialen Zytoplasmas in die Basalmembran sprechen dafür, daß die Basalmembran von den Endothelzellen gebildet und erhalten wird. Dies entspricht lichtmikroskopischen Untersuchungsergebnissen von RINEHART und Mitarbeitern (1953), HALL und Mitarbeitern (1954-57), CURRAN (1957) (1o, 9, 5). Die vermehrte Ablagerung basalmembranartiger Substanz in den Endothelzellen könnte danach der Ausdruck einer Stoffwechselstörung der Endothelzellen sein (FARQUHAR und Mitarbeiter 1959) (12), die sich in einer vermehrten Bildung für den Aufbau der Basalmembran bestimmter Substanzen äußert. Andererseits könnte es sich bei diesen Ablagerungen auch um Stoffe handeln, die vom Blut her in die Endothelzellen gelangen und dort liegen bleiben. Die klinischen, bei der diabetischen Glomerulosklerose vorkommenden blutchemischen Befunde, insbesondere die Erhöhung von serumeiweißgebundenen Hexosen und des Hexosamins, dürften jedoch, da sie bei unseren Untersuchungen trotz Ausbildung der morphologischen Veränderungen nicht immer vorhanden waren, für das Zustandekommen dieser Veränderungen keine ursächliche Bedeutung haben. Die besonders herdförmig auftretende Verdickung der Basalmembran stellt nach unseren Untersuchungen in Übereinstimmung mit den Befunden von RINEHART und Mitarbeitern, BERGSTRAND u. BUCHT sowie FARQUHAR und Mitarbeitern (1o, 11, 3, 12) ein sehr früh auftretendes submikroskopisches Symptom der diabetischen Glomerulosklerose dar. Es liegt nahe, mit diesem Befund die bei der diabetischen Glomerulosklerose schon frühzeitig zu beobachtende und im Laufe der Erkrankung zunehmende Einschränkung der Filtrationsfähigkeit zu erklären (BERGSTRAND u. BUCHT (3 )). Nach der physikalischen Theorie der Ultrafiltration ist die Filtrationsrate der Dicke der Kapillarwand umgekehrt proportional. Es fragt sich jedoch, ob diese rein physikalisch-mechanische Erklärung für Veränderungen der Kapillardurchlässigkeit ausreicht. Auf Grund elektronenmikroskopischer Untersuchungen kann angenommen werden, daß durch Lageveränderungen der Lipoid- und Proteinmoleküle der Basalmembran ihre Durchlässigkeit wahrscheinlich in Abhängigkeit von der Endothelzellfunktion verändert werden kann und somit eine Einschränkung der Kapillardurchlässigkeit auch ohne Verdickung der Basalmembran als Folge einer Störung zellulärer Regulationsfähigkeit vorhanden sein kann.

Die Verschmelzung der epithelialen Fußfortsätze ist eine submikroskopische Veränderung, die in erster Linie bei der Nephrose, d.h. bei Vorhandensein einer Proteinurie, gefunden wird. Deshalb stellt dieser Befund bei der diabetischen Glomerulosklerose das submikroskopische Äquivalent der bei dieser Erkrankung vorliegenden glomerulonephrotischen Komponente dar. Die breite Ausdehnung der epithelialen Deckzellen auf die Basalmembran mit Verlust der sog. Filtrationsstörung ist eine Kompensationsmaßnahme, um die gesteigerte glomeruläre Permeabilität für Eiweiß auszugleichen. Diese Veränderung ist also Ausdruck eines sekundären Vorgangs.

Wir bemühen uns bereits seit längerer Zeit, in Zusammenarbeit mit dem Forschungsinstitut für Diabetes Karlsburg durch Untersuchung von Versuchstieren, die einen langjährigen, experimentell erzeugten Diabetes aufweisen, nähere Aufschlüsse über die Pathogenese der diabetischen Glomerulosklerose zu gewinnen. Entgegen Angaben anderer Untersucher konnten wir jedoch bisher das typische lichtmikroskopische Bild einer diabetischen Glomerulosklerose bei solchen Versuchstieren nicht beobachten. Wohl erscheinen manchmal die glomerulären Kapillarschlingen etwas verdickt, doch läßt sich eine Abgrenzung vom Normalen nicht sicher vornehmen. Wir haben die Niere eines Hundes, der 5 Jahre einen Diabetes nach Pankreasentfernung hatte, auch elektronenmikroskopisch untersucht, ohne daß bisher sichere pathologische Veränderungen gefunden werden konnten. Diese Untersuchungen werden fortgesetzt.

Ich darf kurz zusammenfassen. Die submikroskopischen, im Elektronenmikroskop sichtbaren, Veränderungen bei der diabetischen Glomerulosklerose bestehen in einer überwiegend herdförmigen Verdickung der Basalmembran, die stellenweise mit einer Vakuolisierung und Ablagerung von Fettsubstanzen einhergeht, in einer Ablagerung von basalmembranähnlich aussehenden Stoffen in den Endothelzellen, die im fortgeschrittenen Stadium zum Untergang der Endothelien und zur Einengung der Kapillarlichtung führt. Diese beiden Veränderungen sind das elektronenoptische Äquivalent der lichtmikroskopisch zu beobachtenden mucopolysaccharidhaltigen hyalinen Ablagerungen im Glomerulum. Über die Entstehung dieser Ablagerungen kann auf Grund der elektronenmikroskopischen Befunde noch keine endgültige Aussage gemacht werden, doch weisen die elektronenmikroskopischen Untersuchungen auf eine Störung der basalmembranbildenden Funktion der Endothelzellen hin. Es muß festgestellt werden, daß die elektronenmikroskopisch sichtbaren Veränderungen bei der diabetischen Glomerulosklerose kein für diese Erkrankung spezifisches Substrat darstellen. Licht- und elektronenmikroskopische Untersuchungen an den Glomerula von Versuchstieren mit langjährigem, experimentell erzeugtem Diabetes führten bisher zu keinen Ergebnissen. Diese Untersuchungen sind jedoch noch nicht abgeschlossen und müssen fortgesetzt werden.

L i t e r a t u r

( 1) ALLEN, A.C.: Arch. Path. (Chicago) 32, 33 (1941)
( 2) BELL, E.T.: Diabetes 2, 376 (1953)
( 3) BERGSTRAND, A. a. H. BUCHT : Lab. Invest. 6, 293 (1957)
( 4) COSSEL, L., G. LISEWSKI u. G. MOHNIKE : Klin. Wschr. 37, 1oo5 (1959)
( 5) CURRAN, R.C.: J. Path. Bact. 74, 347 (1957)
( 6) DALGAARD, O.Z.: Vortrag, gehalten auf dem IV. Intern. Kongreß f. Elektronenmikroskopie. Berlin 1958
( 7) FAHR, Th.: Klin. Wschr. 2o, 873 (1941)
( 8) FAHR, Th.: Virchows Arch. path. Anat. 3o9, 16 (1942)
( 9) HALL, B.V. u.a.: zit. nach FARQUHAR
(1o) RINEHART, J.F. u.a.: zit. nach FARQUHAR
(11) RINEHART, J.F. u.a.: Amer. J. Path. 32, 647 (1956)
(12) FARQUHAR, M.G., J. HOPPER a. H.D. MOON : Amer. J. Path. 35, 721 (1959)

Aus dem Pathologischen Institut der Ernst-Moritz-Arndt-Universität Greifswald (Direktor: Prof. Dr. K. Patzelt)

# LICHTOPTISCHE NIERENBEFUNDE BEI EXPERIMENTELLEM LANGZEITDIABETES
## ( Subtotale Pankreatektomie, Alloxandiabetes )

Von J. Mehl

In Zusammenarbeit mit dem Institut für Diabetes Karlsburg hatten wir Gelegenheit, Hunde autoptisch zu untersuchen, die experimentell einer Zuckerkrankheit unterworfen wurden und längere Zeit klinisch kontrolliert waren.

Bei 5 männlichen Schäferhundbastarden im Alter von 4 bis 7 Jahren wurde in 4 Fällen durch subtotale Pankreatektomie sowie in einem weiteren Fall mit Hilfe von Alloxaninjektionen ein Pankreasdiabetes erzeugt. Die Tiere wurden durch entsprechende Diät und tägliche Insulininjektionen in ihrem Zuckerstoffwechsel derart eingestellt, daß bei einem mittleren Blutzuckerwert von 234 mg% die Urinzuckerausscheidung durchschnittlich 63 g/die betrug. Klinisch-chemisch ergaben sich signifikante Anstiege des Blutaceton, der Serumcholesterine, der proteingebundenen Hexosen sowie Verschiebungen innerhalb der Globulinfraktion bei sonst normalen Gesamteiweißwerten (Tab. 1). Nach 2, 3 bzw. 4 Jahren Dauer des Diabetes mellitus wurden die Tiere in Hexobarbital-Äthernarkose durch Entblutung getötet, Gewebe aller Organe sofort entnommen und fixiert.

Die mikroskopischen Untersuchungen der Niere ergaben im wesentlichen Veränderungen der Glomerula im Sinne einer diffusen intercapillären Glomerulosklerose. Im van Gieson-Präparat stellen sich blaßgelbe, später rot anfärbbare, parallel zur Kapillarmembran angeordnete hyaline Ablagerungen dar, die mitunter zu recht erheblichen streifenförmigen Verbreiterungen der Grundhäutchen führen. Dabei verwischt sich die Abgrenzung der Kapillarendothelien von der Basalmembran einerseits und der Basalmembran von den Epithelien andererseits. Die Färbung nach McManus zeigt, abhängig von der Dauer des Experimentes, eine an Stärke zunehmende Farbreaktion der verbreiterten Glomerulumschlingen. Die Veränderungen sind anfangs mehr im Bereich des Gefäßpols anzutreffen, ergreifen später die zentralen Anteile und erfassen schließlich die Peripherie der Kapillarschlingen. Typische knotenförmige Hyalinablagerungen wurden nicht beobachtet. Die diffuse Verbreiterung der Kapillargrundmembran ist wechselnd stark in den einzelnen Nierenkörperchen ausgeprägt. Bei längerer Versuchsdauer jedoch sind nahezu alle Malpighi'schen Körperchen betroffen. Obliteration und Schrumpfung zahlreicher Kapillarschlingen treten in Erscheinung. Innerhalb der Bowman'schen Kapsel sind dann schaumige Eiweißniederschläge und in den Harnkanälchen vermehrt hyaline Zylinder zu beobachten. Neben der intercapillären Glycoproteid- und Mucopolysaccharidablagerung fanden sich eine konstante, z.T. sehr starke Lipoidose der glomerulären Basalmembran sowie diffuse, staubförmige Einlagerungen sudanophilen Materials in den Endothelien und Epithelien der Glomerulumschlingen. Vorwiegend basale, perinucleäre Verfettung (hauptsächlich Neutralfette) der Tubuli contorti I konnte in 2 Fällen beobachtet werden. Der Glykogennachweis in den Harnkanälchen gelang nur einmal (schwach positive Reaktion). Unter Berücksichtigung der Versuchsdauer konnten sichere feingewebliche Unterschiede in den Glomerula der pankreatektomierten und alloxandiabetischen Tiere nicht nachgewiesen werden. Mit Ausnahme der glomerulären Lipoidose lassen sich gleichsinnige, graduell jedoch nicht so deutlich ausgeprägte Verbreiterungen der Kapillarschlingen allgemein bei älteren Kontrollhunden finden (Abb. 1). Im Diabetesexperiment allerdings treten diese Veränderungen wesentlich früher und in viel stärkerem Maße auf (Abb. 2 u. 3).

Abschließend läßt sich feststellen, daß die diffuse "intercapilläre Glomerulosklerose" der Versuchstiere nicht dem typischen Bild der Nephropathia diabetica des Menschen entspricht, wie sie von K i m m e l s t i e l und W i l s o n postuliert wurde. Als Problem ergibt sich deshalb, ob die beobachteten Nierenveränderungen der Hunde das morphologische Äquivalent der menschlichen diabetischen Nephropathie darstellen.

Tab. 1

| | Bauschan (P) + | Lohengrin (P) + | Remo (P)+ | Kuno (P)+ | Peter (A)++ | Normaltier |
|---|---|---|---|---|---|---|
| Gewicht kg<br>Alter J.<br>Dauer d.Diab. | 14,4<br>4<br>2 | 14,2<br>5<br>2 | 19,4<br>4<br>3 | 12,7<br>4<br>3 | 21,7<br>7<br>4 | 14,o - 18,o<br>5 |
| Blutzucker mg% / 24 h | 244,o | 2o5,o | 2o3,o | 239,5 | 268,o | 6o,o - 8o,o |
| Aceton mg% | 2,55 | 3,o | 2,25 | 1,69 | 2,25 | 1,o |
| Rest - N mg% | 39,2 | 3o,8 | 35,o | 37,o | 28,o | 29,o |
| Harnstoff mg% | 47,o | 55,7 | 49,7 | 45,8 | 27,4 | 3o,o |
| Cholesterin mg% | 234,o | 21o,o | 212,o | 2o2,o | 234,o | 173,o |
| Proteingebundene Hexosen mg% | 273,o | 24o,o | 238,o | 2o3,o | 271,o | 15o,o |
| Gesamteiweiß g% | 7,9 | 7,9 | 6,o | 5,9 | 7,1 | 6,7<br>(6,1 - 7,5) |
| Albumine %<br>$\alpha_1$ - Glob. %<br>$\alpha_2$ - Glob. %<br>$\beta_{1+2}$- Glob. %<br>$\beta_3$ - Glob. %<br>$\gamma$ - Glob. % | 35,6<br>8,4<br>9,7<br>12,2<br>15,7<br>18,4 | 42,5<br>6,5<br>9,8<br>6,6<br>16,5<br>18,1 | 41,9<br>6,3<br>9,o<br>1o,2<br>14,9<br>17,2 | 39,8<br>5,2<br>7,1<br>8,7<br>12,3<br>19,9 | 36,o<br>8,o<br>8,o<br>12,o<br>16,o<br>2o,o | 4o,o<br>4,3<br>5,3<br>8,1<br>12,3<br>12,3 |
| Urinzucker g / 24 h | 58,3 | 57,1 | 41,2 | 25,9 | 134,o | ∅ |
| Urinvolumen ml / 24 h | 1 185 | 1 145 | 1 62o | 1 18o | 1 92o | 5oo - 1ooo |
| Gesamtstickstoff g/24 h | 21,o | - | 17,4 | 11,7 | 32,7 | 17,6 |

+) Pankreatektomie

++) Alloxandiabetes

Aus dem Pathologischen Institut der Karl-Marx-Universität Leipzig
(Direktor: Prof. Dr. G. H o l l e )

# HISTOCHEMISCHE UNTERSUCHUNGEN AN DEN GLOMERULA BEI DIABETISCHER GLOMERULOSKLEROSE

Von G. G e i l e r

In jüngster Zeit fordert die diabetische Angiopathie als Spätkomplikation des Diabetes mellitus in immer stärkerem Maße das Interesse der Forschung. Den dabei klinisch als Kimmelstiel-Wilson-Syndrom in Erscheinung tretenden Diabetesfällen ist morphologisch eine besondere Bedeutung zuzumessen, weil die hierbei an den Nierenglomerula auftretenden Veränderungen feingeweblich ein so charakteristisches Bild aufweisen, daß daraus die Diagnose eines Diabetes mellitus mit großer Sicherheit gestellt werden kann. Da etwa 2o bis 3o % aller Diabetesfälle eine Glomerulosklerose aufweisen (ALLEN 1941, BELL 1942, 195o; HORN und SMETANA 1942; RANDERATH, DIEZEL und PFLEIDERER 196o (1, 4, 5, 14, 21)), ist diese Tatsache für die im allgemeinen völlig unbefriedigende morphologische Diabetesdiagnostik von größtem Wert.

Aufgabe dieses Vortrages soll sein:
1) die A r t d e r f ü r d e n D i a b e t e s c h a r a k t e r i s t i s c h e n m o r p h o l o g i s c h e n V e r ä n d e r u n g e n a n d e n G l o m e r u l a d a r z u s t e l l e n und
2) mit Hilfe histochemischer Untersuchungen A u s s a g e n ü b e r d i e s t o f f l i c h e N a t u r der glomerulären Veränderungen zu treffen.

Unsere Untersuchungen stützen sich auf 112 Diabetesfälle, unter denen wir 21 Glomerulosklerosen (18,7 %) fanden. Von diesen wurden 17 histochemisch untersucht. Über Art und Stärke der dabei erhobenen glomerulären Veränderungen orientiert Tab. 1.

Bei den Befunden an den Glomerula lassen sich konstante und inkonstante unterscheiden.

K o n s t a n t e m o r p h o l o g i s c h e B e f u n d e d e r d i a b e t i s c h e n G l o m e r u l o s k l e r o s e sind die nodösen und die diffusen Kapillarveränderungen sowie die Arteriolosklerose (Abb. 1). Spezifität kommt jedoch nur den n o d ö s e n V e r ä n d e r u n g e n zu. Diese sind kugel- oder keulenförmige, meist in der Peripherie der Glomerula gelegene Gebilde, die erstmalig von KIMMELSTIEL und WILSON (1936) (16) als "interkapilläre" hyaline Knoten beschrieben wurden. Daß als Sitz der pathologischen Veränderungen jedoch die Kapillarwand selbst und nicht der interkapilläre Raum infrage kommt, ist durch neuere elektronenmikroskopische Befunde belegt (BERGSTRAND und BUCHT 1957; COSSEL, MOHNIKE und LISEWSKI 1959; HOLLE 1959,1960 (7, 8, 12, 13)). Neben den nodulären Veränderungen finden sich regelmäßig d i f f u s e , nicht knotige Verdickungen der Kapillarschlingen, die BELL (1946, 1953) (5, 6) und KIMMELSTIEL (1951) (15 a) veranlaßt haben, von der nodösen Glomerulosklerose eine diffuse Form abzugrenzen. Das alleinige Auftreten der diffusen Kapillarveränderungen ist jedoch nach unseren Untersuchungen und denen anderer Autoren (RANDERATH, DIEZEL und PFLEIDERER 1960) (21) nicht diabetesspezifisch, so daß wir eine der nodösen Glomerulosklerose gegenüberstehende isolierte diffuse ablehnen. Entsprechende diffuse Kapillarveränderungen finden sich bei zahlreichen anderen glomerulären Nierenerkrankungen, besonders bei Arteriolosklerose. - Die A r t e r i o l o s k l e r o s e zählt auch zu den konstanten morphologischen Befunden der Glomerulosklerose. Sie ist oft sehr schwer, betrifft die Vasa afferentia und efferentia und zeigt in Einzelfällen Übergänge zur malignen Nephrosklerose mit Nekrosen der Arteriolenwand.

I n k o n s t a n t e B e f u n d e d e r d i a b e t i s c h e n G l o m e r u l o s k l e r o s e sind die sog. Kappen, das Kapselraumexsudat, das Kapselinsudat und die Kapillarektasien.

Die K a p i l l a r e k t a s i e n (Abb. 2), erstmalig von HÜCKEL (1938) (15) beobachtet, bilden bisweilen richtige Kapillaraneurysmen. Sie treten im Zusammenhang mit den nodulären Veränderungen auf und sind offensichtlich auf eine Kapillarlumeneinengung durch die Noduli zurückzuführen.

Auf das Vorhandensein zusätzlicher glomerulärer Veränderungen neben den Noduli hat erstmalig FAHR (1942) (9) aufmerksam gemacht. Sie sind inzwischen von zahlreichen Autoren unter den verschiedensten Bezeichnungen beschrieben worden: Knollen (FAHR 1942 (9)), Kappen (SPÜHLER und ZOLLINGER 1943; RANDERATH 1953 ( 23, 20)), fibrin cap, capsular drop (BARRIE, ASZKANAZY und SMITH 1952 (3)), exudative lesions (HALL 1952 (11)), hyalin-fibrinoide Veränderungen (KOSS 1952 (17)), lipohyalin (SMITH, BOLTON und TURNBULL 1955 (22)) und azelluläre Strukturen (MUIRHEAD, MONTGOMERY und BOOT 1956 (19)). In Anlehnung an RANDERATH, DIEZEL und PFLEIDERER (1960) (21) unterscheiden wir dabei die sog. K a p p e n, das K a p s e l r a u m e x s u d a t und das K a p s e l i n s u d a t . Als Einzelbefunde sind diese Veränderungen weniger spezifisch als die Noduli. Sie g e s t a l t e n aber a l s B e f u n d k o m b i n a t i o n - und in dieser Form liegen sie meist vor - das c h a r a k t e r i s t i s c h e morphologische B i l d d e r d i a b e t i s c h e n G l o m e r u l o s k l e r o s e . Da die Arteriolosklerose mit ihnen ein gleichartiges färberisches Verhalten teilt, werden sie mit dieser als "fibrinoide Veränderungen" zusammengefaßt.

Die K a p p e n (Abb. 3) sind von partieller oder totaler Verödung der Kapillarschlingen gefolgte fibrinoide Einlagerungen in die Kapillarwand. Sie weisen aber nur dort, wo die Kapillaren an den Raum der Bowmanschen Kapsel grenzen, eine kappenförmige Gestalt auf. Im Inneren der Glomerula bilden sie dagegen homogene, dem Kapillarschlingenverlauf entsprechende Bänder. - Das K a p s e l r a u m e x s u d a t besteht aus einer tropfigen, seltener halbmondförmigen

Ablagerung fibrinoider Substanzen im Raum der Bowmanschen Kapsel. Manchmal ist es noch durch kleine Brücken mit den Kappen verbunden und gibt so einen Hinweis auf seine Entstehung aus dem Fibrinoid der Kapillarwand. -

Das Kapselinsudat findet sich in Form schmaler, herdförmiger fibrinoider Ablagerungen in der Kapsel unter dem parietalen Blatt des Kapselepithels.

Die fibrinoiden Veränderungen sind besonders in jenen Fällen mit ausgeprägten nodulären Strukturen anzutreffen. Sie werden gemeinsam an einem oder isoliert an verschiedenen Glomerula gefunden.

Die aufgeführten morphologischen Merkmale der diabetischen Glomerulosklerose ergeben in ihrer Gesamtheit ein sehr charakteristisches Bild, dessen Diagnose selbst in den fortgeschrittenen Fällen, in denen es zur Entwicklung von Schrumpfnieren kommt, kaum Schwierigkeiten bereitet.

Nach dem histochemischen Verhalten lassen sich die Befunde an den Glomerula in 2 Gruppen mit prinzipiell einheitlichem Reaktionsausfall aufgliedern (Tab. 2). Die Gruppe I umfaßt die nodulären und diffusen, die Gruppe II die fibrinoiden Veränderungen (Kappen, Kapselraumexsudat, Kapselinsudat, Arteriolosklerose).

Schon bei den allgemeinen Färbungen bestehen Unterschiede. Kugeln und diffuse Veränderungen sind bei van Gieson rot und Azan blau, verhalten sich also wie kollagenes Bindegewebe bzw. Hyalin. Die fibrinoiden Veränderungen dagegen sind bei van Gieson gelb und bei Azan rot und sind somit wie fibrinreiche eiweißhaltige Exsudate gefärbt. Mischfarben kommen in beiden Gruppen vor. - Im Gegensatz zu Gruppe I, wo man in den hyalinen Strukturen Silberfasern nachweisen kann, fehlen diese im Fibrinoid. Nur kleinste Silbergranula liegen hier vor.

Die Kohlehydratfärbungen fallen in beiden Gruppen in wechselnder Stärke positiv aus. Eine Ausnahme bildet nur die Astrablau-Reaktion. Stark ist der Reaktionsausfall bei der PAS-Färbung, dem Acetylierungstest mit Verseifung und dem Bromierungstest (Nachweis von alpha-Glykolen). Die elektive Anfärbung saurer Mucopolysaccharide (Hale, Alcianblau mit und ohne Hydrolyse) ergibt in Gruppe I regelmäßig schwach positive Ergebnisse, in Gruppe II bisweilen auch einen negativen Befund. Dies gilt in beiden Gruppen auch für den Glykogennachweis (Abb. 4). Der Nachweis von Fibrin gelingt nur in Gruppe II, der von alpha-Aminosäuren (Ninhydrin-Schiff-Reaktion) in beiden Gruppen. Nucleinsäuren fehlen in beiden Gruppen.

Bei den Lipoidfärbungen (Abb. 5) besteht ein erheblicher Unterschied. Sie sind in Gruppe II bei den allgemeinen Fett- und Lipoidfärbungen (Sudan III, Sudanschwarz B, Scharlachrot) an den fibrinoiden Veränderungen viel stärker positiv als in Gruppe I. Im einzelnen erfassen die Färbungen im Fibrinoid saure Lipide (Nilblau), Cholesterin, Cholesterinester (Methoden nach Feigin), ungesättigte Fettsäuren (Perameisensäure-Leukofuchsinreaktion, Azetylierungstest) und Phospholipide (Kupferphthalocyaninreaktion).

Faßt man diese histochemischen Befunde zusammen, so ergibt sich:
Die nodulären und diffusen Veränderungen (Gruppe I) verhalten sich wie kollagenes Bindegewebe. Sie enthalten zarte, ge-

richtete Silberfasern und besitzen einen hohen Gehalt an Mucopolysacchariden, die sich durch die Färbung mit bestimmten Azofarbstoffen nach den Untersuchungen von RANDERATH und Mitarbeitern (1960) (21) als hochpolymere Mucopolysaccharide erweisen. Saure Mucopolysaccharide liegen nur spärlich vor. Frisches Fibrin fehlt. Der Gehalt an Fettsubstanzen ist relativ gering, es handelt sich dabei um Neutralfette (z.T. mit ungesättigten Fettsäuren) und geringe Mengen von Cholesterinestern.

Die f i b r i n o i d e n  V e r ä n d e r u n g e n (Gruppe II) dagegen stellen E i w e i ß - K o h l e h y d r a t - L i p o i d g e m i s c h e dar, in denen alle 3 Stoffgruppen reichlich vorkommen. Ihr grobes färberisches Verhalten ähnelt dem Fibrin, so daß die Bezeichnung Fibrinoid berechtigt erscheint. Sicher enthalten sie aber neben Fibrin auch andere, durch unsere Untersuchungen nicht erfaßte Eiweißkörper. Auch die fibrinoiden Veränderungen sind reich an Mucopolysacchariden, wobei saure fast völlig fehlen. An definierbaren Fetten finden sich Neutralfette (z.T. mit ungesättigten Fettsäuren), Cholesterin, Cholesterinester und Phospholipide. Möglicherweise bestehen zwischen den einzelnen Stoffgruppen Verbindungen in Form der Glykolipide und Glykoproteide.

Im Gegensatz zu RANDERATH und Mitarbeiter (1960) (21) möchten wir nach dem färberischen Verhalten einzelner Fälle mit Zurückhaltung annehmen, daß Übergänge zwischen den fibrinoiden Veränderungen einerseits und den nodulären und diffusen andererseits vorkommen. Ob dies die Regel ist, so daß die fibrinoiden Veränderungen die frischen und die nodulären und die diffusen die daraus hervorgegangenen alten Veränderungen darstellen, ist zunächst nicht eindeutig zu entscheiden. Daß die abgelagerten Substanzen vorwiegend aus dem Blut über eine Permeabilitätsstörung in die Kapillarwand gelangt sind und nicht ein örtliches Produkt der Endothelzellen darstellen, halten wir in Übereinstimmung mit anderen Autoren (SPÜHLER und ZOLLINGER 1943, LACHNIT 1952, RANDERATH 1953, HAGEMANN 1954 (23, 18, 20, 10)) auf Grund des histochemisch nachgewiesenen Stoffgemisches für sehr wahrscheinlich.

## L i t e r a t u r

( 1) ALLEN, A.C.: A.M.A. Arch. Path. 32, 33 (1941)
( 2) ALLEN, A.C.: The Kidney. Medical and surgical diseases. New York 1951.
( 3) BARRIE, H.J., C.L. ASZKANAZY a. G.W. SMITH: Canad. Med. Ass. J. 66, 428 (1952)
( 4) BELL, E.T.: Amer. J. Path. 18, 744 (1942)
( 5) BELL, E.T.: Renal Diseases. London 1946 a. 1950
( 6) BELL, E.T.: Diabetes 2, 376 (1953)
( 7) BERGSTRAND, A. a. H. BUCHT : Lab. Invest. 6, 293 (1957)
( 8) COSSEL, L., G. MOHNIKE u. G. LISEWSKI : Klin. Wschr. 37, 1005 (1959)
( 9) FAHR, Th.: Virchows Arch. path. Anat. 309, 16 (1942)
(10) HAGEMANN, U.: Zbl. Path. 91, 178 (1954)
(11) HALL, G.F.M.: Quart. J. Med. 21, 385 (1952)
(12) HOLLE, G.: Symposion it. Ges. u. dtsch. Ges. Path. Mailand 1959, 261
(13) HOLLE, G.: Arch. klin. Chir. 295, 253 (1960)
(14) HORN, R.C. and H. SMETANA : Amer. J. Path. 18, 93 (1942)
(15) HÜCKEL, R.: Verh. Dtsch. Ges. Path. 31, 392 (1938)
(15a) KIMMELSTIEL, P.: Gaz. med. portug. 4, 648 (1951)

(16) KIMMELSTIEL, P. a. G. WILSON : Amer. J. Path. 12, 83 (1936)
(17) KOSS, L.G.: A.M.A. Arch. Path. 54, 528 (1952)
(18) LACHNIT, V.: Wien. Zschr. inn. Med. 33, 419 (1952)
(19) MUIRHEAD, E.E., P.O.B. MONTGOMERY a. E. BOOT : A.M.A. Arch. Int. Med. 98, 146 (1956)
(2o) RANDERATH, E.: Virchows Arch. path. Anat. 323 483 (1953)
(21) RANDERATH, E., P.B. DIEZEL u. A. PFLEIDERER Jr.: Arch. de Vecchi 31, 385 (196o)
(22) SMITH, F.J., J.R. BOLTON a. A.L. TURNBULL : J. Path. Bact. 7o, 475 (1955)
(23) SPÜHLER, O. u. H.U. ZOLLINGER : Dtsch. Arch. klin. Med. 19o, 321 (1943)

| | Konstante Befunde | | | Inkonstante Befunde | | | |
|---|---|---|---|---|---|---|---|
| | Nodöse Veränderungen | Diffuse Veränderungen | Arteriolosklerose | Kappen | Kapselraumexsudat | Kapselinsudat | Kapillarektasien |
| | | | Sog. fibrinoide Veränderungen | | | | |
| 1. 1822/56 | +++ | + | ++++ | +++ | ++ | ++ | ++ |
| 2. 2o67/56 | +++ | ++ | +++ | +++ | + | ++ | + |
| 3. 83/6o | + | ++ | ++ | (+) | (+) | (+) | + |
| 4. 249/6o | + | + | ++ | (+) | (+) | (+) | (+) |
| 5. 437/6o | (+) –+ | + | ++ | ∅ | ∅ | ∅ | ∅ |
| 6. 467/6o | ++ | ++ | +++ | +–++ | (+) | + | (+) |
| 7. 11o6/6o | ++++ | ++ | + | + | (+) | (+) | + |
| 8. 115o/6o | (+) | + | + | ∅ | ∅ | ∅ | ∅ |
| 9. 1193/6o | (+) | + | +++ | ∅ | (+) | ∅ | ∅ |
| 1o. 12o8/6o | (+)–+ | + | ++ | (+) | (+) | ∅ | ∅ |
| 11. 18o4/6o | (+) | + | + – ++ | ∅ | ∅ | ∅ | ∅ |
| 12. 1961/6o | (+) | + | + – ++ | ∅ | ∅ | ∅ | ∅ |
| 13. 2137/6o | (+) | + | + – ++ | ∅ | ∅ | ∅ | ∅ |
| 14. 24/61 | ++ | + | +++ | +++ | (+) | + | + |
| 15. 3o9/61 | (+) | + | ++ | ∅ | ∅ | ∅ | (+) |
| 16. 345/61 | (+) | + | +++ | (+) | ∅ | (+) | ∅ |
| 17. 721/61 | (+) | + | ++ | (+) | + | + | (+) |
| Häufigkeit der Einzelmerkmale | 17 | 17 | 17 | 1o | 1o | 9 | 9 |

Tab. 1: Übersicht über Art und Stärke der glomerulären Veränderungen bei 17 Fällen diabetischer Glomerulosklerose.

| | I | | II |
|---|---|---|---|
| | Noduläre Veränderungen | Diffuse Veränderungen | Fibrinoide Veränderungen |
| **Allgemeine Färbungen** | | | |
| HE | rot + | rot + | rot +++ |
| van Gieson | rot(rotgelb) | rot | gelb |
| Azan | Blau(blaurot) | blau | rot (rotblau) |
| **Faserfärbungen** | | | |
| Elastika | ∅ | ∅ | ∅ |
| El.-van Gieson | wie v.G. | wie v.G. | Wie v.G. |
| Gomori | schwarz, fasrig | schwarz, fasrig | grauröt1ich, feinste, schwarze Granula |
| Pap-Goldner | grün mit schwarzen Fasern | grün mit schwarzen Fasern | grünrot mit schwarzen Fasern |
| **Kohlehydratfärbungen** | | | |
| PAS | +++ | +++ | +++ |
| Kontr. ohne Perjodsäure | ∅ | ∅ | ∅ |
| Acetylierungstest | (+) | (+) | (+) |
| Acetylierungstest mit Verseifung | +++ | ++ | +++ |
| Bromierungstest | +++ | ++ | +++ |
| Hale | (+) | (+) | ∅ - (+) |
| Alcianblau | (+) | (+) | ∅ - (+) |
| Alcianblau m. Hydrolyse | ∅ | ∅ | ∅ |
| Astrablau | ∅ | ∅ | ∅ |
| Carmin nach Best | ∅ - (+) | ∅ - (+) | ∅ - (+) |
| **Fibrin- und Eiweißkörperfärbungen** | | | |
| Weigert | ∅ | ∅ | (+) - + |
| Phosphorwolframsäure-Haematoxylin(Mallory) | burgunderrot | burgunderrat | + schwarz |
| Ninhydrin-Schiff-Reakt. | (+) - + | (+) - + | (+) - + |
| **Nucleinsäurennachweis** | | | |
| Gallocyaninchromalaun | ∅ | ∅ | ∅ |
| Methylgrün-Pyronin | ∅ | ∅ | ∅ |
| Feulgen | ∅ | ∅ | ∅ |
| **Lipoidfärbungen** | | | |
| Sudan III | (+) | ∅ - (+) | + - ++ |
| Sudanschwarz B | (+) | ∅ - (+) | + - ++ |
| Scharlachrot | + | (+) - + | ++ |
| Nilblau | rot ∅ - (+) | rot ∅ - (+) | blau (+) - + |
| Cholesterinnachweis nach Feigin | ∅ | ∅ | ∅ - + |
| Cholesterinesternachweis nach Feigin | + | ∅ - + | + |
| Perameisensäure-Leukofuchsin-Reaktion | ∅ | ∅ | (+) - + |
| Kupferphthalocyanin-Reaktion | ∅ | ∅ | (+) - + |

Tab. 2: Histochemische Reaktion an den Glomerula bei diabetischer Glomerulosklerose.

## DISKUSSION

T e u s c h e r , Bern:
Ich möchte einige kritische Bemerkungen zu dem großen Material von Herrn A s t r u g machen. Wir glauben, mit der Clearancetechnik über ein Verfahren zu verfügen, das die Frühdiagnose der diabetischen Nephropathie gestattet. Seitdem wir häufig Clearanceuntersuchungen bei Diabetikern durchführen, haben wir, wie andere Autoren, gesehen, daß Diabetiker ohne Gefäßkomplikationen übernormale Werte aufweisen können. Wenn wir also bei einem Diabetiker im Beginn normale Clearancewerte bestimmen, kann dies bereits einen signifikanten Funktionsausfall darstellen. Wenn wir die Frühdiagnose der d i a b e t i s c h e n Nephropathie stellen wollen, müssen wir Nierenbiopsien durchführen. Wir haben Diabetiker mit normalen Filtratwerten für Thiosulfat (Mittelwert $\pm$ 2 $\sigma$: 93 - 159 ml/min) punktiert und typische Kimmelstiel-Veränderungen gefunden.
Zur Frage der Verwertung der Filtrationsfraktion für die Differentialdiagnose der Nephropathie des Diabetikers ist folgendes zu bemerken: Wenn eine reine Kimmelstiel-Form vorliegt, ist sicher der filtrierte Anteil wegen des vorwiegend glomerulären Befalles erniedrigt. Wenn, wie das häufig der Fall ist, eine chronische Pyelonephritis oder eine Hypertonie vorhanden ist, kann dann die Filtrationsfraktion auch normal oder sogar erhöht sein. Die Untersuchung der Thiosulfat- resp. Inulin- und PAH-Clearance ist aber für die Beurteilung des V e r l a u f e s der diabetischen Nephropathie sehr wertvoll. Zur Frage der Phosphatclearance. Die Beurteilung der Resultate einmaliger Phosphatclearance-Bestimmungen bietet Schwierigkeiten wegen der großen individuellen und Tagesschwankungen, auch wenn die reabsorbierte Fraktion des filtrierten Phosphatloads bei gleichzeitiger Bestimmung des Glomerulumfiltrates untersucht wird. Ebenso scheint der vorgängige Phosphatgehalt der Nahrung einen Einfluß auf die Phosphatrückresorption auszuüben. Noch schwieriger wird die Beurteilung, wenn die maximale Rückresorptionskapazität für Phosphat ($Tm_{PO4}$) bestimmt wird: die Streuung ist so groß, daß der Mittelwert nichts aussagt.

S y l l a b a , Prag :
Nur einige Worte zum Referat des Herrn Z s c h o c h . Wir haben aus meiner Klinik (Dr. R o s t l a p i l ) und Dr. Z r u s t o v a ( aus dem pathologischen Institut) auch solche Untersuchungen, wie Dr. Z s c h o c h gemacht hat und die Leber bioptisch und dann histochemisch untersucht. Wir sind nämlich fast zu denselben Resultaten gekommen. D.h. wir haben in den Gefäßwänden PAS-positive Einlagerungen gefunden, und wir haben solche als einen weiteren Beweis für eine Generalisation der diabetischen Mikroangiopathie angesehen, die nicht nur in der Niere, der Netzhaut und in der Placenta und den Muskeln, sondern auch in der Leber stattfindet.

S e i g e , Leipzig:
Ich habe eine Frage an Herrn Z s c h o c h . Wir haben seit längerer Zeit Untersuchungen über Leberfunktionsstörungen beim dekompensierten und beim langdauernden Diabetes mellitus angestellt. Dabei ergab sich, daß solche Leberfunktionsstörungen sich in einem gewissen Umfang nachweisen lassen, ohne daß eine klinisch manifeste typische Lebererkrankung vorlag. Sehen Sie in Ihren histologischen Bildern, nicht nur an den Gefäßen, sondern auch im übrigen Parenchym Veränderungen, die ein entsprechendes Korrelat der Funktionsstörung darstellen könnten ?

D o l é n e k , Greifswald :
Ich möchte die Herren Pathologen fragen, ob die Mitteilung von NEWEL schon bewiesen ist, nach der in der Basalmembran ein Gamma-Globulin vorhanden sein soll, das Insulin spezifisch bindet und so dessen Eindringen in das Gewebe verhindert, so daß im Blut ein hoher, im Gewebe dagegen ein niedriger Insulinspiegel ist.

D i t s c h e r l e i n , Berlin :
Ich möchte Herrn M e h l fragen, ob er bei seinen tierexperimentellen Untersuchungen e x s u d a t i v e (bzw. fibrinoide) Veränderungen gefunden hat.
Dann möchte ich Herrn G e i l e r fragen: Haben Sie s i c h e r e Ü b e r g a n g s f o r m e n von der fibrinoiden bzw. exsudativen Veränderung zur nodulären Glomerulosklerose gefunden ?
Ich stimme mit Herrn G e i l e r darin überein, und das ist auch hinreichend bewiesen, daß n u r d i e N o d u l i für den Diabetes mellitus w e i t e s t g e h e n d s p e z i f i s c h sind. Die unspezifischen Be-

funde finden wir auch bei anderen Erkrankungen gar nicht selten. Ich zeige Ihnen als erstes Beispiel eine deutliche Erweiterung einer Glomerulumkapillare (sog. Kapillarektasie) bei einer intrakapillären subchronischen Glomerulonephritis (Abb. 1). Hinsichtlich der exsudativen Veränderungen begrüße ich, daß Herr G e i l e r die in Erwägung gezogene These eines eventuellen Übergangs in die "spezifische" noduläre Glomerulosklerose m i t V o r b e h a l t geäußert hat. Es gibt doch mehrere Anhaltspunkte, die dagegen sprechen: Warum sollen beispielsweise die Kapselexsudate - wie wir sie in Abb. 2 in sehr ausgeprägter Form finden - sich nicht in der gleichen Richtung entwickeln, wie die Veränderungen an den Glomerulumschlingen ? - Weiterhin ist zu sagen: Wenn es sich bei den fibrinoiden Veränderungen um eine Vorstufe der nodulären bzw. diffusen Form handelte, müßte man doch auch bei kurzzeitigen Fällen relativ häufig diese fibrinoiden (exsudativen) Formen finden. Zu diesem Punkt darf ich noch eine Frage an Herrn G e i - l e r richten: Haben Sie eine Korrelation der exsudativen Veränderungen zur Diabetesdauer gefunden ? - Ferner spricht die lamelläre Struktur, die sich besonders bei der Behandlung der Schnitte mit Silbersalzen gut zeigen läßt (Abb. 3), mehr für einen langsamen und schichtweisen Aufbau der typischen Noduli, während die Exsudate oft ziemlich massive Befunde sind. - Dann ist noch hinzuzufügen, daß wir die exsudativen Veränderungen auch bei Nichtdiabetikern - allerdings wesentlich seltener - finden. Das ist auch in der Literatur beschrieben, z.B. bei Arteriolosklerose, chronischer Glomerulo- und Pyelonephritis. Bei subakuter bis chronischer intrakapillärer Glomerulonephritis (Abb. 4) könnte man allerdings auch eine Entwicklung erwägen, wie sie Herr G e i l e r für die Glomerulosklerose annimmt. - Wir haben weiterhin beobachtet, daß bei manchen Diabetikern nur innerhalb von chronisch-pyelonephritischen Bezirken bzw. in Narben anderer Genese (z. B. Infarktnarben) sichere fibrinoide Veränderungen nachweisbar sind; es handelt sich dann meist um hochgradige degenerativ veränderte Glomerula. - Ferner haben wir gesehen, daß besonders bei den Fällen, die an Urämie starben, die exsudativen Veränderungen ausgeprägter sind. - Zusammenfassend möchte ich sagen: Die exsudativen Veränderungen machen zwar den Eindruck einer akuten Entstehung, während sich die diffusen und besonders die nodulären mit Sicherheit langsam gebildet haben; daher wäre ein Übergang der ersten Form in die zuletzt genannten durchaus denkbar. Die bisher bekannten Tatsachen erscheinen mir jedoch nicht genügend beweiskräftig; das Vorkommen bei ganz andersartigen Prozessen spricht dagegen, daß die unspezifischen exsudativen Veränderungen schlechthin als Vorstufe der "spezifischen" diabetischen Glomerulosklerose anzusehen sind. Selbstverständlich läßt sich ein f a k u l t a t i v e r Übergang bei oft wiederholten Exsudationen nicht ausschließen.

Meine Bemerkungen sollen auf die besondere Problematik der Verhältnisse aufmerksam machen.

M o h n i k e , Karlsburg :

Wir haben übrigens mit unseren elektronenmikroskopischen Befunden, die Herr C o s s e l erhoben hat, ganz ähnliche Ergebnisse erzielt wie die in der Berner Klinik.

Ich habe an Herrn A s t r u g noch die Frage, wie er sich die von ihm beobachtete gesteigerte Phosphatclearance erklärt. Wir finden doch bei schwerer diabetischer Glomerulosklerose recht deutlich erhöhte Phosphatwerte im Serum.

Z s c h o c h , Leipzig :

Die erste Diskussionsbemerkung ist eine Bestätigung unserer Befunde im bioptischen Material. Das halte ich für einen großen Glücksumstand; denn wir haben bei unseren Untersuchungen - wobei es sich ja um Sektionsmaterial handelte - nicht in jedem Glisson'schen Dreieck, in jedem Schnittpräparat und in jedem Gesichtsfeld auffällige Veränderungen finden können. In noch unveröffentlichten Befunden von Prof. M o h n i k e und mir konnten wir im bioptischen Material solche Gefäßveränderungen nur in einem Falle - und dabei nicht eindeutig - nachweisen.

Zur Frage von Herrn Prof. S e i g e möchte ich sagen, daß wir keine Veränderungen am Parenchym finden konnten. Von italienischen Autoren wurde darauf hingewiesen, daß bei der Arteriolosklerose der Leber das Organ bereits makroskopisch verändert ist. Wir haben derartige Befunde trotz unseres umfangreichen Sektionsgutes in Leipzig nie sehen können, und insbesondere fanden wir histologisch keine Parenchymatrophien, keine Sklerosierungen und Vernarbungen sowie keine Hypertrophien der argyrophilen Gitterfasern. Das entspricht auch den ultramikroskopischen Befunden von Herrn C o s s e l an der Leber bei Diabetes.

A s t r u g , Sofia :

In many studies, including our own, the phosphate clearance gives rather great deviations from its mean value in diabetic patients, as well as in healthy persons. Apparently this is due to the individual characteristics of the patient studied (age, sex, nature of the disorder, complications, renal insufficiency) on one hand, and to the inconstant contents of phosphorus in the food on the other. That is why we examined a larger group of diabetics and used the same techniques for the numerous controls.

The normal values for phosphate clearance, which we accept, are after the French authors LIÈVRE and CAMUS (1961) who report it to be 8,7 ml/min. Our normal value is near to the above. We used the comparative method and for the present it is satisfying.

With regard to the maximum tubular reabsorption of phophates ($T_{MPO4}$) many authors do not admit its existence (THOMPSON, SMITH, etc.), but recently CHAMBERS et coll., CORVILAIN et coll. (1962) reported some studies using it.

Concerning the question of the honourable President Prof. MOHNIKE about the low phosphate clearance in patients with diabetic nephropathy, I think that the principal part here is played by the renal insufficiency which disturbs the elimination of phosphates. It is difficult to explain thoroughly the high phosphate clearance in diabetic angiopathies. It is possible that the tubular transport of phosphates is inhibited as a result of a disturbance of the common enzyme systems necessary for the utilization of glucose and phosphates in the cells.

M e h l , Greifswald :

Zur Frage von Herrn D i t s c h e r l e i n möchte ich sagen, daß wir diese Veränderungen wie Kapselinsudationen gefunden haben, allerdings nur in wenigen Fällen, und dann auch nur bei dem alloxandiabetischen Tier. Das war ja auch das Tier, das am längsten im Versuch gestanden hat.

G e i l e r , Leipzig :

Zu Herrn Prof. M o h n i k e und Herrn D i t s c h e r l e i n :

Zur Frage der Spezifität der von mir gezeigten fibrinoiden Veränderungen ist zu sagen, daß ähnliche Fibrinabscheidungen auch bei anderen Erkrankungen der Niere auftreten, z.B. bei der Glomerulonephritis insbes. der subakuten Form. Die Spezifität des Befundes liegt in dem Färbemuster, das den Nachweis eines Gemisches von Eiweiß, Kohlehydraten und Lipiden bestimmter Zusammensetzungen erlaubt. Saure Mucopolysaccharide liegen nicht vor, an Lipiden lassen sich Cholesterin, Cholesterinester, Phospholipide und Neutralfette (teilweise mit ungesättigten Fettsäuren) nachweisen. Ich sagte aber vorhin schon - da stimmen wir mit ANDERSON überein - , daß der charakteristischste Befund die nodulären Veränderungen sind und daß der Einzelnachweis einer fibrinoiden Veränderung allein nicht erlaubt, eine diabetische Glomerulosklerose zu diagnostizieren. Das charakteristische Bild der diabetischen Glomerulosklerose ergibt sich aus der Befundkombination der nodulären, diffusen und fibrinoiden Veränderungen. Letztere dürfen aber nicht vernachlässigt werden. Man hat den Eindruck, daß sie nicht genügend berücksichtigt werden. Dabei scheint doch eine unterschiedliche Pathogenese der nodulären und diffusen Veränderungen einerseits und der fibrinoiden andererseits vorzuliegen. Herr C o s s e l hat demonstriert, daß die nodulären und diffusen Veränderungen möglicherweise durch eine aktive Stoffwechseltätigkeit der Endothelzellen entstehen. Das trifft für die fibrinoiden Veränderungen wahrscheinlich nicht zu. Das nachgewiesene Stoffgemisch spricht dafür, daß die Substanzen aus dem Blutplasma stammen und über eine Permeabilitätsstörung in die Kapillarwand gelangt sind. Damit ist auch noch einmal die Frage der Übergangsformen von den fibrinoiden zu den nodulären Strukturen aufgeworfen.Ich weiß nicht, ob es Übergangsformen gibt und will in meinem Urteil sehr zurückhaltend sein. Manches in meinen Fällen könnte darauf hindeuten, daß hier und da Übergangsformen auftreten. Man kann z.B. in den Kappen bei Versilberungsmethoden bisweilen eine beginnende Verfaserung erkennen. Weiterhin treten bei den Allgemeinfärbungen (van Gieson, Azan) vereinzelt Mischfarbtöne auf, die auf eine Transformation fibrinoider Substanzen in Hyalin hinweisen. Andererseits sprechen viele Tatsachen gegen die Möglichkeit von Übergängen. Ein abschließendes Wort kann ich dazu nicht sagen.

Zu Herrn D o l é n e k : Ein spezifisches Gamma-Globulin in der Basalmembran ist uns nicht bekannt.

Aus dem Pathologischen Institut der Humboldt-Universität, Rudolf-Virchow-Haus der Charité Berlin (Direktor: Prof. Dr. L.-H. K e t t l e r )

## ZU DEN PERIPHEREN NIERENGEFÄSSVERÄNDERUNGEN BEIM DIABETES MELLITUS

Von G. D i t s c h e r l e i n

Vom Kliniker wurde uns die Frage gestellt:
Wie oft kommen Veränderungen an den Gefäßen der Nierenperipherie vor ?

Die Frage nach der Häufigkeit der G l o m e r u l o s k l e r o s e ist schon vielfach, jedoch sehr verschieden, beantwortet worden, denn es handelt sich in der Regel um ausgewähltes Material, das n i c h t der tatsächlichen Zusammensetzung der Diabetespopulation entsprach. Berücksichtigt man noch die definitionsbedingten Unterschiede, so wundert es nicht, daß in der Literatur die großen Schwankungen von 7,6 bis 82 % (HENNIGAR, COHEN und KATZ (14)) angegeben werden.

Hinsichtlich der A r t e r i o l o s k l e r o s e wird vorwiegend das umfangreiche Material BELL's (3,4) zitiert, der allerdings bis auf die Vorinsulinära zurückgreift; das inhomogene Material kann daher nicht einfach auf die gegenwärtige Situation übertragen werden.

Eine befriedigende Aussage ist jedoch nur mit Material möglich, das weitgehend mit der Diabetespopulation übereinstimmt.

Auf Anregung der Herren Prof. M o h n i k e und Chefarzt S c h l i a c k werden unter Leitung meines Lehrers Herrn Prof. K e t t l e r seit 1960 zusätzlich zahlreiche verstorbene Diabetiker seziert, die der Pathologe sonst nicht zu Gesicht bekommt. Ihrem prozentualen Anteil entsprechend müssen vorwiegend die höheren Altersgruppen erfaßt werden; deshalb wird besonders in Berliner Alters- und Krankenpflegeheimen obduziert. In der kurzen Zeit von Anfang 1960 bis Mitte 1962 können wir auf über 300 Sektionen zurückblicken; das sind wesentlich mehr als in den vorangegangenen 10 Jahren. Aus diesem Grunde sollen einige Zwischenergebnisse der laufenden Untersuchungen hier kurz dargelegt werden. U.a. wurden alle Nieren bis auf 10 % der Fälle mit fortgeschrittener Autolyse eingehend lichtmikroskopisch untersucht (270 Fälle).

Unser Obduktionsgut stimmt hinsichtlich Alters- und Geschlechtsverteilung (Abb. 1) erwartungsgemäß gut mit dem Material der Berliner Diabetikerzentrale überein.

Dagegen weicht es vom sonstigen Sektionsmaterial ( an Zuckerkranken) erheblich ab. Auch das Verhältnis von Männern und Frauen (31/69) zeigt beim jetzigen Material recht gute Übereinstimmung mit den Zahlen der Diabeteszentrale (34/66). Der Altersaufbau ist u.a. wichtig zur Beurteilung der Häufigkeit von arteriosklerotischen Prozessen bei unseren Untersuchungen der Arteriolosklerose.

Es ist darauf hinzuweisen, daß die klinische Auswertung des vorliegenden Materials im nächsten Vortrag durch Herrn Chefarzt S c h l i a c k erfolgt.

Die Veränderungen am gesamten arteriellen Nierengefäßsystem sind sehr häufig. Die großen und mittleren Arterien zeigen ausgeprägt die gleiche Aufsplitterung und Vervielfachung der elastischen Membran wie z.B. beim stoffwechselgesunden Hypertoniker; sie wurde nicht so häufig wie die Arteriolenveränderungen gefunden und sollen nicht besonders erörtert werden.

Die fibrinoiden Veränderungen in der Wand der kleinen Interlobulargefäße und Arteriolen fanden sich - bei beiden Geschlechtern praktisch gleich - bei 77 % (2o7 Fällen) und zwar am regelmäßigsten an den Vasa afferentia. In über der Hälfte unserer Fälle mit Arteriolenveränderungen (43 % des Gesamtmaterials) waren diese ausgesprochen hochgradig(Abb. 2).

Der hohe Prozentsatz darf nicht überbewertet werden, solange noch kein Vergleichsmaterial vorliegt; wir haben vorwiegend alte Menschen erfaßt, auch hatten 57 % vom Gesamtmaterial eine Hypertonie.

| | | H y p e r t o n i e | | | | Summe |
|---|---|---|---|---|---|---|
| | | + | | ∅ | | |
| Arteriolosklerose | + | 137 (89 %) | (66 %) | 7o (6o %) | ( 34 %) | 2o7 (77 %) |
| | ∅ | 17 (11 %) | (27 %) | 46 (4o %) | (73 %) | 63 (23 %) |
| | | 154 | (57 %) | 116 | (43 %) | 27o |

Meist konnte der Blutdruck während der Überwachung durch die Diabetikerzentrale festgestellt werden. In den restlichen Fällen wurde der Wert während des Klinikaufenthaltes registriert; bei Kollaps, dekompensiertem Hypertonus und ähnlichen Zuständen mußte auf Wanddicke der linken Herzkammer und Herzgewicht zurückgegriffen werden. Die Diagnose Hypertonie wurde von der Blutdruckhöhe 16o/9o mm Hg ab gestellt. Bei Zugrundelegung des Herzgewichtes war die Grenze 375 g (12 mm) für Männer bzw. 35o g (1o mm) für Frauen. (Die in Klammern befindlichen Prozentzahlen beziehen sich auf das ganz rechts stehende Gesamtmaterial, wenn sie rechts neben den absoluten Zahlen stehen bzw. auf das in der letzten Zeile angegebene Material, sofern sie unter den absoluten Zahlen stehen.)

Die Befunde erinnern nach FARQUHAR und Mitarbeitern (11) auch elektronenoptisch an Fibrinoid; das Material liegt außerhalb der inneren elastischen Membran und kann den größten Teil der Muscularis einnehmen. Diese Lage scheint einen Verschluß des Lumens und damit eine Verödung des zugehörigen Nierenkörperchens lange hinauszuschieben. Denn es werden konsekutive Schrumpfungsprozesse n i c h t so häufig gefunden, wie bei den schweren Veränderungen der Arteriolen zu erwarten wäre.

Die Arteriolosklerose betrifft nicht nur die höheren Altersklassen, sondern auch jüngere Diabetiker, besonders bei langer Krankheitsdauer. Bei mehr als 1o Jahre bestehender Zuckerkrankheit wurden stets derartige Veränderungen gefunden (Abb. 3). Eine Glomerulosklerose wird nur gefunden bei Arteriolosklerose der Nieren. Fehlende Gefäßbefunde kommen besonders bei einer Dauer bis zu 5 Jahren vor. Doch ist bei angeblich kurzer Dauer bereits bei einem beträchtlichen Anteil der Fälle Arteriolosklerose, in mehreren Fällen Glomerulosklerose nachweisbar (Die Zeitpunkte der Diabetesfeststellung und des wirklichen Krankheitsbeginnes weichen gelegentlich erheblich von einander ab). Andererseits ist bei langer Krankheitsdauer nicht obligatorisch eine Glomerulosklerose vorhanden. Die lange Dauer, auf die BELL (3, 4) besonders bei jugendlichen Diabetikern hinwies, ist aber keine conditio sine qua non; das zeigt die deutlich ausgeprägte Arteriolenveränderung bei einer 21-jährigen jungen Frau; sie hatte einen labilen Diabetes seit 2 Jahren (Blutdruck 125/8o bis 14o/9o mm Hg).

Besonders ALLEN, HARMAN und BELL (1, 2, 13, 3, 4) wiesen auf die gleichartigen Veränderungen am Vas efferens hin (Abb. 4), die sie als charakteristisch für Diabetes ansahen. Solche Befunde sind beim Stoffwechselgesunden in der Literatur noch nicht beschrieben worden. Daher untersuchten wir die Nieren bei 29 vermeintlich N i c h t -zuckerkranken mit beträchtlicher Arteriolosklerose durch Serienschnitte. Es wurde nur dann der Befund als positiv bewertet, wenn gleichzeitig beide Gefäße getroffen und verändert waren. Auf diese Weise konnten wir in 3 Fällen eine einwandfreie Beteiligung des efferenten Gefäßes feststellen. Das Überprüfen von klinischen Daten und Anamnese ergab jedoch, daß in einem Fall schon einige Jahre ein leichter Diabetes bekannt war, beim Casus 2 wurde bei der einmaligen Urinuntersuchung im Krankenhaus Zucker nachgewiesen; der 3. Fall war tot in die Klinik eingeliefert worden, ein Diabetes war angeblich nicht bekannt.

Dieses Ergebnis erlaubt zumindest nicht, die Ansicht der genannten Untersucher zu widerlegen. Andererseits konnten wir nur bei weniger als der Hälfte (45 %) der Fälle mit Arteriolosklerose eine Affektion des efferenten Gefäßes feststellen. Übrigens hat soeben LJUNGQVIST (17) bei Hypertonikern nur dann eine hyaline Wandverdickung der efferenten Arteriole gefunden, wenn das zugehörige Glomerulum durch Degeneration ausgeschaltet war; das Material scheint nur aus Nichtdiabetikern bestanden zu haben.

Obwohl die Möglichkeit erwogen worden ist, daß es sich bei der häufigen und schweren Arteriolosklerose des Diabetikers um einen s p e z i f i s c h e n Prozeß handle, konnten RANDERATH und DIEZEL (18) histochemisch k e i n e n Unterschied im Vergleich zu Stoffwechselgesunden feststellen.

P r o l i f e r a t i v e Veränderungen, wie sie von BLUMENTHAL und Mitarbeitern (7) kürzlich beschrieben wurden, sind uns zwar auch aufgefallen; sie kamen jedoch vorwiegend in Bezirken chronischer Pyelonephritis vor oder bei Schrumpfungsprozessen des Parenchyms anderer Genese, mit sekundärer Beteiligung des Interstitiums.

Von den von KIMMELSTIEL und WILSON (16) beschriebenen Veränderungen können die N o d u l i (Abb. 5) praktisch als spezifisch für Diabetes gelten. Sie zeigen eine charakteristische zwiebelschalenförmige Struktur, wie besonders die Silberimprägnation erkennen läßt und sind bei klassischer Ausbildung kaum mit anderen Glomerulumveränderungen zu verwechseln. Dies gilt n i c h t für die sogenannte d i f f u s e Glomerulosklerose. Nach Ansicht der Elektronenmikroskopiker bestehen schon frühzeitig beim Diabetes Veränderungen an Basalmembran und Endothelzellen, (IRVINE, RINEHART, MORTIMORE und HOPPER; COSSEL, LISEWSKI und MOHNIKE; FARQUHAR, HOPPER und MOON; BERGSTRAND und BUCHT; GOETZ, HARTMANN und LAZAROW(15, 8, 11, 5, 12))die aber in den frühen Phasen lichtmikroskopisch noch nicht erfaßbar sind. Wir haben nur die e i n d e u t i g w a h r n e h m b a r e n , also in Wirklichkeit bereits beträchtlichen Veränderungen registriert und fanden sie bei 28 % (76 Fällen). Von diesen hatte über 1/3 so schwere Veränderungen wie sie in Abb. 2 sichtbar sind. Sie waren beispielsweise bei sämtlichen Fällen nachweisbar, die eine noduläre Glomerulosklerose vom Grad 2 bis 4 (nach EPSTEIN und ZUPA (9) ) hatten.

Nach dieser Einteilung der klassischen nodulären Form fanden wir in 15 % (4o mal) Grad 1 (nach EPSTEIN und ZUPA (9) ), d.h. nur gelegentliches Vorkommen von Kugeln oder Keulen. Der Schweregrad 2 war mit 9, Grad 3 mit 7 Fällen vertreten; die ausgedehntesten Veränderungen (Grad 4) trafen wir lediglich zweimal an. Insgesamt fanden wir die noduläre Läsion bei 58 Fällen (21 %), davon jedoch zum größten Teil in geringer Ausbildung.

Wie schon früher vermutet wurde und durch die elektronenoptischen Untersuchungen (FARQUHAR, HOPPER und MOON (11) ) bestätigt wird, kommt eine noduläre Glomerulosklerose ohne diffuse Veränderungen nicht vor. Es soll sich dabei im wesentlichen um quantitative Unterschiede handeln. Trotzdem konnten wir bei 17 Fällen von nodulärer Glomerulosklerose mit unseren lichtoptischen Untersuchungsmethoden keine diffusen Veränderungen finden. Es handelt sich jedoch ausschließlich um Fälle des Grades 1, also mit gelegentlichem Vorkommen von Noduli. Andererseits hatten 35 Fälle diffuser Veränderungen keine typischen Noduli.

BELL (3, 4) hat die Koinzidenz von Glomerulosklerose und Arteriolosklerose betont. Dies ist zu bestätigen, jedoch mit der Einschränkung, daß die Arteriolosklerose viel regelmäßiger vorkommt als die Glomerulosklerose, sofern man nur die lichtmikroskopisch nachweisbaren Veränderungen als Glomerulosklerose bezeichnet. Wir fanden stets hyaline Wandveränderungen, wenn wir eine Glomerulosklerose (nodulär oder diffus) diagnostizierten. Mittlere und schwere Grade der Glomerulosklerose waren stets mit erheblichen Wandverdickungen der Arteriolen verbunden.

Seit ihrer Erstbeschreibung durch FAHR (1o) wird den "Fibrinoidkappen", "azellulären" oder "exsudativen" Veränderungen (Abb. 6) eine besondere Bedeutung beigemessen. Sie wurden bekanntlich ursprünglich als diabetesspezifisch angesehen, werden jedoch auch zuweilen bei chronischer Glomerulonephritis, Pyelonephritis oder Arteriolosklerose beobachtet. Diese Fibrinoidkappen kommen h ä u f i g und vielfach a u s g e p r ä g t beim Diabetiker vor und können das mikroskopische Bild völlig beherrschen. Nach den neuesten Untersuchungen von BERNS und Mitarbeitern (6) enthalten die Veränderungen einen Insulin-Antiinsulin-Komplex und sind als Antigen-Antikörper-Reaktion zu deuten. Eine solche Reaktion würde auch das Vorkommen entsprechender Veränderungen bei anderen Erkrankungen (z.B. Glomerulonephritis) erklären. Einen solchen Befund konnten wir mit nur wenigen typischen Noduli u.a. bei einem 29-jährigen Menschen erheben, der seit dem 2. Lebensjahr zuckerkrank war; der Kliniker gab hier - wie oft bei den schweren exsudativen Veränderungen - ein nephrotisches Syndrom mit Nierenversagen an. Insgesamt fanden wir fibrinoide Veränderungen bei fast 1/3 unseres Materials (52 Fällen), meist kombiniert mit Glomerulosklerose (43 mal).

Geringe Befunde dieser Art sollen elektronenmikroskopisch viel öfter gefunden werden; sie liegen nach FARQUHAR und Mitarbeitern (11) zwischen Basalmembran und Endothel. Durch ihr färberisches und histochemisches Verhalten unterscheiden sich die Fibrinoidkappen von der n o d u l ä r e n Glomerulosklerose, dagegen n i c h t von den Veränderungen der A r t e r i o l e n (RANDERATH, DIEZEL und PFLEIDERER (19) ).

In den wenigen Fällen mit exsudativen Läsionen o h n e nachweisbare Glomerulosklerose handelt es sich jedesmal um hochgradig veränderte Nierenkörperchen im Bereich von Narben oder chronischer Pyelonephritis.

ZUSAMMENFASSEND läßt sich die Frage nach der Häufigkeit der peripheren Nierengefäßveränderungen folgendermaßen beantworten:

1. Eine noduläre Glomerulosklerose kam nur bei 21 % der sezierten Zuckerkranken vor, allerdings bei 2/3 der Fälle als leichte Form.
2. Diffuse Verdickungen waren nur bei 28 % so ausgeprägt, daß sie lichtmikroskopisch diagnostiziert werden konnten.
3. Dagegen fand sich in 77 % der Fälle eine Nieren-Arteriolosklerose; sie fehlte nie bei einer Krankheitsdauer von mehr als 10 Jahren.
4. Unsere Befunde sprechen für eine gewisse Koinzidenz der Glomerulosklerose mit der Arteriolosklerose; allerdings kamen die Veränderungen an Arteriolen viel regelmäßiger vor.
5. Ausgeprägte Fibrinoidkappen wurden bei jedem 5. Fall gefunden. In der Mehrzahl waren sie mit einer Form der Glomerulosklerose kombiniert; in den restlichen Fällen kamen sie nur innerhalb von Narbenbezirken oder Gebieten chronischer Pyelonephritis vor.
6. Bei Untersuchungen von Serienschnitten war n i e eine Beteiligung des efferenten Gefäßes nachweisbar, wenn ein Diabetes mit S i c h e r h e i t auszuschließen war; fast die Hälfte der Zuckerkranken mit Nephrosklerose zeigte eine Beteiligung des Vas efferens.

Wir betonen noch einmal, daß diese Ergebnisse auf autoptische Untersuchungen zurückgehen, die bisher an so unausgewähltem Diabetes-Material noch nicht durchgeführt wurden. Unser Obduktionsgut stammt aus einem kurzen Zeitraum und entspricht bezüglich wichtiger Faktoren weitgehend der gegenwärtigen Diabetespopulation. Wir meinen, daß darin ein wesentlicher Vorteil unserer Ergebnisse besteht, obwohl die Untersuchungen noch zu erweitern sind.

## L i t e r a t u r

( 1) ALLEN, A.C.: Arch. Path. 32, 33 (1941)
( 2) ALLEN, A.C.: The Kidney. New York 1951
( 3) BELL, E.T.: Renal Diseases. Philadelphia, 2. Aufl. 195o
( 4) BELL, E.T.: Diabetes 2, 376 (1953)
( 5) BERGSTRAND, A. u. H. BUCHT : J. Path. Bact. 77, 231 (1959)
( 6) BERNS, A.W., C.T. OWENS, Y. HIRATA u. H.T. BLUMENTHAL : Diabetes 11, 3o8 (1962)
( 7) BLUMENTHAL, H.T., A.W. BERNS, C.T. OWENS u. Y. HIRATA : Diabetes 11, 296 (1962)
( 8) COSSEL, L., G. LISEWSKI u. G. MOHNIKE : Klin. Wschr. 37, 1oo5 (1959)
( 9) EPSTEIN, F.H. u. V.J. ZUPA : New England J. Med. 254, 896 (1956)
(1o) FAHR, H.: Virchows Arch. path. Anat. 3o9, 16 (1942)
(11) FARQUHAR, M.G., J. HOPPER u. H.D. MOON : Amer. J. Path. 35, 721 (1959)
(12) GOETZ, F.C., J.F. HARTMANN u. A. LAZAROW : J. Clin. Invest. 39, 991 (196o)
(13) HARMAN : Irish J. Med. Sci. 195o, 28
(14) HENNIGAR, G.R., H.J. COHEN u. H.P. KATZ : Amer. J. Med. Sci. 241, 89 (1961)
(15) IRVINE, E., J.F. RINEHART, G.E. MORTIMORE u. J. HOPPER : Amer. J. Path. 32, 647 (1956)
(16) KIMMELSTIEL, P. u. C. WILSON : Amer. J. Path. 12, 83 (1936)
(17) LJUNGQVIST, A. : J. Path. Bact. 84, 313 (1962)
(18) RANDERATH, E. u. P.B. DIEZEL : Dtsch. Arch. klin. Med. 2o5, 523 (1959)
(19) RANDERATH, E., P.B. DIEZEL u. A. PFLEIDERER jr.: Arch. de Vecchi 31, 385 (196o)

Aus der Berliner Zentralstelle für Diabetes und Stoffwechselkrankheiten
(Direktor: Dr. V. S c h l i a c k)
und dem Pathologischen Institut der Humboldt-Universität, Rudolf-Virchow-Haus der Charité, Berlin (Direktor: Prof. Dr. L.-H. K e t t l e r).

# ZUR FRAGE KLINISCHER BEFUNDE BEI NIERENGEFÄSSVERÄNDERUNGEN DES SEKTIONSGUTES DER BERLINER DIABETES-POPULATION

Von V. S c h l i a c k, V. B a r t o s und G. D i t s c h e r l e i n

Wir hatten die schwierige Aufgabe einer Recherche der klinischen Vorbefunde anhand von Krankenblattunterlagen verschiedenster Herkunft. Erleichtert wurde dies durch die vor 3 Jahren von uns begonnene Reorganisation der Berliner Diabetesbehandlung.

Da in der Zentralstelle und der Klinik für Diabetes und Stoffwechselkrankheiten die 15 000 Ostberliner Zuckerkranken erfaßt sind, bietet sich die Möglichkeit zu systematischen wissenschaftlichen Untersuchungen einer in sich geschlossenen Diabetespopulation.

Von den jährlich etwa 800 Verstorbenen konnte durch Einbeziehung der Alters- und Pflegeheimpatienten der Großteil der erfaßbaren Todesfälle obduziert werden. Das Sektionsgut entspricht weitgehend in seiner Zusammensetzung der diabetischen Bevölkerung und unterliegt nicht annähernd den üblichen Selektionseinflüssen der Krankenhausstatistiken.

Den vorliegenden Bericht werten Sie bitte als erstes Ergebnis unserer 1960 vereinbarten Zusammenarbeit mit der Charité.

Wir versuchten, eine Antwort auf folgende Fragen zu finden:

1. Wird ein bestimmtes Lebens- oder Manifestationsalter bevorzugt befallen von der a) Glomerulosklerose, b) der Arteriolosklerose; gibt es eine Geschlechtsdisposition ?
2. Welche Bedeutung hat die Diabetesdauer ?
3. Welchen Einfluß besitzt der Stoffwechsel-Kompensationsgrad?
4. Welche leichter erfaßbaren klinischen Symptome erlauben die Diagnose der besprochenen anatomischen Veränderungen ?

Zunächst einige Übersichten:

Insgesamt wurden 179 Fälle bearbeitet. Bei 42 Verstorbenen fanden sich keine Veränderungen im Sinne einer Glomerulosklerose oder Arteriolosklerose. In 79 Fällen registrierten wir eine leichte Arteriolosklerose, 66 Patienten wiesen schwere arteriolosklerotische Veränderungen auf. 70 Verstorbene hatten eine Glomerulosklerose mit gleichzeitiger Arteriolosklerose, und zwar in 40 % (28 Fälle) leichteren Grades, in 6o % (42 Fälle) schwereren Grades. Eine Glomerulosklerose ohne Arteriolosklerose ließ sich nicht nachweisen.

Im Folgenden (Tab. 1) haben wir die Altersverteilung der Verstorbenen mit und ohne Nierengefäßkomplikationen verglichen. Für beide Gruppen fanden wir etwa die gleichen Verhältnisse. Die Aufschlüsselung nach den verschiedenen Komplikationen ergab keine weiteren Gesichtspunkte. Mit zunehmendem Alter sind die Gruppen stärker besetzt, wobei das Maximum im 8. Dezennium lag (mit 62 resp. 42 %). Die Altersverteilung entspricht weitgehend den Verhältnissen in der Diabetespopulation. Die Unterschiede zwischen beiden Gruppen innerhalb der Altersklassen sind nicht signifikant.

Anders stellen sich die Verhältnisse hinsichtlich der Diabetesdauer (Tab.2) dar. Zu berücksichtigen ist allerdings, daß der Termin der Diabetesfeststellung nicht obligatorisch identisch mit der jeweiligen Diabetes-Manifestation ist. Wir beziehen uns hier auf das Jahr der Krankheitsfeststellung. Die längste Krankheitsdauer betrug 41 Jahre. Bei den Patienten ohne Komplikationen lag der Durchschnitt der Krankheitsdauer zwischen 1 und 5 Jahren; jenseits der 1o-Jahresgrenze fanden wir keine Patienten mehr ohne Komplikationen. 53 % der Fälle ohne Nierengefäßveränderungen kamen bereits bei Feststellung des Diabetes ad exitum, meistens im Coma diabeticum (verteilt auf die Berliner Krankenhäuser). Bei den Verstorbenen mit positiven Nierengefäßbefunden lag das Maximum bei einer Diabetesdauer von 6 - 1o Jahren. Die Anzahl der weiteren Fälle verteilt sich ziemlich gleichmäßig auf 2o bis über 4o Jahre Krankheitsdauer.

Die eingangs gestellten Fragen lassen sich wie folgt beantworten:

1. In allen Gruppen fand sich keine signifikante Beziehung zum Lebensalter oder auch zum Manifestationsalter. Zu erwähnen ist jedoch eine leichte Zunahme der Arteriolosklerose mit dem Lebensalter. Die Glomerulosklerose wurde immer von einer Arteriolosklerose begleitet. Für eine Geschlechtsdifferenz fanden sich keine sicheren Anhaltspunkte. Der absolut höhere Anteil der Frauen erklärt sich zwanglos aus der größeren Diabetes-Häufigkeit im weiblichen Geschlecht.
2. Mit zunehmender Krankheitsdauer steigt der Anteil der Komplikationsfälle. Nach 5 Jahren bereits fanden sich nur noch 2 Patienten ohne die Komplikationen (mit 6jähriger bzw. 9jähriger Diabetesdauer). Besonders auffallend ist, daß von den 41 in den ersten 3 Monaten nach der Krankheitsfeststellung verstorbenen Diabetikern 19 schon Komplikationen aufwiesen.
3. Zum Stoffwechsel-Kompensationsgrad ließ sich keine sichere Beziehung herstellen. Wir fanden sowohl schwere als auch leichte Nierengefäß-Komplikationen nach guter wie schlechter Vorperiode. Die renalen Komplikationen traten bei rein diätetisch behandelten Patienten, bei Sulfonylharnstoffbehandlung und nach Insulin (Depot- sowie Alt-Insulin) auf.
4. Bei der Beurteilung der leichter erfaßbaren Symptome, die bei Lebzeiten der Patienten bereits als Hinweise für die besprochenen pathologisch anatomischen Befunde in Frage kommen, haben wir uns auf die Albuminurie, den Reststickstoff und den Blutdruck beschränkt. Andere spezielle Befunde wie Clearance, Elektrophorese, Mineralienbestimmung, ophthalmologische Untersuchungen, ließen sich nicht generell verwerten, da sie üb-

licherweise nur gezielt angesetzt werden. Erhöhte Blutdruckwerte fanden sich in allen Gruppen, was auch auf die Alterszusammensetzung zurückzuführen ist. Allerdings lagen die Blutdruckwerte bei den Patienten ohne Nierenkomplikationen insgesamt niedriger. Das Problem der Hypertonie erscheint uns hier zu komplex für eine differenzierte Betrachtung.

Eine Albuminurie fand sich nur in 2/3 der Fälle von Glomerulosklerose, bei der Arteriolosklerose in einem Drittel. Die Befunde waren bei den Glomerulosklerosen ausgeprägter. Die Esbach-Werte lagen um 2 ‰. Auch 4o % der Patienten, bei denen sich keine der hier betrachteten Nierenkomplikationen fanden, wiesen - allerdings meist geringere - Grade von Albuminurie auf. Stärker ausgeprägte Eiweißbefunde in dieser Gruppe ließen sich auch auf akute oder chronische Pyelonephritis, Koma diabeticum, chronische Hypertonie und in einem Fall auf eine Eklampsie zurückführen. Reine, stoffwechselbedingte Albuminurien beobachteten wir nicht.

Keine verbindliche Aussage erlaubte das Material zur Frage der Ödeme bzw. Ödemneigung. Eine Reststickstofferhöhung haben wir wiederum häufiger bei der Glomerulosklerose gefunden und zwar in 19 Fällen; bei der Arteriolosklerose lagen die Werte nach Kjeldahl zwischen 5o und 6o mg%, in Einzelfällen über 1oo mg%; maximal betrug der Rest-N 272 mg%. Auch relativ hohe Befunde, sogar Werte über 1oo mg% bedeuten nicht obligatorisch eine Urämie als Todesursache, wohl wegen der relativ langsamen, einschleichenden Verlaufsformen. Für die Reststickstoffuntersuchungen bei den Verstorbenen ohne Nierengefäßkomplikationen lagen die gleichen Ursachen wie bei der Albuminurie vor.

Angiopathien anderer Lokalisation: Augenhintergrund, schwere Durchblutungsstörungen, Gangrän und Apoplexie zeigten eine mehr oder weniger deutliche Koinzidenz zur Glomerulosklerose.

Abschließend erlauben Sie uns noch zur besseren Illustration die kurze Skizzierung einiger Fälle.

Zunächst die Patientin mit dem längsten Krankheitsverlauf, d.h. 41 Jahren seit Diabetes-Feststellung, vor Entdeckung des Insulins. Bei der 73jährigen bestand eine stark ausgeprägte diffuse und leichte noduläre Glomerulosklerose und dabei eine schwere Arteriolosklerose. Sie starb an einem metastasierenden Mammacarcinom. Im Urin nur Spuren von Eiweiß, kein Hypertonus, keine auffälligen klinischen Befunde. 23 Jahre Insulinbehandlung, mäßiger Kompensationsgrad mit gelegentlicher Stoffwechselentgleisung, allerdings ohne Koma. Also trotz extrem langer Diabetesdauer und ausgeprägten Nierenbefunden keine wesentlichen klinischen Symptome.

Über die 22jährige Patientin, bei der der Diabetes erst 2 Jahre bestand, und die bereits histologisch nachweisbare Nierengefäßbefunde aufwies, berichtete bereits Herr D i t s c h e r l e i n . Wir halten den Fall für sehr bemerkenswert im Hinblick auf die Diskussion der Fragen Diabetesdauer, Nierenkomplikationen und Diabetesschweregrad. Entweder hat die Zuckerkrankheit längere Zeit latent bestanden trotz des jugendlichen Alters oder der Fall widerspricht den üblichen Erfahrungen.

Zuletzt möchten wir eine mit 3o Jahren verstorbene Patientin anführen, da hier besonders deutlich die allmähliche Entwicklung der klinischen Symptome zum Ausdruck kommt: In der Familie kein Diabetes, bei der Patientin bereits mit 2 Jahren diagnostiziert und mit sog. freier Kost behandelt. Seit 1952 mehrmals im Krankenhaus wegen Praekoma, damals Blutdruck 125/85, Spuren von Albuminurie, keine Anaemie. 4 Jahre später erneut Praekoma, erste Retinopathiebefunde; der Blutdruck schwankte zwischen 11o/85 und 21o/115, Albuminurie ständig, Rest-N vorübergehend 6o mg%, Leukozytose bis 32ooo, noch keine Anaemie, Im Urinsediment reichlich Leukozyten. Im nächsten und übernächsten Jahr 2 Graviditäten, Mens III bis IV - Interruptio bzw. Spontanabort. Mit 29 Jahren erneut Praekoma, Blutdruck 23o/11o weitgehend fixiert,

Anaemie, Haemoglobin mit 9,4 g%, Esbach 6 ‰, Rest-N 76 mg%, Ödeme, Anasarka, Ascites. Ausgedehnte Retinopathie mit Wundernetzbildung und subretinalen Blutungen. In der Elektrophorese Verminderung der Albumine, leichte Erhöhung des Alpha$_2$-Globulin und der Gamma-Fraktion. Im März 1960 mehr wegen eines Herz-Kreislaufversagens, nicht aus Stoffwechseldekompensationsgründen, von uns übernommen. Ödeme, Blutdruck 220/130, Rest-N 70 mg% und in der Elektrophorese Anstieg der Alpha$_2$- Globuline auf 18 %, Absinken der Gammafraktion auf 14 %. Blutzuckerwerte niedrig. Unter den Zeichen des Lungenödems, das im Laufe des letzten Lebensjahres fast chronisch auftrat, verstarb die Patientin. Der Obduktionsbefund der Nieren ergab leichte diffuse und schwere exsudative glomerulosklerotische Veränderungen mit schwerer Arteriolosklerose, außerdem eine chronische Pyelonephritis.

Tab. 1

| | | | | | | | | | | | |
|---|---|---|---|---|---|---|---|---|---|---|---|
| Mit Komplikationen (in %) | 13,1 | 6,2 | 13,1 | 13,8 | 32,4 | 8,3 | 3,4 | 4,8 | 2,8 | 0,7 | 1,4 |
| Ohne Komplikationen ( in % ) | 52,4 | 4,8 | 23,8 | 14,3 | 4,8 | | | | | | |
| Diabetesdauer (in Jahren) | frisch | 1 | 3 | 5 | 10 | 15 | 20 | 25 | 30 | 35 | 41 |
| Ohne Komplikationen (Fälle) | 22 | 2 | 10 | 6 | 2 | | | | | | |
| Mit Komplikationen (Fälle) | 19 | 9 | 19 | 20 | 47 | 12 | 5 | 7 | 4 | 1 | 2 |

Tab. 2

| | | | | | | | |
|---|---|---|---|---|---|---|---|
| Mit Komplikationen (in %) | 0,7 | - | 2,1 | 12,4 | 29,1 | 42,8 | 13,1 |
| Ohne Komplikationen (in %) | 4,8 | - | 2,4 | 16,7 | 21,4 | 40,5 | 14,3 |
| Alter (in Jahren) | 21-30 | 31-40 | 41-50 | 51-60 | 61-70 | 71-80 | 81- |
| Ohne Komplikationen (Fälle) | 2 | - | 1 | 7 | 9 | 17 | 6 |
| Mit Komplikationen (Fälle) | 1 | - | 3 | 18 | 42 | 62 | 19 |

Clinique des Maladies Metaboliques et Endocriniennes Montpellier

# LA NÉPHROPATHIE DIABÉTIQUE
## ANALYSE MORPHOLOGIQUE PAR PONCTION-BIOPSIE ET CONFRONTATION FONCTIONELLE

Par J. Mirouze, A. Sages et R. Loubatieres

Les acquisitions recueillies grâce à la ponction-biopsie rénale ont apporté au problème de la néphropathie diabétique de nouveaux éléments de discussion que nous proposons de débattre dans l'actuelle présentation.

Sur un total de 100 néphropathies, 36 ont été analysées par ponction-biopsie, soit 18 hommes et 18 femmes.

Toutes les préparations ont été réalisées à partir de coupes au $\mu$. Elles ont été l'objet de coloration à l'hématéine-éosine, au trichrome de Masson, au bleu d'aniline et au P.A.S. dans tous les cas, au bleu d'Alcian, au violet de méthyle, au carmin de Best et au Vilder, si l'emploi paraissait justifié.

Nous analyserons nos documents à partir des principales altérations morphologiques :

l'hyalinose rénale de diabétiques;
l'infiltration inflammatoire;
les altérations diverses.

HYALINOSE RENALE. Les substances hyalines se caractérisent par leur aspect homogène à un grossissement moyen, par leur faible affinité tinctoriale aux colorants usuels, et leur très grande acidophilie. Le développement de substances hyalines efface progressivement toute structure cellulaire et fibrillaire et se traduit finalement par une augmentation d'une substance fondamentale pathologique.

Le dépôt d'une substance pathologique amorphe, extra-cellulaire, laminaire ou en nappe, dans le tissu conjonctif du rein, notamment au niveau des parois des vaisseaux et des glomérules ou dans le tissu interstitiel caractérise les néphropathies diabétiques.

- L'hyalinose vasculaire est quasi-constante au cours de la néphropathie diabétique. Les petites artères, les artérioles, les artères du pédicule du flocculus sont le siège d'une infiltration hyaline sous-endothéliale; la musculeuse est respectée mais la lumière vasculaire est rétrécie.

Les lésions vasculaires vont de pair avec de fortes lésions glomérulaires, mais même dans des cas où les lésions glomérulaires sont discrètes, nous avons pu noter une franche hyalinose des artères afférentes ou efférentes des glomérules (fig. 1). La réduction vasculaire ne peut que retentir sur la trophicité glomérulaire et tubulaire: d'où la fréquence d'une atrophie plus ou moins prononcée de l'épithélium du tube contourné qui est. irrigué par un vaisseau placé en aval du glomérule. Signalons que les artères afférentes sont rarement interessées dans l'artériosclérose banale (ALLEN).

- L'hyalinose glomérulaire est tout aussi fréquente et beaucoup plus spécifique que l'hyalinose vasculaire. Elle peut être sphéronodulaire, diffuse, totale (fig. 2 et 3).

La glomérulo-sclérose sphéro-nodulaire, connue depuis les descriptions de KIMMELSTIEL et WILSON (1936) constitue l'entité la plus connue et la plus caractéristique. Il s'agit de formations rondes ou ovalaires, fauves en noyaux, de diamètre variable de 1o à 12o/u, acidophiles, apparaissant en rose par l'éosine, en bleu au Masson, en rouge intense au P.A.S. Les colorations de la fibrine et de l'amyloide sont négatives.

Les nodules existent ou isolément ou en petit nombre dans un glomérule. Leur répartition est très irrégulière d'un glomérule à l'autre. Ils siègent principalement à la périphérie du glomérule et non au hile. Le volume du flocculus est augmenté, l'espace interglomérulo-capsulaire est réduit et parfois occupé partiellement par des synéchies hyalines ou un précipité protéinique (fig. 3).

La glomérulosclérose diffuse, isolée par LAIPPLY, EITZEN et DUTRA, puis confirmée par BELL (1954), se traduit par un épaississement non uniforme de la membrane basale et des anses du flocculus que souligne bien la coloration au P.A.S. L'épaississement se voit surtout dans les boucles périphériques et n'intéressent pas le hile. Le glomérule reste volumineux et ne présente pas des lésions d'hypercellularité. La capsule de Bowman est épaissie, acidophile et P.A.S. positive (fig. 4 et 5).

Les études au microscope électronique ont prouvé que la lésion initiale est une lésion de la membrane basale et de son versant endothélial. La membrane basale est épaissie et se plisse; des dépôts apparaissent dans le cytoplasme des cellules endothéliales. La lésion est donc intracapillaire et non intercapillaire comme il avait été initialement pensé.

La glomérulosclérose totale peut aboutir aux images dites en pain à cacheter (fig. 6), qui n'ont absolument rien de spécifique dans le diabète sucré. Il est toutefois deux types de glomérulosclérose totale.

Les unes ont un gros glomérule: on peut imaginer que si les nodules sphériques augmentent et confluent, un reliquat de flocculus atrophique cerné par une épaisse masse hyaline demeure dans le hile glomérulaire: ce sont les glomérules "circonférentiels" des auteurs toulousains.

Les autres ont un glomérule plus petit et atrophique: ils traduisent un état d'ischémie rétractile et relèvent très probablement d'un processus d'artériosclérose obstructive non specifique.

Le glomérulosclérose exsudative s'observe dans les glomérulosclèroses mixtes.

bien développées. Il s'agit d'une substance intensément éosinephile en forme de croissant ou de gouttelette à l'intérieur de la capsule de Bowman, mais attachée à la surface capsulaire de la touffe glomérulaire. Les réactions tinctoriales sont celles d'une substance fibrinoide, elle ne renferme pas de collagène mais diverses autres substances triglycerides, cholestérol, mucopolysaccharides(MUIRHEAD).

- L'hyalinose interstitielle correspond à un état de sclérose qui dissèque et sépare les tubes urinaires. Elle est surtout nette autour des tubules où elle paraît épaissir considérablement la membrane basale des tubules. FAHR le premier l'à noté et a réservé à cette lésion le nom de "cuffing" de "coiffe" péritubulaire hyaline (fig. 7). Les colorations au P.A.S. objectivent nettement cette hyalinose péritubulaire qui a les mêmes caractères tinctoriaux que les altérations glomérulaires précédemment décrites. Parfois cette même hyalinose interstitielle souligne également la capsule en donnant des altérations de fibrose péricapsulaire.

Les lésions de glomérulosclérose diffuse et d'hyalinose vasculaire sont d'une particulière fréquence et ont en même temps une valeur spécifique: dans notre actuelle série, elles sont trouvées dans tous les cas sauf 1 (encore que peu de glomérules aient pu être étudiés dans ce dernier cas).

L'hyalinose rénale diabétique se distingue des lésions qui pourraient avoir quelque parenté avec.

La néphro-angio-sclérose débute au hile et non à la périphérie du glomerule; les artérioles sont épaissies par l'accumulation d'une substance lamellaire responsable d'une dégénérescence hyaline avec nécrose cellulaire. Au niveau des glomérules, le flocculus est remplacé par du matériel éosinophile amorphe. L'ensemble glomérulocapsulaire tend vers la symphyse et l'atrophie rétractile. Tous ces caractères opposent point la glomérulo-angiosclérose de la glomérulosclérose diabétique.

La néphrosclérose de la thrombose des veines rénales, étudiée par BATZENSCHLAGER, MERIAN et PORTE, aboutit dans les cas évolués, à un épaississement diffus ou nodulaire de la membrane basale. Les réactions tinctoriales sont celles du nodule de Kimmelstiel-Wilson; la confusion est possible, mais le caractère plus segmentaire des lésions, la localisation plus distale dans le glomérule, l' allure plus circonscrite appartiennent au rein diabétique.

- Les lésions de "glomérulite membraneuse" caractéristiques de syndromes néphrotiques, correspondent à un épaississement régulier, plus ou moins accentué des capillaires du flocculus, plus ou moins acidophile, hypercoloré par le P.A.S. A un stade initial, il n'y a jamais de dépôts hyalins, mais à un stade plus évolué, les anses capillaires se distendent et sont refoulées à la périphérie par le dépôt de substance hyaline. La confusion avec une glomérulosclérose diabétique serait possible à ce stade, mais dans les glomérulites nodulaires, les lésions sont diffuses et généralisées et non plus polyglomérulaires comme dans la glomérulosclérose diabétique où les capillaires sont en outre très épaissies.

- Certaines amyloses rénales réalisent un dépôt amorphe glomérulaire grossièrement analogue avec, en outre, comme dans le diabète, participation des parois artériolaires et de l'interstitium et en particulier de certains vitrées péri-tubulaires. Seules les colorations spécifiques des substances amyloides permettent une identification précise. Mais, dans certaines amyloses, lorsque les réactions tinctoriales sont négatives, la confusion est possible, certaines substances amyloides et hyalines sont de fait très voissines.

- Les néphropathies collagéniques ne présentent qu'à une stade évolué des lésions hyalines qui succèdent aux altérations fibrinoides. Il existe en outre dans chaque cas particulier des altérations spécifiques que nous ne saurions détailler ici.

L'hyalinose rénale diabétique nous est apparue constante au cours de la néphropathie diabétique: les déterminations vasculaires et artériolaires sont constantes, notamment dans certains cas où les lésions glomérulaires sont encore très discrètes. De même, nous ne comptons aucune observation de néphropathie chez un diabétique sans qu' existent des lésions de glomérulosclérose diffuse. Dans un seul cas, furent notes des lésions nodulaires glomérulaires sans lésions diffuses, mais ce cas ne saurait être formellement retenu car seulement 4 glomérules ont pu être analysés.

L'apparition d'une glomérulosclérose nodulaire au cours d'une glomérulosclérose diffuse correspond-elle à un changement dans l'expression morbide de la néphropahtie ?

Aucun argument précis ne nous permet de répondre sur ce point car aussi bien dans les formes diffuses pures que mixtes, nodulaires et diffuses, les mêmes stigmates d'insuffisance rénale et les mêmes éléments dissociés ou non du syndrome néphrotique peuvent être retrouvés.

Il est très possible, au reste, que les 14 formes que nous qualifions de glomérulosclérose diffuse pure auraient cessé de l'être si nous avions analysé d'autres fragments de parenchyme rénal.

Quant aux coiffes interstitielles péritubulaires, elles nous semblent tout aussi fréquentes que l'hyalinose glomérulo-vasculaire à condition de saisir sur des colorations appropriées, l'épaississement des membranes basales tubulaires; elle apparaît tout particulièrement nette après coloration de Hotchkiss-MacManus.

Ainsi donc, toute néphropathie diabétique cliniquement reconnue correspond à des dépôts hyalins vasculaires, glomérulaires ou péritubulaires.

Tout syndrome néphrotique, toute protéinurie isolée, et même toute hypertension artérielle sans protéinurie, sont une assurance quasi absolue de découvrir à la ponction-biopsie une hyalinose rénale.

Le moment d'apparition de la glomérulosclérose diabétique mérite donc discussion. Il nous semble extrêmement précoce. Les travaux très précis de DAYSOG, DOBSON et BRENNAN montrent en effet que la néphropathie diabétique est virtuellement inévitable, qu' elle peut précéder les perturbations majeures du métabolisme glucidique, qu'elle évolue indépendamment du diabète, bien que l'une et l'autre affection dépendent d'une même anomalie métabolique fondamentale. La glomérulosclérose est donc une lésion extrêmement précoce, quasi-constante dans le diabète et même le pré-diabète; il reste au clinicien à déterminer quels sont les éléments nouveaux qui donnent à de telles altérations morphologiques une expression humorale et clinique.

II - INFILTRATION INTERSTITIELLE. L'infiltration interstitielle notée par ponction-biopsie rénale est constituée principalement de lymphocytes, à un moindre degré de plasmocytes et d'histiocytes (fig. 8). L'infiltration granulocytaire est exceptionnelle et est signalée de façon beaucoup plus rare à l'occasion de poussées aigues de pyélite. On peut parfois repérer quelques éosinophiles.

Les infiltrats siègent dans l'interstitium, autour des tubules et des glomérules, dans les régions médullaires comme dans le cortex. Ils entourent les vaisseaux et prennent parfois une allure granulomateuse.

Dans notre actuelle étude, nous avons noté 1o fois (3o % des cas étudiés histologiquement) des infiltrats inflammatoires. Ils coincident toujours avec des lésions d'hyalinose rénale et réalisent donc le tableau de la néphropathie de WILSON, ROOT et MARBLE.

Quelle est la valeur de l'infiltration inflammatoire ?

En faveur d'une origine ascendante, aucun argument histologique ne peut être retenu. La présence de lésions de fibrose péricapsulaire n'a qu'un intérêt très limité puisque l'hyalinose rénale est constante. L'aspect cicatriciel pseudo-thyroidien n'existe dans aucun de nos cas comme d'ailleurs dans la série de THOMSEN.

Les confrontations histologique et urinaire ne sont guère plus significatives: dans 52 % de nos cas, il y a concordance entre signe urinaire et histologique: leucocyturie coincidant avec une néphropathie inflammatoire ou absence de leucocyturie et de néphropathie inflammatoire; mais dans 48 % des cas il y a discordance: néphropathie inflammatoire sans leucocyturie, ou leucocyturie sans néphropathie inflammatoire.

Cette dernière éventualité reste néanmoins discutable étant donné le caractère segmentaire et focal des lésions de pyélonéphrite: toutefois dans une observation de pneumaturie avec intense infection urinaire, l'absence d'infiltration inflammatoire nous a, par deux fois, retenue. De même, dans deux observations de vessie neuropathique, avec très important résidu vésical et infection urinaire, l'absence de retentissement interstitiel semble apparamment surprenante: nos constatations rejoignent toutefois celles de THOMSEN.

L'infiltration interstitielle, si elle doit faire évoquer une éventuelle pyélonéphrite avec infection urinaire et donc une origine ascendante, ne permet guère toutefois d'être formelle et de retenir ce seul mécanisme physiopathologique.

En faveur d'une origine artériolo-scléreuse, plaident les arguments statistiques avancés par THOMSEN et l'étroite coincidence de deux ordres d'altération: les lésions d'hyalinose glomérulo-vasculaire entraîneraient une atrophie tubulaire et une infiltration réactionnelle interstitielle par des cellules rondes et surtout les lymphocytes.

Dans cette éventualité, le seul problème qui demeure en suspens est la raison de l'inconstance même de l'infiltration, puisque dans 26 cas d'hyalinose rénale elle fait défaut même en tenant compte du fait que la ponction-biopsie rénale peut délaisser les foyers de pyélonéphrite.

En faveur d'une origine thérapeutique s'inscrivent les récentes constatations de BLOODWORTH et HAMWI qui notent 71 % de microgranulomes chez les diabétiques traités par les sulfonamides et seulement 3o % chez le autres diabétiques. Dans les granulomes inflammatoires sulfamidés dominent des cellules histiocytaires acidophiles et des éosiniphiles. Des constatations similaires ont été établies au cours de traitements sulfamidés divers et en dehors d'une population diabétique (FRENCH).

Dans notre actuelle étude, 6 malades sur les 1o atteints d'infiltrats inflammatoires avaient recu un traitement sulfamidé; mais rien ne nous autorise à différencier de tels infiltrats de ceux présentés par des malades non soumis à un traitement sulfamidé. A l'opposé de nombreux malades traités par les sulfamides (dont 2 continuellement depuis 5 ans) ne présentent aucun infiltrat inflammatoire.

Des mécanismes différents, encore mal connus, ne sauraient être exclus: il est important de se rappeler que des infiltrats lymphocytiques peuvent exister au sein des ilôts de Langerhans de malades jeunes atteints de diabète grave (STANSFIELD et WARREN, WARREN et LECOMPTE). Les infiltrats rénaux auraient-ils une valeur comparable ? Permettent-ils d'envisager d'éventuels mécanismes toxiniques ou immunologiques ?

La coincidence quasi-constante de l'infiltration inflammatoire et d'une hypergamma-globulinémie mérite mention et s'inscrit volontiers en faveur d'un processus immunologique dont les facteurs et la nature restent à démontrer. L'augmentation des inhibiteurs plasmatiques de l'insuline serait incriminée par certains.

III - ALTERATIONS DIVERSES. Dans notre matériel, nous relevons un certain nombre d'altérations que l'on peut considérer comme accessoire, en raison de leur découverte plutôt accidentelle.

L a n é p h r o s e g l y c o g é n i q u e (ARMANNI - EBSTEIN) est connue de longue date puisqu'elle a été repérée pour la première fois en 1875 par ARMANNI, qui met en évidence des vacuoles dans l'épithélium tubulaire. FRERICH en 1883 reconnaît leur contenu glycogénique et OLIVER situe très exactement ces lésions à la partie ascendante du tube contourné proximal au niveau de la jonction cortico-médullaire (fig. 9). Cette surcharge dépend très certainement d'une importante réabsorption tubulaire de glucose. Elle a d'autant moins de chance de se produite que le diabète est mieux contrôle; c'est certainement la raison pour laquelle KARK et GELLMAN ne l'ont pas noté dans leur matériel biopsique.

Nous avons retenu 3 fois dans notre matériel des lésions d'ARMANNI-EBSTEIN (2 femmes et 1 homme). L-un d'eux était en cours de traitement insulinique, le second sulfamidé et le troisième sans thérapeutique anti-diabétique. La valeur exacte des cette altération est méconnue, elle est reversible, elle coincide toujours avec une glycosurie dont elle paraît symptomatique.

L a n é p h r o s e l i p o i d i q u e de l'anse ascendante de Henlé est également signalée par WARREN et LECOMPTE; elle coinciderait avec un épisode céto-acidosique et aurait toute chance d'être reversible.

L a n é p h r o - c a l c i n o s e (fig. 1o) n'est pas classique dans le rein diabétique. Elle est reconnue 3 fois dans notre matériel (2 Femmes et 1 homme). A la vérité, elle apparaît comme nettement secondaire à d'importantes altérations de parenchyme rénal et dépend très probablement de lésions d'ostéose fibreuse associées.

Les images d'anévrysme capillaire signalées par différents auteurs nous semblent extrêmement rares, nous n'en possédons qu'un seul exemple, chez un malade ayant subi une biopsie rénale bilatérale, encore que les lésions anevrysmales ne siègent que d'un seul côté.

Les lésions de glomérulo-sclérose exsudative correspondent à l'apparition dans l'espace de Bowman d'un matérial fibrinoide coiffant les nodules hyalins du flocculus; nous ne l'avons noté que 2 fois.

Enfin, la découverte d'un exsudat dense intra-capsulaire, repéré chez 3 de nos malades, mérite mention.

Dans un ou plusieurs glomérules existe un effacement total de l'espace urinaire par une substance amorphe modérément Mac Manus positive, colorée en bleu pâle par le trichrome de Masson et enserrant complètement le flocculus. Cet aspect qui, au faible grossissement, peut en imposer pour un e x s u d a t d e n s e i n t r a - c a p s u l a i r e , s'avère en fait lorsqu'on l'examine de près, renfermer les débris des noyaux de l'épithélium bowmanien du feuillet pariétal. Cette substance n'est-pas métachromatique. Elle ne renferme pas de fibres réticulinique et ne prend pas le P.A.S. avec la même intensité que l'hyaline glomérulaire. Ce remaniement ne se produit jamais au contact de lésions de néphrite interstitielle chronique. On ne peut, par conséquent, les interpréter que comme une banale hyalinose consécutive à une fibrose capsulaire à point de départ périphérique. Nous pensons que ce remaniement très particulier mérite d'être rapproché des manchons péri-tubulaires. Cependant l'intensité de la coloration de HOTCHKISS-MACMANUS dans ces deux éventualités est très différente. Les manchons péri-tubulaires sont globalement et intensément rouge-pourpre alors que l'altération capsulaire que nous venons de décrire ne montre cette affinité tinctoriale très forte que sur un mince liseré périphérique. Tout se passe comme si ce liseré correspondait à la membrane basale proprement dite, le matériel amorphe moins fortement teinté s'étant accumulé entre cette basale et l'épithélium du feuillet pariétal qu'elle a disloqué et détruit. La valeur fonctionnelle de ces altérations n'est pas connue.

Aus der II. Medizinischen Klinik und Poliklinik
(Direktor: Prof. Dr. K. O b e r d i s s e )
und dem Pathologischen Institut (Direktor: Prof. Dr. H. M e e s s e n )
der Medizinischen Akademie Düsseldorf

# ZUR DIFFERENTIALDIAGNOSE DER DIABETISCHEN NEPHROPATHIE MIT HILFE KLINISCHER UND MORPHOLOGISCHER UNTERSUCHUNGSMETHODEN

Von H.-G. S o l b a c h , K. J a h n k e , K. I r m s c h e r
und J. O r m o s

Seitdem KIMMELSTIEL und WILSON 1936 die intracapilläre Glomerulosklerose als eine spezifisch diabetische Nierenkomplikation beschrieben haben, sind zahlreiche Veröffentlichungen über das nach den Erstautoren benannte Syndrom erschienen. Vielfach wurde dabei - besonders von klinischer Seite - der Begriff der diabetischen Nephropathie mit dem der intracapillären Glomerulosklerose gleichgesetzt. Daß dies nicht berechtigt ist, haben WILSON, ROOT und MARBLE 1951 deutlich gemacht, die darauf hinwiesen, daß dem klinischen Symptomenkomplex der diabetischen Nierenkomplikationen mit Proteinurie, Oedemen und Hochdruck selten - wenn überhaupt - eine i s o l i e r t e intracapilläre Glomerulosklerose zugrundeliegt. Vielmehr sind häufig gleichzeitig arterio-arteriolosklerotische und auch pyelonephritische Veränderungen an der Niere vorhanden.

Klinisch ist die Aufschlüsselung dieser unterschiedlichen pathogenetischen Faktoren meist sehr schwierig. Eine eindeutige Differentialdiagnose ist, vor allem im Frühstadium der renalen Komplikationen, nur durch die morphologische Untersuchung möglich. Hier bietet sich die perkutane Nierenbiopsie als eine Methode an, mit deren Hilfe lebensfrisches Organmaterial für die feingewebliche Untersuchung gewonnen werden kann. Bei Beachtung der notwendigen Sicherheitsmaßnahmen und Berücksichtigung der Kontraindikationen ist das Verfahren in der Hand des Geübten relativ ungefährlich und ohne größeren Aufwand anwendbar.

Aus unserem diabetischen Krankengut wurden nach klinischen Gesichtspunkten 19 Patienten ausgewählt, bei denen der bioptisch gewonnene Nierenzylinder lichtmikroskopisch und in den meisten Fällen auch elektronenoptisch untersucht wurde. Das morphologische Substrat wurde mit dem klinischen Befund und dem Ergebnis der Nierenfunktionstests in Beziehung gesetzt. Außer den üblichen klinischen Untersuchungsverfahren einschließlich der eingehenden Überprüfung des Blutchemismus und des Gefäßsystems wurden nephrologische Untersuchungen durchgeführt, die neben der Erhebung des Urinstatus, der Konzentrations- und Verdünnungsprobe und dem intravenösen Pyelogramm auch die Inulin- und PAH-Clearance und die Ausscheidungsleistung der Nieren für

Phenolrot umfaßten. Die Nierenbiopsie wurde in der von KARK und MUEHRCKE 1954 angegebenen Weise mit der FRANKLIN-VIM-SILVERMANN-Nadel vorgenommen. Mit Ausnahme einer passageren Makrohämaturie ohne Blutdruck-und Hb-Abfall traten dabei keine nennenswerten Komplikationen auf.

Es wurden sowohl jugendliche wie ältere Diabetiker mit verschieden langer Krankheitsdauer berücksichtigt, darunter Fälle mit ausgeprägten wie auch solche mit fehlenden Symptomen der diabetischen Nephropathie.

Auf die speziellen morphologischen Befunde, die an anderer Stelle ausführlich diskutiert sind, kann hier nur grob skizzierend eingegangen werden. Wie die histologischen, besonders deutlich aber die elektronenoptischen Bilder zeigten, ist die diabetische Nephropathie in erster Linie durch eine diffuse Verdickung der Basalmembranen gekennzeichnet, die sich an den Glomerulumschlingen (als diffuse Glomerulosklerose), an der BOWMAN'schen Kapsel, aber auch an den Nierentubuli sowie an den Arterien- und Venenwänden gleichzeitig in unterschiedlicher Ausdehnung und Schwere manifestieren kann. Die meisten anderen morphologischen Veränderungen treten erst als Folge der Basalmembranverdickung auf. Hierzu gehören die Auflockerung der Basalmembran mit Einlagerung von Granula, die Einengung und Ischämie der Kapillarlichtungen, die Anhäufung von fibrinoidem Material zwischen Basalmembran und Endothelzellen, die Verschmelzung der epithelialen Fußfortsätze sowie die Atrophie der Tubuli. Auch die noduläre Glomerulosklerose wird man als herdförmige Fortentwicklung der diffusen Form auffassen können.

Daneben werden häufig - worauf bisher wenig geachtet wurde - Verdickungen der Basalmembran und Atrophie der Epithelien an den Sammelröhrchen gefunden. Im Interstitium zeigen sich Vermehrungen des Bindegewebes und Rundzellinfiltrationen.

Die diffuse Verdickung der Basalmembran ist nicht s p e z i f i s c h für den Diabetes; nach Art und Ausbreitung muß sie aber als c h a r a k t e r i s t i s c h e s M e r k m a l und Teil einer allgemeinen Angiopathie bei langdauerndem Diabetes angesehen werden. Die noduläre Glomerulosklerose kann man dagegen als spezifisch-diabetische Läsion auffassen.

Bei der Gegenüberstellung der morphologischen Befunde und der klinischen Untersuchungsergebnisse lassen sich mehrere Gruppen voneinander unterscheiden:

In der 1. Gruppe (Tab. 1), die 4 Fälle umfaßt, handelt es sich um Diabetiker im Alter zwischen 22 und 42 Jahren mit 6- bis 14-jähriger Krankheitsdauer, die keinen Hochdruck, keine Proteinurie oder Ödeme aufwiesen und bei denen auch die Funktionstests, einschließlich der Clearance-Untersuchungen, keine Hinweise auf eine renale Komplikation gegeben hatten. Im Gegensatz dazu standen die morphologischen Befunde, die nur in einem Fall den normalen klinischen Ergebnissen entsprachen. Bei 2 Patienten bestand eine diffuse Glomerulosklerose. Dabei war die Verdickung der Basalmembran einmal lichtoptisch noch nicht sicher festzustellen, während sie elektronenoptisch eindeutig erkennbar war. In einem Fall wurden Tubulusatrophien und Glomerulumverödungen festgestellt.

Diese vergleichenden klinisch-funktionellen und morphologischen Untersuchungen zeigen, daß die Anfangsstadien der diabetischen Nephropathie dem klinischen Nachweis völlig entgehen können.

In der 2. Gruppe (Tab. 2) sind 7 Fälle zusammengefaßt, bei denen klinisch deutliche Hinweise auf renale Komplikationen bestanden. Es handelte sich um Diabetiker im Alter von 28 bis 63 Jahren mit mittelschwerem bis schwerem, insulinbedürftigem Diabetes von 8- bis 26-jähriger Dauer. Diese Kranken zeigten Proteinurien, Mikrohämaturien, Hypertonie, eine eingeschränkte Konzentrationsleistung der Nieren und eine erhöhte Nierenschwelle für Glukose. Inulin- und PAH-Clearance waren reduziert. Regelmäßig bestand eine Retinopathie. Klinisch mußte also eine diabetische Nephropathie angenommen werden.

Diese Annahme wurde durch den morphologischen Befund bestätigt. Bei allen Fällen bestand eine diffuse und - mit 2 Ausnahmen - auch eine noduläre Glomerulosklerose. Sofern die Nierenpunktate ausreichend Marksubstanz enthielten, ließen sich Atrophien der Sammelröhrchen, Marksklerose sowie teilweise entzündliche, interstitielle Zellinfiltrate nachweisen; regelmäßig auch Veränderungen an den Nierengefäßen.

Zwischen den morphologischen und funktionellen Ergebnissen waren in dieser - im Gegensatz zur 1. Gruppe - deutliche Korrelationen festzustellen. Zeigten sich im histologischen Bild glomeruläre Veränderungen, so fand sich auch eine Einschränkung der Inulin-Clearance. Nur bei einem Patienten war die Inulin-Clearance normal, obwohl das klinische Bild einer diabetischen Nephropathie und der morphologische Befund einer diffusen und nodulären Glomerulosklerose entsprach. Bei histologischen Veränderungen an Tubuli, Sammelröhrchen und Interstitium fanden sich regelmäßig Störungen der tubulären Funktion mit verminderter Konzentrationsleistung, erniedrigten Werten für die PAH-Clearance und die Filtratfraktion.

In dieser Gruppe stimmten also im wesentlichen die klinische und morphologische Diagnose überein.

In der 3. Gruppe (Tab. 3) sind 5 Patienten mit spätmanifestem, kurzdauerndem Diabetes zusammengefaßt. Es handelte sich um Patienten im Alter von 56 bis 64 Jahren mit einer Krankheitsdauer bis zu 4 Jahren. Die hervorstehenden klinischen Merkmale dieser Gruppe waren eine generalisierte Arteriosklerose, teilweise mit Hypertonie, eine Proteinurie mit Leukurie, tubuläre Funktionseinschränkungen sowie Hyperlipidämien. Eine diabetische Retinopathie war nur in einem Fall nachweisbar.

Die pathologisch-anatomische Untersuchung ergab in keinem Fall eine noduläre Glomerulosklerose. In je zwei Fällen fanden sich eine diffuse Glomerulosklerose und Arteriolosklerose. Regelmäßig bestand eine Marksklerose. Frische entzündliche Infiltrate im Interstitium, die meist herdförmig bestehen, wurden durch die Biopsie nicht getroffen.

Die restlichen 3 Patienten sind bei einer vergleichenden klinisch-morphologischen Betrachtung nur schlecht einzuordnen, weil bei ihnen die Nierenbiopsie Gewebszylinder ohne Rindenanteile erbracht hatte, so daß die morphologische Untersuchung nur unzureichend sein konnte.

Man kann also bei summarischer Auswertung dieser Ergebnisse sagen, daß die diabetische Nephropathie im Anfangsstadium klinisch nicht erfaßt werden kann; sie ist nur histologisch erkennbar. Die charakteristischen klinischen Zeichen und funktionellen Störungen der diabetischen Nephropathie setzen fortgeschrittenere Veränderungen in der Diabetikerniere voraus. Die sichersten Hinweise auf das Ausmaß und auch die Lokalisation der renalen Komplikationen beim Diabetes geben insbesondere Einschränkungen der Clearance-Werte, wenn sie auch Frühstadien nicht erfassen. Eine genaue Differenzierung der verschiedenen Ursachen, die zu den funktionellen Ausfällen führen, ermöglicht jedoch nur die morphologische Untersuchung. In den meisten Fällen scheint das histologische Bild des Punktatzylinders für die Gesamtniere repräsentativ zu sein. Jedoch kommen gelegentlich Diskrepanzen zwischen dem morphologischen und klinisch-funktionellen Befund vor. Auch ist es nicht immer möglich, genügend Rinden- und Marksubstanz für eine ausreichende morphologische Beurteilung bei einer Biopsie zu gewinnen. Die gemeinsame und kritische Bewertung der klinischen Symptomatik wie der funktionellen und morphologischen Untersuchungsbefunde sollte jedoch die Diagnostik und Differenzierung der diabetischen Nephropathie in hinreichendem Maße ermöglichen.

Tab. 1

| | 1 | 2 | 3 | 4 |
|---|---|---|---|---|
| Alter, Geschlecht | 42 ♀ | 34 ♂ | 24 ♂ | 22 ♀ |
| Dauer in Jahren | 6 | 9 | 9 | 14 |
| Blutdruck (mm Hg) | 15o/1oo | 125/85 | 1o5/7o | 125/85 |
| Oedeme | Ø | Ø | Ø | Ø |
| Proteinurie | Ø | Ø | Ø | Ø |
| Harnsediment | Ø | Ø | Ø | Ø |
| Clearance $C_{In}$ | 117 | 126 | 12o | 126 |
| (ml/min/1,73 $m^3$) $C_{PAH}$ | 551 | 625 | 66o | 642 |
| FF(%) | 21,3 | 2o,3 | 18,o | 19,2 |
| Arteriosklerose | Ø | Ø | Ø | Ø |
| Diabet. Retinopathie | Ø | Ø | + | + |
| Diffuse Glom. sklerose | Ø | Ø | + | + |
| Noduläre Glom. sklerose | Ø | Ø | Ø | Ø |
| Totale Glom. verödung | Ø | + | Ø | Ø |
| Atrophie: tub. cont. | Ø | + | Ø | + |
| Atrophie: Sammelröhrch. | | | | Ø |
| Marksklerose | | | | Ø |
| Interstitium,Infiltrat | Ø | Ø | Ø | Ø |
| Arteriolosklerose | Ø | Ø | + | Ø |

Tab. 2

| | 1 | 2 | 3 | 4 | 5 | 6 | 7 |
|---|---|---|---|---|---|---|---|
| Alter, Geschlecht | 28 ♀ | 34 ♀ | 5o ♂ | 48 ♂ | 55 ♀ | 62 ♀ | 63 ♀ |
| Dauer in Jahren | 17 | 12 | 8 | 1o | 11 | 1o | 26 |
| Blutdruck (mm Hg) | 14o/1oo | 19o/12o | 17o/12o | 17o/9o | 175/75 | 21o/9o | 17o/7o |
| Oedeme | Ø | + | Ø | + | Ø | Ø | + |
| Proteinurie | + | + | + | + | + | + | + |
| Harnsediment | Ø | + | + | + | + | + | + |
| $C_{In}$ | 48 | | 41 | 39 | 66 | 127 | 54 |
| Clearance (ml/min/1,73 $m^3$) $C_{PAH}$ | 454 | | 361 | 35o | 416 | 474 | 31o |
| FF(%) | 18,6 | | 11,4 | 12,4 | 15,9 | 26,6 | 17,6 |
| Arteriosklerose | Ø | Ø | Ø | ++ | ++ | + | ++ |
| Diabet. Retinopathie | +++ | ++ | + | + | + | + | ++ |
| Diffuse Glom.sklerose | + | + | + | + | + | + | + |
| Noduläre Glom.sklerose | Ø | + | + | + | Ø | + | + |
| Totale Glom.verödung | Ø | + | Ø | + | + | Ø | Ø |
| Atrophie: tub.cont. | + | + | + | + | + | + | + |
| Atrophie:Sammelröhrch. | | + | | | + | + | |
| Marksklerose | | Ø | | | + | + | |
| Interstitium,Infiltrat | Ø | + | + | + | Ø | Ø | |
| Arteriolosklerose | Ø | + | + | + | + | + | + |

Tab. 3

| | 1 | 2 | 3 | 4 | 5 |
|---|---|---|---|---|---|
| Alter, Geschlecht | 61 ♂ | 61 ♀ | 64 ♀ | 63 ♀ | 56 ♂ |
| Dauer in Jahren | o,3 | 3 | 6 | o,1 | 4 |
| Blutdruck (mm Hg) | 19o/11o | 22o/12o | 125/8o | 18o/1oo | 14o/8o |
| Oedeme | ∅ | + | ∅ | ∅ | ∅ |
| Proteinurie | + | + | ∅ | + | + |
| Harnsediment | + | + | + | + | + |
| Clearance (ml/min/1,73 m³) $C_{In}$ | | 84 | 119 | | |
| $C_{PAH}$ | | 465 | 478 | | |
| FF(%) | | 18,2 | 24,9 | | |
| Arteriosklerose | ++ | ++ | ++ | ++ | ++ |
| Diabet. Retinopathie | + | ∅ | ∅ | ∅ | ∅ |
| Diffuse Glom.sklerose | + | + | ∅ | ∅ | ∅ |
| Noduläre Glom.sklerose | ∅ | ∅ | ∅ | ∅ | ∅ |
| Totale Glom. verödung | + | ∅ | + | ∅ | ∅ |
| Atrophie: tub.cont. | + | ∅ | + | + | ∅ |
| Atrophie:Sammelröhrch. | + | + | + | + | + |
| Marksklerose | + | + | + | + | + |
| Interstitium, Infiltrat | ∅ | ∅ | ∅ | ∅ | ∅ |
| Arteriolosklerose | + | ∅ | ∅ | ∅ | + |

Aus der Medizinischen Klinik der Ernst-Moritz-Arndt-Universität Greifswald
(Direktor: Prof. Dr. F. M ü l l e r )

# DER EINFLUSS UNTERSCHIEDLICHER GLYKÄMIESITUATIONEN AUF DIE ERGEBNISSE RENALER CLEARANCEMESSUNGEN BEI DIABETIKERN

Von H. L a t o t z k i

Die Einführung der Clearancemethode als quantitative Nierenfunktionsprüfung in die Klinik der diabetischen Nephropathie entspringt dem allgemeinen Bedürfnis, derartige stoffwechselbedingte Nierenschäden sicherer erfassen und beurteilen zu können. Kritisch gesehen, unterscheiden sich aber die Grundbedingungen für die Durchführung von Clearancemessungen bei Stoffwechselgesunden von denen der Diabetiker durch die hier meist nicht zu umgehenden Abweichungen des Glykämieverlaufs. Erhöhungen der Blutzuckerlage haben eine vermehrte osmotische Diurese als besondere Art der Wasserbearbeitung der Nieren zur Folge (BAUR, PEZOLD u. KESSEL (1,2)) und Blutzuckerschwankungen stören die Isostruktur des Plasmas, welche sich auf den Nierenfunktionszustand auswirken können. Damit erhebt sich die Frage, ob und wieweit unterschiedliche Glykämiesituationen die mittels Clearanceverfahren gemessenen Nierenfunktionswerte beeinträchtigen ! BOUNOUS u. SHUMAKER (3) fanden eine Vergrößerung der Clearancewerte unter Hyperglykämie und BRUNNER , SAVLOV u. SCHLEGEL, PETERS (4, 5, 6 ) u.a. beobachteten eine Diureseabhängigkeit der Clearance. Im Gegensatz hierzu postulieren SMITH, PITTS u. SARTORIUS, OCHWADT (7,8,9) u.a. die Unabhängigkeit derartiger Nierenfunktionsmessungen von der Art und Größe der Diurese, soweit diese innerhalb mäßiger Grenzen variiert. Um diese Widersprüche zu klären, wurden im Tierexperiment wie auch bei Diabetikern die Beziehungen zwischen unterschiedlichen Glykämiesituationen und Diurese einerseits und dem Verhalten der renalen Clearancemessungen andererseits einer eingehenden Prüfung unterzogen.

VERSUCHSANORDNUNG UND METHODIK. Als Versuchstiere wählten wir männliche Hunde, weil hier der leicht zu handhabende Harnblasenketheterismus und gute Venenverhältnisse eine einwandfreie Durchführung der Clearanceuntersuchungen ermöglichen. Unter einer größeren Zahl von Hunden wurden für die Versuche 6 geeignete Tiere ausgewählt, welche im wachen Zustand ohne Narkotica alle Manipulationen ohne Abwehrreaktionen über sich ergehen ließen. Als Methode kam das sog. klassische kombinierte Inulin-PAH-Clearanceverfahren mit konstantem Plasmaspiegel der Testsubstanzen (i.v. Dauertropfinfusion) zur Anwendung. Bei liegendem Blasenkatheter wurden die Clearancewerte mehrerer Harnsammelperioden von 15 Min. Dauer bestimmt. Einzelheiten der Methode sind bei DUTZ (1o) bzw. aus dem Renotest-Prospekt der Firma VEB Berlin-Chemie (11) zu ersehen. Angaben über notwendige Modifikationen für die Untersuchung

von Diabetikern finden sich bei LATOTZKI (12).
Zunächst wurden bei allen Tieren im nüchternen Zustand nach Einflößen von 2oo ml Wasser Ausgangsuntersuchungen durchgeführt, deren Ergebnisse als Vergleichsgrundlage dienten. Nach 4 Wochen erfolgten unter den gleichen Grundbedingungen Wiederholungen der Clearancemessungen während einmaliger i.v. Traubenzuckerbelastungen, wozu vor der 1. Harnsammelperiode 1o g Glukose als 3o %ige Lösung appliziert wurden.

Die Ergebnisse von 4 Hunden sind in Abb. 1 dargestellt. Die ermittelten Clearancegrößen sind aus der Höhe der Säulen in den großen Rubriken eines jeden Tieres zu ersehen. Die Gesamthöhe entspricht dem Ausmaß der PAH-Clearance und die darin eingetragene kleinere schwarze Säule dem der Inulinclearance. Unter den einzelnen Säulen ist die Filtrationsfraktion (FF) als Zahl eingetragen. Die unterste horizontale Spalte enthält die Angaben zur Größe der Diurese und aus der obersten Spalte ist das Verhalten des Glykämieverlaufs zu ersehen. Von den Ergebnissen der Ausgangsuntersuchungen sind nur die Mittelwerte mehrerer Clearanceperioden in der jeweils schmalen vertikalen Spalte und in der daneben stehenden Säule die maximalen und minimalen Abweichungen angegeben.

Diese Untersuchungen zeigen, daß die Größen der einzelnen Clearanceperioden während der durch i.v. Glukoseinjektion verursachten Hyperglykämiewelle stärker um den errechneten Durchschnittswert undulieren, als dies bei der Ausgangsuntersuchung der Fall war. Die Diurese ist infolge Hyperglykämie größer, ohne daß das Durchschnittsergebnis aus allen Clearanceperioden unter dieser besonderen Situation wesentlich von dem der Voruntersuchung abweicht. Immerhin können Clearancemessungen während größerer Blutzuckerschwankungen ungenaue Werte erbringen.

In weiteren Versuchen wurden Clearancemessungen während einer konstant erhöhten Glykämielage durchgeführt und die Ergebnisse mit den unter Normoglykämie (Ausgangsuntersuchung) und i.v. Traubenzuckerbelastung ermittelten verglichen. Die Herstellung und Unterhaltung einer gleichmäßigen Blutzuckererhöhung gestaltete sich recht schwierig; denn trotz gleichmäßigen Einlaufens einer 5 %igen Glukoselösung in die Venen der Versuchstiere kam es nur zu einem vorübergehenden Blutzuckeranstieg. Zur Überwindung dieser Schwierigkeit ließen wir in die Infusionslösung mit einer Anfangskonzentration von 5 % Glukose unter Umschütteln mit zunehmender Tropfenfolge 4o %ige Glukoselösung hinzufließen. Auf diese Weise konnten wir unter vielen vergeblichen Versuchen nur bei 2 Hunden eine konstante Hyperglykämie unterhalten. Die Ergebnisse sind in Abb. 2 zusammengestellt. In der vertikalen Spalte I sind die einzelnen Periodenwerte der Ausgangsuntersuchung, in Spalte II die unter einmaliger i.v. Traubenzuckerbelastung und in Spalte III die während einer konstanten Hyperglykämie ermittelten Clearancewerte eingetragen. Während auch hier unter der Hyperglykämiewelle nach Glukoseinjektion erhebliche Abweichungen der einzelnen Periodenwerte zur Beobachtung kamen, obwohl die Mittelwerte nur wenig mit denen der Ausgangsuntersuchungen differieren, unterscheiden sich die Messungen während der konstanten Hyperglykämie trotz größerer Diurese nicht von denen, die bei Normoglykämie und geringerer Diurese bestimmt wurden. Hieraus geht hervor, daß eine konstante Hyperglykämie und damit auch eine vermehrte osmotische Diurese keinen Einfluß auf die Ergebnisse der kombinierten Inulin-PAH-Clearancemessungen haben.

Die gleichen Beobachtungen konnten wir auch bei Diabetikern machen. In Wiederholungen der Clearancemessungen bei Zuckerkranken läßt sich meist nicht die Glykämiesituation der früheren Untersuchungen reproduzieren, wie es auch nicht immer gelingt, die Insulindosis vor der Untersuchung so zu bemessen, daß der Blutzuckerspiegel während der Funktionsmessung konstant ist.

In Abb. 3 sind die Clearanceergebnisse eines Patienten aus 3 Untersuchungen wiedergegeben, die in einer Zeitspanne von 4 Jahren durchgeführt wurden. Die 1. und 3. Messung konnte unter mäßiger, konstanter Hyperglykämie stattfinden, und die Nierenfunktionsgrößen unterscheiden sich kaum. Während der 2. Untersuchung dagegen fällt der anfangs höhere Blutzuckerspiegel infolge einer etwas höher gewählten Insulindosis schnell auf fast normale Werte. Hierbei zeigen die Nierenfunktionswerte gegenüber den beiden anderen Untersuchungen ein völlig abweichendes Verhalten. Es zeigt sich also, daß auch bei Zuckerkranken schnelle Veränderungen der Blutzuckerhöhe stark abweichende und irreführende Clearanceergebnisse erbringen können.

Eine in Wiederholungsuntersuchungen unterschiedlich hohe, aber konstante Hyperglykämie mit einer entsprechend vermehrten osmotischen Diurese beeinflußt dagegen die Ergebnisse der kombinierten Inulin-PAH-Clearance bei Diabetikern nicht, wie dies die Zusammenstellung von Wiederholungsuntersuchungen bei 6 Diabetikern in Tab. 1 erkennen läßt.

Einer besonderen Erwähnung bedarf noch das Verhalten der renalen Clearancefunktion unter dem Einfluß von Hypoglykämie. In Tab. 2 sind die Clearanceergebnisse von 4 Diabetikern zusammengestellt, die einmal unter mäßiger Hyperglykämie und zweitens während einer Zuckermangelsituation bestimmt wurden.

Die Abweichungen der Nierenfunktionsgrößen zeigen bei allen 4 Patienten ein gleichsinniges Verhalten. Während die PAH-Clearance kleiner wird, steigt die Inulinclearance an. Nach BÜRGER und V.EULER (13,14) kommt es in der Hypoglykämie zu einer Adrenalinmobilisierung, die eine Blutdruckerhöhung und eine meßbare Drosselung der Nierendurchblutung zur Folge hat (HARTMANN u.a., LÖFGREN,(15,16) u.a.). Dementsprechend ist die Depression der PAH-Clearance aus der herabgesetzten Nierendurchblutung zu erklären, und die Vergrößerung der Inulinclearance verweist auf ein Größerwerden des Glomerulusfiltrats als Folge des erhöhten glomerulären Filtrationsdrucks bei Blutdruckanstieg.

In einigen Fällen wurde eine derartige renale Reaktionsweise in der Hypoglykämie vermißt. Tab. 3 enthält die Funktionsergebnisse von drei Patienten, bei welchen sich die Werte der Inulinclearance im Zuckermangelzustand nicht von denjenigen unter normoglykämischer Blutzuckerlage unterscheiden. Die PAH-Clearance weist nur bei den Patienten Nr. 2 und 3 eine geringe Verminderung auf. Da bei diesen 3 Patienten klinisch eine manifeste Nephropathie vorliegt (Albuminurie, Zylindrurie, Leukozyturie bei Nr. 1), ist es naheliegend, die fehlende renale Reaktionsfähigkeit bei Unterzuckerung als Symptom der Nierenschädigung aufzufassen.

Immerhin mögen diese Beobachtungen erkennen lassen, daß Clearancemessungen während einer hypoglykämischen Situation abweichende und irreführende Ergebnisse erbringen können. Da bei Diabetikern, die an eine mäßig hyperglykämische Blutzuckerlage gewöhnt sind, gelegentlich schon unter Normoglykämie Unterzuckerungserscheinungen auftreten, sollten derartige Funktionsmessungen nur bei mäßiger, konstanter Hyperglykämie durchgeführt werden; denn unter diesen Voraussetzungen lassen sich im allgemeinen gut vergleichbare Messungen durchführen.

## Literatur


( 1) BAUR, H.: Regensburger Jahrb. ärztl. Fortbild. 8, 468 (1961)
( 2) PEZOLD, F.A. u. M. KESSEL : Internist 1, 85 (1960)
( 3) BOUNOUS, G. a. H.B. SHUMAKER : Ann. Surg. 151, 441 (1960)
( 4) BRUNNER, H.: Naunyn-Schmiedeberg's Arch. exp. Path. Pharmakol. 236,559(1959)
( 5) SAVLOV, E.D. a. J.U. SCHLEGEL : Proc. Soc. exp. Biol. (N.Y.) 104, 276 (1960)
( 6) PETERS, G.: Naunyn-Schmiedeberg's Arch. exp. Path. Pharmakol. 235, 113(1959)
( 7) SMITH, H.W.: The Kidney. New York, Oxford 1951
( 8) PITTS, R.S. a. O.W. SARTORIUS : Pharmacol. Rev. 2, 161 (1950)
( 9) OCHWADT, B. in: Diurese und Diuretica. Hrsg. v. E. Buchborn u. K.D. Book, Berlin-Göttingen-Heidelberg 1959, 1
(10) DUTZ, H.: Dtsch. Gesundh.Wes. 6, 1065 (1951)
(11) Renotest-Prospekt der Firma VEB Berlin-Chemie, Berlin-Adlershof
(12) LATOTZKI, H.: Z. klin. Med. 155, 158 (1958)
(13) BÜRGER, M. u. K. SEIDEL : Münch. med. Wschr. 102, 609 (1960)
(14) EULER, U.S. v. a. R. LUFT : Metabolism 1, 528 (1952)
(15) HARTMANN, H., S.L. ORSKOW u. H. REIN : Pflüg. Arch. ges. Physiol. 238, 239 (1937)
(16) LÖFGREN, F.: Urol. int. (Basel) 8, 142 (1959)


Tab. 1

| | 1. Untersuchung +) | | | | | 2. Untersuchung +) | | | | |
|---|---|---|---|---|---|---|---|---|---|---|
| | Cl-Inul. ml/min | Datum<br>Cl-PAH ml/min | FF | Harnmenge ml/min | Blz. mg% | Cl-Inul. ml/min | Datum<br>Cl-PAH ml/min | FF | Harnmenge ml/min | Blz. mg% |
| 1) | 91 | 29.V.57<br>482 | 18 | 4,3 | 125 bis 108 | 96 | 24.V.60<br>486 | 19 | 6,2 | 196 bis 173 |
| 2) | 116 | 25.III.57<br>532 | 22 | 11,0 | 173 bis 156 | 103 | 28.IV.61<br>527 | 20 | 10,0 | 147 bis 132 |
| 3) | 86 | 4.III.57<br>415 | 21 | 6,3 | 246 bis 211 | 89 | 17.V.60<br>404 | 23 | 5,1 | 194 bis 169 |
| 4) | 121 | 9.IV.57<br>484 | 25 | 4,7 | 237 bis 223 | 107 | 8.IV.60<br>473 | 23 | 8,7 | 325 bis 304 |
| 5) | 117 | 1.IV.57<br>582 | 20 | 6,1 | 109 bis 83 | 104 | 18.III.60<br>578 | 18 | 8,3 | 210 bis 187 |
| 6) | 124 | 29.VIII.56<br>565 | 21 | 4,5 | 164 bis 143 | 108 | 12.V.61<br>501 | 22 | 8,2 | 251 bis 210 |

Tab. 2

| | Cl-Inulin ml/min | Cl-PAH ml/min | FF | Harn-menge ml/min | Blutz. mg% | Blutdruck nach RR |
|---|---|---|---|---|---|---|
| 1) I | 114 | 473 | 24 | 12,o | 129 | 11o/75 |
| II | 125 | 377 | 33 | 2,2 | 64 | 13o/8o |
| 2) I | 116 | 624 | 18 | 9,o | 132 | 11o/7o |
| II | 133 | 525 | 25 | 3,4 | 69 | 14o/9o |
| 3) I | 12o | 732 | 18 | 1o,5 | 112 | 12o/8o |
| II | 132 | 525 | 23 | 2,o | 45 | 16o/9o |
| 4) I | 1o1 | 457 | 22 | 5,4 | 144 | 13o/9o |
| II | 144 | 416 | 34 | 1,6 | 76 | 14o/9o |

Tab. 3

| | Cl-Inulin ml/min | Cl-PAH ml/min | FF | Harn-menge ml/min | Blutz. mg% | Blutdruck nach RR |
|---|---|---|---|---|---|---|
| 1) I | 126 | 361 | 35 | 1o,o | 116 | 135/9o |
| II | 124 | 357 | 35 | 4,o | 58 | 14o/9o |
| 2) I | 59 | 46o | 13 | 2,5 | 13o | 175/9o |
| II | 61 | 426 | 14 | 2,o | 48 | 18o/1oo |
| 3) I | 84 | 426 | 19 | 2,5 | 112 | 14o/1oo |
| II | 83 | 4o9 | 2o | 1,8 | 64 | 18o/11o |

+) Die Werte für die Inulin- und PAH-Clearance sind, ebenso wie die errechneten Filtrationsfraktionen, Durchschnittswerte aus 4 - 6 Harnsammelperioden von je 15 Min. Dauer.

Aus dem Institut für Diabetes - Forschung und Behandlung - "Gerhardt Katsch" Karlsburg (Direktor: Prof. Dr. G. M o h n i k e )
und der Abteilung für klinische Endokrinologie, Gastroenterologie und Stoffwechselkrankheiten (Leiter: Prof. Dr. G. M o h n i k e )
der I. Medizinischen Universitätsklinik der Charité, Berlin
(Direktor: Prof. Dr. F. H. S c h u l z )

# NIERENFUNKTION BEI DIABETISCHER NEPHROPATHIE

Von G. L i s e w s k i

Die diabetes - spezifische Mikroangiopathie mit den Prädilektionsstellen an den Kapillaren, Arteriolen sowie Venolen der Augen und Nieren bestimmt häufig die Prognose des Diabetes mellitus. Insbesondere trübt ein fortgeschrittenes diabetisches Nierenleiden, das u.U. das Krankheitsbild völlig beherrschen kann, die Prognose quoad vitam. Aus größeren statistischen Erhebungen der letzten Jahrzehnte kann entnommen werden, daß seit Einführung des Insulins in die Therapie des Diabetes mellitus die Zahl der Todesfälle durch ein Koma diabeticum außerordentlich stark abgenommen hat; dagegen hat sich der Prozentsatz der Todesfälle durch cardio-vasculäre und renale Komplikationen im Rahmen des sog. diabetischen Spätsyndroms ebenso deutlich erhöht. Gegenüber der "anatomischen" Diagnose der Mikroangiopathie am Augenhintergrund ist aus klinischer Sicht die Erkennung einer diabetischen beginnenden Nephropathie zunächst nur eine Vermutungsdiagnose, die sich auf sehr spärliche Symptome stützen muß (geringgradige, oft nur intermittierende Proteinurie, u.U. Nachweis von Lipoid-Kristallen oder gar -Zylindern, eventuell Mitbeachtung einer schon bestehenden Retinopathie). Es ist zu hoffen, daß die Anwendung der perkutanen Nierenbiopsie hier eine Präzisierung der Diagnose gestattet. Weitere Symptome, wie ausgedehnte Ödeme, Blutdruckerhöhungen oder gar die Retention harnpflichtiger Substanzen, werden im Beginn des diabetischen Nierenleidens, insbesondere bei jüngeren Patienten, in der Regel nicht beobachtet. Es scheint notwendig, gerade diesen Umstand besonders hervorzuheben, da immer noch das vollständige oder nahezu vollständige klinische Kimmelstiel-Wilson-Syndrom als Kriterium für das Vorliegen einer echten diabetischen Nephropathie gesehen wird. Diese hierher gehörende Symptomatik (Blutdrucksteigerung, Rest-N-Erhöhung, massive Proteinurie, Hypoproteinämie, Ödeme bei long term diabetes und gleichzeitiges Vorliegen einer fortgeschrittenen diabetischen Retinopathie) entspricht in der Verlaufsbetrachtung am ehesten einem Voll- oder Endbild einer diabetischen Nephropathie. Hierzu noch zwei allgemeine Bemerkungen:

1. Nicht jedes Endbild einer diabetischen Nephropathie muß einem klassischen vollständigen Kimmelstiel-Wilson-Syndrom entsprechen. Ungleich häufiger

bestimmt nur ein großer Teil der angeführten Symptome das Endbild.

2. Gelegentlich kann ein unvollständiges Kimmelstiel-Wilson-Syndrom im Gefolge eines progredienten Nephropathie-Schubs auftreten und sich auch u.U. durch therapeutische Maßnahmen zurückbilden. In der Regel ist dieses Ereignis als signum mali ominis zu betrachten. Trotz der zunächst möglichen (aber oft nur partiellen) Rekompensation ist mit einer baldigen terminalen Dekompensation zu rechnen.

Das klinische Bild der Nephropathie weist Varianten und Überlagerungen auf, die vorwiegend von dem Lebensalter, dem Manifestationsalter und der Diabetesdauer abhängig sind.

Zu den besonders wichtigen Überlagerungen zählt noch die akute und chronische Pyelonephritis. Die reinste Entwicklung einer diabetischen Nephropathie ist bei relativ jungen Patienten mit frühzeitiger Diabetesmanifestation und längerer Diabetesdauer zu beobachten; von WHITEHOUSE stammt ein einfaches Schema, das den klinischen Ablauf veranschaulichen soll

Unkontrollierter Diabetes mellitus

Proteinurie .................. symptomlose Phase

Ödeme

Hypertension-Anämie-Azotämie... nephrotische Phase

Renale Dekompensation

Exitus letalis

Dieses Schema zeigt nur die allgemeine Entwicklungsrichtung auf; es kann somit nicht den verschiedenen klinischen Ausdrucksformen gerecht werden.

Deshalb schlägt RIFKIN eine Gruppierung vor, die von bestimmten Symptom-Konstellationen abhängig ist.

1. "Leichter" Diabetes mellitus, Retinopathie, periphere Gefäßsklerose, Proteinurie mit oder ohne renale Dekompensation.
2. Diabetes mellitus, atherosklerotische Herzerkrankung, Stauungsinsuffizienz.
3. Diabetes mellitus, Hypertonie, Proteinurie, Retinopathie. Ödeme, Proteinurie, Retinopathie.
4. Diabetes mellitus, Hypertonie mit oder ohne Herzdekompensation, Proteinurie.
5. Renale Dekompensation und/oder Ödeme unbestimmter Ätiologie, latenter Diabetes mellitus und zusätzliche wichtige Begleitkrankheiten.
6. Nephrotisches Syndrom, juveniler Diabetes mellitus, Retinopathie, mit oder ohne Hypertension oder beginnender Nierendekompensation.

Für allgemein-praktische Bedürfnisse genügen aber die Ordnungsversuche von SPÜHLER oder REUBI.

SPÜHLER schlägt unter besonderer Berücksichtigung des Lebensalters folgende

Gruppen vor :

1. Nephrose-Typ mit nachfolgender Hypertonie (vorwiegend bei jüngeren Individuen).
2. Mischtyp mit Nephrose und Hypertonie (vorwiegend bei Individuen im mittleren Lebensalter).
3. Hypertonie-Typ ohne nephrotisches Syndrom (vorwiegend bei älteren Individuen).

REUBI unterscheidet nur zwei Gruppen :

1. Klassische Form bei Individuen, die jünger als 4o Jahre sind und eine Proteinurie, Ödeme, eine diskrete Hypoproteïnämie, eine zunehmende Hypertonie und eine erhebliche Einschränkung in der Nierenfunktion aufweisen.
2. Atypische oder oligosymptomatische Form bei älteren Individuen mit mehr oder weniger ausgeprägter Hypertonie, geringgradiger Proteinurie und einem fakultativen Nierenfunktionsausfall.

Der Arzt sollte nicht nur den voll entwickelten Symptomen eines diabetischen Nierenleidens, sondern vor allem auch den unscheinbaren Anfangssymptomen eine besondere Aufmerksamkeit schenken. Es muß unbedingt, wenn überhaupt möglich, die Chance gewahrt werden, z. B. durch sehr sorgfältige Stoffwechselführung durch Arzt und Patienten die Weiterentwicklung der Nephropathie zu behindern. Das ist auch der Grund, weshalb in dieser Klinik großer Wert auf die Früherkennung gelegt wird. Nur so kann wenigstens versucht werden, die von K a t s c h geforderte "bedingte Gesundheit" des Diabetikers zu erhalten.

Man könnte wegen der großen prognostischen Bedeutung der Nephropathie für das Leben des Diabetikers erwarten, daß die modernen Nierenfunktionsprüfungen in Form der Clearance-Untersuchungen bei diesem Nierenleiden ebenso intensiv eingesetzt würden wie bei den übrigen Nierenkrankheiten. Jedoch sind in den früheren Jahren keine sehr umfangreichen Untersuchungen in dieser Richtung durchgeführt worden, was möglicherweise auf die erhöhten methodischen Anforderungen, die bei der Clearance-Untersuchung an Diabetikern nötig sind, zurückgeführt werden kann. Das Interesse der früheren Untersucher konzentrierte sich zunächst auf die fortgeschrittenen Formen der diabetischen Nephropathie. So konnten ROBERTSON und Mitarbeiter an 9 Diabetikern zeigen, daß sich mit zunehmender Harnstoffretention im Blut die Inulin- und PAH-Clearance reduzierte. Die Reduktion der Clearance-Werte ergab jedoch keinen Hinweis für einen spezifischen Ausfall, insbesondere war eine Differentialdiagnose gegenüber einer chronischen Nephritis nicht möglich. Diese Ergebnisse sind mehrfach bestätigt worden. Die von anderen Untersuchern ermittelten erhöhten Clearance-Werte wurden z.T. auf Permeabilitätsstörungen im Sinne einer vermehrten Durchlässigkeit zurückgeführt. Es ergaben sich somit nur wenige Anhaltspunkte für die Funktionsausfälle im Entwicklungsmodus der diabetischen Nephropathie. Letzteres hat LATOTZKI an einem größeren Patientengut (7o Diabetiker) dieser Klinik nachzuweisen versucht. LATOTZKI hält die Verminderung der Inulin-Clearance bei normaler bis mittelstark erniedrigter PAH-Clearance und reduzierter Filtrationsfraktion für das Funktionsbild, welches einer reinen, unverwischten diabetischen Nephropathie entspricht. Eine weitere Reduktion der PAH-Clearance folgt nur zögernd, es sei denn, daß zusätzliche Faktoren (z.B. eine Pyelitis) diesen Vorgang beschleunigen. Bei den Endstadien herrscht eine allgemeine, erhebliche Reduktion der Inulin- und PAH-Clearance vor.

Unsere eigenen Untersuchungen stelleneine Fortsetzung mit erweiterter Fragestellung dar. Die Untersuchungen wurden mittels der klassischen kombinierten Inulin- und PAH-Clearance im Dauerinfusionsverfahren durchgeführt; die bei der Inulin-Bestimmung störende Glukose wurde nach einem methodischen Vorschlag von LATOTZKI berücksichtigt. Es sei von vornherein betont, daß wir den Ergebnissen der kombinierten Inulin- und PAH-Clearance-Untersuchung nur den Wert einer Funktionsprüfung zuordnen. Das gilt besonders für die PAH-Clearance, die bei verminderten Werten ohne Berücksichtigung der PAH-Extraktion nicht mehr als Maß der Gesamtplasmadurchströmung der Nieren gewertet werden darf. Tab. 1 zeigt die Ergebnisse. Unser Patientengut umfaßt (ausgenommen "Normalpersonen" ) 72 Diabetiker mit einer diabetischen Retinopathie unterschiedlicher Ausprägung. Eine Gruppierung erfolgte in Abhängigkeit vom Schweregrad der Retinopathie (nach JANERT und Mitarbeitern) : I. Grad: punkt- und fleckförmige Sanguinationen; II. Grad: alle weiteren Formen der Retinopathie, ausgenommen die Retinopathia proliferans). Eine Berücksichtigung der möglichen Überlagerungen mit Fundusveränderungen durch Hypertonie und/oder Gefäßsklerose erfolgte nicht. Es ist nicht ganz korrekt, den anatomischen Befund des einen Organs mit den Funktionen oder Funktionsausfällen eines anderen zu vergleichen (ASHTON). Da uns jedoch Nierenbiopsie-Befunde fehlen, bedeutet uns die jeweilige Veränderung am Augenhintergrund den einzigen "anatomischen" Hinweis für die Schwere der diabetischen Mikroangiopathie. Die klinisch bekannte Koinzidenz zwischen Retinopathie und Nephropathie sowie die Bedeutung des Manifestationsalters gestatten u.E. mit gewissem Vorbehalt einen solchen Vergleich. Die Patienten mit Retinopathia proliferans wurden noch in Abhängigkeit von der errechneten Filtrationsfraktion (= FF)in zwei Gruppen geteilt ( 27 Pat. mit FF unter 22 % und 14 mit FF über 22 %). Wenn wir die letzte Gruppe ( FF über 22 %) außer Betracht lassen, so kann unschwer erkannt werden, daß mit längerer Diabetesdauer der Schweregrad der Retinopathie zunimmt; parallel hierzu tritt eine Reduktion der Inulin- und PAH-Clearance ein. Aus dem Verhalten der FF ist zu entnehmen, daß sich die Inulin-Clearance relativ stärker als die PAH-Clearance verkleinert. Damit läßt sich im Durchschnitt auch bei diesem Krankengut der Trend erkennen, der bei der "reinen und unverwischten" diabetischen Nephropathie bereits beschrieben wurde. Das ist insofern bemerkenswert, als bei der Gruppe R I 5 Pat. von 12 und bei der Gruppe R II 8 von 19 eine höhere FF als 2o % aufwiesen. Bei 6 bzw. 1o Pat. bestand eine deutliche Leukozyturie; bei 1 bzw. 3 wurde anamnestisch eine Infektion der Nieren oder der harnabführenden Wege angegeben. Eine gesonderte Besprechung erfordert die Gruppe mit Retinopathia proliferans und der erhöhten FF. Die Inulin-Clearance ist nur wenig reduziert, dagegen ist die Depression der PAH-Clearance deutlich. Diese Patienten weisen eine relativ kurze Diabetesdauer auf, das Manifestationsalter liegt bei knapp 3o Jahren. Hier geht der glomeruläre Funktionsausfall nicht parallel mit dem fortgeschrittenen Fundusbefund. In der Anamnese fanden wir 4 mal eine Infektion der Nieren und der harnabführenden Wege; bei 6 Patienten bestand eine deutliche Leukozyturie. Die

Clearance-Untersuchung zeigt bei der chronischen Pyelonephritis nicht immer eine isolierte Verminderung der PAH-Sekretion als Zeichen der tubulären Schädigung. Die FF kann normal sein oder aber auch erhöht. Sehr wahrscheinlich bestehen in dieser Gruppe Überlagerungen mit der Arterio-Arteriolosklerose der Nieren; dafür spricht auch der erhöhte diastolische Blutdruck, der im Mittel (14 Pat.) 1o5 mm Hg beträgt. Wir halten eine verstärkte Förderung der Nierenarteriolosklerose durch infektiöse Prozesse in der Niere für sehr wohl möglich.

Das Auftreten einer Pyelonephritis muß bei Diabetikern bezüglich der Gesamtprognose stets sehr ernst bewertet werden. An einer Verlaufsbeobachtung wird der ungünstige Einfluß einer solchen Komplikation belegt (Tab. 2). Die ungünstige Prognose konnte aus der deutlichen Verschlechterung der Clearance-Befunde (November 1958) vorausgesagt werden. Der Patient verstarb Januar 1961 in einer auswärtigen Klinik. Laut Bericht muß im terminalen Stadium mindestens ein partielles Kimmelstiel-Wilson-Syndrom bestanden haben. Den prognostischen Wert der jeweiligen Clearance-Ergebnisse mag auch das Verlaufsstudium bei einer Patientin mit Hypertonie und nephrotischem Syndrom demonstrieren (Tab. 3). Die weitere Reduktion der Clearance-Werte im Januar 1959 gegenüber der Voruntersuchung Ende 1957 weist in Übereinstimmung mit den klinischen Befunden auf die zunehmende renale Dekompensation hin. Der Exitus letalis erfolgte außerhalb der Klinik im März 1959, wahrscheinlich infolge kardialen Versagens.

Aus der Gruppe mit Retinopathia proliferans verstarben inzwischen 13 Patienten. Bei 3 dieser Patienten war die Todesursache nicht unmittelbar auf die bestehende fortgeschrittene Nephropathie zu beziehen, sondern auf zusätzliche Faktoren (akutes Lungenödem nach der 2. Epinephrektomie, therapieresistente Sepsis nach der 2. Epinephrektomie, Hypoglykämie und Addison-Krise bei doppelseitiger Epinephrektomie). Die jährliche stationäre Kontrolle dieser Patienten gestattet eine ungefähre zeitliche Festlegung der Angiopathie-Entwicklung. Ohne auf Einzelheiten einzugehen kann festgestellt werden, daß der Beginn der diabetischen Retinopathie häufig kombiniert war mit dem Auftreten einer geringgradigen Proteinurie; letztere trat entweder gleichzeitig oder bis 2 Jahre später auf. Zwischen der beginnenden Retinopathie und der Retinopathia proliferans lag ein durchschnittlicher Zeitraum von rund 5 Jahren. Eine Blutdruckerhöhung (über 15o mm Hg systolisch) trat durchschnittlich 2 1/2 Jahre vor der proliferierenden Retinopathie auf; es bestanden hier erhebliche individuelle Abweichungen, z.B. bis 7 Jahre vor und bis 2 Jahre nach dem Auftreten der Retinopathia proliferans. Eine beginnende Rest-N-Retention (Rest-N über 4o - 45 mg% ) war durchschnittlich 1 Jahr nach dem Auftreten der Retinopathia proliferans nachzuweisen; der Exitus letalis trat ungefähr 3 Jahre danach ein. Das Stadium der sog. kompensierten Retention war von Fall zu Fall verschieden lang ausgeprägt. Bei einem Kranken betrug die Zeitdauer zwischen dem Beginn der Retention und dem Urämie-Tod rund 6 Jahre. Daneben konnten aber auch recht kurze Verläufe beobachtet werden. Insgesamt erfolgt die Reduktion der Inulin- und PAH-Clearance entweder langsam-stetig oder schubweise. In dem Stadium der noch kompensierten Retention sind die Clearance-Werte deutlich erniedrigt; die Inulin-Clearance beträgt rund 2o bis 4o ml/min. Das Endstadium kündet sich durch eine Rest-N-Steigerung auf 1oo mg%

und darüber an. Die Inulin- (aber auch die PAH-) Clearance sinkt noch weiter ab. Innerhalb einiger Wochen (aber auch Monate) tritt dann der Tod durch Urämie oder Herzversagen ein. Eine Clearance-Untersuchung im terminalen Stadium ist für die allgemeine Klinik bedeutungslos; die Bestimmung des Rest-N genügt für die Beurteilung der noch vorhandenen Nierenleistung.

In diesen letzten Stadien ist die Eintrittsschwelle für Glukose ausnahmslos deutlich erhöht. Die Eintrittsschwelle ist ein einfaches, aber nur relatives Maß für die Funktionsbeziehung zwischen der glomerulären Glukosefiltration und der der Eintrittsschwelle zugehörigen Glukoserückresorptionskapazität. (Letztere ist Ausdruck der Absättigung der "schwächsten" Nephrone; bei einer Inulin-Clearance von 12o ml/min. und einem Blutzuckerspiegel von 18o mg%, bei dem eine Harnzuckerausscheidung beginnt, kann hierfür der Normalwert von ca. 2oo mg/min. kalkuliert werden). Jede Erhöhung der Eintrittsschwelle muß auf eine partielle Passagebehinderung im Glomerulum bei noch genügender Glukoserückresorptionsfähigkeit zurückgeführt werden. Der totale Ausfall eines Nephrons (Extremfall Nephrektomie) verändert die jeweilige Eintrittsschwelle für Glukose nicht. MOHNIKE und Mitarbeiter haben die Eintrittsschwelle für Glukose bei 116 Diabetikern (13o Einzelbestimmungen) untersucht. Abb. 1 zeigt die Abhängigkeit vom Lebensalter und der Diabetesdauer. Die höchsten Eintrittsschwellen für Glukose wurden bei Patienten unter 3o Jahren und einer Diabetesdauer von mehr als 15 Jahren gefunden. Auch mit zunehmendem Alter rückt die Eintrittsschwelle für Glukose höher, eine deutliche Abhängigkeit von der Diabetesdauer läßt sich in der höchsten Altersklasse nicht mehr erkennen. Die jüngste Altersklasse wurde mit zunehmender Diabetesdauer von Nephropathie-Patienten besetzt, die bereits Retentionszeichen aufwiesen. Auch dieser Befund weist darauf hin, daß bei der diabetischen Nephropathie der Defekt am Glomerulum stärker ausgeprägt ist als am tubulären Apparat. Eine erhöhte Eintrittsschwelle für Glukose ist nicht durch eine Vermehrung der tubulären maximalen Glukoserückresorptionskapazität ( TmG) bedingt. Wir (LISEWSKI und MOHNIKE) fanden bei fortgeschrittener Nephropathie eher eine Verminderung der TmG, was in Übereinstimmung mit den Befunden von ROBERTSON und Mitarbeitern sowie BUCHT und Mitarbeitern steht. Darüber hinaus konnten wir feststellen, daß die TmG in einigen Fällen bei sehr hohem Blutzuckerspiegel nicht als Maximum konstant blieb, sondern sich kontinuierlich verringerte. Als Erklärungsmöglichkeit nahmen wir eine Reduktion der Fermentausstattung im Bereich des proximalen Tubulus bei fortgeschrittener Nephropathie an. Eine erhöhte Eintrittsschwelle für Glukose und eine verminderte TmG schließen einander nicht aus; sie sind jeweils nur verschiedener Ausdruck einer Reduktion im Funktionsvolumen mit der entsprechenden Relation zueinander. Ein ähnliches Verhalten kann übrigens, wenn auch nicht so extrem ausgeprägt, im normalen Alternsgang der Eintrittsschwelle (Erhöhung) und der TmG (Erniedrigung) nachgewiesen werden (MILLER und Mitarbeiter).

Tab. 1

| | Zahl der Fälle | Durchschnittl. Lebensalter in Jahren | Durchschnittl. Diabetes-Dauer in Jahren | Inulin Clearance ml/min $M \pm \sigma M$ | PAH-Clearance ml/min $M \pm \sigma M$ | FF in % |
|---|---|---|---|---|---|---|
| Normal | 1o | 29,5 | 3,5 | 125,2 ± 3,39 | 611,5 ± 34,39 | 19 - 22 % |
| R. I | 12 | 34,2 | 15,8 | 75,o ± 8,85 | 432,9 ± 39,53 | 15 - 21 % |
| R. II | 19 | 4o,2 | 16,3 | 56,9 ± 5,82 | 319,6 ± 36,56 | 14 - 22 % |
| R.prolif. | 27 | 41,2 | 18,7 | 41,8 ± 3,65 | 3o1,1 ± 26,64 | 12 - 16 % |
| R.prolif. | 14 | 42,8 | 14,6 | 84,1 ± 6,24 | 295,4 ± 27,54 | 24 - 34 % |

Tab. 2

| | | F u n d u s | | | beg.R.I | R.I | R.I | R. prolif. | | |
|---|---|---|---|---|---|---|---|---|---|---|
| | | | | | | | April 1956 Pyelitis re mit Papillennekrose | | Inulin84 PAH 276 FF 31 % | Inulin 4o PAH 274 FF 15 % |
| HARN | Eiweiß | Ø | Ø | Ø | Ø | interm. Proteinurie Ø bis o,6‰ | D a u e r p r o t e i n u r i e 0,6 - 1,2 ‰ | 0,6 - 1,3 ‰ | 1,3 - 2,2 ‰ | 1 - 3 ‰ |
| | Sediment | E(+) | E(+) | o.B. | o.B. | o.B. | E + | E + L+++ B | E + L+++ B | E + L+++ B |
| Ödeme | | Ø | Ø | Ø | Ø | Ø | Gesichtsödem | | Ø | Ø |
| RR | | 8o/6o | 9o/45 | 1oo/7o | 95/45 | 1oo/75 | 135/75 | 15o/1o5 | 145/115 | 13o/95 |
| | | | | | | | | | Belastungsdyspnoe | |
| BKS | | 4/12 | 2/8 | 15/38 | 12/3o | 4/17 | 23/5o | 138/143 | 6/14 | 5/12 |
| | | 1947 | 1948 | 1949 | 1951 | 1953 | Aug. 1955 | Sept. 1956 | Mai 1958 | Nov. 1958 |

Pat. R.B. ♀, geb. 1938
D. m. Manifestation im 5. Lebensjahr
Entwicklungshemmung

Tab. 3

| | | | | | |
|---|---|---|---|---|---|
| | | | | Jan. 1959 | |
| | | | Inulin: 6o<br>PAH : 267<br>FF : 22% · Inulin: 6o<br>PAH : 27o<br>FF : 22% | Inulin: 27<br>PAH : 169<br>FF : 16% | |
| D a u e r p r o t e i n u r i e | | | | | |
| H | Eiweiß | o,8-o,9 % | o,5 - 1o,8 %o | 1,9 - 1o,o %o | |
| A<br>R<br>N | Sediment | E (+)<br>L + | E (+)<br>L (+) Hyaline Zylinder<br>B + | E +<br>L ++ Hyaline Zylinder<br>B + | |
| Ödeme | | ∅ | + | + | |
| RR | | 22o/85 | 22o/9o | 22o/11o | |
| BKS | | 23/51 | 33/53 | 25/5o | |
| | | 1956 | 1957 | 1958 | 1959 |

Retinopathia diabetica
Pat. M.M. ♀, geb. 19o1
D.m. Manifestation im 33. Lebensjahr
Tod März 1959

## DISKUSSION

L ü d t k e , Karlsburg :

Zu Herrn L a t o t z k i: Nach Auswertung der Dreifachblutzuckerbestimmungen von 37o Clearance-Perioden ergibt sich (Tab. 1) , daß die Blutzuckerstreuungsbreite bezüglich der gemessenen Harnminutenvolumina auch bei geringer Diurese Werte zwischen 25o und 3oo mg% umfaßt. Die entsprechenden Blutzuckermittelwerte lassen ebenfalls keinen verwertbaren Anstieg in Richtung größerer Harnminutenvolumina erkennen. Hinsichtlich der endgültigen Clearance-Ergebnisse finden wir in allen 6 aufgestellten Blutzuckergruppen übliche Inulin- und PAH-Schwankungsbreiten ohne blutzuckerabhängige und untereinander durch auffällige Differenz verwertbare Unterschiede. Das Clearance-Ergebnis stand jeweils im Einklang mit den übrigen laborchemischen und klinischen Untersuchungsergebnissen.

Tab. 1

| Harnvolumen (ml/Min.) | Blutzucker (mg/1oo ml) | Harnvolumen (ml/Min.) | Blutzucker (mg/1oo ml) |
|---|---|---|---|
| o,3 | 56 - 2o6 | 2,5 | 74 - 29o |
| o,4 | 74 - 2o4 | 2,6 | 71 - 231 |
| o,5 | 62 - 26o | 2,7 | 54 - 25o |
| o,6 | 34 - 216 | 2,8 | 94 - 2oo |
| o,7 | 78 - 2o8 | 2,9 | 3o - 198 |
| o,8 | 74 - 176 | 3,o | 42 - 268 |
| o,9 | 72 - 225 | 3,2 | 124 - 214 |
| 1,o | 64 - 266 | 3,3 | 5o - 226 |
| 1,1 | 46 - 222 | 3,4 | 66 - 272 |
| 1,2 | 54 - 22o | 3,5 | 32 - 266 |
| 1,4 | 72 - 192 | 3,6 | 71 - 2oo |
| 1,5 | 54 - 221 | 3,8 | 78 - 16o |
| 1,6 | 64 - 168 | 4,o | 7o - 31o |
| 1,7 | 64 - 248 | 4,1 | 146 - 333 |
| 1,8 | 36 - 252 | 4,2 | 78 - 2oo |
| 1,9 | 64 - 274 | 4,5 | 79 - 18o |
| 2,o | 56 - 18o | 4,8 | 64 - 26o |
| 2,2 | 66 - 256 | 5,o | 144 - 32o |
| 2,3 | 4o - 218 | | |
| 2,4 | 13o - 226 | | |

Tabelle der gemessenen Harnvolumina aus 37o Clearance-Perioden mit den dazu gehörenden Blutzuckerbereichen.

Tab. 2

| mg% Blutzucker | Zahl | Bereich Inulin / P A H | | Mittelwerte Inulin / P A H | |
|---|---|---|---|---|---|
| o - 5o | 7 | 56 - 142 | 226- 77o | 99,4 | 465,6 |
| 5o - 1oo | 1o9 | 13 - 153 | 61- 92o | 82,3 | 354,9 |
| 1oo - 15o | 114 | 21 - 162 | 14o- 935 | 1o6,o | 456,3 |
| 15o - 2oo | 63 | 11 - 174 | 53- 83o | 96,o | 384,o |
| 2oo - 25o | 57 | 44 - 169 | 96- 62o | 9o,2 | 36o,8 |
| über 25o | 2o | 27 - 135 | 53- 75o | 1oo,7 | 4o9,8 |

Wir möchten annehmen, daß zur Auslösung der bekannten osmotischen Diurese nicht der absolute Blutzuckerspiegel, sondern die Anzahl der im postproximalen Tubulusbereich befindlichen und auszuscheidenden Glucosemoleküle bestimmend ist. Demzufolge haben die vorher wirksam gewordenen Mechanismen der Niereneintrittsschwelle für Glucose und der tubulären maximalen Glucoseabsorption limitierende Funktion.

D i t s c h e r l e i n , Berlin :

Herr S o l b a c h , mir ist aufgefallen, daß Sie bei einem Ihrer Fälle eine Glomerulosklerose ohne Arteriolosklerose beobachtet haben. Meine Frage lautet: Meinen Sie, daß Sie in diesem Fall eine Arteriolosklerose ausschließen können oder nicht ? - Wenn ja, dann möchte ich energisch widersprechen, denn bei dem durch Nierenbiopsie gewonnenen Material kann man keineswegs durch lichtmikroskopische, geschweige denn elektronenoptische Untersuchung eine Arteriolosklerose mit Sicherheit ausschließen; sie kann ja - zumindest bei geringer Ausprägung - herdförmig ausgebildet sein sowohl hinsichtlich des Befalls verschiedener Gefäße als auch im Bereich der einzelnen Arteriole.

C o s s e l , Leipzig :

Ich möchte zunächst die Ausführungen von Herrn S o l b a c h bestätigen, daß in der Niere bei diabetischer Nephropathie auch die Basalmembran anderer Kapillaren - also außerhalb der Glomerula - verbreitert ist. Ich beschränkte mich heute früh bei meinen Ausführungen auf die glomerulären Kapillaren. Wir haben sowohl bei Tieren mit Langzeit-Diabetes als auch bei Patienten mit diabetischer Glomerulosklerose elektronenmikroskopisch eine Verdickung der Basalmembran jener Kapillaren gesehen, die am Fuße der Hauptstückepithelien verlaufen. -

Von Herrn S o l b a c h wurde weiter die Frage der klinischen Frühsymptome und ihr morphologisches Substrat angeschnitten. Es war auch bei unseren Fällen so, daß eine herdförmige, möglicherweise auch diffuse Verdickung der glomerulären Basalmembran elektronenmikroskopisch das erste Anzeichen ist, welches wir fanden. Klinisch ist die verminderte Inulinclearance, also die verminderte Filtrationsrate der Niere, das Frühsymptom. Diese beiden Befunde lassen sich insofern zur Deckung bringen, als nach der Theorie der Ultrafiltration die Verminderung der Filtrationsrate umgekehrt proportional ist der Dicke der Basalmembran. Die Verdickung der Basalmembran könnte also dieses klinische Symptom erklären.

Noch ein Wort zu dem Vortrag von Herrn L i s e w s k i , der die pathologischen Anatomen ansprach, ob entzündliche Prozesse in der Niere zu arteriosklerotischen Gefäßveränderungen führen oder diese fördern können. Ich möchte das bejahen und auf Untersuchungen von Prof. H o l l e hinweisen, der in letzter Zeit im pathologischen Schrifttum auf Gefäßveränderungen bei Pyelonephritis und anderen entzündlichen Nierenerkrankungen hingewiesen hat (Virchows Arch. path. Anat. 332, 494 (1959). Prof. H o l l e hat mit seinen Mitarbeitern weiter festgestellt, daß sich bei Entzündungen in der Niere die Durchblutung auch durch lang anhaltende Spasmen, also durch funktionelle Einflüsse ändern kann. Es kommt dabei morphologisch zur Ausbildung sog. unvollständiger Infarkte(Beiträge path. Anat. 119, 119 (1958). Es ist also sicher so, daß bei chronischen Entzündungen in der Niere ihre Durchblutung auch durch funktionelle Einwirkung vermindert sein kann und dadurch entsprechende Befunde bei der Clearance-Untersuchung zustandekommen.

G e i l e r , Leipzig :

Ich möchte Herrn D i t s c h e r l e i n folgende Frage stellen :

Haben Sie bei Ihren Gefäßuntersuchungen an der Niere histochemische Untersuchungen durchgeführt und wenn ja, zu welchem Ergebnis sind Sie gekommen ? Es besteht nämlich zwischen dem histochemischen Verhalten der Arteriolen und dem der Arterien ein Unterschied. Während die Arteriolen, wie ich vorhin darstellte, ein Gemisch von Eiweißen, Mucopolysacchariden und Lipiden enthalten, lassen sich in den Arterien, bes. auch außerhalb der Niere, vorwiegend Einlagerungen saurer Mucopolysaccharide nachweisen, die nach den Untersuchungen von RANDERATH, DIEZEL und PFLEIDERER hochpolymeren Mucopolysacchariden entsprechen. Dieses Verhalten beschreiben die genannten Autoren für die Arteriosklerose der muskulären Arterien beim Diabetes mellitus generell. -

Zu Herrn S o l b a c h möchte ich noch ergänzend sagen, daß wir die Verdickung der Basalmembranen lichtoptisch an den Tubuli und den Kapillaren finden konnten. Es liegen dabei vorwiegend neutrale Mucopolysaccharide vor.

Z s c h o c h , Leipzig:

Zu den Vorträgen von Herrn D i t s c h e r l e i n und Herrn S c h l i a c k sei mir noch eine ergänzende Bemerkung gestattet. Ich möchte davor warnen, eine Arteriolosklerose beim Diabetes kausalpathogenetisch immer auf die Zuckerkrankheit zu beziehen. Es wird ja die Arteriolosklerose als morphologisches Substrat eines fixierten Hochdrucks angesehen. In dem Zusammenhang möchte ich zu dem letzten Fall von Herrn S c h l i a c k fragen, ob nicht folgende Deutungsmöglichkeit in Frage kommt: In der Niere wurden histologisch eine Glomerulosklerose, eine Arteriolosklerose und eine chronische Pyelonephritis gefunden. Kann es nicht so sein, daß zuerst eine chronische Pyelonephritis bestand, zu der dann über den Weg des Goldblattmechanismus ein Hochdruck kam und als dessen Folge sich die Arteriolosklerose entwickelte unabhängig von der Stoffwechselkrankheit.

M o h n i k e , Karlsburg :
Nach unseren Erfahrungen ist es so, daß jugendliche Patienten zunächst nur die diabetes-spezifische Glomerulosklerose aufweisen. Hierbei liegt zuerst noch kein Hypertonus vor. Dieser tritt erst relativ spät auf. Ein relativ spätes Symptom ist auch die histologisch nachweisbare Arteriolosklerose im Bereich der Nieren, wie uns sehr viele Sektionen, die seinerzeit Herr H o l l e in Greifswald bearbeitete, demonstrierten. Freilich sahen wir auch Arteriolosklerosen bereits bei 2o-jährigen Patienten, welche lange an Zuckerkrankheit litten und eine hochgradige diabetesspezifische Nephropathie aufwiesen.

D i t s c h e r l e i n , Berlin :
Zu den Fragen von Herrn G e i l e r und Herrn Z s c h o c h :
Es war Aufgabe dieser Untersuchungen, einen kurzen Überblick zu geben an Hand eines großen Sektionsmaterials, das der normalen Altersverteilung entspricht. Herr G e i l e r , ich darf Sie daran erinnern, daß wir etwa 3oo Sektionsfälle überprüften, während von Ihnen 21 Fälle histochemisch untersucht wurden. Selbstverständlich haben wir auch histochemische Reaktionen durchgeführt, die nach den eingehenden Untersuchungen von RANDERATH, DIEZEL und PFLEIDERER (Arch. de Vecchi 196o, 385 ) keine neuen Gesichtspunkte versprachen und ergaben. Ich habe mit keinem Wort erwähnt, daß ich die Arteriolosklerose bei Diabetikern für spezifisch halte. Im Gegenteil ! Ich möchte an meinen Diskussionsbeitrag heute morgen sowie an die eben vorgetragenen Ausführungen erinnern: Ich habe betont, daß lediglich die Noduli praktisch für spezifisch gelten können, dagegen nicht die sogenannten exsudativen bzw. fibrinoiden Veränderungen; zu diesen gehören aber, wie ich mit Herrn G e i l e r annehme, die Arteriolenveränderungen ebenso wie die Kapselexsudate und die Fibrinoidkappen an den Glomerulumschlingen wegen ihres färberisch und histochemisch gleichartigen Verhaltens. Übrigens haben die von Herrn G e i l e r zitierten Autoren RANDERATH,DIEZEL und PFLEIDERER ausdrücklich betont, daß sie h i s t o c h e m i s c h k e i n e n Unterschied zwischen der Arteriolosklerose des Diabetikers und des Nichtdiabetikers finden konnten. Auch die von RANDERATH und DIEZEL (III. Kongr. Intern. Diabetes Feder. Düsseldorf 1958; Dtsch. Arch. klin. Med. 2o5, 523 (1959)) vor wenigen Jahren nachgewiesenen Mukopolysaccharidplaques sind an den großen und mittleren Arterien von Diabetikern, und n i c h t an Arteriolen festgestellt worden.

Zu Herrn Z s c h o c h möchte ich noch sagen, daß ich entsprechend der Fragestellung meines Vortrags nicht auf die Genese der Arteriolosklerose eingegangen bin. Hinsichtlich der großen Häufigkeit habe ich auch darauf hingewiesen, daß bei rund 6o % unserer Diabetiker ein Hypertonus bestanden hatte, und daß uns die besondere Altersverteilung Zurückhaltung gebietet. - Ich möchte gleich die Frage von Herrn Z s c h o c h zu dem einen Fall im Vortrag von Herrn S c h l i a c k beantworten: Wir haben den Fall nur so und nicht anders deuten können. Wir haben einzelne Stücke eingehend untersucht und nur herdförmige und relativ geringgradige Veränderungen gefunden, die am stärksten im Mark und Pyelon ausgeprägt waren; die entsprachen ohne Zweifel dem Bild einer chronischen Pyelonephritis.

S o l b a c h , Düsseldorf :
Auf die Frage von Herrn D i t s c h e r l e i n möchte ich sagen, daß wir in unserem Untersuchungsgut häufiger ein gleichzeitiges Vorkommen von diffuser Glomerulosklerose und Arteriolosklerose festgestellt haben. Diese Übereinstimmung vermißten wir in einigen Fällen, womit jedoch nicht sicher auszuschließen ist, daß beide Veränderungen nebeneinander in anderen, von der Biopsienadel nicht getroffenen Nierenbezirken vorhanden sein können. Allerdings kann gesagt werden, daß der Punktatzylinder bei diffusen Nierenerkrankungen im allgemeinen repräsentativ für das Gesamtorgan sein dürfte.

In Ergänzung zu dem Diskussionsbeitrag von Herrn C o s s e l sei noch darauf hingewiesen, daß die Einschränkung der Inulin-Clearance im wesentlichen mit dem Vorkommen und dem Ausmaß der diffusen Glomerulosklerose korrelierte, während sich zwischen Funktionsstörung und nodulärer Glomerulosklerose keine Beziehungen erkennen ließen.

L a t o t z k i , Greifswald :

Aus den Untersuchungen von Herrn L ü d t k e über die Bedingungen der Auslösung einer osmotischen Diurese durch Hyperglykämie geht also hervor, daß Blutzuckererhöhungen nicht unbedingt eine derartige Form der renalen Wasserbearbeitung zur Folge haben müssen. Diese Probleme berühren aber nicht die Fragestellung unserer Thematik. Es ging uns vielmehr darum zu prüfen, ob überhaupt bei Diabetikern unter einer Hyperglykämiesituation brauchbare Clearanceergebnisse gewonnen werden können, und dies ist unter der Voraussetzung einer konstanten Hyperglykämie während der Untersuchung der Fall.

Aus dem Pathologischen Institut der Karl-Marx-Universität Leipzig
(Direktor: Prof. Dr. G. H o l l e )

# ÜBER DIE HÄUFIGKEIT DER ARTERIOSKLEROSE BEI DIABETES MELLITUS

Von H. Z s c h o c h

Übereinstimmend wird aus allen Ländern der Welt eine beträchtliche Häufigkeitszunahme der Arteriosklerose mitgeteilt. Deshalb steht sie heute im Blickpunkt der wissenschaftlichen Forschung. Beim Diabetiker erfordert sie jedoch ein besonderes Interesse, weil bei ihm im Rahmen der diabetischen Angiopathie mit einer besonderen Ausbildung und Verlaufsform zu rechnen ist. Früher nahm man an, daß sich die Arteriosklerose des Diabetikers nur quantitativ von der des Stoffwechselgesunden unterscheidet; heute ist durch angio- und histochemische Untersuchungen erwiesen, daß auch qualitative Unterschiede bestehen (HEVELKE, RANDERATH und DIEZEL (13, 14, 23, 24) ).

Wir haben uns die Frage gestellt, wie sich die Arteriosklerose beim Diabetes unter Berücksichtigung dieser modernen Gesichtspunkte und exakter mathematischer Methoden sektionsstatistisch verhält.

Zur Untersuchung standen 16 645 Sektionen über 14 Jahre alter des Pathologischen Universitätsinstitutes Leipzig der Jahre 195o bis 1959 zur Verfügung. Die Signifikanzprüfung erfolgte nach KOLLER (15) und mit der Chi$^2$-Methode (Überschreitungswahrscheinlichkeit o,27 % bzw. 1 %).

In Tab. 1 ist die Häufigkeit aller Formen und Schweregrade der Arteriosklerose zusammengestellt. Aus ihr geht hervor, daß die Arteriosklerose bei den Zuckerkranken signifikant häufiger vorkommt als bei den Stoffwechselgesunden. Diese positive Syntropie zwischen Diabetes mellitus und Arteriosklerose könnte aber nur eine scheinbare sein, obwohl die Differenzen der Häufigkeitsziffern außerhalb des Zufallsbereiches liegen. Denn einmal ist die Arteriosklerose eine Krankheit, die im Alter häufiger vorkommt, und zum anderen setzt sich unser Material vorwiegend aus älteren Diabetikern zusammen. 96,4 % der Diabetiker mit Arteriosklerose waren über 5o Jahre alt, während nur 91,o % der nichtdiabetischen Arteriosklerotiker dieser Altersgruppe angehörten. Um hier einen statistischen Fehlschluß zu vermeiden, wurde die Arteriosklerosehäufigkeit beider Gruppen jeweils in den einzelnen Altersklassen gegenübergestellt (Tab. 2). Bei einem Vergleich der Prozentzahlen in den stark umrandeten Feldern wird deutlich, daß die Arteriosklerosehäufigkeit der Diabetiker in a l l e n Altersklassen größer ist als die der Nichtdiabetiker. In den Altersklassen bis zum 7o. Lebensjahr liegen die Differenzen außerhalb des Zufallsbereiches.

Nach dem makroskopischen Sektionsbefund wurde die Arteriosklerose in leichte und schwere Formen und nach der Lokalisation getrennt aufgegliedert (näheres bei ULBRICHT (3o)).

Aus Tab. 3 ist zu erkennen, daß beim Diabetiker die schweren Formen der allgemeinen und peripheren Arteriosklerose (Herzkranzarterien, Hirnbasis- und Nierengefäße) häufiger sind als beim Nichtdiabetiker.

Aus alledem können wir den Schluß ziehen, daß die Arteriosklerose beim Zukkerkranken häufiger, früher und schwerer auftritt als beim Stoffwechselgesunden.

Auch die Häufigkeit der Myokardinfarkte ist beim Diabetes größer als bei der übrigen Bevölkerung (näheres bei SCHMIDT (29)). Die Zahlen aus unserem Institut sind in Tab. 4 zusammengestellt.

Bemerkenswert ist, daß beide Geschlechter eine hohe Infarktfrequenz haben. Da der Myokardinfarkt aber häufiger beim männlichen Geschlecht und der Diabetes mellitus häufiger beim weiblichen Geschlecht vorkommen, wird durch die hohe Zahl von Infarkten auch bei weiblichen Diabetikern die positive Syntropie von Infarkt und Diabetes besonders betont. Das entspricht auch den Mitteilungen im Schrifttum (MARBLE, ROBINSON (17, 25)).

Die größere Häufigkeit der Arteriosklerose und des Myokardinfarktes beim Diabetiker im Gegensatz zum Stoffwechselgesunden wird auch im Schrifttum, von wenigen Ausnahmen abgesehen ( MOSCHCOWITZ, MOSKOVIC, RODRIGUEZ-MINON und Mitarbeiter ( 21,22, 26)), übereinstimmend festgestellt (AARSETH, BELL, BOAS, CLAWSON and BELL, FELDMAN and FELDMAN, GOLDECK und BRUNS, GOLDENBERG und Mitarbeiter, GOLDRING, LECOMPTE, MARBLE, ROOT und Mitarbeiter, ROOT and WEST, WARREN and LECOMPTE, WHITE and WASKOW (1 - 6, 8 - 12, 16, 17, 27, 28, 31, 33 )).

Es ergibt sich die Frage, worauf diese Koinzidenz von Arteriosklerose und Diabetes beruht. Um diese Frage beantworten zu können, muß erst untersucht werden, ob die Arteriosklerose beim Diabetiker den gleichen Gesetzmäßigkeiten folgt wie die diabetische Mikroangiopathie. Diese ist durch eine Ablagerung von Eiweißzukkern in der Gefäßwand gekennzeichnet. Die Leber nimmt eine zentrale Stellung bei der Bildung dieser Eiweißzucker ein. Deshalb vermutet MOHNIKE (2o), daß ein schwerer degenerativer Leberschaden u.U. eine hemmende Wirkung auf die Entwicklung der Angiopathie des Diabetikers haben könnte. Da auch in den großen Gefäßen reichlich Mucopolysaccharide beim Diabetes mellitus nachgewiesen werden konnten (RANDERATH und DIEZEL (23, 24) ), erschien uns möglich, daß auch für die Arteriosklerose eine ähnliche negative Syntropie besteht, zumal BELL (5) bei Diabetes mit Pigmentcirrhose eine auffallend geringfügige Arteriosklerose fand.

In Tab. 5 sind die Leberschäden der Diabetiker denen der Nichtdiabetiker gegenübergestellt. Unter Leberschaden haben wir alle Formen von Dystrophien, Cirrhosen und Entzündungen verstanden. Es ist zu erkennen, daß bei unserem Diabeteskollektiv ein Leberschaden etwa doppelt so häufig ist wie bei den Stoffwechselgesunden. Die Differenz ist statistisch echt. (Über die Aufgliederung der Leberkrankheiten im einzelnen vgl. ULBRICHT (3o) ).

Die Häufigkeit der Arteriosklerose bei lebergeschädigten und lebergesunden

Diabetikern ist aus Tab. 6 zu ersehen.

Aus ihr geht hervor, daß zwischen der Arteriosklerosehäufigkeit leberkranker und lebergesunder Diabetiker kein Unterschied besteht.

Offenbar verhält sich also die große Masse der arteriosklerotischen Krankheiten beim Diabetiker nicht so wie die diabetische Mikroangiopathie. Allerdings können wir auf Grund fehlender histochemischer Untersuchungen (es handelt sich um eine Auswertung von "Routinesektionen") nicht zwischen rein arteriosklerotischen und mucopolysaccharidhaltigen Plaques in der Gefäßintima unterscheiden. Weiterhin muß kritisch festgestellt werden, daß dieses Ergebnis uns nicht berechtigt, die vermutete negative Syntropie von Leberschaden und Arteriosklerose beim Diabetiker völlig abzulehnen. Denn in die vorliegende große statistische Masse sind auch alle die zahlreichen Fälle eingegangen, bei denen sich die Arteriosklerose bereits längere Zeit vor der Entstehung der Leberkrankheit entwickelte. Eine Klärung des komplizierten Sachverhaltes erscheint durch die jahrelange Beobachtung ausgewählter Fälle möglich, d.h. durch Fälle mit genau bekannter Manifestationszeit von Diabetes mellitus und Leberkrankheit im jugendlichen Alter, also v o r Entwicklung einer Arteriosklerose.

Von unseren 795 Diabetikern hatten 57 (7,2 %) eine diabetische Glomerulosklerose. Diese Zahl ist kleiner als die anderer Autoren (MELLINGHOFF (19) ), beruht aber darauf, daß wir ein unausgewähltes Sektionsgut ausgewertet haben. Deshalb befinden sich unter unseren Fällen auch zahlreiche Verstorbene mit einem frisch entdeckten oder leichten Diabetes, die naturgemäß noch keine diabetische Nephropathie haben können. Von diesen 57 Fällen hatten 6 eine chronische Hepatitis und 8 eine Lebercirrhose. Bei den Diabetikern mit Glomerulosklerose ist also ein Leberschaden eher häufiger (24,6 %) als bei den übrigen Diabetikern ohne Nierenbeteiligung (2o,5 %). Dieser von anderen Feststellungen abweichende Befund mag jedoch infolge der geringen Zahl der Fälle zufällig sein.

Die Frage nach der Koinzidenz der Arteriosklerose und der diabetischen Mikroangiopathie wird im Schrifttum unterschiedlich beantwortet (BUGÁR-MÉSZÁROS und POPPEL, MATTHEWS und Mitarbeiter (7, 18) ). Wir konnten zur Klärung dieser Frage die Häufigkeit der diabetischen Retinopathie nicht mit heranziehen,da wir aus äußeren Gründen nicht in der Lage waren, die Augäpfel zur Untersuchung zu entnehmen und klinische Angaben zumeist fehlten. Bis auf einen bestand in allen unseren Fällen mit Glomerulosklerose eine Arteriosklerose. Bei 8o,7 % von ihnen lag eine allgemeine und schwere Arteriosklerose vor im Gegensatz zu 78,1 % der Diabetiker ohne Nephropathie. Diese Differenz ist zufällig. Wir können also feststellen, daß die allgemeine und schwere Arteriosklerose bei den Diabetikern ohne und mit Glomerulosklerose etwa gleich häufig ist und bei beiden Gruppen häufiger als bei den Stoffwechselgesunden vorkommt ( 48,o %).

Z u s a m m e n f a s s e n d kann gesagt werden: Die Arteriosklerose und die durch sie bedingten Organfolgen kommen beim Diabetiker eindeutig häufiger, frühzeitiger und in schwereren Formen vor als beim Nichtdiabetiker. Unsere Untersuchungen erlauben aber auch die Schlußfolgerung, daß die allgemeine Arteriosklerose anderen Gesetzmäßigkeiten folgt als die diabetische Mikroangiopathie, also auch möglicherweise durch andere Faktoren in ihrem Verhalten beim Diabetes bestimmt wird. Es ist zur Klärung der kausalen Zusammenhänge notwendig, weitere mit histochemischen Untersuchungen kombinierte statistische Analysen eines ausgewählten, klinisch genau durchuntersuchten Diabetikerkollektivs vorzunehmen.

## Literatur


( 1) AARSETH, S.: Cardiovascular-Renal Disease in Diabetes mellitus. Oslo 1953
( 2) BELL, E.T.: Proc. Amer. Diabetes Ass. 1o, 62 (1951)
( 3) BELL, E.T.: Arch. Path. (Chicago) 53, 444 (1952)

( 4) BELL, E.T.: Amer. J. Clin. Path. 28, 27 (1957)
( 5) BELL, E.T.: Diabetes 4, 435 (1955)
( 6) BOAS, E.P.: J. Mount Sinai Hosp. 19, 411 (1952)
( 7) BUGÁR-MÉSZÁROS, K. u. A. POPPEL : Acta Med. Acad. Sci. hung. 16, 111 (196o)
( 8) CLAWSON, B.J. a. E.T. BELL : Arch. Path. (Chicago) 48, 1o5 (1949)
( 9) FELDMAN, M. a. M. FELDMAN jr.: Amer. J. Med. Sci. 228, 53 (1954)
(1o) GOLDECK, H. u. I. BRUNS : Med. Welt 1961, 2559
(11) GOLDENBERG, S., M. ALEX a. H.T. BLUMENTHAL : Diabetes 7, 98 (1958)
(12) GOLDRING, W.: Bull. N.Y. Acad. Med. 3o, 376 (1954)
(13) HEVELKE, G.: Kongr. Internat. Diabetes Fed., Düsseldorf 3, 93 (1958) Stuttgart 1959
(14) HEVELKE, G. u. H. SCHMIDT : Dtsch. Z. Verdau.- u. Stoffwechselkr. 21, 11 (1961)
(15) KOLLER, S.: Graphische Tafeln zur Beurteilung statistischer Zahlen. 3.Aufl. Darmstadt 1953
(16) LECOMPTE, Ph. M.: J. chron. Dis. 2, 178 (1955)
(17) MARBLE, A.: Diabetes 4, 29o (1955)
(18) MATTHEWS, J.D., B.A. CAMB a. M.B. EDIN : Lancet II, 573 (1954)
(19) MELLINGHOFF, K.: Med. Klin. 5o, 193, 233 (1955)
(2o) MOHNIKE, G.: Kongr. Internat. Diabetes Fed., Düsseldorf 3, 7o (1958) Stuttgart 1959
(21) MOSCHCOWITZ, E.: Ann. Int. Med. 34, 1137 (1951)
(22) MOSKOVIC, E.G.: Klin. Med. (Moskva) 1o, 76 (1958)
(23) RANDERATH, E. u. P.B. DIEZEL : Kongr. Internat. Diabetes Fed., Düsseldorf 3, 54 (1958) Stuttgart 1959
(24) RANDERATH, E. u. P.B. DIEZEL : Dtsch. Arch. klin. Med. 2o5, 523 (1959)
(25) ROBINSON, J.W.: New Engl. J. Med. 246, 332 (1952)
(26) RODRIGUEZ-MINÓN, J.L. y J.M. PALACIOS-MATEOS : Rev. clin. espan. 43, 385 (1951)
(27) ROOT, H.F., E.F. BLAND, W.H. GORDON a. P.D. WHITE : J. Amer. Med. Ass. 113, 27 (1939)
(28) ROOT, H.F. a. K.M. WEST : J. Oklahoma Med. Ass. 46, 6 (1953)
(29) SCHMIDT, H.: Statistische Untersuchungen zum Auftreten und zur Lokalisation von Herzinfarkten bei Stoffwechselgesunden und Diabetikern in Abhängigkeit von Geschlecht und Alter. Diss. Leipzig 196o
(3o) ULBRICHT, S.: Beziehungen zwischen Diabetes mellitus, Leberschäden und Arteriosklerose. Diss. Leipzig 1962
(31) WARREN, S.H. a. Ph. M. LECOMPTE : The Pathology of Diabetes mellitus. Philadelphia 1952
(32) WEBER, E.: Grundriß der biologischen Statistik für Naturwissenschaftler, Landwirte und Mediziner. 4. Aufl. Jena 1961
(33) WHITE, P. a E. WASKOW : Proc. Amer. Diabetes Ass. 8, 139 (1949)

| | Ohne Arterio-sklerose | | Mit Arterio-sklerose | | Summe | |
|---|---|---|---|---|---|---|
| | Absolut | Relativ | Absolut | Relativ | Absolut | Relativ |
| Diabetiker | 35 | 4,4 % | 76o | 95,6 % | 795 | 1oo % |
| Nichtdiabetiker | 3545 | 22,4 % | 123o5 | 77,6 % | 1585o | 1oo % |

Tab. 1 : Häufigkeit der Arteriosklerose bei Diabetikern und Nichtdiabetikern.

| | | 14- unt. 6o J. | | 6o- unt. 7o J. | | 7o- unt. 8o J. | | über 8o J. | |
|---|---|---|---|---|---|---|---|---|---|
| | | Absolut | Relativ | Absolut | Relativ | Absolut | Relativ | Absolut | Relativ |
| Diabetiker | Alle | 169 | 1oo % | 34o | 1oo % | 258 | 1oo % | 28 | 1oo % |
| | mit Art.-skl. | 139 | 82,2 | 336 | 98,8 | 257 | 99,6 | 28 | 1oo |
| Nichtdiabetiker | Alle | 7o21 | 1oo,o | 4578 | 1oo,o | 3497 | 1oo,o | 754 | 1oo,o |
| | mit Art.-skl. | 3952 | 56,3 | 42o3 | 91,8 | 34o2 | 97,3 | 748 | 99,2 |

Tab. 2 : Häufigkeit der Arteriosklerose bei Diabetikern und Nichtdiabetikern in den einzelnen Altersklassen.

| Arteriosklerose | | Allgemein schwer | Allgemein leicht | Peripher schwer | Peripher leicht | Zentral schwer | Zentral leicht | Ohne Art.-skl. |
|---|---|---|---|---|---|---|---|---|
| Nichtdiabetiker | Abs. | 76o9 | 3ooo | 1o2 | 46o | 251 | 883 | 3545 |
| | Rel. | 48,o % | 18,9% | o,6 % | 2,9 % | 1,6 % | 5,6 % | 22,4 % |
| Diabetiker | Abs. | 623 | 92 | 14 | 12 | 5 | 14 | 35 |
| | Rel. | 78,3 % | 11,6% | 1,6 % | 1,5 % | o,6 % | 1,9 % | 4,4 % |

**Tab. 3 : Lokalisation und Schweregrad der Arteriosklerose bei Nichtdiabetikern und Diabetikern.**

| | | Ohne Infarkte | | Mit Infarkten | | Summe | |
|---|---|---|---|---|---|---|---|
| | | Absolut | Relativ | Absolut | Relativ | Absolut | Relativ |
| Diabetiker | männl. | 22o | 8o,8 % | 52 | 19,1 % | 272 | 1oo % |
| | weibl. | 327 | 85,8 % | 54 | 14,1 % | 381 | 1oo % |
| | Summe | 547 | 83,7 % | 1o6 | 16,2 % | 653 | 1oo % |
| Nichtdia-betiker | männl. | 5252 | 9o,8 % | 528 | 9,1 % | 578o | 1oo % |
| | weibl. | 5116 | 95,1 % | 263 | 4,8 % | 5379 | 1oo % |
| | Summe | 1o368 | 92,9 % | 791 | 7,o % | 11159 | 1oo % |

Tab. 4 : Häufigkeit der Myokardinfarkte beim Diabetiker und Nichtdiabetiker. (Berücksichtigung fanden nur die Sektionen der Jahre 1951 - 1958.)

| | Ohne Leberschaden | | Mit Leberschaden | | Summe | |
|---|---|---|---|---|---|---|
| | Absolut | Relativ | Absolut | Relativ | Absolut | Relativ |
| Diabetiker | 631 | 79,4 % | 164 | 2o,6 % | 795 | 1oo % |
| Nichtdiabetiker | 142o3 | 89,6 % | 1647 | 1o,4 % | 1585o | 1oo % |

Tab. 5 : Häufigkeit der Leberschäden bei Diabetikern und Nichtdiabetikern.

| Diabetiker | Ohne und mit Arteriosklerose | | Mit Arterio-sklerose | |
|---|---|---|---|---|
| | Absolut | Relativ | Absolut | Relativ |
| Ohne Leberschaden | 631 | 1oo % | 6o3 | 95,6 % |
| Mit Leberschaden | 164 | 1oo % | 157 | 95,7 % |

Tab. 6 : Häufigkeit der Arteriosklerose bei lebergesunden und bei leberkranken Diabetikern.

Aus der II. medizinischen Klinik der Pädiatrischen Fakultät
(Vorstand: Prof. Dr. R. F o i t ),
dem I. Institut für medizinische Chemie der Karls - Universität
(Vorstand: Prof. Dr. K. K á c l )
und aus dem Biophysikalischen Institut der Karls-Universität
(Vorstand: Doz. Dr. Z. D i e n s t b i e r ) in Prag

# EINWIRKUNG KLEINER GABEN VON STICKSTOFF-LOST AUF VASKULÄRE PARESEN UND GLYKÄMIE BEI DIABETES MELLITUS

Von R. F o i t , J. K r a m l , R. S i e b e r o v á ,
H. P e l i c h o v á , J. P r o k e š und M. K o l á r

Vor einigen Jahren versuchten wir, die von ALEXANDROWICZ (1) und LEGEŻINSKI (2) empfohlenen kleinen Gaben von Stickstoff-Lost, d.h. o,o2 - o,o5 mg/kg, bei vaskulären Paresen nichtdiabetischen Kranken zu verabreichen. Wir konnten die Befunde einiger Neurologen bestätigen, daß bei einer gewissen Anzahl (über 2o %) dieser Kranken sich die Paresen rascher besserten als sonst.

Wir versuchten diese Behandlung auch bei älteren Diabetikern mit ähnlichen Paresen. Bei diesen war die Besserung deutlicher (3). Klinische Symptome einer Veränderung des Kohlenhydrat-Stoffwechsels wurden dabei nicht beobachtet.

Dagegen kam es nach ähnlichen Gaben bei 2o bis 25 Jahre alten Diabetikern ohne vaskuläre Komplikationen, aber mit höherem Insulinbedarf, nach 1 bis 2 Tagen (oder auch am selben Tag ) zu wiederholten - manchmal auch dramatischen hypoglykämischen Zuständen bei gleichbleibender Diät und Insulinmenge. Wir erklärten uns anfänglich diese Erscheinung so, daß es infolge der Stickstoff-Lost-Substanzen zur Hemmung der Produktion von Insulin-Antikörpern käme, wodurch eine hypothetische Insulinresistenz ausgeschaltet wurde.

Vor kurzer Zeit wurde in unserer Klinik ein Diabetiker mit hoher Insulin-Resistenz eingeliefert. Dieser erschien uns geeignet zur Untersuchung, ob seine Resistenz durch Insulin-Antikörper bedingt sei. Zu diesem Zwecke verwendeten wir ein J-131 markiertes Insulin, Elektrophorese auf Agar und eine immuno-elektrophoretische Methode. Außerdem wurde die Leber laparoskopisch und histologisch untersucht. Es wurde eine Hämochromatose festgestellt.

Abb. 1 zeigt Elektropherogramme auf Agar bei einem pH 8,6 und einem Zusatz von 2 E markierten Insulins/ml Serum. Die spezifische Aktivität des Insulins betrug 75 µC/mg. Oben (Abb. 1 A ) sind die Eiweißfraktionen mit Amidoschwarz angefärbt; unten (Abb. 1 B) sieht man das entsprechende Autoradiogramm, wo die Bilder 1, 2 und 3 nach Zusatz von markiertem Insulin entstanden sind, welches den Sera nicht-insulinresistenter Diabetiker zugesetzt wurde. Bild 4 entstand unter gleichen Bedingungen, jedoch im Serum des erwähnten insulinresistenten

Diabetikers. Man sieht, daß hier das Insulin an die schnell wandernden gamma-Globuline gebunden ist. Bild 5 entstand nach alleinigem Insulin in einer Konzentration von o,2E/ml. Die Anfärbung mit Amidoschwarz ist im Elektropherogramm bei der minimalen Insulinmenge nicht sichtbar.

In Abb. 2 sieht man unten (Abb. 2 B) die Auswertung der im oberen Teile der Abb. (2 A) dargestellten Autoradiogramme bei Verwendung des Meßgerätes ERI 1o Zeiss. Hier war der Zusatz von markiertem Insulin zehnmal geringer d. i. o;2 E/ml Serum. Bei stärkerer Radio-Aktivität wäre die Intensität der Schwärzung im ganzen Bereiche des Autoradiogramms nicht ablesbar. Bild 1 stellt das Autoradiogramm eines normalen Serums dar; Bild 2 jenes von dem angeführten insulinresistenten Diabetiker. 7o % des zugesetzten Insulins erscheinen an die schnell wandernden gamma-Globuline gebunden.

Auch die Spezifität der Insulinbindung wurde untersucht. (Abb. 3). Wir konnten die Befunde von STEIGERWALD (4) nicht bestätigen, nach welchen bei normalen Sera das mit J-131 markierte Insulin bei der Agar-Elektrophorese an die beta-Globuline und bei insulinresistenten Patienten an die alpha-2-Globuline gebunden erscheint. Auch die immuno-elektrophoretischen Befunde von MILLER und OWEN (5) konnten wir nicht ganz bestätigen. Nach diesen Autoren gibt es in den Seren insulinresistenter Diabetiker 2 Antikörper, die zugesetztes Insulin binden, und zwar das S7-gamma-Globulin und eines der beta-Globuline. Nach unseren Befunden gibt es wirklich 2 Eiweißfraktionen, die bei der Immuno-Elektrophorese vorwiegend das zugesetzte Insulin binden. Die eine gehört zu den alpha-2-Globulinen, und man kann diese Bindung sowohl in normalen als auch in Sera der mit Insulin behandelten Diabetiker feststellen. Die zweite ist mit dem schnell wandernden S7-gamma-Globulin identisch, und eine Bindung des zugesetzten Insulins an diese Fraktion fanden wir nur in den Sera der Patienten, die längere Zeit Insulin erhielten. Besonders auffallend ist die Bindung im Serum unseres insulinresistenten Diabetikers. Aus den übrigen anodischen Eiweißfraktionen kann während der Auswaschung des Präparates in physiologischer Lösung das markierte Insulin leicht eluiert werden.

Abb. 3 zeigt im oberen Teile die Immuno-Elektrophorese und unten das entsprechende Autoradiogramm. Die mit Pfeilen bezeichneten Präzipitationslinien gehören zu den insulin-bindenden Eiweißkörpern. Die Menge des zugesetzten markierten Insulins entsprach 2 E/ 1 ml Serum. Als Antiserum für diese Immuno-Elektrophorese benutzten wir einheimisches antihumanes Pferdeserum. Das in der Mitte dargestellte, mit Pfeilen bezeichnete Bild bezieht sich auf unseren insulinresistenten Diabetiker. Die 2 anderen dienen als Kontrolle. Die Bindung an das alpha-2-Globulin ist in allen Fällen feststellbar und scheint für die diabetischen Sera nicht spezifisch zu sein.

Abb. 4 bestätigt die Spezifität der Insulinbindung an das S7-gamma-Globulin unseres insulinresistenten Diabetikers. Die Anordnung des Versuches ist dieselbe wie in Abb. 3, jedoch wurde eine 1o mal kleinere Menge des markierten Insulins zugesetzt. Das Ergebnis ist aus dem oberen Autoradiogramm der Abb. 4 ersichtlich. Die Strahlung wurde nur in den Präzipitationslinien des gamma-Globulins vorgefunden. Die untere Hälfte des Autoradiogramms (mit der Strahlung im Gebiete der alpha-2-Globuline) diente als Kontrolle.

Bei unserem stark insulinresistenten Diabetiker konnte die tägliche Insulindosis hauptsächlich unter Einfluß von Hydrocortison im Laufe von etwa 5 Wochen von 274o auf 5oo E vermindert werden. Die nachher angewendete Behandlung mit Stickstoff-Lost-Präparaten rief eine Neigung zu leichteren Hypoglykämien hervor, doch war es bis jetzt nicht möglich, die tägliche Insulindosis von 5oo E weiter herabzusetzen. Die Blutzuckerwerte sind zwar gesunken, aber die Verminderung der Glykosurie ist unbedeutend.

Darum scheint es, daß die Stickstoff-Lost-Präparate eher eine v o r ü b e r g e h e n d e Abschwächung der Antigen-Antikörper-Reaktion bewirken. Die Versuche sind noch nicht beendet; somit ist diese Mitteilung nur als ein vorläufiger Bericht zu betrachten.

L i t e r a t u r

(1) ALEXANDROWICZ, J.: Pol. Tyg. Lek. 4, 481 (1949)
(2) LEGEŽINSKI : Čas. lék. česk. 89, 533 (195o)
(3) FOIT, R. u. R. SIEBEROVÁ : Čas. lék. česk. 91, 382 (1952)
(4) STEIGERWALD, H. et al.: Klin. Wschr. 38, 973 (196o)
(5) MILLER, H. u. G. OWEN : Nature 188, 67 (196o)

Clinique des Maladies de la Nutrition et Diététique,
Hôpital Cantacuzino Bucarest (Direktor: Prof. Dr. I. P a v e l )

# LE DIABETE SUCRÉ VICE BIOLOGIQUE DE LA MEMBRANE CELLULAIRE +

Par I. P a v e l , R. P i e p t e a et N. M i h a l a c h e

La lésion biochimique initiale du diabète a été située au cours du temps à des niveaux très différents. Verzar a montré qu'avant d'être utilisé le glucose subit une phosphorilation sous l'influence des hormones corticosurrénaliens. CORI (1946) met en évidence la présence de l'hexokinase enzyme nécessaire à la phosphorilation du glucose qui ainsi transformé en ester Robison (glucose-6-phosphate) devient métabolisable.

SLINE (1946) montre que l'hexokinase se trouve non seulement à l'intérieur de la cellule, mais aussi au niveau de la membrane cellulaire ou elle réalise la phosphorilation indispensable à la pénétration du glucose dans la cellule. LEVINE (1961) estime qu'au niveau de la membrane cellulaire se trouve "un système pour le transport du glucose" qui est inactif en l'absence de l'insuline.

Des recherches plus récentes tendent à montrer que dans certains cas l'hyperglycémie diabétique serait due à l'incapacité du tissu gras de synthétiser les lipides à partir des glucides circulantes (LAWRENCE, HIMSWORTH, HELLMAN).

Dans ce qui suit nous avons étudié la cynétique et le mode de diffusion du glucose et du rhodanide dans l'organisme tout en faisant abstraction des facteurs biochimiques et enzymatiques. Ceci nous a permis d'arriver à la conclusion que dans le diabète sucré, le vice biologique primitif se trouve au niveau de la membrane cellulaire.

METHODE DE TRAVAIL. Au cours de nos recherches concernant la vitesse du métabolisme glucidique que nous explorions pour le diagnostic du diabète, nous avions exploré simultanément la répartition du rhodanide de soude et du glucose dans l'organisme. Pour cela nous injections des quantités bien determinés de cas substances et suivions leur concentration sanguine durant un laps de temps.

Le glucose était injecté en quantité de o,33 g glucose/kg corps de la solution de 5o % et le rhodanide 1ooo mg de la solution de 1o %. Theoriquement leur concentration sanguine est au maximum à la fin de l'injection, mais pratiquement après 4-5 min. quand est réaliséeson homogénéisation dans les liquides circulants.

+) Vortrag wurde nicht gehalten.

La diminution plus rapide de la glycémie due autant à la diffusion dans les espaces extracellulaires qu'au métabolisme glucidique, demande des dosages toutes les 5 min. Cette précaution est indispensable pour déterminer la cynétique de l'abaissement du taux de l'hyperglycémie.

L'abaissement plus lent du taux de la rhodanidémie est sans doute expliquée par l'absence des phénomènes métaboliques. Il est due uniquement à la diffusion dans les espaces extracellulaires; c'est pourquoi on ne fait ici que 3 prélèvements horaires de sang.

Les chiffres obtenus montrent pour les 2 substances une évolution exponentielle du type $C = Co. e^{-kt}$.

Le coefficient de pente (K) est plus petit pour le rhodanide que pour le glucose. Si on écrit ces valeurs dans un système d'axes rectangulaires, ces valeurs se rangent le long des courbes asymtotiques. Dans le système des axes semilogarithmiques, les valeurs s'inscrivent le long de certaines lignes droites.

A l'aide des droites semilogarithmiques on peut déduire par extrapolation la valeur théorique: $C\ (to + \varepsilon)$ qui représenterait la concentration du glucose $G\ (to + \mathcal{E})$ ou du rhodanide $R\ (to + \mathcal{E})$ si l'injection et la diffusion des substances respectives s'effectueraient instantanément.

En rapportant la quantité de substance injectée à la différence de concentration sanguine nous obtenons le volume dans lequel a été diluée la substance:

$$\frac{Q}{C\ (to + \mathcal{E})\ - Co} = \text{l'espace de diffusion des substances utilisées.}$$

Dans ce sens l'espace du glucose (SG) et l'espace de rhodanide (SR) représentent le volume des liquides dans le quel ont diffusées ces deux substances.

Le présent travail se propose d'étudier la diffusion de ces deux substances chez les diabétiques et chez les non-diabétiques.

Les sujets qui font l'objet de ce travail ont été choisi parmi nos malades, hommes et femmes, âgés de 2o à 6o ans. Tous présentaient un bon état général. En ce qui concerne l'état du métabolisme des glucides, il y avait des individus, non-diabétiques et diabétiques. Cette démarcation a été faite par la détermination de la vitesse du métabolisme glucidique et par l'évolution ultérieure vérifiée pendant 5 ans.

On a determiné chez eux le coefficient de pente (K) de la droite sémilogarithmique (coefficient d'assimilation glucidique de CONARD).

Le temps de retour (TR) nécessaire pour que le glycémie arrive de nouveau aux valeurs initiales.

La consommation du glucose évaluée en mg/kg/min tant sous la forme de consommation tissulaire standard (CTS) que sur celle de consommation cellulaire standard (CCS) (tab. 1).

L'évolution clinique des cas durant les 5-6 ans ecoulés depuis le commencement de l'observation, a confirmé le diagnostic initial de diabète ou de non-diabète établie au début par la vitesse du métabolisme glucidique.

RESULTATS. Les valeurs concernant la répartisation du glucose et du rhodanide dans l'organisme ont été interprétées statistiquement.

L'espace de rhodanide et celui de glucose ont été exprimé en % du poids corporel. On a calculé pour chacune de ces substances:

La moyenne arithmétique ( $\bar{x}$ ).

l'écart type $\frac{(\Sigma(x - \bar{x}))}{n}$

la variance $\frac{(\Sigma(x - \bar{x})^2)}{n}$

Pour établir l'écart standard ($\Delta X$) nous avons utilisé la formule de la répartition (standard) de Student: $S(Z) = \frac{f(t) + 1}{2}$

et nous avons comparé des groupes qui embrassent 95 % des cas. Dans ce but nous avons dessiné des courbes gaussiennes qui tiennent compte de la valeur moyenne et de la dispersion des nos cas.

I. L'ESPACE DE RHODANIDE ET CELUI DU GLUCOSE CHEZ LES NON-DIABÉTIQUES (tab. 2). Chez ces sujets la répartition du glucose et du rhodanide dans l'organisme présente les caractéristiques suivantes.

La fig. 1 représente graphiquement la répartition des cas en pourcentage. Autant l'ordre de grandeur, l'ampleur de la courbe que la dispersion des cas montre une grande ressemblance entre le mode de répartition du glucose et de celle de rhodanide.

II. L'ESPACE DU RHODANIDE ET DU GLUCOSE CHEZ LES DIABÉTIQUES. Ces malades présentent des caractéristiques particulières en ce qui concerne l'espace du glucose et du rhodanide qui sont exposées dans le tabl. 3.

Fig. 2 de ce qui vient d'être dit il résulte que la valeur moyenne de l'espace du glucose (32,7 %) est plus grande que celle de l'espace du rhodanide (19,8 %) du point du vue statistique la densité des cas est beaucoup plus grande autour de la moyenne pour l'espace du rhodanide que pour l'espace du glucose. En effet pour l'espace de rhodanide 95 % de cas se trouve entre 18,15 % et 21,45 % tandis que pour l'espace du glucose les limites qui correspondent à la même proportion de cas se situent entre 19,8 % et 45,6o %.

III. L'ESPACE DU RHODANIDE CHEZ LES DIABÉTIQUES ET LES NON-DIABÉTIQUES. Pour nous rendre compte si les différences existent chez les diabétiques peuvent être attribuées a une répartition particulières de liquides extracellulaires, nous avons entrepris une comparaison de la répartition du rhodanide chez l'individu normal et pathologique (tab.4).

Dans la fig. 3 nous avons représenté graphiquement la différence de répartition du rhodanide chez les diabétiques et les non-diabétiques. En analysant ces données nous constatons que tant la valeur moyenne que la densité des cas autour de la moyenne sont ressemblantes. Quoique le chiffre moyen est plus petit chez les diabétiques (19,8 %) que chez les non-diabétiques (21,65 %), la différence est non significative et peut être due à des variations dues au hasard.

INTERPRÉTATION DES RÉSULTATS. De ce qui vient d'être dit il résulte que chez le normal, le glucose se répand dans les liquides extracellulaires tout comme le rhodanide. Par contre chez le diabétique la répartition du glucose est differente de celle du rhodanide. En effet chez le diabétique l'espace du glucose est constamment plus grand que celui du rhodanide. A première vue tout se passarait comme si le glucose diffusait chez le diabétique dans un espace plus grand que celui du rhodanide donc plus grand que l'espace extracellulaire, en d'autres mots que le glucose envahissait en partie le secteur cellulaire. Ceci ne peut être exact car chez le diabétique le contenu cellulaire en glucose n'est pas augmenté. D'autre part le taux du glucose n'est pas répandu du manière homogène entre les divers secteurs de liquides extracellulaires. Pour étayer cette affirmation nous avons dosé le glucose dans le sang et dans le liquide interstitiel chez les diabétiques et chez les non-diabétiques. Nous avons fait ainsi des criocautérisations dans la région deltoidienne chez 5 volontaires (3 diabétiques et 2 normaux). Après 3 ou 4 jours, quand sont apparues les vésicules, nous avons determiné la concentration en glucose dans le liquide prisé dans la vésicule provoquées par le criocautère et dans le sang. Les resultats sont inscrits dans le tab. 5.

Il résulte de cette exploration que les diabétiques présentant une discrépance entre l'espace de rhodanide et de glucose, ont effectivement une différence entre le taux de la glycémie et le taux de la glicistie en faveur de cette dernière. Ceci n'existe pas chez les individus non-diabétiques.

Ainsi l'inégalité entre l'espace du glucose et l'espace du rhodanide tient chez le diabétique non pas à l'invasion cellulaire du glucose mais à une répartition inégale du glucose entre les liquides circulants et interstitiels. La fig. 4 aidera à comprendre cette interprétation.

Fig. 4.Ainsi l'inégalité de répartition confirmée par l'examen direct des liquides interstitiels représente chez le diabétique un effort de l'organisme qui lutte contre l'admission défectueuse du glucose dans les cellules. La fig. 5 montre schématiquement comment les choses semblent se passer.

Chez l'homme sain (fig 5 a) la membrane cellulaire permet la pénétration dans les celules en quantité suffisante du glucose qui se trouve en concentration normale dans le sang et dans le liquide interstitiel.

Au cours du diabète latent (fig 5b) le trouble de la perméabilité de la membrane cellulaire existe quoique la glycémie soit normale. Le trouble peut être compensé par l'augmentation de la concentration du glucose dans les liquides interstitiels.

Dans le diabète décompensé (fig. 5 c) la perméabilité de la membrane pour le glucose est encore plus réduite. L'organisme a recours ici à l'augmentation de la glycémie pour déterminer,par l'intermédiaire de l'hyperglicystie, l' admission du glucose dans les cellules.

COMMENTAIRES. Conformément à la loi de l'action des masses "le rendement" d'une réaction chimique est dicté dans certaines conditions par la quantité des substances qui entrent dans la réaction. Ces réactions ayant lieu le plus souvent entre substances en solution la loi des masses devient en fait une loi des concentrations.

Le sens de la réaction est dicté, dans des conditions préétablies, par la concentration de ces substances. Dans notre cas la réaction qui a lieu est le métabolisme du glucose et la vitesse de consommation du glucose depend de la concentration de celui-ci dans le milieu intérieur.

Le métabolisme du glucose ayant lieu à l'intérieur de la cellule et nos informations concernant la distribution de celui-là ne regardant que les espaces extracellulaires, il resulte que n o u s n' a v o n s p a s c a l c u l é l e m é t a b o l i s m e d u g l u c o s e p r o p r e m e n t d i t , m a i s u n i q u e m e n t l a v i t e s s e d e s o n p r é l è v e m e n t p a r l e s   c e l l u l e s . Dans ce sens le "rendement de la réaction" (GULDBERG et WAAGE) dans notre cas a trait au "rendement de prélevation" du glucose par les cellules. Il est possible que dans le diabète la barrière pour le glucose au niveau de la membrane cellulaire soit la conséquence de certaines réactions métaboliques intracellulaires qui fonctionnent au ralenti; mais du point de vue cynétique l' entrée du glucose dans la cellule parait être le fait essentiel et primitif.

L'augmentation de la concentration du glucose dans les espaces interstitiels ne serait ainsi qu'une première mesure compensatrice envers la difficulté de la pénétration du glucose dans les cellules. Elle existe à l'état isolée au cours du diabète latent ou equilibré. Quand le trouble de la perméabilité de la membrane pour le glucose augmente, l'hyperglycistie isolée ne suffit plus. L'organisme a recours à la seconde mesure l'hyperglycémie qui permet une augmentation encore plus grande de la concentration du glucose dans les interstices c'est-à-dire au seuil de la membrane cellulaire. Entre la première et la seconde il n y a pas de différence qualitative, mais uniquement de degré.

Du point de vue pratique et doctrinal il apparait que l'exploration et la comparaison systématique des espaces dits du rhodanide et celui du glucose sont indispensables pour évaluer le métabolisme glucidique. La non-concordance entre ces deux espaces montre non pas la gravité du diabète, mais plutôt l'efficience de l'effort de l'organisme dans sa luttre contre l'"imperméabilité" de la membrane cellulaire pour le glucose. Dans ce sens les notions que nous avions formulé sur la foi de certains éléments à caractère statique (a savoir consommation cellulaire et consommation tissulaire standard) recoivent aujourd'hui le sens d'une évaluation quantitative des efforts d'adaptation du métabolisme pour compenser le déficit fonctionnel de la membrane cellulaire concernant la perméäbilité pour le glucose.

CONCLUSIONS. En étudiant la répertition du glucose et du rhodanide de sodium chez les diabétiques (32 cas) et non-diabétiques (17 cas) les auteurs sont arrivés aux conclusions suivantes:

1. Le glucose injecté par voie i.v. est diffusé dans les liquides extracellulaires (sang et liquides interstitiels).

2. La diffusion du glucose chez les non-diabétiques est uniforme, analogue a celle du rhodanide, tandis que chez les diabétiques elle n'est pas uniforme. Chez ces derniers la concentration du glucose dans les liquides interstitiels est plus grande que dans le sang; cette inégalité de répartition qu'on peut évaluer par la comparaison de l'espace du glucose et de celui du rhodanide a été confirmée par la détermination directe dans le sang et dans le liquide interstitiel prelevé à l'aide de crycautère.

3. L'hyperglycistie et l'hyperglycémie semblent n'être que deux étapes distinctes d'un même phénomène par lequel l'organisme s'efforce de compenser l'imperméabilité de la membrane cellulaire pour le glucose.

4. La diminution de la perméabilité de la membrane cellulaire pour le glucose semble être, au moins du point de vue cynétique l'élément fondamental dans la pathogénie du diabète sucré.

Tab. 1

| Nr. | Caractéristiques des lots | Non-diabétiques | Diabétiques |
|---|---|---|---|
| 1 | Nombre des cas | 17 cas | 32 cas |
| 2 | Coéfficient moyen d'assimilation du glucose (K) | $-1,875.1o^{-2}$ | $-o,52.1o^{-2}$ |
| 3 | Temps de retour (chiffre moyen) | 31,5 min. | 98 min. |
| 4 | Consommation de glucose | CCS ≃ CTS > 1o mg/kg/min. | CTS ∥ CCS < 1o mg/kg/min. |

Tab. 2

| Nr. | Les caractères du groupe | Espace R | Espace Gl |
|---|---|---|---|
| 1 | Les limites rencontrées | 19 - 25,7 % | 18,8 - 31 % |
| 2 | La valeur moyenne ($\bar{X}$) | 21,65 % | 22,3 % |
| 3 | Écart type moyen $\sqrt{\frac{\Sigma(x - \bar{x})^2}{n}}$ | 2,14 | 3,o4 |
| 4 | La variance $\frac{\Sigma(x - \bar{x})^2}{n}$ | 4,565 | 9,22 |
| 5 | Écart standard ($\Delta x$) | 1,13 | 1,61 |

Tab. 3

| Nr. | Les caractères du groupe | Espace R | Espace Gl |
|---|---|---|---|
| 1 | Les limites rencontrées | 14,5 - 27,5 % | 2o - 48 % |
| 2 | La valeur moyenne ($\bar{x}$) | 19,8 % | 32,7 % |
| 3 | Écart type moyen $\sqrt{\frac{\Sigma(x - \bar{x})^2}{n}}$ | 3,o3 | 11,6 |
| 4 | La variance $\frac{\Sigma(x - \bar{x})^2}{n}$ | 9,2 | 135 |
| 5 | Ecart standard ($\Delta x$) | 1,65 | 12,9 |

Tab. 4

| Nr. | Les caractères de groupes | Non-diabétiques | Diabétiques |
|---|---|---|---|
| 1 | Les limites rencontrées | 19 - 25,7 % | 14,5 - 27,5 % |
| 2 | La valeur moyenne ($\bar{x}$) | 21,65 % | 19,8 % |
| 3 | Écart type $\sqrt{\frac{\Sigma(x - \bar{x})^2}{n}}$ | 2,14 | 3,o3 |
| 4 | La variance $\frac{\Sigma(x - \bar{x})^2}{n}$ | 4,565 | 9,2 |
| 5 | Écart standard ($\Delta x$) | 1,13 | 1,65 |

Tab. 5

| Nr. | Nom | Sexe | Age | $K.1o^{-3}$ | Esp. Gl. | Esp. R. | Glycémie | Glicistie | Obs. |
|---|---|---|---|---|---|---|---|---|---|
| 1 | Mih.N. | m | 47 | o,36 | 28 % | 25 % | 4,o5 | 4,35 | Diabète |
| 2 | Vas.O. | m | 52 | o,25 | 4o % | 22 % | 1,25 | 1,57 | " |
| 3 | Mon.E. | f | 63 | o,16 | 34 % | 2o % | 1,35 | 1,75 | " |
| 4 | Ap.Fl. | m | 31 | 1,2o | 2o % | 19 % | 1,o2 | 1,o5 | Non-diab. |
| 5 | Bar.P. | m | 55 | 2,1o | 24 % | 25 % | o,97 | 1,o1 | " |

Aus dem Institut für Diabetes - Forschung und Behandlung - "Gerhardt Katsch" Karlsburg (Direktor: Prof. Dr. G. Mohnike)

# ÜBER DEN EXTRAZELLULÄRRAUM BEI DIABETISCHER ANGIOPATHIE

Von E. Lüdtke

Ausgehend von Nierenfunktionsuntersuchungen bei Diabetikern mit diabetischer Mikroangiopathie, bestimmten wir den sog. extrazellulären Verteilungsraum mit Hilfe von Inulin durch Dauerinfusion bei fortlaufender Urinsammlung und Natriumthiozyanat bei fallendem Plasmaspiegel.

Das Patientengut setzte sich aus 100 Diabetikern zusammen, bei denen auf Grund des ophthalmologischen Untersuchungsbefundes bzw. des klinischen Bildes der Verdacht auf Vorliegen einer diabetischen Nephropathie ausgesprochen wurde.

Über unsere Untersuchungsergebnisse informiert Tab. 1 (space-Mittelwerte): Daraus ergibt sich, daß die space-Werte in allen nach Art des ophthalmologischen Befundes geordneten Gruppen im Rahmen der aus der Literatur bekannten Schwankungsbreiten lagen. Untereinander zeigen sich in den Gruppen keine auffälligen und verwertbaren Differenzen. Als Gesamtmittelwert fanden wir für den Inulinspace 15,9 % und für den Thiozyanat-space 26,8 % des Körpergewichtes.

Auffällig kleine spaces wurden bei 5 Patienten gefunden, die in Tab. 2 aufgeführt sind.

Es handelt sich dabei jeweils um einen langfristigen Diabetes mellitus, der klinisch durch einen jetzt vorhandenen deutlich gesenkten Insulinbedarf gekennzeichnet ist. Der ophthalmologische Befund entsprach einer fortgeschrittenen Retinopathia diabetica. Die Clearance-Werte deuten auf verschiedengradige glomerulotubuläre Schäden.

Das Problem des sog. "Leichterwerdens" eines Diabetes mellitus ist uns aus dem eigenen Krankengut und aus der Literatur bekannt. Dieses "Leichterwerden" wird klinisch durch den deutlich abgesunkenen Insulinbedarf meßbar. Wir möchten annehmen, daß dieser Erscheinung eine Verkleinerung des extrazellulären Verteilungsvolumens zugrunde liegt. Im Extrazellularraum, vor allem in seinem physiologisch aktiven Anteil nach MERTZ, der sich aus Plasmawasser und leicht diffusibler interstitieller Flüssigkeit einschließlich der Lymphe zusammensetzt, spielen sich wichtige qualitative und quantitative Stoffwechselvorgänge ab, die für die Aufrechterhaltung der Zelltätigkeit erforderlich sind. Zur Charakterisierung der Geschwindigkeit der Stoffwechselabläufe können Isotopenversuche dienen, nach denen die Austauschquote zwischen Blutwasser und übrigem extrazellulärem Wasser pro Minute 73 % beträgt. Besondere Bedeutung kommt dabei der interstitiellen Grundsubstanz zu, wobei nach HVIDBERG die Hyaluronsäure die Aufrechterhaltung eines Fließgleichgewichtes zwischen Bindegewebswasser und dem restlichen Körperwasser vermittelt. Hinsichtlich der diabetischen Stoffwechselsituation darf eine Störung der intrazellulär gerichteten Penetration der Glukose aus dem extrazellulären Glukose-pool angenommen werden. In diesem Falle würde ein aus den gemessenen verkleinerten Inulin- und Thiozyanat-spaces geschlossener kleiner Glukose-space den beobachteten verminderten Insulinbedarf erklären. Im übrigen verstehen wir den Begriff "space" weniger in räumlicher als vielmehr in funktioneller Hinsicht.

Es muß aber darauf hingewiesen werden, daß infolge der Seltenheit echter Insulinbedarfsminderung anhand der bisher überblickbaren Fälle keine verbindliche Aussagen gemacht werden können und die hier getroffenen Überlegungen vorerst hypothetischen Charakter tragen.

Tab. 1

| Augenbefund | Fallzahl | Inulinspace (% KG ) | Thiozyanatspace ( % KG ) |
|---|---|---|---|
| Normal | 3o | 14,9 | 27,6 |
| Cataracta | 8 | 16,5 | 24,7 |
| R I | 21 | 13,4 | 27,3 |
| R II | 22 | 15,5 | 22,7 |
| R III | 19 | 2o,2 | 28,7 |
| insgesamt | 1oo | 15,9 | 26,8 |

Tab. 2

| Geschlecht | Alter | Diabetes-dauer | Insulinbedarf anf./hö/z.Zt. | Augen | Clearance In. /PAH | Inulin-space | Thiozyanat-space |
|---|---|---|---|---|---|---|---|
| 1 ♀ | 6o | 11 | 44/74/2o | R III | 8o/211 | 5,6 | 11,1 |
| 2 ♀ | 27 | 12 | 78/78/32 | R III | 26/165 | 8,2 | - |
| 3 ♂ | 42 | 28 | 44/64/28 | R II | 75/198 | 1o,8 | - |
| 4 ♂ | 43 | 28 | 6o/12o/44 | R III | 28/256 | 9,5 | 1,6 |
| 5+ ♀ | 28 | 2o | 4o/68/42 | R III | 67/32o | - | 5,9 |

+) Auf diese Pat. beziehen sich auch die Abb. 6 u. 8 bei D o l é n e k und Abb. 16 - 18 bei F u c h s .

Aus dem Pathologischen Institut der Karl-Marx-Universität Leipzig
(Direktor: Prof. Dr. G. H o l l e )

# ELEKTRONENMIKROSKOPISCHE BEFUNDE AN DEN MUSKELKAPILLAREN BEI LANGZEITDIABETIKERN

Von U. F u c h s

Klinische Untersuchungsmethoden haben Funktionsstörungen peripherer Blutgefäße bei Diabetikern ergeben. Ein gewebliches Substrat für diese Veränderungen war jedoch auf Grund des begrenzten Auflösungsvermögens des Lichtmikroskopes bislang nicht zu erbringen. Es soll deshalb im folgenden über elektronenmikroskopische Untersuchungen an Kapillaren der Bauchmuskulatur von Langzeitdiabetikern berichtet werden. Die Patienten wiesen eine diabetische Angiopathie des Augenhintergrundes und des Nierenglomerulums auf. Es handelt sich um die gleichen Fälle, bei denen COSSEL licht- und elektronenmikroskopisch eine diabetische Glomerulosklerose gefunden hat.

Zunächst sei der Aufbau der menschlichen Skelettmuskelkapillare erläutert. Sie zeigt einen geschlossenen Endothelbelag (Abb. 1, 2, 4, 11, 15). In der Endothelzelle finden sich die üblichen Strukturen: Zellkerne mit mehreren Nucleoli (Abb. 1, 12), Mitochondrien (Abb. 2), Zytosome (Abb. 2), kleine Bläschen (Abb. 2, 7, 1o), Vacuolen (Abb. 1), Palade Granula (Abb. 11). Im Kapillarlumen sieht man gelegentlich Anschnitte von Erythrozyten (Abb. 5, 15). Außen wird die Kapillarwand von einer Basalmembran (Abb. 1, 2, 3) umgeben, die brückenartige Fortsatzbildungen zu der Exomembran der Muskulatur zeigt (Abb. 4). An anderen Stellen jedoch ist die Kapillarwand aus dem Verband ausgelöst (Abb. 2). Zwischen Basalmembran und Exomembran der Muskulatur liegt der Perikapilläre Raum.

Der V e r g l e i c h zwischen den Kapillaren von Diabetikern und Normalfällen ergibt eine Verdickung des E n d o t h e l s (Abb. 3). Das Grundzytoplasma verhält sich dabei elektronenmikroskopisch unterschiedlich. Es ist in beiden Untersuchungsreihen gleich osmiophil (Abb. 3). Andererseits kann es bei den Diabetikern erheblich aufgehellt sein. Man trifft Kapillaren an, die in der Schnittebene mehrere Endothelzellen mit aufgehelltem Grundplasma zeigen (Abb. 4). An anderen Kapillaren sieht man nur eine Endothelzelle verändert, die geschwollen ist und sich in das Lumen vorwölbt (Abb. 5, 6). Auch können nur basale Endothelzellfortsätze geschwollen sein (Abb. 7), so daß man erst nach Vergleich mit anderen Bildern diese Gebilde nicht für Vacuolen halten möchte. Die stärkere Vergrößerung läßt diese Aufhellung des Grundplasmas eindeutig erkennen (Abb. 8). Bei fortgeschrittenen Stadien erscheint die Endothelzelle optisch fast leer (Abb. 9). Es ist einleuchtend, daß diese Schwellung der Endothelzellen mit einer verminderten Bläschenzahl im Protoplasma einhergeht. Es handelt sich dabei um kleine Vacuolen, die dem Stofftransport durch die Endothelzelle im Sinne der Pinozytose dienen. Der Kontrollfall zeigt fast doppelt so viele Bläschen, wie eine Gegenüberstellung demonstriert (Abb. 1o). Die Durchmesser der kleinen Bläschen sind in beiden Untersuchungsreihen gleich groß. Überschlägige quantitative Bestimmungen haben doppelt so häufig Zellgrenzen und Zellkerne bei den Diabetikern ergeben, deren Karyoplasma ebenfalls aufgehellt sein kann (Abb. 1). Es dürfte sich um eine Vermehrung der Endothelzellen handeln, wie sie auch bei der diabetischen Glomerulosklerose gefunden worden ist. Zytosome und Mitochondrien (Abb. 2) sind in beiden Untersuchungsreihen gleich häufig. An Stellen mit starkem Zelloedem können die Mitochondrien eine sphärische Transformation erleiden (Abb. 9).

Die B a s a l m e m b r a n ist bei den diabetischen Fällen dicker (Abb. 3). Zudem ist ihre Struktur von dem Normalfall insofern verschieden, als sie bei Diabetikern häufiger Aufhellungs- und Verdichtungsbezirke aufweist. Viele kleine Aufhellungsbezirke können der Basalmembran ein geradezu mottenzerfressenes Aussehen geben (Abb. 11). Größere Aufhellungsbezirke imponieren als unscharf (Abb. 14) oder doch relativ scharf begrenzte Vacuolen (Abb. 13), gelegentlich als lamelläre Spalten. Vielleicht handelt es sich auch hier um ein Oedem. Andere Basalmembranabschnitte sind jedoch osmiophil dicht (Abb. 15). Kleine intensiv osmiophile Anteile in der Basalmembran dürften Verfettungen entsprechen.

Der P e r i k a p i l l ä r r a u m (Abb. 3) ist bei den diabetischen Fällen herdförmig erweitert, wie überhaupt betont werden muß, daß alle beschriebenen Veränderungen herdförmig in der Kapillarwand ausgebildet sind, und daß auch beim Diabetiker Kapillaren anzutreffen sind, die sich elektronenmikroskopisch durchaus normal verhalten. Es ist bei den Diabetikern eine wesentlich größere Streuung der Meßwerte nachzuweisen.

Wir fanden also bei den Diabetikern eine herdförmige Verdickung der Kapillarwand und eine Erweiterung des Perikapillärraumes. Durch diese Veränderungen ist der Blut-Muskel-Weg bei den Diabetikern etwa 3oo nm länger, die Kapillarwand selbst etwa 2oo nm, d.h. ungefähr 2/3 dicker. Aus den Zahlen ersieht man unschwer, daß diese Abweichungen kaum mit dem Lichtmikroskop erfaßt werden können. Unsere Befunde ähneln jenen, die COSSEL bei der diabetischen Glomerulosklerose erhoben hat. Sie sind nur graduell geringer. Auch an Hautkapillaren von Diabetikern wurde eine Basalmembranverdickung gefunden. Insgesamt ergibt sich also bei 3 Langzeitdiabetikern mit peripherer Angiopathie des Augenhintergrundes und der Niere auch eine Angiopathie der Skelettmuskelkapillaren.

Anhangsweise soll über die elektronenmikroskopische Untersuchung von Kapillaren der Unterschenkelmuskulatur berichtet werden. Es hat sich eine erhebliche Verdickung der Basalmembran ergeben, die etwa 3-6 mal dicker als die Basalmembran von Nicht-Diabetikern aus der Bauchmuskulatur ist. Dabei zeigt die Basalmembran feinherdige, zum Teil wolkiglockere Aufhellungsbezirke sowie Vacuolen (Abb. 18 +) und lange, lamelläre Spalten, so daß eine Schichtung der Basalmembran resultiert, die an die Jahresringe der Baumstämme erinnert (Abb. 16 +, 17+). An einigen Stellen liegen Bindegewebsfasern in den Lücken äußerer Anteile der Basalmembran. Gelegentlich findet sich eine grobtropfige Verfettung der Basalmembran (Abb. 18 +), ein Befund, den wir bislang in dieser Stärke noch nicht erhoben haben. Das Endothel erscheint nur gering dicker als bei den beigezogenen Kontrollfällen. Die Bläschen im Endothel sind etwa gleich groß. Der Perikapillärraum ist unterschiedlich weit (Abb. 17 +), erscheint aber wesentlich größer als bei den Kontrollen. Insgesamt ergeben sich Veränderungen, die über die an den Bauchmuskelkapillaren erhobenen Befunde bei weitem herausgehen. Freilich muß einschränkend betont werden, daß es sich um vorläufige Ergebnisse handelt und daß der Vergleich mit Kapillaren einer anderen Muskelgruppe durchgeführt worden ist.

L i t e r a t u r :

(1) FUCHS, U.: Frankfurt. Z. Path. (im Druck).

+) Abb. 16 - 18 beziehen sich auf Pat. 5 (Tab. 2) bei L ü d t k e und Abb. 6 und 8 bei D o l é n e k .

Aus der II. Medizinischen Klinik Cluj Rumänien
(Vorstand: Prof. Dr. V. G l i g o r e )

# UNTERSUCHUNGEN ÜBER DAS VORHANDENSEIN VON GEFÄSS-SCHÄDEN BEI DIABETES MELLITUS MIT AUSNAHME VON NETZHAUT- UND NIEREN-LOKALISATION +)

Von V. V. P a p i l i a n , V. G l i g o r e und O. L u c a c i u

Auf Grund histo-patho-chemischer Untersuchungen an Nekropsiematerial von Fällen mit juvenilem Diabetes mellitus heben die Verfasser - in Verbindung mit klinischen Beobachtungen - das konstante Vorkommen von generalisierten Arterienveränderungen in sämtlichen Organen (einschließlich Gehirn und peripherer Muskulatur) hervor. Diese Veränderungen bestehen in Ansammlungen neutraler Mucopolysaccharide und manchmal auch in Veränderungen in der Art fibrinoider Schwellungen mit häufigem Befall der Elastica interna.

Obwohl generalisiert, sind diese Veränderungen dennoch lokalisiert; auf Reihenschnitten können sowohl Befunde beschädigter als auch unbeschädigter Arterien erhoben werden.

Da die Beobachtungen an einem quantitativ geringen Material gemacht wurden, erweisen sich weitere Untersuchungen als unbedingt notwendig. Trotzdem führen die Beobachtungen zur Annahme, daß sich die Arterienveränderungen entweder in Schüben entwickeln oder daß sie unter gewissen Umständen reversibel sind.

Die Verfasser gelangen zu der Schlußfolgerung, daß beim Diabetes mellitus regelmäßig Arterienveränderungen generalisiert oder lokaler Art vorhanden sind, welche nichtzelluläre Strukturen befallen und nicht zwangsläufig zu einer klinisch manifesten Angiopathie führen.

+) Kurzreferat, Vortrag wurde nicht gehalten.

## DISKUSSION

D i t s c h e r l e i n , Berlin :

Zum Vortrag von Herrn Z s c h o c h : Ich kann die Ergebnisse, die Herr Z s c h o c h hinsichtlich des Koronarinfarktes gefunden hat, vollauf bestätigen. Wir haben bei 68o Diabetikern, die zum Zeitpunkt des Todes über 3o Jahre alt waren und bei 5512 entsprechenden Nichtdiabetikern festgestellt, in welchem Maße ein akuter Herzinfarkt zum Tode geführt hatte. Wir haben bei den Diabetikern etwa 12 % und bei den Stoffwechselgesunden etwa 3 % gefunden. Die Differenz ist signifikant.

In gleichem Maße kann ich unterstützen, was Herr Z s c h o c h zum Geschlechtsverhältnis sagte. Es ist bekannt, daß bei den Nichtdiabetikern zwischen Männern und Frauen ein Verhältnis von etwa 2:1 besteht; wir haben bei uns ein Geschlechtsverhältnis von 2,29:1 bei den Stoffwechselgesunden gefunden, d.h. auf 2 Männer kam eine Frau. Bei den Diabetikern dagegen haben wir ein Verhältnis von 1,1:1 beobachtet, also praktisch keinen Unterschied (verschiedenes Geschlechtsverhältnis statistisch gesichert). Diabetische Frauen erliegen mit viel höherer Wahrscheinlichkeit als ihre stoffwechselgesunden Geschlechtsgenossen einem Herzinfarkt (9,23:1); bei Männern ist dieser Unterschied nicht so groß (4,47:1).

Uns ist außerdem folgendes aufgefallen: Wir haben untersucht, was in anderen Statistiken noch nicht durchgeführt wurde, inwieweit die einzelnen Altersgruppen vom tödlichen Herzinfarkt betroffen waren (Tab. 1).

Tab. 1

| | Tödlicher Herzinfarkt bei Diabetikern | | | Stoffwechselgesunden | | |
|---|---|---|---|---|---|---|
| Sterbealter | Gesamtzahl | Herzinfarkt | = % | Gesamtzahl | Herzinfarkt | = % |
| 31 - 4o | 17 | | o | 816 | 3 | o,4 |
| 41 - 5o | 57 | 6 | 1o,5 | 1272 | 14 | 1,1 |
| 51 - 6o | 197 | 23 | 11,7 | 1676 | 42 | 2,5 |
| 61 - 7o | 316 | 4o | 12,7 | 1335 | 67 | 5,o |
| 71 - 8o | 195 | 31 | 15,9 | 379 | 45 | 11,9 |
| > 8o | 36 | 5 | 14,o | 34 | 5 | 14,7 |
| Summe | 818 | 1o5 | 12,8 | 5512 | 176 | 3,2 |

Bei den Nichtdiabetikern zeigt sich ein erheblicher, recht gleichmäßiger Anstieg vom 4. Dezennium an. Dagegen haben wir bei den Diabetikern nur eine ganz geringe Zunahme mit steigendem Lebensalter gefunden. Auch dieses unterschiedliche Verhalten ist signifikant. Wenn also bei Diabetikern eine geringere Altersabhängigkeit besteht, müssen dafür andere - am ehesten entgegengerichtete - Faktoren wirksam sein, die sich besonders in den mittleren Altersgruppen auswirken können. Es ist naheliegend,daß der Schweregrad des Diabetes bzw. die Stoffwechselführung von Bedeutung sind, da sie naturgemäß eher in den jüngeren Altersgruppen eine Rolle spielen. Es könnte auch noch ein Einfluß der Diabetesdauer in Betracht gezogen werden. (Von insgesamt 34 Fällen mit ausreichend genau bekannter Diabetesdauer waren die wenigen frisch entdeckten Fälle über 65 Jahre alt, alle vor dem 6o. Lebensjahr Verstorbenen hatten die Stoffwechselkrankheit mehr als 1o Jahre.) Zur Klärung dieser Fragen konnten wir unser Material leider nicht hinreichend auswerten, da es aus einem großen Zeitraum stammt und die entsprechenden klinischen Angaben aus den früheren Jahren nicht mehr erhalten werden konnten. - Allerdings sprechen alle 3 angeführten Faktoren (größere Häufigkeit bei Diabetikern, Wegfall des Geschlechtsunterschiedes, geringe Altersabhängigkeit) dafür, daß dem Stoffwechselleiden eine erhebliche Rolle beim Herzinfarkt des Diabetikers zukommen muß. Herr Z s c h o c h wies auf einen Punkt hin, den ich noch einmal ganz besonders betonen möchte: Vergleicht man in statistischen Zusammenstellungen, besonders Sektionsstatistiken, die Diabetiker mit den Stoffwechselgesunden, muß man hierbei unbedingt die Altersverteilung berücksichtigen, denn sie ist sehr unterschiedlich (vgl. DITSCHERLEIN: Dtsch. Gesundh.-Wes. 17, 1898 (1962).

M o h n i k e , Karlsburg :
Herr Z s c h o c h , mir ist nicht ganz klar geworden, inwieweit Sie wirklich bei Ihren Auswahlen berücksichtigt haben, daß es jenseits des 4o. oder doch 45. Lebensjahres etwa doppelt so viele Diabetikerinnen als Diabetiker gibt.

Z s c h o c h , Leipzig :
Zur Frage von Herrn Prof. M o h n i k e möchte ich sagen, daß das aus unseren Zahlen hervorgeht. Wir haben die Häufigkeit getrennt nach Geschlechtern auf die Gesamtsektionszahl bezogen und dabei ergibt sich einmal als Vergleichszahl die Häufigkeit der Infarkte bei den nichtdiabetischen Frauen und zum anderen die bei den Diabetikerinnen. Die Frage der "Population" berührt ein grundsätzliches Problem der Aussagefähigkeit von Sektionsstatistiken. Darüber ist im Schrifttum viel niedergelegt worden, insbesondere von FREUDENBERG und von GROSSE. Bei allen Sektionsstatistiken ist eigentlich nur die Aussage möglich, daß in dem b e t r e f f e n d e n Sektionsgut bestimmte Zahlenverhältnisse bestehen. Man muß mit der Extrapolation von Ergebnissen einer Sektionsstatistik auf die allgemeine Bevölkerung immer sehr zurückhaltend sein, insbesondere wenn es sich um Krankheiten handelt, die - wie GROSSE es nennt - eine hohe Sterbegeschwindigkeit haben, d.h. die sehr schnell zum Tode führen. Anders ist es mit Nebenbefunden, die als Anomalien in einem Sektionsmaterial vorkommen. Diese kann man auch auf die Gesamtbevölkerung übertragen.

T e u s c h e r , Bern :
Ich hätte noch eine Frage an Herrn L ü d t k e betreffend die Abhängigkeit des Insulinbedarfs vom Ausmaß des Extrazellulärvolumens. MOENCH und CREUTZFELDT haben den Insulinbedarf bei der alloxandiabetischen Ratte untersucht. Sie erzeugten bei diesen Ratten mit Diabetes mellitus eine Masugi-Nephritis. Es fiel ihnen auf, daß die Ratten, die ein nephrotisches Syndrom mit Oedemen, also mit erhöhtem extrazellulärem Raum, entwickelten, eine Abnahme des Insulinbedarfs aufwiesen, während bei den Ratten, die ein nephritisches Bild ohne Oedeme entwickelten, der Insulinbedarf unverändert blieb. Sie erklärten dieses Phänomen durch die Annahme, daß die Permeabilität für Glukose durch dieses Oedem gebessert werde. Diese tierexperimentellen Befunde könnte man also so interpretieren, daß oedematöse Tiere mit erhöhtem extrazellulärem Volumen w e n i g e r Insulin erfordern würden.

L ü d t k e , Karlsburg :
Dazu ganz kurz die Antwort. Bei 4 Patienten, die mit diesem kleinen space gefunden wurden, lagen keine latenten oder manifesten Ödeme vor. Wir haben überhaupt unter unseren Patienten sehr wenige gefunden, die ödematös waren.

M o h n i k e , Karlsburg :
Ich darf zu Herrn T e u s c h e r noch sagen, daß es mir nicht sehr plausibel erscheint, daß es eine pathologisch gesteigerte Permeabilität für Glukose gab. Ich kenne freilich die Untersuchungen von Herrn CREUTZFELDT und habe mit ihm darüber diskutiert. Dieser Mechanismus, über den sich, wie gesagt, auf Grund der Klinik nichts Endgültiges aussagen läßt, wäre eine Möglichkeit in Bezug auf die Diabetesbesserung. Eine ganz andere Möglichkeit, die vielleicht bei anderen Fällen Geltung hat, ist die von Herrn L ü d t k e gezeigte. Ein 3. möglicher Mechanismus wird übrigens im Laufe der Tagung noch diskutiert.

Aus der Neurologischen und der I. Medizinischen Universitätsklinik Szeged

# BEITRAG ZUM ZUSAMMENHANG ZWISCHEN DIABETISCHER ANGIOPATHIE UND NEUROPATHIE
## Untersuchungsergebnisse bei 5oo Zuckerkranken

Von Z. S o m l ó , S. S z ü c s , G. C s a p ó und K. K o v á c s

Vor nahezu 8o Jahren teilte DE CALVI mit, daß die Zuckerkrankheit von neurologischen Komplikationen begleitet sein kann. Seither haben sich zahlreiche Autoren mit dieser Frage befaßt, doch ist die Pathogenese auch heute noch ungeklärt. Ihr Zustandekommen hat man mit verschiedenen Mechanismen zu erklären versucht; als Ursachen wurden toxische Faktoren, Stresswirkungen, Hyperglykämie bzw. extreme Blutzuckerschwankungen, andere metabolische Faktoren wie Hyperlipämie, Ketonämie usw. vermutet. Anderen fiel auf, daß diabetische Neuropathie, Retinopathie und Nephropathie häufig gemeinsam anzutreffen sind und nannten daher dieses Syndrom "Triopathie". LAACHE dachte schon 1898 an die Möglichkeit einer gemeinsamen Pathogenese dieses Syndroms, desgleichen neuerdings auch SEITZ, FAGERBERG, SULLIVAN, LISIECKA-ADAMSKA. Man glaubte für das Zustandekommen der Neuropathie die Angiopathie der Vasa nervorum verantwortlich machen zu können.

Bei der Untersuchung dieser Frage haben wir zwei Methoden verfolgt: einerseits haben wir mittels klinischer Analyse unseres Krankengutes, und andererseits durch histologische Aufarbeitung bioptischen Materials aus dem Bereich der Peroneusmuskulatur dem Problem beizukommen versucht.

Wir haben 5oo Zuckerkranke unserer Ambulanz neurologisch untersucht und den Kohlenhydratstoffwechsel sowie den Zustand des Gefäßsystems systematisch kontrolliert. 6o % der Kranken waren Frauen und 4o % Männer, davon 84 % mit stabilem und 16 % mit labilem Diabetes. 44 % wurden mit Insulin , 24 % mit Carbutamid und 32 % nur diätetisch behandelt.

Bei 55 % des Krankengutes konnten auf neurologische Komplikationen hindeutende Abweichungen - bei Frauen und Männern in gleichem Verhältnis - festgestellt werden.

Tab. 1 zeigt die prozentuelle Verteilung der Kranken nach dem Lebensalter; sie läßt feststellen, daß das Alter in der Entwicklung der Neuropathie keine entscheidende Rolle spielt, da diese auch bei nahezu einem Drittel der Kranken unter 2o Jahren zu finden ist.

Tab. 1

| Alter (in Jahren) | bis 2o | 21-3o | 31-4o | 41-5o | 51-6o | 61-7o | über 7o |
|---|---|---|---|---|---|---|---|
| Anzahl der Fälle (in %) | 31,2 | 5o | 53,1 | 55,1 | 56,9 | 64,3 | 46,4 |

Tab. 2 veranschaulicht den bei unserem Krankengut beobachteten Zusammenhang der Neuropathie mit der Dauer des Diabetes. Mit fortschreitendem Diabetes nimmt auch die Neuropathie an Häufigkeit zu.

Tab. 2

| Diabetes-dauer (in Jahren) | o - 5 | 6 - 1o | 11 - 15 | 16 - 2o | über 21 |
|---|---|---|---|---|---|
| Anzahl der Fälle (in %) | 47,3 | 59,o | 62,o | 91,6 | 85,2 |

Dies steht im Einklang mit den bekannten Literaturangaben, doch sei hier die Bedeutung der 1. Kolumne betont, wo bei f a s t d e r H ä l f t e der frischen, bzw. der seit weniger als 5 Jahren diagnostizierten Fälle die Neuropathie schon nachweisbar war. Erhöht wird die Bedeutung von Kolumne 1 dadurch, daß sie wahrscheinlich noch höher ausgefallen wäre, wenn wir Gelegenheit gehabt hätten, alle unsere Kranken zur Zeit der Diagnostizierung des Diabetes neurologisch zu untersuchen. Viele von ihnen kamen erst nach mehrjährigem Bestehen ihres Zuckerleidens bei uns zur Beobachtung, und so konnte der Zeitpunkt des Entstehens ihrer Neuropathie nicht genau ermittelt werden.

Die Untersuchung unseres Materials auf das Vorkommen der Retinopathie ergab, daß in derjenigen Gruppe, wo eine Neuritis nachweisbar war, eine Retinopathie in 3o % vorlag, in der neurologisch intakten Gruppe aber nur in 14 % der Fälle. Innerhalb dieser Gruppe wurde das simultane Vorkommen von Retinopathie und Neuropathie bei den labilen Zuckerkranken untersucht, da in diese Gruppe vorwiegend jüngere Diabetiker gehören. Es zeigte sich, daß von den labilen Zuckerkranken 66 % an einer Neuritis leiden, gleichzeitig aber nur 18 % an einer Retinopathie. Von den Zuckerkranken unter 2o Jahren leiden 31 % an einer Neuropathie, während eine Retinopathie i n k e i n e m e i n z i g e n F a l l e vorkam. Die gesonderte Analyse der älteren, und seit langem an Diabetes leidenden Patienten läßt hier bereits ein häufiges gemeinsames Vorkommen dieser beiden Komplikationen feststellen. Etwa 3o % des gemeinsamen Vorkommens dieser beiden Komplikationen gingen aus dieser Gruppe hervor.

Histologische Untersuchungen wurden an 29 Zuckerkranken und 5 Kontrollpersonen vorgenommen. Die Schnitte des Materials (Fixierung in Formalin, Paraffineinbettung) wurden mit Hämatoxylin-Eosin, PAS, Hale, PTAH, Alcianblau und nach van

Gieson gefärbt. Die morphologische Bewertung dieser Präparate erfolgte blind. Die Ergebnisse der histologischen Untersuchung: Bei den 5 Kontrollpersonen waren keinerlei vaskuläre Veränderungen nachzuweisen. Das Alter aller dieser Kranken betrug 37 , das der 29 Zuckerkranken durchschnittlich 53 Jahre. Von ihnen litten 24 an Hypertonie und 14 an klinisch nachweisbarer Arteriosklerose. Wir konnten feststellen, daß von den 3 n i c h t an diabetischer Neuropathie leidenden Kranken bei einem, und von den 26 neuropathischen bei 12 leichte Gefäßveränderungen vorlagen, für die bezeichnend war, daß die Wand der kleineren Gefäße etwas dicker, die Membrana basalis etwas verbreitert, die Endothelzellen mäßig gedunsen erschienen und vielleicht auch die PAS-Positivität der Gefäßwand ein wenig erhöht war.

Das Gesagte möchten wir nun an Hand einiger M i k r o a u f n a h m e n (Vergrößerung einheitlich 29o:1) demonstrieren: Abb. 1. Nervenquerschnitt einer Kontrollperson. Die um den Nerven gelagerten Gefäße lassen pathologische Abweichungen nicht erkennen. Der Schnitt ist mit der PAS-Reaktion gefärbt, die PAS-Positivität der Gefäßwand ist nicht nennenswert gesteigert.
Abb. 2. Mikroaufnahme von einem Muskelanteil einer 61-jährigen Frau, deren Diabetes wir vor 5 Jahren diagnostizierten und der von Anfang an mit Insulin behandelt werden mußte; ihre Hypertonie und Arteriosklerose waren schon vor der Diagnose des Diabetes bekannt. Gegenwärtig neurologisch Peroneus-Schwäche, in der Knöchelgegend völliges Fehlen des Vibrationsgefühls; am Augenhintergrund sind außer Kreuzungserscheinungen keine Abweichungen sichtbar. Histologisch sind mehrere um die Muskelfasern gelagerte Gefäße zu erkennen. Das Präparat wurde mit PAS behandelt. Die Gefäßwand ist erheblich verdickt und weist eine mäßige Intima-Wucherung auf. Das histologische Bild läßt aber nicht auf das Bestehen einer diabetischen Angiopathie schließen, weil die Veränderungen die gleichen sind, wie wir sie bei Hypertonie-Arteriosklerose sehen.
Abb. 3. Hier sehen wir einen Schnitt aus dem bioptisch gewonnenen Material eines 57-jährigen Mannes. Seinen vor 2 Jahren diagnostizierten Diabetes haben wir von Anfang an mit Insulin behandelt. Das Augenhintergrundbild des hypertonischen Kranken ist charakteristisch für Hypertonie und Arteriosklerose. Neurologisch besteht totale Areflexie der unteren Extremitäten. In der einen Ecke des Schnittes sind Nervenfasern zu erkennen, in dem umgebenden Fettgewebe liegt ein größeres Gefäß. Die Gefäßwand ist etwas verdickt und weist eine Hale-Positivität auf. Ähnliche Veränderungen sind in Arteriosklerose-Fällen allgemein bekannt.
Abb. 4 stammt von einer 53-jährigen Frau, deren Diabetes wir vor 6 Jahren diagnostizierten, und die einer intermittierenden Carbutamidbehandlung untersteht. Sie hat Hypertonie und Arteriosklerose, an den Augenhintergründen sklerotische Erscheinungen. Neurologische Abweichungen bestehen nicht. Das von einem Muskelstückchen hergestellte, PAS-gefärbte Präparat zeigt auffallende Verdickungen und gesteigerte PAS-Positivität der Kapillarwände. Zu bemerken ist, daß die Intensität der PAS-Positivität an den verschiedenen Kapillaren der einzelnen Schnitte stark variiert.
Abb. 5 zeigt Muskelfasern einer 53-jährigen Frau, deren Diabetes vor einem Jahre mit typischen Beschwerden begann. Sie steht in Insulinbehandlung, hat hochgradige Hypertonie, mittelschwere Arteriosklerose. Ophthalmologisch ist eine im zweiten Stadium befindliche Retinopathia diabetica zu beobachten. Neurologisch negativ. Die Wand der neben den Muskelfasern Platz nehmenden Präkapillaren ist verdickt, darin die PAS-Positivität gesteigert. Dies ist diejenige Veränderung, welche einzelne Autoren als spezifisch für den Diabetes mellitus bezeichnen.

Die erörterten Untersuchungen sprechen dafür, daß zwischen der diabetischen Angiopathie und der Neuropathie eine enge Parallele weder auf Grund der klinischen, noch auf Grund der morphologischen Befunde gezogen werden kann. Der seit Jahrzehnten bestehende Diabetes älterer Personen ist zwar häufiger von Retinopathie und Neuropathie gemeinsam begleitet, dies beweist aber unseres Erachtens noch nicht die gemeinsame Pathogenese der beiden Komplikationen, da ja z.B. 66 % der labilen, d.h. vorwiegend jungen, Zuckerkranken an Neuropathie leiden, aber nur insgesamt 18 % an Retinopathie. Von den Kranken unter 20 Jahren hat 1/3 eine Neuritis, aber keiner von ihnen hat eine Retinopathie. Wir meinen, daß dieser klinische Befund ein wichtiges Argument gegen die hypothetische vaskuläre Pathogenese der diabetischen Neuritis darstellt. Histologisch konnten wir feststellen, daß die Neuropathie auch dann vorkam, wenn in den Gefäßen histologische, bzw. histochemische Abweichungen nicht nachgewiesen werden konnten. In Fällen mit nachweisbaren histologischen Veränderungen aber bestand keinerlei Parallele zwischen dem klinischen Schweregrad der Neuropathie und der histologischen Intensität der vasalen Veränderungen. Es ist sogar fraglich, ob die lichtmikroskopisch so geringfügig erscheinenden Veränderungen überhaupt die normalen Variationen überschreiten, d.h. als pathologisch anzusprechen sind. Es kann auch nicht mit Sicherheit behauptet werden, daß sich die histologischen Befunde wesentlich von den im hohen Alter oft vorhandenen hypertonisch-arteriosklerotischen Gefäßveränderungen unterscheiden.

Schließlich sei noch bemerkt, daß bei Kranken, die nicht an Diabetes, dafür aber an schwerer generalisierter und Extremitäten-Arteriosklerose leiden, neurologische Abweichungen, die auch nur im geringsten an die diabetische Neuritis erinnerten - wie die an 100 Kontrollpersonen vorgenommenen Untersuchungen erwiesen haben - nicht gefunden wurden.

Zusammenfassend: Unsere klinischen und histologischen Untersuchungen sprechen dafür, daß in der Pathogenese der diabetischen Neuritis die spezifisch-diabetische Angiopathie der unteren Extremitäten keine entscheidende Rolle spielen kann.

Aus der Medizinischen Universitätsklinik der Karl-Marx-Universität Leipzig
(Direktor: Prof. Dr. R. Emmrich)

# NEUROPATHIE UND ANGIOPATHIE BEI DIABETES

Von P. Feudell

Was mit einer diabetischen Angiopathie gemeint ist, darüber kann man sich heute unter Hinweis auf bestimmte klinische Befunde und Sachverhalte leicht verständigen. Weitaus schwieriger ist das bei der diabetischen Neuropathie. Wer über sie reden oder schreiben will, muß erst einmal erläutern, was er selber darunter versteht.

An die Diagnose wird landläufig nur die einzige Bedingung geknüpft, daß sich andere Ursachen als der bestehende Diabetes zur Erklärung der neurologischen Erscheinungen nicht anbieten. Sonst sind der Verwendung der Diagnose keine Grenzen gesetzt, und sie wird daher häufig gestellt. Daß sie aber auch als Ausschlußdiagnose niedrig im Kurs steht, erklärt sich aus der Tatsache, daß die Neurologie fast die Hälfte aller vorkommenden peripheren Nervenerkrankungen als "idiopathisch" registrieren muß. Hinter einer "diabetischen" Neuropathie kann sich unkontrollierbar alles Mögliche verbergen, solange die Forderungen an die Diagnose so bescheiden sind und die Frage unberührt lassen, wodurch denn die Neuropathie im Einzelfall als diabetogen ausgewiesen ist.

Es hat nicht an Versuchen gefehlt, den Begriff von der Symptomatologie her einzuengen und den bevorzugten Befall dieses oder jenes Nerven, dieses oder jenes Systems (sensibel, motorisch, autonom) als typisch für die diabetische Neuropathie herauszustellen. Die Vielfalt der Bilder und Verläufe hat aber immer wieder resignieren lassen oder aber dazu genötigt, mehrere Formen von diabetischer Neuropathie anzuerkennen. Sagen läßt sich letztlich nur, daß die unteren Gliedmaßen ungleich häufiger betroffen sind als die oberen und daß insgesamt die symptomlose bzw. symptomarme Form der Neuropathie überwiegt, welche erst durch eingehende neurologische Untersuchungen aufgedeckt wird. Differentialdiagnostisch ist mit solchen Erkenntnissen nichts anzufangen. Leider helfen aber auch Elektrodiagnostik, Liquor- und sonstige Laboruntersuchungen nicht weiter. Selbst der Pathologe deutet allenfalls dann den morphologischen Befund als diabetische Neuropathie, wenn er sich auf den klinischen Befund und auf die Tatsache, daß es sich um einen Diabetiker gehandelt hat, verlassen kann. Die diabetische Neuropathie besitzt keinerlei Spezifität, die eine Abgrenzung gegenüber nichtdiabetischen Nervenschädigungen gestatten könnte.

Mit einer gewissen Berechtigung stellen manche Kliniker vom diabetischen

Grundleiden her Bedingungen an die Diagnose. Sie sagen sich, daß eine diabetogene Nervenschädigung etwas mit der Dauer, der Schwere oder der Kontrolle des Stoffwechselleidens zu tun haben muß und erkennen eine Neuropathie nur dann als diabetisch an, wenn ein Langzeitdiabetes, ein labiler, schwer regulierbarer oder ein gar nicht kontrollierter Diabetes vorliegt. Abgesehen davon, daß man sich bisher nicht einigen konnte, worauf es dabei nun eigentlich ankommt, auf die Dauer, die Schwere oder die Führung des Diabetes, bedeutet dieses Vorgehen nur ein Verschieben der Beweislast. Es werden Voraussetzungen gemacht, deren Richtigkeit selbst erst noch bewiesen werden müßte.

Daß es eine diabetische Neuropathie gibt, ist trotzdem nicht zu bezweifeln. Sie ist aber keine nosologische Entität, sondern nur statistisches Phänomen: peripher-neurologische Symptome und Zeichen werden bei Diabetikern häufiger angetroffen als bei Nichtdiabetikern ! Diese Tatsache hat einst die Lehre von der diabetischen Neuritis begründet und ist bis heute ihre einzige feste Grundlage geblieben. Nur bei einem kleinen Teil der Fälle ist die Diagnose ex juvantibus zu erhärten; hier verschwinden Symptome und Zeichen wieder, wenn der Diabetes unter Kontrolle gebracht wird. Man zweifelt aber mit Recht daran, daß diese - heute gewöhnlich als "metabolische" Neuropathie bezeichnete - Form die einzige ist, die beim Diabetiker besondere Berücksichtigung verdient.

Unterzieht man so, wie ich es vor einiger Zeit getan habe, ein großes, unausgelesenes und für die diabetische Bevölkerung repräsentatives Kollektiv (64o Diabetiker) einer genauen neurologischen Untersuchung, dann findet man bei der Mehrzahl der Fälle Reflexanomalien, Sensibilitäts- und andere Störungen, für die sich trotz sorgfältiger Anamnese zunächst keine andere Ursache als die Zuckerkrankheit namhaft machen läßt. Interessanter als der auf diese Weise ermittelte Prozentsatz von Neuropathie bei Diabetikern, der je nach den angelegten neurologischen Kriterien im Schrifttum verschieden angegeben wird (zwischen 2 - 9o %) und in meiner Serie 62 % beträgt, sind aber die Unterschiede von Häufigkeit und Schwere der Neuropathie, wenn man das Krankengut nach Lebensalter, Diabetesjahren, Diabetestyp und nach vorhandenen Gefäßleiden aufgliedert. Ich möchte Sie hier nicht mit Zahlen behelligen, sondern nur kurz berichten, daß sich folgende Faktoren von signifikantem Einfluß auf die Neuropathiehäufigkeit bei Diabetikern erwiesen haben:

1) das höhere Lebensalter
2) die längere Diabetesdauer
3) die Insulinbedürftigkeit des Diabetes
4) eine bestehende diabetische Retinopathie
5) ein bestehendes Beingefäßleiden
6) ein hoher Blutdruck.

Diese neuropathiefördernden Faktoren stehen untereinander wiederum in mannigfachen Häufigkeitsbeziehungen, was ihre Relevanz für die Neuropathiehäufigkeit teils einschränkt, teils erhöht. Z.B. korrelieren Beingefäßleiden und hoher Blutdruck mehr mit dem höheren Lebensalter, die Retinopathie korreliert mehr mit der längeren Diabetesdauer. Bei meinem Versuch, dieses Netz statistischer Zusammenhänge zu entwirren, hat sich ein bestehendes Beingefäßleiden als der einzige Faktor erwiesen, der unter allen geprüften Umständen mit einer signifikant höheren Neuropathiequote einhergeht. Selbst wenn ein Langzeitdiabetes mit oder ohne Retinopathie vorliegt, macht es hinsichtlich der Häufigkeit und Schwere der Neuropathie noch einen echten Unterschied aus, ob sich ein Beingefäßleiden nachweisen läßt oder nicht. Mit Beingefäßleiden sind klinisch faßbare Zirkulationsstörungen, fehlende Fußpulse, röntgenologisch sichtbar zu machende Gefäßverkalkungen und andere Befunde gemeint, die man beim Nichtdiabetiker schlechthin einer Arteriosklerose zur Last legen würde.

Das führt zum eigentlichen Thema, zu den Beziehungen von Neuropathie und Angiopathie bei Diabetes. Statistisch können diese Beziehungen als gesichert gelten, gleichgültig, welche Organmanifestationen einer Angiopathie man zum Vergleich heranzieht. Von den Diabetikern meiner Serie hatten diejenigen mit einer Retinopathie zu 93 % auch eine objektiv nachweisbare Neuropathie, Diabetiker ohne Retinopathie nur zu 54 %. Außerdem waren die 3o Fälle, bei denen eine Nephropathie nach klinischen Kriterien gesichert schien, sämtlich sowohl mit einer Retinopathie als auch einer Neuropathie vergesellschaftet. Man spricht bei diesem Zusammentreffen heute vielfach von einer "Triopathie" (ROOT et al. (5)) oder auch vom malignen spätdiabetischen Syndrom, wobei man auf den Umstand Bezug nimmt, daß jedes Leiden für sich und alle drei zusammen mit längerer Diabetesdauer häufiger werden. Im Schrifttum wird gelegentlich die absolute Häufigkeit dieser Leiden miteinander verglichen, und man kann z.B. lesen (WILSON et al. (6) ), daß auf einen Diabetiker mit einer Neuropathie 4 mit einer Nephropathie und 1o mit einer Retinopathie kommen, wonach also die Neuropathie die weitaus seltenste unter diesen diabetischen Komplikationen wäre. Nach meinen Untersuchungen ist sie jedoch die häufigste: nur jeder 2. Diabetiker mit einer Neuropathie hat eine Retinopathie und höchstens jeder 1o. auch eine Nephropathie. Der Erkenntniswert aller solcher statistischen Relationen ist freilich gering, da in diesem Bezugssystem die Retinopathie den einzigen klinisch definierten und diabetesspezifischen Sachverhalt repräsentiert.

Gleichwohl ist es üblich, aus der Gemeinsamkeit des Auftretens zweier Komplikationen eines Leidens Schlüsse auf eine gleiche Genese zu ziehen, wenn die Ätiopathogenese einer dieser Komplikationen bekannt ist. Die beobachtete positive Häufigkeitskorrelation von Neuropathie und Retinopathie unter dem Einfluß einer längeren Diabetesdauer hat zur Auffassung geführt, daß ein gemeinsames pathogenetisches Prinzip waltet und es sich hier wie dort um Manifestationen einer universellen diabetischen Capillaropathie handelt. Es kann nicht meine Aufgabe sein, die Befunde hier alle aufzuzählen, mit denen die Existenz dieser diabetischen Capillaropathie heute wahrscheinlich gemacht, wenn nicht bewiesen ist. Ich möchte nur betonen, wie sehr das unterstellte pathogenetische Prinzip den Auffassungen vom Wesen jeder Polyneuritis in der heutigen Neurologie entgegen kommt, wie schwierig es aber andererseits ist, die Identität der Vorgänge an den kleinsten Nervgefäßen mit den diabetischen Capillarstörungen an Augen, Nieren, Haut und Muskel zu beweisen. Funktion und Struktur der intraneuralen Gefäße entziehen sich der Beobachtung am Lebenden. Bioptische Untersuchungen, wie sie von MARTIN (3, 4), insbesondere aber von FAGERBERG (1) vorgenommen wurden, müssen sich notwendig auf leicht zugängliche, kleine Hautnervenäste beschränken, deren Beteiligung an der Neuropathie wiederum klinisch nicht zu verifizieren ist. Es bleiben schließlich nur autoptische Befunde übrig, mit denen sich die vasculäre Genese der Neuropathie im Einzelfall belegen läßt. Auch da aber scheint es bis heute nicht gelungen, die diabetogene Spezifität der intraneuralen Gefäßveränderungen sichtbar und namhaft zu machen. Ich begebe mich hier allerdings auf ein Gebiet, auf dem ich nicht kompetent bin.

Aus meiner klinisch-neurologischen Sicht hat es zunächst nur den Rang einer Arbeitshypothese, wenn man die Neuropathie der Diabetiker als eine der möglichen Erscheinungsformen einer diabetischen Angiopathie auffaßt. Diese These ist differentialdiagnostisch vorerst nicht nutzbar zu machen.

Wichtiger wäre es, im Hinblick auf die von mir hervorgehobene Bedeutung der Beingefäßleiden für die Häufigkeit der Neuropathie, klinisch anwendbare Methoden in die Hand zu bekommen, welche an den großen Gefäßen die Unterscheidung einer diabetischen (Angiopathie) von einer nichtdiabetischen (Arteriosklerose, Physiosklerose) Erkrankung gestatten. Damit käme man in der Definition der diabetischen Neuropathie schon einen Schritt weiter, obwohl es dabei auf die Beschaffenheit der großen Gefäße, der Zubringerarterien, sicher weit weniger ankommt als auf die der kleinsten Gefäße, die den Stoffaustausch zwischen Blut und Nerv besorgen.

Gleichgültig, welcher der heute herrschenden Anschauungen über die Natur der diabetischen Neuropathie man den Vorzug geben will, jede erklärt nur einen Teil der vielen Fälle peripherer Nervenstörungen bei Diabetes. Auch in die angiopathische Theorie fügen sich manche klinische Beobachtungen nicht ohne weiteres ein. Man kennt z.B. Neuropathien, besonders echte Polyneuritiden mit Paresen und Atrophien, die nach ganz kurzer Diabetesdauer und ohne jegliche Anhaltspunkte für irgendeine Angiopathie auftreten. Andererseits kann manche schwere Beinarteriensklerose ohne neurologische Symptome einhergehen. Daß neurologische Erscheinungen bei Diabetes vielfach reversibel sind, scheint gleichfalls nicht zu einer gefäßbedingten Genese zu passen. Von neurologischer Seite schließlich wird geltend gemacht, daß das Verteilungsmuster der bei Diabetes meist beobachteten neurologischen Erscheinungen nicht dem Verteilungsmuster bei ischämischer Nervenschädigung entspricht. Es bleibt mir keine Zeit, die Tragweite aller dieser Argumente hier zu beleuchten. Sicher ist, daß sie sich nicht auf gleiche bzw. vergleichbare klinische und neurologische Sachverhalte beziehen. Das aber ist der große Mangel, unter dem noch heute jede Diskussion über die diabetische Neuropathie leidet. Es gibt, so muß man abschließend feststellen, offenbar mehrere Formen von Neuropathie bei Diabetes. Welche darunter mit Recht "diabetische Neuropathie" genannt zu werden verdient, muß erst die Zukunft erweisen.

<u>L i t e r a t u r</u>

(1) FAGERBERG, S.-E.: Acta med. Scand. Suppl. 345 (1959)
(2) FEUDELL, P.: Neuropathia diabetica. Habil-Schrift Leipzig 1959 (erscheint 1963 als Monographie im Verlag Volk und Gesundheit, Berlin)
(3) MARTIN, M.M.: Brain 76, 594 (1953)
(4) MARTIN, M.M.: Lancet 1953,I 560
(5) ROOT, H.F., W.H. POTE a. H. FREHNER : Arch. Int. Med. 94, 931 (1954)
(6) WILSON, J.L., H.F. ROOT a. A. MARBLE : Amer. J. Med. Sci. 221, 479 (1951)

Aus der Universitäts-HNO-Klinik Rostock (Direktor: Prof. Dr. K. D i e t z e l )
und dem Institut für Diabetes - Forschung und Behandlung - „Gerhardt Katsch"
Karlsburg (Direktor: Prof. Dr. G. M o h n i k e )

# DIABETES UND GEHÖR +)

Von K. D i e t z e l

Die Angiopathie beim Diabetes manifestiert sich vorwiegend an den Organen, die auf Störungen der Durchblutung und der Sauerstoffzufuhr besonders anfällig sind. Unter diesem Gesichtspunkt ergibt sich die Frage, ob auch das Ohr, das - ebenso wie das Auge - ein feingebautes und hochempfindliches Sinnesorgan mit dauernder Funktionsleistung ist, durch den Einfluß diabetischer Noxen in seinen Funktionsäußerungen gestört werden kann.

Das Problem ist seit den Anfängen der Diabetesforschung häufig bearbeitet worden.

Bereits 1857 beschrieb JORDAO(4) einen Diabetesfall mit Hörstörung am Beginn eines Coma. In der nachfolgenden Zeit war das Hauptinteresse von otologischer Seite vorwiegend auf den besonders komplizierten Ablauf der Otitis media beim Diabetes gerichtet.

Bezüglich des Innenohres wurde erstmalig 1899 von KÜLZ (8) eine größere Untersuchungsreihe von 692 Diabetikern mitgeteilt, von denen 8,5 % Symptome von seiten des Gehörs boten. Bei 3,2 % (22) der Patienten wurde der Diabetes als Ursache für die Hörstörungen angenommen.

1915 berichtete EDGAR (3) über 52 genau durchuntersuchte Diabetiker, wobei er bei 25 Kranken mit Hilfe der klassischen Sprach- und Stimmgabelprüfungen Schallperzeptionsstörungen feststellte. Nach seinen Untersuchungen bestand eine Abhängigkeit der Hörstörung von der Schwere und der Dauer des Diabetes.

Mit Beginn der Insulinära wurden vorwiegend Einzelfälle mit menièreartigen Symptomen beschrieben. Erste audiometrische Untersuchungen wurden in den 50er Jahren publiziet.

So teilte CAMISASCA (2) mit, daß er unter 81 Diabetikern 37 Innenohrschäden fand; bei allen habe ein positives Recruitmentphänomen bestanden. Anhand seiner Beobachtung nahm er direkte Beziehungen zwischen dem Grad der Hörstörung einerseits und Dauer und Schwere des Diabetes andererseits an. In einer Reihe weiterer

+) Vorläufige Mitteilung.

Arbeiten (VIGI, MARULLO, BORSUK (12, 9, 1 ) ) wurden ebenfalls diabetische Hörstörungen bei etwa 3o % der Diabetiker festgestellt.

Im Gegensatz zu diesen Ergebnissen berichtete 1954 SCHRÖDER (11) über Untersuchungen an 257 Berliner (ambulant betreuten ?) Diabetikern. Er fand keinen Anhaltspunkt, der die Annahme berechtigte, daß der Diabetes mellitus den Hörnerven beeinflußt. KINDLER (7) fand - ebenfalls bei Berliner Diabetikern - keine spezielle Innenohraffektion und erklärt alle Innenohrschwerhörigkeiten bei Diabetikern als Symptome einer vorzeitigen Arteriosklerose.

In neuester Zeit (1961) wurden von JØRGENSEN und BUCHT(6) genaue Oktavusbefunde an 69 Diabetikern mitgeteilt, die ausführlich mit den übrigen Erscheinungen des Diabetes verglichen wurden. Er fand in 28 Fällen eine Innenohrstörung, für die keine andere Ursache vorlag, so daß er sie als diabetische Angiopathie des Innenohres deutete. Sie steigt nach seinen Ergebnissen mit zunehmendem Alter an: bei den 2o- bis 3ojährigen stellt er sie in 22 % fest, über 6o Jahre gibt er 71 % diabetische Schwerhörigkeit an. Er nimmt dabei eine Korrelation zwischen Hörstörung und anderen Spätkomplikationen des Diabetes an.

Histologische Befunde sind nur selten mitgeteilt. 19o6 fand PANSE (1o) an Felsenbeinschnitten eines Diabetikers eine Degeneration des Hörnerven und der Schnecke.

WITTMAACK (13) beschrieb das Felsenbein eines 1ojährigen diabetischen Mädchens und beobachtete degenerative Veränderungen am Hörnerv, am Ganglion cochl. und am Cortischen Organ; die Zahl der Nervenfasern und der Ganglienzellen im Cortischen Organ sei vermindert gewesen.

Über eine größere Reihe von Felsenbeinuntersuchungen mit histochemischer Untersuchungsmethodik berichtete im vorigen Jahr JØRGENSEN (5). Er fand dabei ausgeprägtere Veränderungen an den Gefäßen der Schnecke.

In Anbetracht der zahlreichen noch offenen Fragen hielten wir es für angebracht, in Karlsburg eine größere Anzahl von zumeist schweren, aber sehr gründlich durchuntersuchten Diabetikern audiometrisch zu untersuchen. Wir sind dabei zu besonderem Dank Herrn Prof. Dr. K a t s c h † und Herrn Prof. M o h n i k e verpflichtet, die in großzügiger Weise geeignetes Patientengut und alle klinischen Unterlagen zur Verfügung stellten.

Zum Wert audiometrischer Untersuchungen mit monauralen Reintonaudiogrammen wäre hierbei zu bemerken, daß diese für eine exakte Bearbeitung des Problems nicht ausreichen; hierzu sind ergänzende Sprachgehörsprüfungen und binaurale Synthesetests nötig, um den zentralen Anteil der Hörstörung differenzieren zu können, über die wir heute noch nicht abschließend berichten können. Sie sind aber durchaus geeignet, etwas über die praktische Bedeutung von Hörstörungen bei Diabetikern auszusagen, so daß sich unsere Darlegungen vorwiegend auf die Belange der praktischen Diabetikerbetreuung richten sollen.

Nach den Erkenntnissen der allgemeinen Pathologie des Diabetes wird man immer mit einer mehr oder weniger komplexen Schädigung aller Abschnitte des "Hörorganes" rechnen können. Jedoch ergibt sich aus den Beobachtungen, speziell bei der diabetischen Angiopathie, die Frage, ob einzelne Abschnitte mit kritischer

Gefäßsituation besonders gefährdet oder prädisponiert sind.

Die Fragen der praktischen Diabetologie, auf die anhand unserer Untersuchungen eingegangen werden soll, wären:

1. Wird das Hörorgan beim Diabetes überhaupt in Mitleidenschaft gezogen ?
2. Macht eine solche (möglicherweise bestehende) Schädigung charakteristische Befunde ?
3. Welche Grade und welches Ausmaß von Schwerhörigkeit kommen dabei zur Beobachtung ?

Wenn Schäden des Gehörs beim Diabetes auftreten sollten, ist zu unterstellen, daß sie nur durch Störungen der Durchblutung oder durch Hypoxämie ausgelöst sein können, die konsekutiv zu Schäden am Neuroepithel des Cortischen Organes, an den Zellen des peripheren Ganglion cochleare, am Hörnerven und am Hirnstamm sowie an der Hirnrinde führen können. Damit wäre im Prinzip mit gleichen Schäden und Befunden zu rechnen wie bei degenerativen Erkrankungen, z.B. der Altersschwerhörigkeit. Demzufolge besteht die größte Schwierigkeit in der Abgrenzung bzw. Aufgliederung des Befundes in einen diabetogenen und/oder altersbedingten Anteil, was um so schwieriger ist, je älter die Untersuchten sind.

Bei der Auswertung der Untersuchungsergebnisse müssen zunächst alle Befunde, die innerhalb der Grenzen der Altersnormative liegen, ausgesondert werden, ebenso wie alle Patienten, bei denen noch andere hörschädigende Noxen in der Anamnese vorliegen wie durchgemachte Mittelohrentzündungen mit Innenohrbeteiligung, Oto-Sklerosen, Schädeltraumen, akute und chronische Schalltraumen, ganz besonders aber bei Männern berufliche Lärmbelastungen usw. Damit schrumpfen die verwertbaren Fälle erheblich zusammen, da nur solche Patienten zur analysierenden Auswertung herangezogen werden können, die mit ihren Hörverlusten deutlich über der Durchschnittskurve ihres Alters liegen, und bei denen keine anderen Ursachen für die Hörschädigung eruierbar sind.

Unser Untersuchungsgut setzte sich unter diesen Bedingungen folgendermaßen zusammen (Tab. 1) :

| | | | | Gehörschädigung bei Diabetes | |
|---|---|---|---|---|---|
| Altersgruppen | Gesamt | normalhörend | Hörstörungen anderer Genese | Gesamt | davon ausgeprägte Schwerhörigkeit |
| 10 - 19 | 42 | 34 | 6 | 2 ( 4,7 %) | 2 ( 4,7 %) |
| 20 - 29 | 108 | 85 | 9 | 14 (13 %) | 8 ( 7,4 %) |
| 30 - 39 | 96 | 60 | 20 | 16 ( 16 %) | 16 (16,6 %) |
| 40 - 49 | 100 | 65 | 14 | 21 ( 21 %) | 10 (10,0 %) |
| 50 - 54 | 104 | 56 | 23 | 25 ( 24 %) | 15 (14,4 %) |
| 55 - 59 | 142 | 60 | 18 | 64 ( 45 %) | 29 (20,5 %) |
| 60 - 64 | 132 | 84 | 25 | 23 ( 17 %) | 10 ( 7,5 %) |
| 65 - 69 | 91 | 43 | 22 | 26 ( 26 %) | 19 (20,7 %) |
| über 70 | 34 | 15 | 2 | 17 ( 50 %) | 8 (23,5 %) |

Bei der Auswertung ließen sich folgende Ergebnisse ableiten :

1. Nach den Zahlen der Tab. 1 tritt eine "diabetische" Hörschädigung in zunehmendem Alter in vermehrtem Maße auf. Dabei sind auch nach kritischer Aussonderung Männer häufiger geschädigt als Frauen. Daraus wäre zu schließen, daß - da ja die Stoffwechselfaktoren bei Männern und Frauen im allgemeinen gleich sein dürften - das Hörorgan des Mannes gegen Störungen des Stoffwechsels empfindlicher sein muß.

2. Die Häufigkeit der diabetischen Schwerhörigkeit steigert sich bei unserem Beobachtungsgut mit der Dauer des Diabetes nicht. In den Fällen, wo sie zur Beobachtung kommt, tritt sie schon nach relativ kurzem Verlauf sehr deutlich ein. Mit zunehmendem Manifestationsalter ist die Zeitspanne vom Diabetesbeginn bis Manifestwerden der Hörstörung, die bei den jugendlichen Diabetikern durchschnittlich 5 bis 1o Jahre beträgt, kürzer.

Unter den Patienten mit einem ausgeprägteren diabetischen Hörverlust bestand der Diabetes bei 27,1 % weniger als 4 Jahre, bei 35,9 % 5 bis 9 Jahre, bei 27,1 % 1o bis 19 Jahre, bei 9,6 % 2o und mehr Jahre.

3. Bei den Kranken, bei denen der Diabetes vor dem 5o. Lebensjahr manifest geworden war, lag der Beginn der Erkrankung etwa 1o Jahre vor der subjektiv wahrgenommenen Hörstörung. Bei den über 5o Jahren Erkrankten lag der Hauptanteil bei denen, deren Diabetes noch kürzere Zeit bestand.

4. Trotz der relativ kleinen Zahlen zeichnet sich ab, daß unter den diabetischen Schwerhörigen der "magere Typ" häufiger vertreten zu sein scheint als der basophile adipöse Cushing-Typ. (Tab. 2).

Tab. 2

| Konstitutionstyp | nicht hörgeschädigte Diabetiker | stark hörgeschädigte Diabetiker |
|---|---|---|
| mager | 26,7 % | 41,3 % |
| hyperthyreotisch | 4,1 % | 4,6 % |
| basophiler Cushing-Typ mit Adipositas | 62,1 % | 45,o % |
| eosinophiler und akromegaloider Typ | 7,1 % | 9,1 % |

5. Unter den diabetischen Schwerhörigen fanden sich sowohl Kranke mit einer guten Stoffwechsellage als auch solche mit einem schwer zu führenden Stoffwechsel; ebenso sind auch bei allen Gruppen normale Ohrbefunde zu beobachten. Die Ergebnisse weisen keine signifikanten Unterschiede auf.

6. Auch bei diabetischer Schwerhörigkeit und vegetativer Labilität ergaben die vergleichenden Untersuchungen keine Abhängigkeit von der vegetativen Gesamtlage.

7. Zwischen den normalhörenden und den schwerhörigen Diabetikern ließen sich keine Unterschiede weder bezüglich der Dauer der Insulinierung noch hinsichtlich der Insulindosis feststellen.

8. Bei einzelnen Diabetikern mit einer sehr ausgeprägten und charakteristischen Hörstörung bestanden in Einzelfällen teilweise mehrere Schocks mit oder ohne Bewußtlosigkeit und ebenso einzelne oder auch mehrere Comata. Bei der Auswertung der Gesamtzahlen ließen sich aber keine sicheren Beziehungen zu der Häufigkeit von Schocks oder Comata erkennen. Für jugendliche Diabetiker dürfte eine gewisse Gefährdung des Hörorgans beim Auftreten eines Coma bestehen.

9. Beziehungen zwischen diabetischen Komplikationen und Schädigung des Gehörs.

a) Diabetische Katarakt: Die Verhältniszahlen bei Hörgesunden und Hörgeschädigten bieten keinerlei Unterschiede, weder im ganzen noch innerhalb der Altersgruppen.
b) Retinopathie: Auch zwischen Retinopathie und diabetischer Schwerhörigkeit scheint nach unseren Ergebnissen keine direkte Konkordanz zu bestehen.
c) Nephropathie und
d) Neuropathie: Für beide fanden sich ebenfalls keinerlei Wechselbeziehungen zu den Hörstörungen. In den Altersgruppen über 60 waren Nephropathie und Neuropathie bei den Schwerhörigen sogar weniger häufig zu beobachten als bei den Nichtschwerhörigen.
e) Angiopathie: Bei Zusammenfassung aller Gefäßstörungen in einer Gruppe (periphere Durchblutungsstörungen, allgemeine Arteriosklerose, Gefäßverkalkungen) zeigte sich lediglich, daß eine Kombination mit Hörstörungen im Alter über 60 häufiger auftritt. Bei 60 % der Schwerhörigen über 60 ließen sich Angiopathiebefunde mitbeobachten.

Als einziges Resultat dieser umfangreichen Untersuchung ergibt sich nur die Tatsache, daß es bei Diabetikern prinzipiell auch zu stoffwechselbedingten Hörausfällen kommen kann, die aber keine sichere Abhängigkeit oder Konkordanz mit den anderen Störungen des Diabetes zeigen. Demzufolge nehmen wir an, daß die diabetische Schwerhörigkeit an eine konstitutionelle Prädisposition gebunden zu sein scheint, die ihre Ursache in der Gefäßstruktur des Labyrinthes haben muß.

Im weiteren ergibt sich die Frage, welcher Art diese Hörstörungen sind und welche audiometrischen Befunde dabei vorliegen. In der Mehrzahl der Fälle beginnt die Schwerhörigkeit mit einem umschriebenen Ausfall im Bereich der Frequenzen von 4000 bis 6000 Hz oder einem typischen Hochtonverlust über 6000 Hz. Mit zunehmender Dauer verbreitert sich der Hörverlust weiter nach den tiefen Frequenzen und steigt nach den oberen Frequenzen mehr und mehr an. Das dabei bestehende Bild ist charakterisiert durch ein normales Hörvermögen in den tiefen und mittleren Frequenzen und durch eine isolierte Schädigung der hohen Frequenzen. Man erklärt einen solchen charakteristischen Verlauf des Audiogrammes mit der Annahme, daß die Schädigung vorwiegend in der unteren Schneckenwindung liegt, die auch bei anderen degenerativen Erkrankungen, wie etwa der Altersschwerhörigkeit oder bei toxischen Schädigungen, besonders anfällig ist. Dieses charakteristische Bild eines solchen Hörverlustes ist also nicht das Bild einer besonderen Erkrankung, sondern generell das Audiogramm im Frühstadium einer degenerativen Innenohrschädigung und wird als c o c h l e o - b a s a l e r T y p d e r I n n e n o h r s c h w e r h ö r i g k e i t bezeichnet.

Im weiteren Verlauf fallen mehr und mehr die mittleren und später die tiefen Frequenzen aus, so daß sich die Schwerhörigkeit dann über die ganze Frequenzbreite erstreckt und im Audiogramm das Bild des m e d i o b a s a l e n bzw. p a n - c o c h l e ä r e n T y p s macht. In einem solchen Zustand wird der Hörausfall dem Kranken mehr und mehr bemerkbar, da seine Konversationsfähigkeit bei Schädigungen auch der tiefen Sprachfrequenzen erheblich nachläßt. Andere Typen der Innenohrschädigung, wie etwa eine isolierte Schädigung der tiefen Frequenzen, einen sog. a p i k o c o c h l e ä r e n Ausfall, konnten wir nur bei einzelnen Patienten feststellen.

Die Hörstörung ist in der Regel doppelseitig und auch annähernd symmetrisch. Wir fanden aber auch Patienten, bei denen der Hörverlust seitendifferent und überhaupt nur einseitig war. Einen solchen Befund findet man auch bei anderen Erkrankungen, wo allerdings überall angenommen wird, daß der Ansatzpunkt der Noxe an den Gefäßen liegt.

Diese Befunde stimmen gut überein mit den von JØRGENSEN (5) publizierten histochemischen Untersuchungen an Felsenbeinen verstorbener Diabetiker. Er konnte hier Gefäßveränderungen an den kleinen Gefäßen der Stria vascularis feststellen, die wir ja für die Produzierung der Endolymphe und für den Stoffwechsel innerhalb des Ductus cochlearis und des Cortischen Organes verantwortlich vermuten.

Aus diesen Ergebnissen lassen sich für die eingangs aufgeworfenen Fragen folgende Resultate ableiten und Rückschlüsse ziehen:

1. Es scheint bei Diabetikern eine charakteristische Innenohrschädigung vorzukommen, die auf der diabetischen Stoffwechselstörung und Hypoxämie des Innenohres beruhen dürfte. Ihre Ursache muß in einer Schädigung der Labyrinthgefäße liegen; eine Abhängigkeit von anderen diabetischen Erscheinungen konnten wir nicht feststellen, so daß ein konstitutionell begünstigender Faktor von Bedeutung sein dürfte.
2. Der Sitz dieser Störung scheint in den Gefäßen der Schnecke zu liegen, so daß man von einer Angiopathie der Labyrinthgefäße sprechen könnte.
3. Diese Störung ist in ihren Auswirkungen so, daß das Innenohr in seiner Leistungsfähigkeit etwas mehr geschädigt ist als es dem Alter des Patienten entspricht. Drastisch ausgedrückt könnte man sagen, daß das Gehör bei derartigen Patienten um 5 bis 1o Jahre vorgealtert erscheint.

Neben diesen zumeist nicht allzu starken und subjektiv oft überhaupt nicht empfundenen Hörverlusten kommen jedoch auch hochgradige Hörverluste bis zu 5o dB in den Sprachfrequenzen vor, die häufig einseitig sind und oftmals plötzlich eingesetzt haben. Bei 3 unserer Patienten war plötzlich eine einseitige Taubheit eingetreten unter Symptomen, wie wir sie bei Embolien oder Thrombosen im Bereich der Labyrinthgefäße kennen. Die Therapie derartiger Störungen kann lediglich in der Therapie des Grundleidens liegen. Eine gezielte Therapie für das Ohr ist bis heute nicht möglich. Für die Praxis ergibt sich aber eine wichtige Forderung bezüglich der Prophylaxe der Hörstörungen:

Generell kann gesagt werden, daß das Ohr des Diabetikers gegen Noxen jeglicher Art besonders anfällig ist. Das Innenohr des Diabetikers ist schon bei einer Mittelohrentzündung stärker bedroht, da eine toxische Begleitlabyrinthitis sich nachhaltiger auswirken kann. Für Schädeltraumen gilt im Prinzip das gleiche. Ganz besonders aber muß darauf hingewiesen werden, daß das Ohr des Diabetikers gegen akute oder chronische Lärmeinwirkungen besonders anfällig ist, so daß man einen Diabetiker eigentlich nicht an einem **Lärmarbeitsplatz** arbeiten lassen sollte.

Trotz des relativ großen Untersuchungsgutes lassen diese Querschnittsuntersuchungen noch viele Fragen offen, die erst durch Beobachtungen über einen längeren Zeitraum beantwortet werden können.

## Literatur:

( 1) BORSUK, J., LISIECKA-ADAMSKA, H. a. B. MAJCHERSKA : Pol. Arc. Med. Wewn. 26, 1159-1166 (1956)
( 2) CAMISASCA, L.: G. Sci. med. 5, 45 - 49 (195o)
( 3) EDGAR, T.: Mschr. Ohrenheilk. 49, 225-26o (1915)
( 4) JORDAO, A.M.D.: Un. méd. Paris 11, 446 (1857)
( 5) JØRGENSEN, M.A.: Arch. Otolaryng. 74, 373-381 (1961)
( 6) JØRGENSEN, M.A. a. N.H. BUCHT : Acta oto-laryng. 53, 35o-363 (196o)
( 7) KINDLER, W.: Pract. oto-rhin-laryng. 17, 282-288 (1955)
( 8) KÜLZ, E.: Klinische Erfahrungen über Diabetes mellitus. Jena 1899
( 9) MARULLO, T.: Arcisped. S. Anna Ferrara 3, 1-12 (195o)
(1o) PANSE, R.: Arch. Ohrenheilk. 7o, 15 (19o6)
(11) SCHRÖDER, H.: Z. Laryng. 33, 498-5o2 (1954)
(12) VIGI, F.: Arcisped. S. Anna Ferrara 3, 37-76 (195o)
(13) WITTMAACK, K.: Z. Ohrenheilk. 53, 1 -37 (19o7)

Aus dem Kreiskrankenhaus Pasewalk/Ruhleben
(Ärztlicher Direktor: Dr. H.-D. J u n g)
und dem Institut für Diabetes - Forschung und Behandlung - „Gerhardt Katsch"
(Direktor: Prof. Dr. G. M o h n i k e)
Karlsburg

# DIE NECROBIOSIS LIPOIDICA DIABETICORUM ALS MORPHOLOGISCHES UND FUNKTIONELLES SUBSTRAT EINER DIABETISCHEN ANGIOPATHIE DER HAUT

Von H.-D. J u n g

Die 1929 von OPPENHEIM (34) unter der Bezeichnung "Dermatitis atrophicans lipoides diabetica" und später 1932 von URBACH (46, 47) mit dem jetzigen Namen "Necrobiosis lipoidica diabeticorum (Nld)" beschriebene Dermatose ist erst in den letzten 15 Jahren besser bekannt und dementsprechend häufiger diagnostiziert worden (Abb. 1-3).

STATISTISCHE BETRACHTUNGEN UND ANALYSEN. Während OPPENHEIM (33 - 37) und URBACH (46, 47) noch glaubten, daß die Krankheit ausschließlich bei Diabetikern vorkomme, ist seit der Erstbeschreibung von GOLDSMITH (15) (1935) bekannt, daß auch Patienten mit Nld beobachtet werden, die nicht gleichzeitig an Diabetes mellitus leiden. Zwar wird auch heute noch in Handbüchern und Standardwerken angeführt, daß der überwiegende Teil der Fälle von Necrobiosis lipoidica bei Diabetes mellitus vorkommen würde (De GRACIANSKY und BOULLE (18) behaupten noch 1961, daß die Krankheit in 80-90 % der Fälle bei Diabetes zu beobachten sei), doch gibt es eine Reihe von Autoren, die wie ELLIS und KIRBY-SMITH (9) das gleichzeitige Vorkommen mit Diabetes auf nur 40 % schätzen. Die eigenen 15 Beobachtungen zeigen, daß in 20 % (3 Fälle) die Nld-Herde vor Manifestation des Diabetes aufgetreten waren. Unter 2500 Diabetikern des Bezirkes Neubrandenburg (1960) wurden 2 (weiblich) mit Nld gefunden. Im Ostberliner Krankengut mit etwa 9000 Diabetikern (1957) waren 7 Patienten mit Nld bekannt. Man findet also auf 1000-2000 bekannte Diabetiker einen Fall von Necrobiosis lipoidica. Eine ähnliche Häufigkeitsverteilung schätzt GERTLER (13) für Leipzig. Würde man die gleiche Häufigkeitsverteilung auch bei Nichtdiabetikern annehmen, müßten beispielsweise im Bezirk Neubrandenburg mit seinen 640 000 Einwohnern etwa 400-500 Menschen mit Nld existieren. Den Dermatologen des Bezirkes und der benachbarten Universitätsklinik Greifswald ist aber bisher nur 1 Patient mit Nld bekannt geworden, der nicht gleichzeitig einen Diabetes hatte. Daraus ist eindeutig zu schließen, daß die mit dem Diabetes mellitus einhergehende Kohlehydratstoffwechselstörung einen maßgeblichen Einfluß bei der Manifestation einer Necrobiosis lipoidica hat, weshalb der Zusatz "diabeticorum" wohl auch heute noch berechtigt erscheint.

ÄTIOLOGIE UND PATHOGENESE. Während ältere Autoren den Diabetes mellitus für das wesentlichste ätiologische Moment bei der Entstehung der Necrobiosis lipoidica hielten, haben spätere Untersucher zahlreiche unterschiedliche Erklärungen für die Entwicklung der Nld-Herde gegeben. Alle Autoren können aber nicht bestreiten, daß man histologisch stets mehr oder weniger charakteristische Veränderungen der Blutgefäße findet. Die Nld ist nur insofern eine lokalisierte Lipoidose, als die extrazelluläre Ablagerung von Lipoiden in Bezirken auftritt, in denen eine Degeneration oder Necrobiose von Kollagen stattgefunden hat (LEVER, CHERNOSKY, TAPPEINER und WODNIANSKY (27, 5, 43)) LEVER schreibt 1958 wörtlich: "Die Necrobiose des Kollagens rührt von Gefäßveränderungen her. In Fällen, bei denen Diabetes besteht, ist anzunehmen, daß der Diabetes die Gefäßveränderung verursacht hat." Gefäßveränderungen beschreiben auch GOTTRON, ROEDERER, WORINGER und BURGUN, MICHELSON und LAYMON, TAPPEINER und WODNIANSKY, BOLDT, KNOTH und FÜLLER, HARE u.a.(16, 17, 4o, 28, 29, 43, 4, 26, 2o, 21). BOLDT (4) fand die Gefäßveränderungen hauptsächlich an der Grenze zwischen Cutis und Subcutis. Dies stimmt mit eigenen Befunden überein. Die Gefäße sind erweitert, ihre Wand ist verdickt. Gewöhnlich sieht man eine Fibrose der Gefäßwand mit Verdickung des Endothels. Manchmal tritt eine Thrombose der kleinen Gefäße auf (LEVER,W.F., DE GRACIANSKY und BOULLE (27, 18). DEGOS und Mitarbeiter (7, 8) fanden auch Kapillarthrombosen.

EIGENE UNTERSUCHUNGSBEFUNDE :

1. ALTER UND GESCHLECHT. Die Nld-Fälle entstammen einem klinischen Krankengut an Diabetikern, das im Altersaufbau, der Geschlechtsrelation und der Schwere der Fälle von der bekannten diabetischen Population abweicht, Es enthält weniger leichte Fälle und ist in dem Sinne ein Auslesematerial. Die Zusammensetzung entspricht etwa den Angaben von ULRICH (45) oder JUNG (24). Die vorliegende Auswertung umfaßt 15 Personen (1o Frauen, 5 Männer), die im Laufe der letzten Jahre beobachtet und untersucht werden konnten. Am häufigsten scheint das 3. und 4. Lebensjahrzehnt befallen zu sein. Der jüngste Patient war 16, die älteste Patientin 63 Jahre. CHERNOSKY (5) meint gleich uns, daß am häufigsten der Beginn einer Necrobiosis in die 3oer Jahre fallen würde. Seine jüngste Patientin mit Nld und Diabetes war 3 Jahre, seine älteste 72. FELDMANN (11) beschreibt ein 5jähriges Kind, VISSIAN, VARENNE und GUIRAN (48) eine 73jährige Greisin. Die Nld kommt in jedem Alter vor. Während wir 2/3 der Fälle bei Frauen fanden, sahen BOLDT (4) und KAALUND-JÖRGENSEN (25) 4/5 bei Frauen. Frauen werden häufiger befallen als Männer (DE GRACIANSKY und BOULLE (18) ). Unsere Befunde bestätigen demnach die bisherigen Erfahrungen älterer Autoren. Die Disposition des weiblichen Geschlechtes zum Diabetes mellitus wiederum erklärt das häufigere Vorkommen einer Nld bei Frauen.

2. BLUTDRUCK. Insbesondere von GOTTRON (16, 17) war ja postuliert worden, daß es sich um an der Haut zur Entwicklung kommende Gewebsveränderungen handeln würde, als Wirkung von zu Hypertonie hinzutretenden Kreislaufveränderungen in den übererregbaren terminalen Strombahngebieten der Haut (wie sie auch beim Diabetes der Hypertoniker vorhanden sind). Übererregbare Strombahngebiete gibt es aber auch ohne Hypertonie, weshalb die Krankheit unabhängig von einer solchen auftreten

kann. KNOTH und FÜLLER (26) zitieren Beobachtungen mit ausgeprägter Hypertonie, aber auch solche mit Hypotonie, labiler Hypertonie sowie Vasolabilität und Nld. Ausgeprägte Hypertonie bestanden in den beobachteten 15 Fällen nur einmal, schwankende Blutdruckwerte bei 4 Patienten; Hypotonien wurden nicht beobachtet. Sämtliche Befunde wurden klinisch erhoben, wo Stoffwechsel und Lebensweise unter Kontrolle standen. Da jedoch Stoffwechselentgleisungen und -schwankungen beim Diabetiker auch zu Blutdruckschwankungen führen, kann die ätiologische Rolle vasomotorischer Einflüsse auf die Nld wohl nicht abgestritten werden.

3. DIABETES - TYPEN. Besonders deutlich wird dies dann erkennbar, wenn man die Patienten im Hinblick auf den festgestellten "Typ" des Diabetes untersucht. 9mal wurde ein jugendlicher bzw. ein labiler Diabetes oder vegetative Labilität gefunden. Der labile, schwankende Diabetes ist aber genau wie der Diabetes mellitus beim Jugendlichen durch Mangel an Eigeninsulin ausgezeichnet. Das gespritzte Insulin gelangt nicht gleichmäßig, wie unter natürlichen Bedingungen, ins Blut. Neben der Neigung zu Stoffwechselschwankungen - und damit auch zu Blutdruckschwankungen - kommt es auch durch die Art der Insulinzuführung nicht zu stabiler Stoffwechselbalance. Hinzu kommen unregelmäßige Lebens- und Essensweise sowie ungeregelte Arbeitszeit mit wechselnder körperlicher Betätigung, so daß die hieraus resultierenden Stoffwechselschwankungen (mit allen später zu schildernden Einflüssen) den Diabetiker eben besonders zu Gefäßstörungen prädestinieren. 3 weitere Diabetiker gehörten zum basophilen (Cushing) Typ, wo Gefäßkomplikationen recht ausgeprägt gefunden werden.

4. KOMPLIKATIONEN. Unter den 15 Patienten hatten bis auf 2 alle meist mehrere Komplikationen aufzuweisen. Insbesondere waren Angiopathien (Augenhintergrund, aber auch Herz und Nieren) häufig zu finden. Nephropathie, Stenokardie, nächtliche Wadenkrämpfe, Hypertonie, Retinopathie und Cataract bzw. die Feststellung eines labilen oder eines jugendlichen Diabetes mit Neigung zur Labilität und Blutgefäßkomplikationen geben Hinweise auf weitere Organmanifestationen der diabetischen Angiopathie und beleuchten die Rolle der Angiopathie bei der Ätio-Pathogenese der Nld.

5. LOKALISATION DER NECROBIOSIS LIPOIDICA DIABETICORUM. In Übereinstimmung mit der Literatur finden wir Unterschenkel, Knöchel und Fußrücken und insbesondere das Schienbein zumeist als Lokalisationsort der Nld angegeben. In 13 von 15 Fällen fanden sich Herde an den unteren Extremitäten. In 3 Fällen wurden relativ zahlreiche Herde beobachtet (7, 11 und 17 größere Plaques). Im Gegensatz zu KNOTH und FÜLLER (26) fanden wir auch die Schulterpartie, Hals und Mamma als Lokalisationsorte der Nld.

6. ROLLE DES TRAUMAS. Gaben schon 11 der 15 Patienten spontan ein Trauma als Ursache ihrer Hautherde an, so zeigt zwanglos die Lokalisation der Nld bei den verschiedenen Patienten, daß es tatsächlich "exponierte" einem "Trauma" ausgesetzte Stellen waren, die eine Nld aufwiesen. Ob das Trauma ein Stoß oder eine Quetschung an den Extremitäten oder der Druck unregelmäßig gewickelter elastischer Binden beim "Krampfaderbein mit gestörten Durchströmungsverhältnissen" war, ist im einzelnen Fall unbedeutend.

Die Entwicklung necrobiotischer Herde nach Traumen ist häufig beschrieben worden. Die ätio-pathogenetische Bedeutung wurde von zahlreichen Autoren erwähnt (SWEITZER und LAYMON, GREENWOOD und ROCKWOOD, MICHELSON und LAYMON,

ARZT, WALTERS, WILLIAMS (41, 42, 19, 28, 29, 1, 2, 3, 49, 5o) ). TAPPEINER und WODNIANSKY (43) meinen, daß die pathogenetische Bedeutung des Traumas fraglich erscheine. DEGOS (6) glaubt, daß ein Trauma nur Bedeutung bei Ulcerationen innerhalb der Nld hätte. KNOTH und FÜLLER (26) meinen, daß ein Trauma an der Entstehung der Nld nicht ursächlich, sondern nur auslösend beteiligt sein könne, da z.Zt. des Traumas in jedem Fall die Gefäßerkrankung schon bestanden hat. Diese These kann nicht unwidersprochen bleiben. Sonst würden nicht in Frühfällen von Nld normale Gefäße gefunden werden (HARE (2o, 21) ). In jedem Fall kann nur die Neigung zu Angiopathien bestanden haben. Den einem Trauma folgenden Gewebsvorgängen kann aber jederzeit die Necrobiosis folgen,was auch KNOTH und FÜLLER (26) in ihrer histogenetischen Studie bemerken. Im einzelnen dürfte folgender Prozeß ablaufen: Traumen wie Prellungen, Quetschungen, Kontusionen durch stumpfe Gewalt, Verletzungen mit spitzen oder kantigen Instrumenten erfolgen bei bestimmter Stoffwechsellage und Neigung zu Angiopathie an Praedilektionsstellen. Beziehungen zwischen Trauma und trophisch-degenerativen Erkrankungen sind vielgestaltig; auch relativ kleine Verletzungen stellen örtliche Gewebsschädigungen mit Verletzung sensibler Nervenendigungen und kleiner Gefäße dar. (Hier trifft sich unsere Ansicht mit derjenigen GOTTRON's (16, 17), der banale unspezifische Reize am Nervensystem der terminalen Strombahn annahm). Es kommt zu Gefügelockerungen des Gewebes, zu kleinen bis kleinsten Gewebszerreißungen und zur Zerstörung von Gewebsteilen, zu Änderungen des Gewebsturgors, Blutaustritt ins Gewebe und Lymphstauung. Nach SELYE setzt jede örtliche Gewebsüberlastung als Stressor eine Noxe frei (Histamin- oder ähnliche Substanzen), die die Parenchymzellen in ihren vitalen Funktionen beeinträchtigt (lokalisiertes Alarmsymptom). Wie KNOTH und FÜLLER (26) richtig anführen, geht die im mangeldurchbluteten Gewebsbezirk einsetzende Histolyse mit einer Säuerung einher. Daß der Diabetes diese Säuerung verstärkt, ist bekannt. Diese lokale Acidose, das veränderte physikalisch-chemische Milieu und die zerstörten Gewebszellen lösen einen entzündlichen Prozeß mit Einwanderung von Zellelementen und Serum aus der Blutbahn aus. Veränderungen an den Bindegewebselementen folgen und es resultieren (wie bei jeder Entzündung) Fibroblastenschädigung und zuletzt degeneriertes bzw. necrobiotisches Kollagen (HUEBSCHMANN, KNOTH und FÜLLER (23, 26) ). Bei gesunden, nicht praedisponierten Personen kommt es allerdings nicht zu Dauerschädigungen, sondern zur Abheilung. Bei Neigung zu Angiopathie, kompliziert und gefördert durch die besonderen stoffwechselchemischen Verhältnisse beim Diabetiker, resultiert daraus die Nld als funktionelles und morphologisch sichtbares, manifestes, makroskopisches Bild an der Haut. Durch diese theoretische Deutung ist auch der von HARE (2o, 21) so eingehend diskutierte Gefäßschaden mit seiner entzündlichen Reaktion bei der Nld erklärt.

7. DATEN DES METABOLISMUS. Im Schrifttum der letzten Jahre hatten ENGEL und HAMMACK (1o) 1958 über eine Erhöhung sämtlicher serumgebundener Eiweißzucker berichtet, darunter besonders alpha-2-Globulin und alpha-2-Glykoprotein bei Patienten mit Nld und mit oder ohne gleichzeitigem Diabetes mellitus. Außerdem fanden die Autoren, daß die Viskosität des Serums der Patienten mit Nld größer war als die des Serums bei Normalpersonen und normaler Hauttemperatur der unteren Extremitäten. Nachdem diese Feststellungen sowohl bei Patienten mit als auch ohne Diabetes mellitus gemacht worden waren, schlossen die Autoren daraus, daß die Entstehung der Nld weder abhängig sei von einer Unterfunktion des Inselorganes (hypo-insulinism) noch von einer Hyperglykämie. Als Ergebnis dieser Feststellungen präsentieren ENGEL und HAMMACK (1o) die Hypothese, daß die Erhöhung der proteingebundenen Kohlenhydrate des Serums zusammen mit der vermehrten Serumviskosität zu einer Verlangsamung des Blutstromes durch die engen Gefäße führt mit daraus resultierender Trägheit der Zellelemente und Exsudation von Plasma in das umgebende Gewebe. Dies kann dann ausgehen in Oedembildung und Bildung von PAS-positivem hyalinen Material in der Blutgefäßwandung, wodurch es evt. in einigen Gefäßen zu Verschluß und Necrobiose oder Degeneration des umgebenden kollagenen Gewebes kommt. (Die Autoren hat-

ten auch ein diastaseresistentes PAS-positives Material in den innerhalb der Nld befallenen Blutgefäßen bemerkt.) Da normalerweise die Oberflächentemperatur der Haut der unteren Extremitäten etwas niedriger als die der anderen Körpergebiete sei und daraus wiederum das Anwachsen der Serumviskosität in diesen Teilen resultiere, könne erklärt werden, warum die Nld meistens an den unteren Extremitäten gefunden werde. Ferner weisen ENGEL und HAMMACK (1o) darauf hin, daß das gewöhnlich häufigere Vorkommen von Hautschäden bei Frauen möglicherweise auf die viel häufigere Exposition ihrer unteren Extremitäten gegenüber niedrigeren Umgebungstemperaturen zurückgeführt werden könne (Tatsächlich ist durch die orthostatischen Verhältnisse eine Hypoxie der unteren Extremitäten immer gegeben). Überprüfen wir die von ENGEL und HAMMACK (1o) gefundenen Ergebnisse, so sehen wir auch in unseren Fällen durchweg eine Erhöhung der Serum-Eiweißzucker. Darüber hinaus erkennt man eine geringgradige Verminderung der Albumine und ebenfalls durchweg eine Erhöhung der Globulinfraktionen alpha 2 und beta. Zusätzlich ist in den meisten Fällen auch das Serum-Cholesterin erhöht. Wenn wir wissen, daß die meisten Lipide des Serums an die alpha 2- und beta-Fraktion gebunden sind wird erklärlich, daß es auch zu einem vermehrten Anfall von Fett in den Herden der Necrobiosis kommen muß und TAPPEINER und WODNIANSKY (43) wohl Recht haben, wenn sie meinen, daß nach den Ergebnissen der modernen Untersuchungen man dem vaskulären Geschehen bei der Entstehung der Nld wohl wesentliche Bedeutung beimessen müsse, die Rolle des Diabetes und der bei dieser Erkrankung zweifellos vorhandenen, mehr oder weniger latenten Fettstoffwechselstörungen heutzutage zu gering eingeschätzt scheine. Bezüglich der serumgebundenen Eiweißzucker werden also bei der Nld die Befunde von ENGEL und HAMMACK (1o) bestätigt. Von RATSCHOW und seinem Mitarbeiter TRENCKMANN (39, 44) wissen wir, daß bei der Arteriosklerosis obliterans und besonders bei der Angiopathia diabetica die proteingebundenen Kohlenhydrate im Serum (Mittelwerte) beträchtlich erhöht sind. Sie fanden auch bei Angiopathia diabetica eine signifikante Zunahme der beta-Globuline, dagegen nicht bei der Arteriosklerosis obliterans und der Endoangiitis. Wenn nach RATSCHOW (39) die im Serum des Menschen vorkommenden Lipide - größtenteils an Proteine gebunden - sich zu etwa 3/4 in der beta-Lipoproteidfraktion finden, erhält die durchweg gefundene Erhöhung der beta-Lipoidfraktion bei Nld-Patienten besondere Bedeutung. Auch RATSCHOW und TRENCKMANN (39, 44) fanden, daß bei der Angiopathia diabetica Gesamtfette und Cholesterin erheblich vermehrt sind; deutlich vermehrt sind sie auch bei der Arteriosklerosis obliterans, nicht hingegen bei der Endoangiitis. Bei letzterer Krankheit wird nur eine Zunahme von Cholesterin verzeichnet. Unsere ermittelten Befunde sind also für das Vorliegen einer diabetischen Angiopathie charakteristisch. Die Nld mit ihren Gefäßveränderungen dürfte demnach als ein Teilkomplex im Angiopathiegeschehen und als äußerlich sichtbares, klinisch-manifestes Bild an der Haut aufzufassen sein. Sie gibt ihrerseits Hinweise auf beginnende oder manifeste Angiopathien im Gesamtorganismus. Zur Pathophysiologie der diabetischen Angiopathie unter besonderer Berücksichtigung der eiweißgebundenen Zukker hat kürzlich MOHNIKE (3o) unter Auswertung der Weltliteratur eine umfassende Übersicht gegeben. In der Reihenfolge Stoffwechselgesunde / unkomplizierte Diabetiker / komplizierte Diabetiker tritt nach MOHNIKE (3o) eine Verminderung des Albumins zu Gunsten der Globuline, besonders der alpha-2-Gruppe, ein. In der gleichen Reihenfolge vermehrt sich die Zuckerkomponente, vor allem in der alpha-2-Gruppe. Das stimmt mit der Tatsache überein, daß wir unter den 15 Patienten mit Nld 13 Komplikationen finden konnten und unterstreicht die Befunde von MOHNIKE (3o). Bleibt abschließend noch die Betrachtung der Blutkörperchensenkungsgeschwindigkeit (BSG). Wir finden im allgemeinen normale Werte. Die bei 2 Fällen mit 4o/87 und 73/115 stark beschleunigten Werte sind durch die begleitenden Komplikationen zu erklären.

8. HISTOLOGISCHE BEFUNDE. Die diabetische Angiopathie ist u.a. durch eine Anlagerung von Mucopolysacchariden charakterisiert (MOHNIKE u.a. (3o, 31, 32) ). HARE (2o) berichtete 1955 zum ersten Male, daß Glykogen regelmäßig bei Fällen von Nld mit und ohne gleichzeitigem Diabetes auftreten würde. ENGEL und HAMMACK (1o) fanden 3 Jahre später in der McManus-Färbung PAS-positive Ablagerungen in den Gefäßen bei Nld. Ihre theoretische Erklärung ist bereits angeführt (s.o.). Ob Mucopolysaccharide aus dem Serum in der Gefäßwand und im umliegenden Gewebe abgelagert oder dort gebildet werden, muß offen bleiben. Wir fanden mit Hilfe der PAS-Methode als Indikator für Muco- und andere Polysaccharide in der Wand der Gefäße und des umgebenden Gewebes, abhängig von der Nähe der Necrobioseherde, PAS-positive Anfärbungen im histologischen Schnitt. Abb. 4 zeigt eine subepithelial gelegene Kapillare fern vom Necroseherd. Ablagerungen sind nicht festzustellen. Abb. 5 bringt eine Kapillare in der Nähe der Necrobiose. Hier sieht man in der Gefäßwand schwach angefärbte Ablagerungen. Abb. 6 schließlich zeigt ein Gefäß dicht bei necrobiotisch umgewandelten Kollagenbezirken der Cutis. Angefärbte "Füllung" der Gefäßlichtung und Anfärbung der Gefäßwand sind deutlich zu sehen. Daneben findet sich auch eine Anfärbung im Lumen der benachbarten Schweißdrüsen (auf dem Schnitt nicht mehr dargestellt). Mit Hilfe der metachromatischen Färbung nach FEYRTER (12), die wir in 4 Fällen durchführen ließen, soll sich die Ablagerung von Glykoproteiden und Glyko-Lipoiden belegen lassen. Ihr Vorhandensein wird durch den Umschlag des intensiv blauen Farbstoffes in ein leuchtendes Rot gekennzeichnet. Allerdings muß man im Zentrum der Nld-Herde excidieren, wenn man charakteristische Befunde erhalten will. HOLLE (22), dem wir zur Beurteilung seinerzeit am 14.1o.59 ein Präparat übersandten, schrieb folgendes: "Im McManus-Schnitt nur in der Umgebung der eigentlichen Nekrosen eine gering positive Reaktion. Dagegen zeigt die FEYRTER (12)-Färbung um die Herde herum eine starke Metachromasie." PATZELT (38) konnte dagegen bei einer Excision vom Randgebiet eines Nld-Herdes in der McManus- und FEYRTER (12) -Färbung besondere Farbverdichtungen nicht nachweisen. Unsere Befunde sind noch an zu kleinem Material erhoben und müssen überprüft werden. Die Deutung der Befunde fällt nicht leicht. Auch das normale Gefäßgewebe enthält Mucopolysaccharide. Das Problem scheint also eine quantitative Frage zu sein, die nicht entschieden werden kann. Freilich ist auch eine diabetesspezifische Störung im Mucoproteidhaushalt der Gefäße denkbar (MOHNIKE) (3o). Beide obigen Färbungen sind nach heutiger Auffassung nicht voll beweisend für Glykoproteide und bedürfen der Ergänzung durch weitere Untersuchungen. Zusammenfassend dürfen wir feststellen, daß in der Nähe von Nld-Herden geringe bis mäßige PAS-positive Reaktionen der Gefäßwände (und einiger Anhangsgebilde sowie des Gewebes) nachweisbar sind und außerdem die FEYRTER (12) - Färbung den Nachweis von (fraglichen ?) Glykoproteiden und Glykolipoiden in erheblicher Vermehrung rund um die Necrobioseherde zeigt. Das

Innere der necrobiotisch umgewandelten Bezirke bleibt frei von Metachromasie ! Die übrigen histologischen Befunde unterscheiden sich nicht von den seit URBACH und OPPENHEIM (46, 47, 33, 34, 35, 36, 37) bekannten morphologischen Befunden.

ZUSAMMENFASSUNG. Anhand von 15 Beobachtungen (1o weiblich, 5 männlich) von Necrobiosis lipoidica diabeticorum wird das klinisch-morphologische Bild beschrieben und auf statistische Betrachtungen und Analysen Bezug genommen. In bisherigen Erörterungen zur Ätiologie und Pathogenese wird übereinstimmend von allen Autoren dem vaskulären Prozeß bei der Entstehung der Necrobiosis lipoidica wesentliche Bedeutung zuerkannt. Die histologisch gefundenen Gefäßveränderungen, besonders an den Gefäßen des Grenzgebietes zwischen Cutis und Subcutis, können bestätigt werden. In weiteren eigenen Untersuchungen wird zu Fragen von Alter und Geschlecht, Blutdruckbefunden als Ausdruck vasomotorischer Einflüsse, den gefundenen Diabetestypen, den begleitenden Komplikationen, der Lokalisation, der Rolle des Traumas, blutchemischen Daten und histologischen Befunden Stellung genommen. Häufig gleichzeitig vorhandene Komplikationen wie Nephropathie, Retinitis und Cataract bzw. die Feststellung eines labilen oder eines jugendlichen Diabetes mit Neigung zur Labilität oder des basophilen Typs mit häufigen Blutgefäßkomplikationen geben Hinweise auf weitere Organmanifestationen der diabetischen Angiopathie. Die Necrobiosis lipoidica dürfte demnach als ein Teilkomplex im Angiopathiegeschehen und als äußerlich sichtbares klinisch-manifestes Bild im Sinne einer lokalen arteriellen Angiopathie an der Haut betrachtet werden. Sie gibt ihrerseits Hinweise auf beginnende oder manifeste Angiopathien im Gesamtorganismus. Bei vorhandener Neigung oder schon ausgeprägten Angiopathien im Gesamtorganismus werden durch Traumatisierungen (Stoß, Quetschung, Prellung) Entzündungsreize gesetzt und entzündliche Vorgänge um oder in den Gefäßen ausgelöst. Dem Trauma ist auslösend und ursächlich eine nicht unbedeutende Rolle bei der Manifestation der Necrobiosis lipoidica zuzuerkennen. Wie bei der Angiopathia diabetica sowie den mit Komplikationen behafteten Diabetesfällen werden Erhöhungen der Serumeiweißzucker, eine geringgradige Verminderung der Albumine und durchweg eine Erhöhung der Globulinfraktionen alpha-2 und beta gefunden. Die Bedeutung dieser Befunde wird diskutiert und mit der Auslösung der Necrobiosis und dem Gefäßprozeß dabei in Zusammenhang gebracht. In histologischen Untersuchungen konnten mittels McManus- und Feyrter-Färbung Farbreaktionen im Gewebe und der Gefäßwand in der Nähe von Necrobioseherden gefunden werden, während Ablagerungen von Glykoproteiden und Glykolipoiden um die Herde herum recht ausgeprägt zu finden waren. Eine Deutung dieser Befunde wird offengelassen. Insgesamt gesehen, muß die Necrobiosis lipoidica diabeticorum dem Komplex der vaskulär-bedingten Veränderungen der Haut zugeordnet werden, deren dermatologische Manifestationen durch besondere Gefäßwanderkrankungen und Permeabilitätssteigerung sowie durch allgemeine und lokale Stoffwechselstörungen bestimmt werden. Das klinisch sichtbare manifeste Erscheinungsbild der fleckförmigen Necrobiosis ist als Folgeerscheinung der primär vorhandenen lokalen Angiopathie (mit und ohne Diabetes, aber bei diesem vermehrt) an Praedilektionsstellen aufzufassen.

L i t e r a t u r

( 1) ARZT, L.: Wien. med. Wschr. 25, 677 (1936)
( 2) ARZT, L.: Derm. Wschr. 1o4, 17o (1937)
( 3) ARZT, L.: Zbl. Haut- u. Geschlechtskr. 81, 117, 397 (1951)
( 4) BOLDT, A.: Arch. klin. exp. Derm. 179, 74, 6o3 (1939)
( 5) CHERNOSKY, M.E.: Sth. Med. J. (Bgham, Ala.) 54, 25 (1961)
( 6) DEGOS, R.: Sem. Hôp. Paris 25, 2137 (1949)
( 7) DEGOS, R., UHRY, P., JACOB, E.L. et J. DELORT : Bull. Soc. Franc. Derm. Syph. 56, 116 (1949)
( 8) DEGOS, R., DELORT, J., HOUSSET, E. et P. DEVEMY : Bull. Soc. Franc. Derm. Syph. 56, 48 (1949)
( 9) ELLIS, F.A. a. H. KIRBY-SMITH : Arch. Derm. Syph. 45, 4o (1942)
(1o) ENGEL, M.F. a. W. J. HAMMACK : A.M.A. Arch. Derm. 78, 73 (1958)
(11) FELDMANN, S.: Arch. Derm. Syph. 34, 326 (1936)
(12) FEYRTER, F.: Zbl. allg. Path. path. Anat. 93, 442 (1955)
(13) GERTLER, W.: persönl. Mittlg.
(14) GOLDSMITH, W.N.: Proc. roy. Soc. Med. (Sect. Derm.) 48, 363 (1955)
(15) GOLDSMITH, W.N.: Proc. roy. Soc. Med. (Sect. Derm.) 44, 359 (1951)
(16) GOTTRON, H.A.: Med. Klin. 34, 145, 19o (1938)
(17) GOTTRON, H.A.: Medizinische (Stuttgart) (1952), 1211
(18) DE GRACIANSKY, P. et S. BOULLE : Atlas der Dermatologie 6, Stuttgart 1961
(19) GREENWOOD, A.M. a. E.M. ROCKWOOD : Arch. Derm. Syph. 35, 727 (1937)
(2o) HARE, P.J.: Brit. J. Derm. 67, 365 (1955)
(21) HARE, P.J.: Proc. roy. Soc. Med. 5o, 277 (1957)
(22) HOLLE, G.: briefl. Mittlg.
(23) HUEBSCHMANN, P.: Grundsätze der allgemeinen Krankheitslehre, 3. Auflage Leipzig 1945
(24) JUNG, H.D.: Dtsch. Ges. Wes. 17, 9 (1962)
(25) KAALUND-JÖRGENSEN, O.: Acta derm.-venereol. (Stockh.) 28, 214 (1948)
(26) KNOTH, W. u. H. FÜLLER : Arch. klin. exp. Derm. 199, 1o9 (1955)
(27) LEVER, W.F.: Histopathologie der Haut. Stuttgart 1958
(28) MICHELSON, H.E. a. C.W. LAYMON : J. Amer. Med. Ass. 1o3, 163 (1934)
(29) MICHELSON, H.N. a. C.W. LAYMON : Arch. Derm. Syph. 35, 113o (1937)
(3o) MOHNIKE, G.: Dtsch. Ges. Wes. 15, 537 (196o)(dort ausführl. Literatur)
(31) MOHNIKE, G. u. H. RICHTER : Z. klin. Med. 151, 467 (1954)
(32) MOHNIKE, G., JANERT, H. u. H. RICHTER : Z. klin. Med. 153, 114 (1955)
(33) OPPENHEIM, M.: Arch. klin. exp. Derm. 166, 576 (1932)
(34) OPPENHEIM, M.: Zbl. Haut- u. Geschlechtskr. 32, 179 (1929)
(35) OPPENHEIM, M.: Zbl. Haut- u. Geschlechtskr. 36, 162 (1931)
(36) OPPENHEIM, M.: Zbl. Haut- u. Geschlechtskr. 48, 5 (1934)
(37) Oppenheim, M.: Wien. klin. Wschr. 45, 314 (1932)
(38) PATZELT, K.: briefl. Mittlg.
(39) RATSCHOW, M.: Angiologie, Stuttgart 1959
(4o) ROEDERER, J., WORINGER, F. u. R. BURGUN : Dermatologica (Basel) 99, 131 (1949)
(41) SWEITZER, S.E. a. C.W. Laymon : Arch. Derm. Syph. 35, 967 (1937)
(42) SWEITZER, S.E. a. C.W. LAYMON : Arch. Derm. Syph. 59, 549 (1949)
(43) TAPPEINER, J. u. P. WODNIANSKY : H.A. GOTTRON und W. SCHÖNFELD: Dermatologie und Venerologie 3,2 Stuttgart 1959
(44) TRENCKMANN, H.: zit. bei M. RATSCHOW, S. 259
(45) ULRICH, K.H.: Stomatologische Beobachtungen bei Diabetikern. Diss. Greifswald 1953
(46) URBACH, E.: Arch. klin. exp. Derm. 166, 273 (1932)
(47) URBACH, E.: in: Handb. Haut- u. Geschlechtskrankh. 12,2 Berlin 1932
(48) VISSIAN, L., VARENNE, A. et J.B. GUIRAN : Bull. Soc. Franc. Derm. Syph. 61, 32o (1934)
(49) WALTERS, J.W.: Arch. Derm. Syph. 72, 94 (1955)
(5o) WILLIAMS, J.D. : Brit. J. Derm. 61, 384 (1949)

## DISKUSSION

H e i k , Garz :
Ich habe in Garz bei Kindern und Jugendlichen in den letzten Jahren etwa 15 Fälle von Necrobiosis lipoidica diabeticorum beobachtet. Bei diesen Kindern lag eine diabetische Angiopathie nicht vor. Es fanden sich weder Augenhintergrundsveränderungen noch Zeichen für eine Nephropathie, noch periphere Durchblutungsstörungen. Man wird deshalb die Necrobiosis sicher nicht als einen Ausdruck der diabetischen Angiopathie ansehen dürfen. So habe ich bei einem jetzt 15-jährigen Mädchen eine Necrobiosis beobachtet, die 8 Jahre vor der Diabetesmanifestation aufgetreten ist; bei einem weiteren Kind ging die Necrobiosis 2 Jahre dem Diabetes voraus. Abgesehen davon sind aus der Literatur Fälle von Necrobiosis bekannt, bei denen kein Diabetes bestand bzw. nachfolgte. Die Einreihung dieses Krankheitsbildes in die diabetische Angiopathie erscheint mir deshalb als sehr gewagt.

S c h l i a c k , Berlin :
Ich möchte zu dieser Frage der Spritzstellenreaktionen Herrn J u n g fragen, ob er mit Sicherheit annimmt, daß diese mit in die Gruppe der Necrobiosis gehören. Wir haben in Berlin jetzt etwa 2o Fälle und man könnte es ja auch nach den Stoffwechselbefunden untersuchen. Wir haben diese Meinung noch nicht gehört, auch nicht nach unserer Publikation vor 4 Jahren.

M o h n i k e , Karlsburg :
Ich möchte gern Herrn D i e t z e l fragen, ob es nicht denkbar ist, daß die Gehörstörungen bei Diabetikern aus 2 ganz verschiedenen Gründen entstehen können. Einmal vasculär, wie er selber gesagt hat, und das wird wohl vorwiegend plötzlich auftretende, seitendifferent einhergehende Gehörstörungen betreffen. Auf der anderen Seite könnten Störungen vorliegen im Sinne eines vorzeitigen und verstärkten Alterns des gesamten Hörorgans, wie es ähnlich ja bei der Linse ist. So konnten wir für die Lentopathie nachweisen, daß Veränderungen, die an sich altersbedingt sind, nach der Seite jüngerer Altersklassen hin verschoben beobachtet werden.

D i e t z e l , Rostock :
Zu Herrn Prof. M o h n i k e : Bei der Analysierung von Hörstörungen bei Diabetikern ist immer zu bedenken, daß in jedem Fall die altersphysiologische Presbyacusis mitbesteht und außerdem auch eine arteriosklerotische Komponente mitspielen kann. Die Reinton-Audiometrie allein ist nicht in der Lage, die Frage zu beantworten, ob dabei eine Angiopathie oder eine Arteriosklerose vorliegt. Hierzu bedarf es der Berücksichtigung aller anderen Krankheitssymptome. Da ebenso eine zentrale Komponente vorliegen kann, kann nur von spezielleren audiometrischen Untersuchungen, wie z.B. dem binauralen Hörsynthesetest, mehr zu erwarten sein. Die Frühdiagnose des Diabetes allein auf Grund der Hörkurven dürfte kaum möglich sein, da diese uncharakteristisch sind und in gleicher Form auch bei anderen Störungen vorkommen können. Damit muß man vorerst die Frage von Herrn S c h l i - a c k negativ beantworten, zumal die Untersuchung auch in methodischer Hinsicht eine gewisse Schwankungsbreite hat.

J u n g , Pasewalk :
Richtet zunächst die Anfrage an Herrn S c h l i a c k , ob in allen Fällen seiner Patienten Probeexcisionen durchgeführt wurden und wie das Ergebnis war. Herr S c h l i a c k antwortet, daß in etwa 5 Fällen Probeexcisionen durchgeführt worden sind. - In diesem konkreten Fall muß festgestellt werden, daß bei der fraglichen Patientin die Diagnose einer Necrobiosis lipoidica diabeticorum von Prof. H o l l e , Greifswald, Pathologisches Institut der Universität, seinerzeit in Betracht gezogen worden ist. (Befundbericht vom 26.2.1959). Zum Einwand von Herrn H e i k ist zu sagen, daß Gefäßveränderungen, welche die Merkmale einer Angiopathie bei der Necrobiosis lipoidica diabeticorum erfüllen, von zahlreichen Autoren beschrieben worden sind. Sie konnten wegen der für den Vortrag nur kurz bemessenen Zeit nicht im einzelnen angeführt werden. Demnach dürfte die Necrobiosis lipoidica diabeticorum aus der Sicht des Klinikers und des Histologen als lokalisierte diabetische Angiopathie zu betrachten sein, bei deren Auslösung bestimmte Stoffwechselveränderungen und örtliche Gegebenheiten in Betracht gezogen werden müssen.

Aus der Medizinischen Klinik der Westfälischen Wilhelms-Universität zu Münster
(Direktor: Prof. Dr. W. H. H a u s s )
und dem Pathologischen Institut des Allgemeinen Krankenhauses Hamburg-Barmbek
(Prosektor: Dr. W. S e l b e r g )

# ZUR FRAGE DER KOINZIDENZ VON DIABETISCHER RETINOPATHIE UND GLOMERULOSKLEROSE

Von H. O t t o , E. O t t o - B e n d f e l d t und I. D e g e n h a r d t

Wir haben die pathologisch-anatomischen und klinischen Befunde von 416 Diabetikern, die von 1955 bis 196o im Krankenhaus Hamburg-Barmbek starben und obduziert wurden, im Hinblick auf die spezifisch-diabetischen Spätkomplikationen, also Retinopathie und Glomerulosklerose, ausgewertet. 22 weitere Zuckerkranke mit Pancreascarcinom blieben unberücksichtigt.

GLOMERULOSKLEROSE. Bei 82 von 335 Diabetikern, deren Nieren histologisch aufgearbeitet wurden, fanden sich in unterschiedlichem Ausmaß die typischen Kimmelstiel-Wilson-Veränderungen, also hyaline Scheiben in den Glomeruli. Die Häufigkeit ihres Vorkommens war erwartungsgemäß der Diabetesdauer eng korreliert. Außerdem ergab sich eine Beziehung zum Lebensalter insofern, als nach mehr als 15-jähriger Krankheitsdauer bei den jüngeren Diabetikern fast ausnahmslos, dagegen bei den älteren nur etwa zur Hälfte eine typische Glomerulosklerose bestand. Ein Geschlechtsunterschied ließ sich nicht nachweisen.

RETINOPATHIA DIABETICA. Der Augenhintergrund war intra vitam bei 21o Patienten untersucht worden +). In 93 Fällen wurden typische Veränderungen im Sinne einer diabetischen Retinopathie gefunden. Ihre Frequenz war ebenfalls vor allem von der Dauer des Diabetes abhängig. Daneben bestand auch hier wieder eine Beziehung zum Lebensalter: Unter den Diabetikern, die nach mehr als 15-jähriger Krankheitsdauer gestorben waren, wiesen die jüngeren Jahrgänge nahezu regelmäßig Fundusveränderungen auf, während von den älteren Patienten annähernd ein Viertel von der Retinopathie verschont blieb. Diese besondere Gefährdung juveniler Diabetiker durch die Spätkomplikationen ist in der Literatur mehrfach beschrieben worden, von pathologisch-anatomischer Seite, insbesondere von BELL (1) anhand seiner großen Diabetes-Sektionsstatistik, klinisch vor allem von MOHNIKE und Mitarbeitern (8) aus dem Karlsburger Institut, aber auch von HEINSIUS, FISCHER, GRAEF, WHITE (7, 3, 4, 13) und anderen. Für die diabetische Retinopathie fanden wir außerdem - im Ge-

+) Die ophthalmologischen Untersuchungen wurden in der Augenklinik des Allgemeinen Krankenhauses Hamburg-Barmbek (Chefarzt: Prof. Dr. K. M y l i u s ) durchgeführt.

gensatz zur Glomerulosklerose - eine Geschlechtsdifferenz (Abb. 1). Sowohl bei den Patienten mit mittlerer (6 bis 15 Jahre) als auch bei denen mit langer Krankheitsdauer (über 15 Jahre) hatten die Frauen häufiger eine Retinopathie als die Männer.

KOINZIDENZ VON RETINOPATHIE UND GLOMERULOSKLEROSE. Über die Koinzidenz von Retinopathie und Glomerulosklerose können wir anhand von 178 Fällen unseres Sektionsgutes berichten, bei denen Fundi u n d Nieren auf Kapillarschäden untersucht wurden. 86 von ihnen wiesen Spätkomplikationen auf. Bei 5o Patienten bestand sowohl eine Retinopathie als auch eine Glomerulosklerose. Bei den übrigen war nur ein Organ betroffen, und zwar überwiegend - in 28 Fällen - nur die Netzhaut, manchmal - immerhin in 8 Fällen - nur die Niere.

Retinopathien leichteren Grades - nur mit Blutungen und Mikroaneurysmen - waren in 33 % der Fälle mit Glomerulosklerose vergesellschaftet, die schwereren Formen (einschließlich der proliferativen, auf die wir später noch gesondert eingehen) zu 78 %. Von allen Patienten, die histologisch die typischen Kimmelstiel-Wilson-Veränderungen aufwiesen, hatten 91 % auch eine Retinopathie.

Diese Befunde entsprechen der allgemeinen Auffassung, daß die diabetische Retinopathie und diabetische Glomerulosklerose zwei pathogenetisch einheitliche, histologisch einander sehr ähnliche Organmanifestationen darstellen, die sich koinzident entwickeln, ohne daß sich die Koinzidenz - vor allem in den Frühstadien - immer nachweisen läßt. Man darf wohl unterstellen, daß die voll entwickelte hyaline Scheibe im Glomerulus ein viel weiter vorgeschrittenes Stadium des diabetischen Kapillarschadens repräsentiert als die ersten ophthalmoskopisch nachweisbaren Fundusveränderungen. Andererseits sind die Vorläufer der hyalinen Scheiben, also die Initialstadien der Glomerulosklerose, einer sicheren histologischen Diagnose bislang nicht zugänglich. Durch diese Diskrepanz erklärt sich zwanglos die - auch in der Literatur vielfach mitgeteilte - Erfahrung, daß diabetische Retinopathien häufiger gefunden werden als Glomerulosklerosen. Hier wären auch unsere 28 Patienten mit Fundusveränderungen ohne gleichzeitige Kimmelstiel-Wilson-Laesionen einzuordnen.

Schwieriger ist zu erklären, daß gelegentlich histologisch eine typische Glomerulosklerose gefunden wird, obwohl an den Fundi keine diabetischen Veränderungen nachweisbar gewesen waren. Unter den 8 Diabetikern unserer Serie, bei denen ein solcher Befund erhoben wurde, befanden sich 3, die m e h r f a c h gründlich augenärztlich untersucht worden waren. Trotzdem ist die Möglichkeit nicht sicher auszuschließen, daß sich eine bestehende Retinopathie - z.B. in Form von hyalinisierten und dadurch ophthalmoskopisch nicht mehr erkennbaren Mikroaneurysmen - dem Nachweis entzogen hatte. Die andere Möglichkeit, daß die Veränderungen am glomerulären Apparat tatsächlich den Netzhautschäden weit vorausgeeilt waren, läßt sich allerdings ebenfalls nicht entkräften. Es ergibt sich daraus die praktisch wichtige Konsequenz, daß eine klinisch diagnostizierte Nierenschädigung auch dann Ausdruck einer Kimmelstiel-Wilson'schen Glomerulosklerose sein kann, wenn sie n i c h t von einer erkennbaren diabetischen Retinopathie begleitet wird.

RETINOPATHIA DIABETICA PROLIFERANS. Ich möchte jetzt auf die proliferativen Verlaufsformen des diabetischen Kapillarschadens näher eingehen.

Die proliferative Retinopathie stellt bekanntlich klinisch eine besonders schwere Form des diabetischen Netzhautleidens dar, weil sie zu schneller Progredienz neigt und - viel stärker als die haemorrhagischen und exsudativen Formen der Retinopathie - das Sehvermögen beeinträchtigt. In unserem Obduktionsgut fand sich diese maligne, proliferative Verlaufsform unter 93 Retinopathien 13 mal, und zwar vorwiegend - wie auch von MOHNIKE, HEINSIUS, ROOT, FANKHAUSER und GOETZ (1o, 7, 12, 2) und anderen beschrieben - wiederum bei juvenilen Diabetikern. Außerdem fiel auf, daß bevorzugt männliche Patienten betroffen waren, - im Gegensatz zur Retinopathie im Ganzen, die wir, wie erwähnt, häufiger bei Frauen sahen.

Was die Koinzidenz von proliferativer Retinopathie und Glomerulosklerose betrifft, so wird durchweg die Auffassung vertreten, daß nahezu bei jedem Diabetiker mit proliferierenden Netzhautveränderungen auch eine Glomerulosklerose bestehe. Unsere Befunde bestätigen diese Ansicht. In den 1o Fällen mit Retinopathia proliferans, bei denen die Nieren histologisch untersucht wurden, fanden sich ausnahmslos auch die typisch hyalinen Scheiben der diabetischen Glomerulosklerose.

GLOMERULOSKLEROSE MIT KAPSELPROLIFERATION. Während die proliferative Retinopathie ein allgemein bekanntes und viel bearbeitetes Krankheitsbild darstellt, sind die proliferativen Vorgänge im Verlauf des diabetischen Nierenleidens bisher kaum beachtet worden. Tatsächlich lassen sich Proliferationen der Bowman'schen Kapsel mit Ausbildung großer Halbmonde, wie wir sie z.B.von der nephritischen Schrumpfniere kennen, auch bei vorgeschrittener "typischer" Glomerulosklerose nicht selten beobachten. Wir sind darauf während des vorjährigen Diabeteskongresses in Genf bereits eingegangen (11). Ich möchte Ihnen 2 histologische Schnitte von einer solchen mit Kapselproliferation einhergehenden diabetischen Glomerulosklerose demonstrieren (Abb. 2 und 3).

Dieser Befund ist nicht neu; KIMMELSTIEL und WILSON selbst haben in der Originalarbeit bereits über eine Mitbeteiligung der Kapsel berichtet. Die proliferativen Vorgänge sind jedoch neben den klassischen Scheibenbildungen im Glomerulus stets ein mehr oder minder uninteressanter Nebenbefund geblieben. Wir sahen halbmondförmige Kapselwucherungen unter unseren 82 Glomerulosklerosen 21 mal. Dabei ergaben sich in mancher Hinsicht auffallende klinische Parallelen zur proliferativen Retinopathie. Wie dort, so waren auch hier überwiegend jüngere Diabetiker betroffen. Auch der Geschlechtsunterschied war der gleiche: Bei Männern fanden sich Kapselwucherungen relativ doppelt so häufig wie bei Frauen. Schließlich ergaben sich abermals Beziehungen zum klinischen Verlauf. In ähnlicher Weise, wie die proliferierende Retinopathie einen klinisch "malignen" Verlauf des diabetischen Augenleidens anzeigt, kennzeichnen die Kapselproliferationen einen klinisch "malignen" Verlauf des diabetischen Nierenleidens. Diese Korrelation wurde deutlich, als wir diejenigen 33 Fälle unseres Sektionsgutes weiter auswerteten, die histologisch eine s c h w e r e , typische noduläre Glomerulosklerose aufwiesen. Unter ihnen waren 18, die gleichzeitig auch proliferative Veränderungen zeigten. Von diesen 18 Patienten hatte nur ein einziger einen normalen Reststickstoff-Wert gehabt; bei allen anderen hatte eine Niereninsuffizienz mit Uraemie oder Praeuraemie bestanden. Dagegen hatten von den 15 Diabetikern mit ebenso fortgeschrittener Glomerulosklerose, aber o h n e Kapselwucherungen, nur 5 eine Niereninsuffizienz gehabt, bei den übrigen 1o war der Reststickstoff normal gewesen (Abb. 4).

Noch eindeutiger werden die Verhältnisse aus der Sicht des Klinikers: Von den

33 Patienten mit histologisch schwerer Glomerulosklerose waren 12 infolge chronischer Uraemie gestorben; sie alle wiesen (mit einer Ausnahme) auch Kapselproliferationen auf. 11 Diabetiker waren mit normalem Reststickstoff gestorben; von ihnen hatte (wiederum mit einer Ausnahme) keiner eine Kapselwucherung.

Die proliferativen Vorgänge an der Bowman'schen Kapsel sind also ein charakteristisches histologisches Merkmal der "malignen" Verlaufsform der diabetischen Nephropathie.

Wir sind weiterhin der Frage nachgegangen, ob im Einzelfall eine Koinzidenz von "maligner" Verlaufsform der Retinopathie - ophthalmoskopisch:Retinopathia proliferans - und "maligner" Verlaufsform der Nephropathie - histologisch: Glomerulosklerose mit Kapselveränderungen im Sinne einer Schrumpfniere - besteht. Ein solches Zusammentreffen ist gelegentlich nachzuweisen, aber nicht die Regel (Abb.5).

In 12 Fällen sahen wir allein die Kapselbeteiligung, ohne proliferative Retinopathie, 4 mal das Umgekehrte. Nur bei 6 von diesen 22 Patienten bestanden beide Prozesse zugleich.

Die Kapillarsprossung in Netzhaut und Glaskörper und die Bindegewebsvermehrung in den Bowman'schen Kapseln darf man sicherlich nicht als pathogenetisch einheitlichen Vorgang ansehen, Vielmehr handelt es sich wohl in beiden Organen, unabhängig voneinander, um örtlich induzierte Reaktionen auf bestimmte, sich im Verlauf des diabetischen Spätsyndroms manifestierende Fremdvorgänge: Blutungen und Exsudationen in Retina und Glaskörper, oder Ablagerungen von hyalinem Material im parietalen Blatt der Bowman'schen Kapsel (KIMMELSTIEL (9) ). In der Regel pfropfen sich die Veränderungen auf bereits in schwerer Form vorbestehende Retinopathien und Glomerulosklerosen auf. Es wäre jedoch unbefriedigend, wollte man die proliferative Retinopathie und die schwere Kapselbeteiligung bei Glomerulosklerose lediglich als einfache, mehr oder minder zwangsläufig sich entwikkelnde Folgeerscheinungen der diabetischen Kapillarschäden auffassen. Dagegen spricht das besonders häufige Vorkommen dieser Veränderungen bei juvenilen Diabetikern, vor allem bei jungen Männern. Man wird daher wohl eine besondere mesenchymale Reaktionsbereitschaft dieser Patienten - vielleicht nur infolge ihres jugendlichen Alters ? - annehmen müssen. Vielleicht können unsere Befunde dazu anregen, künftig mit breiterem methodischem Spektrum der Frage nachzugehen, warum manche Diabetiker, insbesondere die jugendlichen, so viel schwerer am Spätsyndrom erkranken als andere. Hier dürfte sich der klinisch-experimentellen Mesenchymforschung, wie sie in Deutschland in den letzten Jahren von HAUSS und Mitarbeitern (5, 6) vorangetrieben worden ist, ein weiteres, weitgehend unbearbeitetes Feld öffnen.

## Literatur

( 1) BELL, E.T.: Proc. Amer. Diab. Ass. 1o, 62 (195o)
( 2) FANKHAUSER, S. u. F. C. GOETZ : 4. Congr. Féd. Int. Diabète Genève 1961, 53o
( 3) FISCHER, F.: Albrecht v. Graefes Arch. Ophthal. 161, 239 (1959)
( 4) GRAEF, I.: Diabetes 5, 235 (1956)
( 5) HAUSS, W.H. u. G. JUNGE-HÜLSING : Dtsch. med. Wschr. 86, 763 (1961)
( 6) HAUSS, W.H., JUNGE-HÜLSING, G. u. H.I. HOLLÄNDER : J. Atheroscl. Res. 2, 5o (1962)
( 7) HEINSIUS, E.: Klin. Mbl. Augenhk. 129, 499 (1956)
( 8) JANERT, H., MOHNIKE, G. u. L. GÜNTHER : Klin. Wschr. 34, 8o7 (1956)
( 9) KIMMELSTIEL, P.: 3. Kongr. Int. Diabetes Fed., Düsseldorf 1958, 178 Stuttgart 1959
(1o) MOHNIKE, G.: Dtsch. med. Wschr. 82, 19o4 (1957)
(11) OTTO, H. u. E. OTTO-BENDFELDT : 4. Congr. Féd. Int. Diabète, Genève 1961, 5o4
(12) ROOT, H.F., JOSLIN, E.P., WHITE, P. a. A. MARBLE : J. clin. Endocr. 12, 458 (1952)
(13) WHITE, P. a. E. WASKOW : Proc. Amer. Diab. Ass. 8, 141 (1948)

L'Institut de Spécialisation et de Perfectionnement des Médicins Sofia

# BLUTDRUCKDYNAMIK UND DIABETISCHE ANGIOPATHIE

Von A. P o p o v

Die Schwere der dystrophischen Gefäßveränderungen bei Zuckerkrankheit, deren Entstehen im frühen Lebensalter, die relative Spezifität eines Teils derselben, insbesondere der Kapillaropathien, zeugen zweifellos davon, daß die Ursachen der diabetischen Angiopathie in der Stoffwechselstörung selbst zu suchen sind. Die bisher untersuchten Faktoren können jedoch die Unterschiede zwischen den Gefäßveränderungen bei den einzelnen Kranken nicht völlig erklären. Die Analyse unseres eigenen klinischen Krankengutes (292 Diabetiker) zeigt, daß trotz der häufigen Kombination der Kapillaropathien mit den atherosklerotischen Prozessen diese beiden Typen von Gefäßdystrophien bis zu einem gewissen Grade unabhängig voneinander sind. Ausgeprägte diabetische Retinopathie ohne feststellbare atherosklerotische Veränderungen treten verhältnismäßig häufig bei jüngeren Diabetikern mit längerer Krankheitsdauer auf, und Atherosklerose ohne Kapillarveränderungen sind eine gewöhnliche Erscheinung beim Diabetes älterer Menschen. Andererseits fehlen bei 1o von insgesamt 59 Zuckerkranken über 6o Jahren, trotz langandauernder diabetischer Störung jegliche klinisch nachweisbaren morphologischen und funktionellen Abweichungen des Herz- und Gefäßsystems. All das veranlaßt uns zu der Frage: Gibt es außer Stoffwechselstörungen nicht auch andere Momente, die die ungleichmäßige Verteilung und die verschiedene Art der Gefäßveränderungen bedingen ?

Unter Berücksichtigung der Rolle des Gefäßtonus für den Zustand und den Stoffwechsel in den Blutgefäßen, führten wir Untersuchungen über die Dynamik des Blutdrucks bei Diabetikern durch. Zu diesem Zweck beobachteten wir im Verlaufe des ganzen Tages den Blutdruck und den Puls sowie dessen Verhalten bei der orthostatischen Probe und nach körperlicher Belastung bei 36 stationär behandelten Kranken verschiedenen Alters (zwischen 18 und 7o Jahren).

Wir stellten dabei bei 24 Kranken bedeutende spontane Schwankungen fest (über 25 mm für den systolischen Druck), die bei der Hälfte der Kranken sogar über 3o mm betrugen. Der diastolische Druck wies geringere Schwankungen auf - 15 bis 3o mm bei 33 Patienten und unter 15 mm bei den übrigen. Von allen beobachteten Kranken waren nur 8 Hypertoniker. Bei 13 Kranken schwankte der systolische Druck tagsüber um 1oo mm und darunter, in vereinzelten Fällen sogar bis 8o mm. Das erlaubt die Vermutung, daß Hypotonie bei Diabetikern häufiger ist, als bei einmaligen Messungen festgestellt wurde.

Eine bestimmte Gesetzmäßigkeit im Verhalten des Blutdrucks in Verbindung mit den verschiedenen Tageszeiten, der Verabreichung von Nahrung oder Insulin konnten wir nicht feststellen.

Auf die orthostatische Probe reagierten 10 Kranke mit Senkung des systolischen Drucks um 20 mm bis 55 mm, meist um 30-40 mm. Im allgemeinen war dies von einer Senkung des diastolischen Drucks - zwischen 5 und 10 mm, selten mehr - begleitet. Zwei der Kranken wiesen Kollapserscheinungen auf. Bei körperlicher Belastung sind die Schwankungen des Blutdrucks nicht so ausgeprägt: häufig tritt eine mäßige Erhöhung des systolischen und des diastolischen Drucks ein, seltener eine Verminderung oder gegenseitige Abweichung der Werte.

Unsere Beobachtungen berechtigen uns, 3 Grundtypen in der Dynamik des Blutdrucks bei Diabetikern zu unterscheiden:

1. Relativ stabiler Blutdruck - ohne wesentliche spontane tägliche Schwankungen und orthostatische Veränderungen (Abb. 1).
2. Instabiler Blutdruck - mit bedeutenden täglichen Schwankungen und mit häufiger orthostatischer Senkung des systolischen Drucks - häufiger bei älteren Personen; zu diesem Typus gehören gewöhnlich die Hypertoniker (Abb. 2).
3. Der hypotonische Typus - mit niedrigen Werten, seltener mit bedeutenden täglichen Schwankungen und orthostatischer Senkung des systolischen Drucks - gewöhnlich bei jüngeren Individuen (Abb. 3).

Selbstverständlich können diese Typen nicht streng voneinander getrennt werden, auch kommen sie bei verschiedenen Altersstufen vor. Es bestehen auch Übergänge. Sie entsprechen jedoch bestimmten Tendenzen in der Dynamik des Blutdrucks bei Diabetikern.

Obwohl die Zahl unserer Beobachtungen zu gering ist, um sichere Schlüsse zu ziehen, so lassen sich doch gewisse Abhängigkeiten erkennen: niedrigere Werte des Blutdrucks, nicht selten mit ausgeprägter Hypotonie bei den jüngeren Diabetikern, für die die Kapillaropathie charakteristisch ist, und höhere Werte mit größerer Labilität und Tendenz zu orthostatischem Kollaps bei älteren Patienten, bei denen die atherosklerotischen Prozesse vorherrschen.

Die arterielle Hypotonie bei den jüngeren Diabetikern entspricht dem allgemein niedrigeren Gefäßtonus, der in dem für sie typischen kapillaroskopischen Befund mit Verzögerung des Blutstroms Ausdruck findet. Die Hypotonie zeugt also in diesen Fällen von Störungen im Gefäßtonus, die höchstwahrscheinlich sowohl durch die für den Diabetes typischen Stoffwechselstörungen, als auch durch die spezifischen Veränderungen der trophischen Einflüsse oder der vasomotorischen Regulation bedingt sind, mit denen die charakteristischen morphologischen Veränderungen in den Kapillaren in Zusammenhang gebracht werden können.

Die bedeutenden spontanen Schwankungen des Blutdrucks bei der anderen Gruppe von Diabetikern beanspruchen das arterielle System stärker und können die Entwicklung eines atheromatösen Prozesses begünstigen. Man kann hier vorwiegend die Rolle der gestörten vasomotorischen Regulation von dienzephalem Typus annehmen (ausgeprägte Tendenz zu orthostatischem Kollaps).

Mit einer verhältnismäßigen Stabilität des Blutdrucks als Ausdruck günstigerer Bedingungen in der Nervenregulation könnte das Fehlen von dystrophischen Gefäßveränderungen bei einem Teil der Diabetiker, trotz langjähriger Stoffwechselstörung erklärt werden.

Inwiefern eine solche Annahme berechtigt ist, werden weitere Dispensaire-Beobachtungen und gründlichere Forschungen über die Wechselbeziehungen zwischen dem Nervensystem und der Zirkulation zeigen.

Bei den bisherigen Forschungen, die vorwiegend auf die Bestimmung der pathogenetischen Rolle der humoralen und hormonalen Faktoren gerichtet sind, wird die Höhe des Blutdrucks nur statisch bewertet. Für uns sind die Dynamik des Gefäßtonus und die Reaktionsweise der Zirkulation besonders wesentliche Momente, die es ermöglichen würden, den Mechanismus der Gefäßschäden bei Diabetes mellitus weiter zu erhellen.

Aus der Medizinischen Klinik der Westfälischen Wilhelms-Universität zu Münster (Direktor: Prof. Dr. W. H. H a u s s )

# VOLUMENPLETHYSMOGRAPHIE BEI JUGENDLICHEN DIABETIKERN +)

Von H. O t t o und A. M a u r e n

In den letzten Jahren haben LAX und FEINBERG (1, 2) in mehreren Publikationen über plethysmographische Untersuchungen bei zuckerkranken und stoffwechselgesunden Jugendlichen berichtet. Das erstaunliche Ergebnis war, daß von 198 diabetischen Jugendlichen nahezu zwei Drittel, 64 %, einen pathologischen Verlauf der peripheren Pulskurve aufwiesen, während bei den gesunden Vergleichspersonen ein pathologischer Kurvenverlauf nur in 7 % der Fälle gefunden wurde. Je länger der Diabetes bestand - so berichten die Autoren - , desto häufiger waren pathologische Befunde. Aber auch bei den Jugendlichen mit kurzer Dauer der Zuckerkrankheit wies das Plethysmogramm häufig schon Abweichungen auf. Sogar bei 4o nichtdiabetischen Jugendlichen, die aber eine familiäre Diabetesbelastung aufwiesen, waren die peripheren Pulskurven in 3o % der Fälle pathologisch.

LAX und FEINBERG (1, 2)sehen in diesen Abweichungen von der normalen Pulskurvenform eines der frühest faßbaren Zeichen der diabetischen Angiopathie und neigen auf Grund ihrer Befunde der Auffassung zu, daß der Blutgefäßschaden des Zuckerkranken nicht eine Komplikation, sondern von vornherein ein Bestandteil des Diabetessyndroms sei. Zu der gleichen Schlußfolgerung waren wir, wie vorhin vorgetragen, auf Grund unserer Sektionsauswertung hinsichtlich Arteriosklerose gekommen. (3).

Wegen der grundsätzlichen Bedeutung dieser amerikanischen Befunde hielten wir eine Nachuntersuchung für angezeigt, die wir in diesem Sommer in den Ferienlagern Stühlingen und Bad Salzdetfurth des Deutschen Diabetiker-Sozialwerks, in der Diabetesklinik Hösel, in den Kinderheimen St. Elisabeth und Hedwigshaus in Bad Rothenfelde sowie in unserer Klinik durchgeführt haben ++). Bei 192 gesunden und 195 zuckerkranken Kindern und Jugendlichen zwischen 6 und 3o Jahren wurde mit einer photoelektrischen Methode am Zeigefinger ein Volumenplethysmogramm registriert. Da wir die letzten Pulskurven erst vor wenigen Tagen geschrieben haben, kann ich Ihnen heute erst das vorläufige Ergebnis dieser Untersuchungsreihe mitteilen. Es ist insofern enttäuschend, als wir den von LAX und FEINBERG

+) Als vorläufige Mitteilung gefaßter Diskussionsbeitrag.

(1, 2) gefundenen großen Unterschied zwischen den gesunden und den diabetischen Jugendlichen nicht bestätigen können (Abb. 1).

Wenn man den Angaben der amerikanischen Voruntersucher folgen will, so sind nur solche Pulskurven als normal anzusehen, die eine kräftige anakrote Welle aufweisen (Abb. 1, rechts außen). Schon eine abgeflachte anakrote Welle (Abb. 1, 2. von rechts) soll pathologisch sein; erst recht natürlich eine nicht mehr oder kaum noch nachweisbare Dikrotie der Pulskurve.

Wenn man unsere Befunde bei gesunden und zuckerkranken Kindern und Jugendlichen nach der Ausprägung der anakroten Welle unterteilt, so ergibt sich aus den in Abb. 1 angeführten Zahlen bereits auf den ersten Blick, daß sich die beiden Gruppen praktisch nicht voneinander unterscheiden.

Im Rahmen dieses kurzen Diskussionsbeitrages muß ich mir versagen, auf die möglichen Gründe dieser Diskrepanz zwischen unseren Befunden und denen von LAX und FEINBERG (1, 2) einzugehen. Obwohl wir eine zweifelsfrei hochempfindliche Methode der Pulskurvenschreibung angewandt haben, bleibt doch zu prüfen, ob die Unterschiede nicht methodisch bedingt sind, da unsere Voruntersucher nicht photoelektrisch, sondern piezographisch registriert haben. Vielleicht können unsere Untersuchungen - trotz ihres bislang negativen Resultats - doch dazu anregen, für die Erkennung des diabetischen Gefäßschadens mehr als bisher funktionsdiagnostische Methoden heranzuziehen.

++) Für ihre freundliche Unterstützung danken wir Herrn Chefarzt Dr. B a n s e (Hösel), Herrn Dr. T i n n e f e l d (Bad Rothenfelde) sowie den Lagerärzten Herrn Dr. H e r z i g (Stühlingen), Herrn Dr. B l a n k und Fräulein Dr. L e o n h a r d (Bad Salzdetfurth).

L i t e r a t u r

(1) LAX, H. a. A.W. FEINBERG : Circulation 2o, 11o6 (1959)
(2) LAX, H. a. A.W. FEINBERG : Abstr. Ann. Meet. Amer. Diabetes Ass., New York, 1961
(3) OTTO, H., BENNEK, M. u. I. DEGENHARDT : ds. Band, 181

Aus der I. Medizinischen Universitätsklinik Szeged
(Direktor: Prof. Dr. M. J u l e s z )

# DIABETISCHE ANGIOPATHIE UND ARTERIOSKLEROSE BEI ZUCKERKRANKEN

Von G. C s a p ó und S. S z ü c s

Schon im vergangenen Jahrhundert war das häufige gemeinsame Vorkommen von Zuckerkrankheit und Arteriosklerose bekannt. Es wurde auch beobachtet, daß bei der Zuckerkrankheit die Gefäßschäden in relativ jungen Jahren erscheinen können. Seit der Entdeckung des Insulins sterben etwa 7o % der Zuckerkranken infolge von Komplikationen am Gefäßsystem. Die Beziehungen zwischen Diabetes und Arteriosklerose schienen so enge zu sein, daß um 193o einige Autoren den Standpunkt vertraten, die Zuckerkrankheit sei eine Manifestation der degenerativen Gefäßerkrankungen. Andere veranlaßte die enge Beziehung, bei Arteriosklerotikern die Kohlenhydrattoleranz zu untersuchen, die sie dann herabgesetzt fanden. Früher nahm man auch an, daß die Schwäche des Gefäßsystems ein Symptom der Zuckerkrankheit sei. Dieser Gedanke trat erneut in den Vordergrund, als die dem Diabetes sich hinzugesellenden Gefäßschädigungen eine Aufteilung erfuhren in die auf die großen und mittelgroßen Arterien lokalisierte Arteriosklerose und die spezifische diabetische Angiopathie der kleinsten Gefäße.

Um der Klärung des Verhältnisses der beiden Gefäßveränderungen zueinander und zur Zuckerkrankheit, bzw. eventuell der Pathogenese näher zu kommen, haben wir das Diabetesmaterial unserer Klinik und unserer Zuckerkrankenambulanz der letzten 1o Jahre eingehend untersucht. Zur Erkennung des Gefäßzustandes unserer Kranken haben wir ihren Blutdruck, ihren Augenhintergrund, ihr EKG, den Zustand ihrer peripheren Gefäße, den Urin und schließlich mittels Röntgenaufnahmen die Verhältnisse in der Aorta untersucht.

Im Laufe der letzten Jahre konnten wir gut auswertbare Angaben über das Gefäßsystem von insgesamt 1ooo Zuckerkranken bekommen (Abb. 1). 58 % dieser Kranken waren Frauen und 42 % Männer; 88 % hatten einen stabilen und 12 % einen labilen Diabetes.

Unsere Untersuchungsergebnisse waren die folgenden:

Als Repräsentanten der spezifischen Angiopathie wollen wir die Augenhintergrundveränderungen erörtern, da diese am frühesten zu diagnostizieren und am genauesten zu verfolgen sind. Bei 28,6 % unserer Kranken - 66 % Frauen und 34 % Männer - konnten wir eine diabetische Retinopathie nachweisen. Den Unterschied zwischen den Geschlechtern zu untersuchen erschien uns wichtig, weil bekanntlich unter den n i c h t Zuckerkranken die Männer in einem größeren Prozentsatz an Arteriosklerose leiden. Besonders deutlich kommt dieser Unterschied bei der

Arteriosklerose der unteren Extremitäten zur Geltung, wo sich ein Verhältnis für Männer zu Frauen von 7 zu 1 ergibt. Sehen wir uns das Vorkommen der einzelnen Arterioskleroselokalisationen in unserem Diabetesmaterial an. Wie aus Tab. 1 ersichtlich, ist der Unterschied zwischen den Geschlechtern wohl nachweisbar, aber bei weitem kein so augenfälliger wie bei den nicht-zuckerkranken Arteriosklerotikern. So ist z.B. die Häufigkeit der Coronarsklerose fast die gleiche, und an einer Sklerose der peripheren Gefäße leiden nicht 7 mal, sondern ungefähr nur 2 mal soviel Männer wie Frauen. Die Verschiebung zwischen den Geschlechtern in Richtung der Frauen, die sich wohl auf die Diabetes-Morbidität selbst als auch auf das Vorkommen der Retinopathie +) bezieht und scheinbar auch für die Arteriosklerose - jeweils in der Altersklasse über 4o Jahre - gilt, scheint dafür zu sprechen, daß in der Pathogenese der Gefäßveränderungen die Aufhebung des Gleichgewichtes gewisser endokriner Faktoren eine Rolle spielt.

Weitere Untersuchungen galten dem Zusammenhang der Gefäßveränderungen mit der Dauer des Diabetes. Wie Abb. 2 erkennen läßt, nimmt das Auftreten der Retinopathie mit dem Fortschreiten der Krankheit zu, während gleichzeitig (Abb. 3) die Häufigkeit der Coronarsklerose und Aortensklerose in den ersten 2o Jahren kaum einen Unterschied aufweist. Nach 21 Jahren oder länger bestehendem Diabetes tritt eine gewisse Erhöhung ein. Engere Beziehungen bestehen dagegen zwischen der Arteriosklerose und dem Lebensalter, wie Abb. 4 zeigt. Wir sehen, daß die Retinopathie nur bis zum 6o. Jahre häufiger vorkommt, genauer gesagt, zwischen dem 5o. und 6o. Lebensjahre kulminiert und nachher nachläßt.

Sehr beträchtliche Unterschiede ergeben sich, wenn wir unsere Zuckerkranken nach dem Typ ihres Diabetes trennen. Wie in Abb. 2 gut ersichtlich, werden 18 % unserer stabilen Diabetiker schon sehr früh, bei frisch diagnostiziertem bzw. weniger als 5 Jahre bestehendem Diabetes von der Retinopathie ergriffen, und bei einem seit 6 bis 1o Jahren vorliegenden Diabetes sind fast 47 % retinopathisch. In der labilen Gruppe war dagegen in den ersten 1o J a h r e n des Diabetes der Augenhintergrund bei allen Personen intakt. Nach mehr als 1o-jähriger Diabetesdauer kommt die Retinopathie in beiden Gruppen häufiger vor, allerdings bei Kranken der labilen Gruppe selbst bei 21 Jahre dauerndem Diabetes nur in 44 %, während sie in der stabilen in 78 % nachweisbar ist. Bei der Untersuchung des Arteriosklerosevorkommens, bezogen auf die Diabetestypen, war ein solcher Unterschied zwischen den beiden Gruppen nicht feststellbar. Danach kann der Grad der Diabeteskontrolle in der Pathogenese der Angiopathie keine wesentliche Rolle spielen, da bei den labilen Zuckerkranken trotz sorgfältigster Einstellung die Zuckerausscheidung und das Blutzuckerprofil innerhalb weiter Grenzen schwanken. Würden extreme Blutzuckerschwankungen in der Pathogenese der Retinopathie eine Rolle spielen, so müßte die Retinopathie die labilen Kranken zuerst befallen. Dagegen zeigt unsere Abbildung, daß sie nur bei den stabilen Diabetikern schon früh in Erscheinung treten kann. Aus der Literatur ist bekannt - und auch wir haben solche Fälle beobachtet - daß zuweilen die Retinopathie früher

+) Für die Durchführung der Augenhintergrunduntersuchungen sagen wir den Ärzten der Szegeder Universitäts-Augenklinik auch an dieser Stelle unseren aufrichtigen Dank.

entdeckt wurde als die Glykosurie. Wenn wir auch annehmen, daß bei diesen Kranken in latenter Form die Kohlenhydratstoffwechselstörung schon lange vorhanden sein kann, so bedeutet dieses, daß auch sehr geringfügige Stoffwechselstörungen zur Retinopathie führen können. Bei der sog. gewöhnlichen Arteriosklerose konnten wir derartiges nicht feststellen, doch sind Angaben bekannt, (so in Ungarn die Untersuchungen von MAGYAR), nach denen durch experimentell hervorgerufene, extreme Blutzuckerschwankungen eine sog. "Adrenalin-Arteriosklerose" auslösbar ist.

Für die Pathogenese der Angiopathie machen zahlreiche Autoren die veränderten Funktionen des endokrinen Systems verantwortlich; andere haben an Hand ihrer Untersuchungen diese Hypothese zu widerlegen versucht. Wieder andere Forscher trachteten, der Frage mit einer ex juvantibus-Therapie näher zu kommen und man hat festgestellt, daß operative Ausschaltung der Hypophyse die Retinopathie in der Mehrzahl der Fälle bessert oder die Progression zum Stillstand bringt. Bekannt ist ferner, daß Schwangerschaften die bestehende Retinopathie verschlimmern und auch, daß die Retinopathie bei Frauen in den Wechseljahren gehäuft in Erscheinung tritt.

Zur Untersuchung dieser Frage haben wir bei 25o unausgewählten Zuckerkranken im Urin die Gesamtcorticoidausscheidung und bei 2oo Kranken den Plasma-Hydrocortisonspiegel bestimmt. Wie aus Tab. 2 ersichtlich, betrug die Ausscheidung bei befriedigendem Stoffwechselzustand bei Frauen durchschnittlich 4,4 mg/24 Std. und 5,4 mg/ 24 Std. bei Männern.

Bei schwereren Stoffwechselentgleisungen war die durchschnittliche Ausscheidung bei beiden Geschlechtern bedeutend erhöht, um nach gehäuften Hypoglykämien nachzulassen, ohne jedoch die untere normale Grenze zu überschreiten. - Zurückkommend auf die Stoffwechselentgleisungen sei bemerkt, daß - wenn wir die Gesamtcorticoidwerte der Personen unter 18 Jahren im Falle von Azidose außer acht lassen - in dieser Gruppe der Durchschnitt noch höher liegt und sich 14 mg/24 Std. nähert. Was die gesonderte Bewertung der Ergebnisse anbelangt, ob die Kranken komplikationsfrei sind oder an leichter und mittelschwerer bzw. progredierender, schwerer Retinitis proliferans und Kimmelstiel-Wilson'schem Syndrom leiden, sehen wir am unteren Teil der Tabelle, daß im Verhältnis zu dem in der komplikationsfreien Gruppe zu beobachtenden Durchschnittswert bei beiden Geschlechtern die der Gruppe mit milder und mittelschwerer Retinopathie erhöht, die der Gruppe mit schwerer Retinopathie und Nephropathie aber erniedrigt sind. Bemerkt sei, daß in der unteren Hälfte der Tabelle die Werte der Kranken mit Stoffwechselentgleisungen nicht angeführt sind; die Bedeutung dieser Unterschiede wird aber durch die Tatsache gemindert, daß alle Durchschnittswerte innerhalb der normalen Grenzen der Methodik liegen.

Von den verschiedenen Formen der Arteriosklerose haben wir die Gesamtcorticoidausscheidung der - kardial kompensierten - Kranken mit im EKG nachweisbarer Coronarsklerose untersucht und mit der der komplikationsfreien Gruppe verglichen. Hier ergaben sich Durchschnittswerte von 4,3 mg/24 Std., d.h. es lagen keine Abweichungen vor. Der Plasma-Hydrocortisonspiegel war so stark abhängig vom jeweiligen Zustand der diabetischen Stoffwechselstörung, daß wir unsere bisherigen Daten hinsichtlich der Gefäßkomplikationen für unbewertbar halten.

Wir halten den stabilen Diabetes für ein Syndrom, in dem die Angiopathie nicht als sekundäre Komplikation zu betrachten ist, sondern als ein mit dem Wesen der Krankheit organisch zusammenhängendes Symptom, dessen Erscheinen unabhängig von der leichten oder schweren Natur der Stoffwechselstörung ist. Zwischen dem labilen Diabetes und der Entstehung der Angiopathie scheint die Verbindung keine so enge zu sein. Wir halten die Arteriosklerose für eine sekundäre Komplikation des Diabetes, deren Progression von der Intensität der diabetischen Stoffwechselstörung beeinflußt sein kann.

Tab. 1

| Komplikation : | Frauen | Männer |
|---|---|---|
| Coronarerkrankung | | |
| Myokard-Infarkt | 2,9 % | 5,1 % |
| Coronarsklerose | 32,3 % | 36,o % |
| Angina pectoris | 13,2 % | 21,1 % |
| Sklerose der peripheren Gefäße | 7,o % | 16,o % |
| Aortensklerose | 45,3 % | 53,o % |
| Apoplexia cerebri | 5,2 % | 4,5 % |
| Sklerose der Augenhintergrundsgefäße | 14,4 % | 9,5 % |

Tab. 2

| | Frauen | | Männer | |
|---|---|---|---|---|
| | Zahl der Fälle | Gesamt-corticoid-ausscheidung mg/24 h | Zahl der Fälle | Gesamt-corticoid-ausscheidung mg/24 h |
| bei gut eingestellten Kranken | 112 | 4,4 | 88 | 5,4 |
| bei Stoffwechselentgleisung | 16 | 1o,o | 7 | 9,9 |
| nach zahlreichen hypoglykämischen Anfällen | 6 | 2,3 | 7 | 3,9 |
| ohne Angiopathie | 73 | 4,2 | 75 | 5,3 |
| leichte bis mittelschwere Retinopathie | 25 | 5,1 | 18 | 6,7 |
| Retinitis proliferans und K.-W.-Syndrom | 1o | 3,5 | 7 | 3,6 |

From the Clinic of Nutrition and Dietetics, Catacuzino Hospital
Bucarest (Direktor: Prof. I. P a v e l )

# THE ROLE OF A HAEMODYNAMIC FACTOR IN DETERMINING THE SITE OF ATHEROMATOUS LESIONS +)

## Agression streams in the blood flow

By N. C h i s i u , D. P a v e l , and R. V i s i n e s c u

The atherosclerosis influences of haemodynamic nature have been frequently reported in the medical literature. Among these, hypertension is pointed out by clinical observation (4, 19, 3o), and the kynetic effect of blood flow by morphological research (3, 2o, 23, 38, 48). The kynetic effect has been interpreted as a mechanical stress on the vessel wall (8, 24,32), occuring in abnormal haemodynamic conditions.

Little is known of the nature of this stress and of the way in which it leads to aggression. Its very existence is generally inferred indirectly, that is, from its effect, synthetically termed as "jet lesion". WEXLER contends that the haemodynamic factor would consist of a suction acting upon the vessel wall in particular conditions of blood flow (49); this is rather difficult to understand.

Considering the wellknown laws of hydrodynamics we have set ourselves the task of investigating the haemodynamic factor which would justify both the location and the shape of the lesions noted by us in rabbits. We have further tried to find out the pathogenetic link between stress and lesion, by confronting our observation with those in the literature.

MATERIAL AND METHODS. For the haemodynamic study we have devised hydraulic systems approaching the conditions of a steady flow of blood in branching vessels; for assessing its connections with atherosclerosis we have examined the lesions found in 148 aortas and 76 pulmonary arteries of rabbits, with regard to their location, shape and incidence. We have followed up this study from 1959 to 1962.

With the aid of hydraulic systems the effect of the flow through the derivation tube upon the pressure/flow ratio was studied, as well as the effect of changes arising in lateral pressure, upon the features of the streamlines of flow, upwards and downwards of the derivation.

For the pressure/flow ratio the velocity of the fluid, up and down the derivation and also in the derived branch, was calculated after the formula $V = Q/S$. From the resulting figures the rate of blood flow upwards the derivation was inferred.

The shape of the streamlines of the flow was established either by observation and measurement or by photography and subsequent measurement. For that we have suspended suitable tracers (aluminium powder or granules of caramelled starch) in the circulating fluid.

+) Vortrag wurde nicht gehalten.

RESULTS.

HYDRODYNAMICAL FINDINGS.

a) The relations between flow and the lateral pressure of the fluid, and the influence of derivation on these are graphically presented in fig. 1 A and 1 B.

From the recording made it is to be seen that in an area upwards of the derivation the lateral pressure is lowered, due to the derivation. This is distinct from the changes in lateral pressure due to the rate of blood flow at this level. Derivation being the cause of this kind of pressure change in a fluid, the effect must be considered as being symmetrical, that is, a similar pressure fall ought to be noted downwards the derivation as well. This is demonstrated by the shift of the stopping point A (the point in which the wall is hit by a streamline which separates the flow running downwards from the derivation, from that entering the derivation) and by the backward currents that appear when the velocity of flow is high in the derivations, as we have noted in several instances of this kind (fig. 9). This is consistent with the observations of CIOC with regard to similar flows in open channels (surface currents ) (14). The measurement of lateral pressure on the wall opposite to the derivation, in points symmetrical to 1 and 2 (i.e. 3 and 4 in fig. 8 and 9) confirms once again what was stated above, for here too, lateral pressure was diminished on both sides.

Despite these facts, no decrease in the lateral pressure is noted downwards of the derivation under any circumstances, over a distance of lo mm from the dérivation. This can only be accounted for by the appearance of some component of the flow which would outbalance the depression by its kynetic energy, transformed here into dynamic pressure. In this case the derivation affects not only the pressure but also the features of the flow +).

b)The influence of derivation upon the features of streamlines in the flow.

In fig. 1 (A,B,C,D) the streamlines in the flow near the ramifications are shown in 2 planes, in order to outline their position in relation with the wall of the vessel.

It can be seen that upwards the derivation the streamlines are parallel with the vessel walls (co-axial flow) (the speed of the fluid in the hydraulic system was about the same as that of the blood flow s. fig. 8 and 9) and that down of the derivation a component of the flow is running towards the wall which is bearing the derivation (fig. 1A), following trajectories which form various angles with the vessel walls (fig. 1B). We have called them a g g r e s s i o n s t r e a m s , bearing in mind their effect upon the vessel wall.

The state of the lateral pressure in the area of the derivation, and the photographic demonstration of a particular feature of the streamlines of flow in the same area are reciprocal arguments. Indeed, in the main duct the derivation is creating a decrease in lateral pressure both up and down of it. Downwards, however, this fall in lateral pressure is outbalanced by the kynetic energy of the flow, shifted towards the vessel wall. The deviation of a component of streamlines down the derivation con-

+) The physical-mathematical analysis of the phenomenon as a whole is beyond the scope of the present paper, it will be reported separately together with the interpretation of the effects of second and third order of the primary deviation of a flow component.

firms the depression, and the existence of the depression is indicative of the deviation of the streamlines.

In order to outline the area of activity of these aggression streams, and the shape of this area, an analysis on a single plane is not sufficient. The phenomenon is studied at two levels (the phenomenon is farther complicated by the fact that the vascular bed from which the derived output is being collected, is oval-shaped, and the opening of the derivation circular) as is seen in fig. 1C and 1D, which show that in a plane perpendicular to the axis of the derivation the trajectories of the deviated currents (aggression streams) are converging from the right and from the left of the derivation orifice towards a medial line on which they are meeting. This is the line of impact of the area, in which their forces are interfering. The mechanical consequence of this joining of currents will have to manifest itself by a typical local response. The lateral ogives resulting from the convergence of currents completes the delimination of the area of aggression stream lines, and justifies its shape.

With the data analysed, the shape and the topography of the area on which aggression streams are acting, are outlined (fig. 1D). The shape of this area has some likeness with a spearhead, with the tip pointing in the direction of the fluid stream, and with its basis resting on the distal circumference of the original opening of the derived vessel. Some peculiarities in the features and in the extension of the phenomenon, including the position of the stopping point A, depend on the ratios between sections and flow rates in both circuits (the main and derived). (Fig. 8 and 9).

ENERGETICAL CHARACTERISTICS OF THE AGGRESSION STREAMS. The aggression streams are bringing out their kynetic energy at the vessel wall, according to the formula of the power of impulse, dominated by the velocity:

$$F = \rho\, Q.V \sin^2\alpha$$

in which $\rho$ = density, Q = output, V = velocity, and $\alpha$ = the angle under which the current line hits the vessel wall.

This formula is applied to a point in the area of aggression (for instance in the area of the opening of a piezometrical tube), its value being a function of the position of this point in the aforesaid area, respectively of the angle $\alpha$ of that point.

By a sudden variation of the velocity, and implicitly of the amount of movement (m.v.) (in which m = mass and v = velocity), when hitting the wall, the force of impulse is transformed into mechanical labour. In the stopping point A, the collision is plastic at first (K = 0) and then gradually becomes more and more elastic (K = 1).

$K = V/V_o$ in which: V = velocity after collision
$V_o$ = velocity before collision
K = elasticity coefficient

If we take the factor $\rho$ Q. V as constant, the power of impulse is a function of $\sin^2\alpha$ which is variable. The variation of this factor as a function of the angle $\alpha$ of the stream lines 2, 3, 4, 5, 6 and 7, measured in fig. 2A, is represented in the cartesian system in fig. 2B at a demonstrative scale.

Clearly, the power of impulse and therefore the percussion on the walls exerted by the aggression streams is strong in the vicinity of the derived vessel (immediately downwards, when the stopping point A is located here), and decreases with the growing distance. If the phenomenon has any influence upon the vessel wall, the response of the latter will have to replicate the shape of the action, including the existence of the line of impact.

The power of impulse does not, however, exhaust the strength of the aggression of the currents analysed above against the wall. It would be sufficient only for the dynamic action of a homogenous fluid. The blood, however, as well as the fluid charged with tracers in our experiment, are not homogenous fluids, and their components have different densities. The particles suspended in the blood plasma and particularly the red blood cells, have a density greater than that of the plasma, which means that they will have a different behaviour towards the force which is deforming the wave of flow in the area of the derivation. This is evident in the two points of inflection of the wave - towards the wall and from the wall - each time showing a tendency to form separate trajectories based on inertia and on the centrifugal force. The effect of the first inflexion is a double one, in that the blood entering the derived vessel is poorer in red cells, while the other one is richer. The effect of the second inflexion leads to a bombardment of the vessel wall by red cells, a true process of splitting of endothelial cells by particles of similar hardness. In this process the mechanical resistance of some of the erythrocytes may possibly be exceeded, thus leading to their destruction in the contest.

The aggressive value of this actions of the red cells is calculated by the formula of the power of inertia dominated by velocity: $Fiv = m.\frac{V^2}{\rho}$ in which m = mass and $\rho$ = the radius of the trajectories curvature.

The factor which is most variable in the area of activity of aggression streams is the radius of the curve ($\rho$); its value is the smallest, as can be seen from the evolution of angle $\alpha$ (fig. 2A and 2B) immediately down the derivation, and it increases with the growing distance. In parallel the force of inertia is lowered, the radius of the curve being included in the denominator. Therefore, in this respect as well, the action of aggression currents upon the wall will be represented similarly to $\sin^2 \alpha$ in fig. 2B.

As a final statement we wish to point out that the main element of aggression is motion, for the velocity is conditioning the power of impulse, and particularly inertia and cetrifugal force.

By juxtaposition of these data on force with those on the topography and the shape of the area of aggression currents, we have joined together all elements of haemodynamic nature existing within the area of ramification, and necessary for the confronting with atherosclerosis lesions in rabbits.

THE TOPOGRAPHY AND SHAPE OF EXPERIMENTAL ATHEROM IN RABBITS. Examining 148 aortas and 7o pulmonary arteries of atheromatous rabbits we have classified the lesions as shown in tab. 1 for aortas, and in tab. 2 for pulmonary arteries.

We considered that from a haemodynamic viewpoint the atheromatous lesions are of 3 types, namely:

1. curvature lesions (such as those of the lesser curvature of the aorta);
2. branching lesions (such as those found in the aorta at the origin of its branches) ;

3. lesions of terminal shock (such as represented in our figures by the early and specifical atheroma appearing at the ogival insertion line of the valves).

Tab. 1 and 2 show that atheromatous lesions in rabbits have a preferential topography, prevailing around the origin of branching vessels and in the areas of curvatures. All lesions are strictly localised, with sharp limits, and their features are typical for the respective site. This is illustrated in fig. 3 for aortic lesions and in fig. 4 for those of the pulmonary artery.

Ramification atheroma of the same type and with the same typical location is to be found in smaller vessels too, such as in the humeral artery (fig. 5).

The location, the shape and the size of ramification atheroma are faithful images of the shape, location and size of the area upon which the aggression streams have been acting in our experiments. The hydrodynamic phenomenon in turn accounts for the topography and the shape of the atheroma. This relationship becomes still more evident due to the presence, both in ramification atherome and in terminal shock atherome, of the mark of the impact line, described with the aggression streams. This aspect is particularly evident in fig. 6 and 7B.

In the last analysis it may, therefore, be inferred that ramification atherome is located downwards of the derivation, occupying an area shaped like a spearhead, with its tip pointing in the direction of the flow, and with its basis resting on the distal circumference of the derivation opening. The lesion is made of 2 components, initially separated and later on reunited on a medial line. This aspect remenbers the line of impact of aggression streams, together with its other typical features, i.e. the lesion is thicker at the basis and thinner at the tip of the spearhead, for the vessel wall is less subjected to aggression with the growing distance from the origin of the branching vessel, as was shown in fig. 2B.

In order to emphasize still more the close relationship between aggression streams and atheroma, we wish to show to what extent motion - which is the determining factor of the impulse power of inertia and of the centrifugal force - is an essential element in the lesion as well. In this sense, we have a typical example in the behaviour of the areas situated below and in the neighbourhood of the aortic valves on one hand, and the corresponding areas of the pulmonary artery on the other. At this level pressure in the aorta is the same around each valve, and from this point of view the area of the pulmonary artery valves is subjected to comparable conditions.

Motion, that is dynamics of flow, is however, different. In the aorta a backward wave exists during the diastole, in the direction of the space below the 2 valves under which are the openings of the right and the left coronary arteries. The value of these waves is a function of the output of the coronary arteries. As we have shown, ramification atheroma is recorded with great frequency at the origins of these blood vessels. We want to point out now that it is identical in shape with the atheroma found at the origin of the intercostal arteries; it has a line of impact as well, but it points towards the heart, for the coronaries are being filled during the diastole. Conversely, in the vascular area in the vicinity of the valvule without an opening for a coronary vessel, no atheroma appears, even through the remaining part of the aorta be entirely covered by it. In this case, however, terminal shock atheroma is usually of greater importance, as is shown in fig. 3A,7A and 7B . In the pulmonary artery the zone of the valves is under the same régime as the area of the aortic valve lacking coronary orifices, and its behaviour towards atherosclerosis is the same, i. e. no atheroma is to be found in this area despite the fact that the pulmonary artery may otherwise be wholly covered by it (fig. 7C). Clearly, the haemodynamic factors in this instance are not at the same degree of strength as those in the aorta. Bearing in mind the conditions of circulation in this blood vessel (velocity, pressure, and particularly the elasticity of its walls), we can understand why terminal shock atheroma is not found here. There does, however, often develop an atheromatous structure in the shape of an inverted "V" over the point of common insertion of the valves, on the pulmonary artery.

COMMENTS. The hydrodynamical study has shown that in the area of branching, and due to its effects, the lateral pressure of the flow is lowered, prevailingly on the side on which the branching vessel is opening.

This drop in lateral pressure, however, appears only upwards of the opening, for downwards of the branch one component of the flow is deviated from the coaxial position, straying towards the wall containing the orifice of the branch vessel, and hitting it in a precisely delimited area in which through its energetic energy it creates a dynamic pressure. This component of the flow has been named by us "aggression streams", since it is creating, at this point, the conditions of a mechanical aggression against the blood vessel.

Morphological investigations, on the other hand, have shown that the atheromatous lesion is exclusively - or prevailingly - situated downwards of the derivated vessel, and is strictly continued within an area which is faithfully replicating the projection of the aggression streams on the wall. Hence, a close relationship exists between the site of atheroma and haemodynamic aggression.

The fact that the haemodynamical aggression of the flow, and hence the location of atheroma, is in no direct relationship with arterial pression, i. e. with lateral pressure, is confirmed by the following observations: firstly, the local drop in lateral pressure is in no way effecting the vessel wall, for in the area upwards of the branch, in which it has been recorded by us, no deformity of the wall was noted, either by suction or in any other way). This site, moreover, is not a favourite area for atheroma location, it is, on the contrary, avoided by it. Secondly, the level of pressure, even in places where it is reaching high values, does not seem to play a role by itself in the location of the atheromatous lesions. This is because (leaving aside some possible conditions of the aggression streams) it is difficult to conceive in which way hypertension would be created in limited areas such as those in which atheroma is developing, and further because the atheromatous lesions of the aorta, the pulmonary artery, and particularly of the veins (10) appear under greatly different pressures. On the other hand, segments of blood vessels under the same pressure do not uniformly develop atheroma (e.g. the area of aortic or of pulmonary artery valves), which suggests that the cause is not pressure by itself.

Hypertension may play a part in the process in that it is elevating the velocity of flow in some vessels, or to the extent in which the flow under pressure is affecting the parameters of the aggression streams. We can thus explain some peculiarities of human atherosclerosis geography, frequently opposed to that of experimental animals (13).

The haemodynamic factor which is suporting the location of atheromatous lesions, both in the aorta and in the pulmonary artery, is a certain deviated component of the flow - the aggression stréams - which is acting strictly upon this area, representing its only peculiarity.

We have interpreted the aggression by this currents both as an effect of dynamic pressure and particularly as a result of the collision of the plasma-borne particles with the vessel wall. The force of these collisions is a function of the velocity of flow on one hand, and of inertia and centrifugal force in relation with the mass of blood-borne particles on the other. The erythrocyte, being of greater density, will play the most important part.

It results from this interpretation that in the haemodynamic aggression during atherosclerosis the velocity of blood flow has one of the most important roles. In this sense some data are available in the literature (1, 26, 36) which endorse this point of view. On the other hand, in atherosclerosis, the density of hyperlipaemic plasma is deminished, which means that the walls are hit with increased power by the red cells, due to the force of impulse, to inertia, and to the centrifugal force. In this mechanical encounter, the endothelial cells are injured and some of the red cells may be destroyed.

The presence of destroyed erythrocytes at the periphery of the atheroma plaque is, indeed, mentioned in the literature, but it is ascribed to bleeding from the capillaries at the periphery of the lesion and as being a source of cholesterol in the plaque (18, 35, 47). This observation is not consistent with certain observations of compared morpho-physiology (11). On the other hand, in experimental atherosclerosis of rabbits, marked anaemia is recorded (12).

As regards the effect upon the blood vessels, mention is made in the literature of early endothelial changes in the areas preferred by atheroma (8, 24), but these, together with changes in other layers of the walls, may develop also due to other causes (senescence, toxins, various injuries) both in man and in rabbits (6, 8, 24, 28, 31, 33, 34, 45, 46, 47, 41, 42). In these cases, however, no strict topography is being respected.

In any event the primary stress of deviated currents would be followed by a complex non-specific reaction of the mesenchyma (21) with reticulo-endothelial (37) cells and fibroblasts (2, 15), which would result in a local thickening of the intima. Other layers of the walls may, of course, be involved as well in this reaction.

This structure is, of course, abnormal and has metabolic peculiarities of its own (9, 27, 45). In the conditions of an unchanged plasma composition its evolution does not, however, lead to atheroma, but assumes the features of connective tissue rich in ground-substance and poor in cells, as is noted following any healing reaction. In case of high blood cholesterol levels, the vascular reaction may assume the features of atheroma.

In such instances, lipids (particularly cholesterol) will enter the modified cells of the intima, bringing about changes in their subsequent reactivity.Aspects of this kind have been described both in man and in rabbits (5, 29, 41, 44). On the initial lesion mural thrombi may, of course, develop (17) irrespective of the interpretation given to their subsequent evolution.

In both cases the cholesterol of the plaque (as well as other lipids equally of plasmatic origin) appears as a revealing sign of certain lesions pre-existing in the vessel, as has been contended before (22), a role in the development of atherosclerosis being equally ascribed to inflammation (51), to compensating proliferations following trauma (5o), to vasculotropic virus infections (39, 4o) to syphilis of the aorta, or to other endothelio or vasculotropic noxious factors (46).

The fact that in the clinic the topography of atheromatous lesions cannot always be accounted for by haemodynamic conditions alone, as in the case of experimental atheroma, is due specifically to the possible intervention of these factors in creating local conditions favouring the development of atheroma. Under these circumstances the vessel wall may be sensitive even to comparatively low levels of plasma cholesterol.

The therapeutical test confirms this relationship between the cellular reaction following stress, and atheroma. Cortisone, which inhibits the multiplying of fibroblasts (7) endothelial cells (25) as well as that of histiocytes and of lymphocytes (16), that is, of all the elements making up a mesenchymal reaction, prevents the development of atherosclerotic lesions in rabbits (43) even in the presence of greatly elevated plasma cholesterol levels.

Therefore, of all factors enumerated, the aggression streams play a prevalent part in the location of atheroma, for they are never absent, in one form, belonging to the normal physiology. Their impression is most clearly visible under experimental conditions (when all other factors liable to bring about endothelial changes are missing), and this confirms their role in atherosclerosis. They do not determine atherosclerosis, but they are fostering it when the metabolic conditions are fulfilled. Under such circumstances, aggression streams are very precisely determining the site of the lesion.

From the above facts, an outlook is opened towards possible interventions liable to influence the haemodynamical aggression, namely two: the first is directed against aggression itself in connection with the peculiarities of the flow; the second regards complex mutual biological influences which are regulating and steering the reactivity of the blood vessels with a view to maintaining their integrity.

CONCLUSIONS.

1. In blood circulation in areas of vascular branches, part of the blood flow running towards the vessel wall in strictly delimited areas forms aggression streams.
2. The area situated downwards of an arterial branching and on the same wall as the branch is the most typical site of manifestation of this particular haemodynamic factor. An experimental device built by the authors confirms these facts.
3. The extension and the shape of the area on which the aggression streams are acting, are typical and in close relationship with their kynetics and dynamics.
4. The aggression against the wall results from the power of impulse and from the percussion of the wall by each line of current and by the particles borne by it.
5. Lowered or raised values of pressure on the walls do not seem by themselves,

to play any part, in the location of atheroma.
6. The vessel responds to aggression by a complex mesenchymal reaction strictly confirmed to the aggression area, prevailingly involving the intima.
7. The strict correspondence of these areas with the favourite sites of atheroma are demonstrating that the reaction of the blood vessel to haemodynamical aggression is a condition for atheroma location.
Agression streams are, therefore, the haemodynamic factor playing a prevailing part in the location of the atheromatous lesions in rabbits.

## B i b l i o g r a p h y


( 1) BOAS, E.P. a. F.H. EPSTEIN : Arch. Int. Med. 94, 94 (1954)
( 2) BOUCEK, R.J., N.L. NOBLE a. J. Fr. WOESNER jr. in: Connective Tissue, Thrombosis and Atherosclerosis. New York, London 1959
( 3) BOUCEK, R.J. a. L.N. NOBLE : Circulation Res. 5, 27 (1957)
( 4) BURCH, G.E. : Amer. Heart J. 6o, 163 (196o)
( 5) BUCH, R.C.: J. Biophys. Biochem. Cytol. 4, 187 (1958)
( 6) BIEN, W.B. a. J.V. POUCETY : Circulation 12, 185 (1955)
( 7) CASTOR, C.W. a. B.L. BARKER : Endocrinology 47, 234 (195o)
( 8) CATTON, R. a. W.B. WARTMAN : Arch. Path. 71, 3 (1961)
( 9) CHISIU, N., VELCIU, V., PAVEL, D. a. R. VISINESCU : Particularitäti metabolice in diferentieri celulare (I). Substante sudanofile in fibroblast si fibrocitul de reactie (lucrare unpublicati).
(1o) CHISIU, N. in: PAVEL, I. u.a. : ateroscleroza exp. a iepurelui. Comunicare la SSM Sectia Morfologie Iunie 1961
(11) CHISIU, N., BELIGAN, Gr. a. D. PAVEL : Amprente morfologice de origine hemodinamica pe aorta de oal si bou.(lucrare unpublicati).
(12) CHISIU, N., BELIGAN, Gr., PAVEL, D. a. J. MARDARE : Anemia in ateroscleroza exper. (lucrare inedita).
(13) CHISIU, N., PAVEL, D. a. V. VELCIU : Aspecte topografice in ateroscleroza umana in relatie cu dinamica fluxului sanguin. (lucrare unpublicati).
(14) CIOC, D.: Hidrotehnica 6, 333 (1961)
(15) DOUGHERTY, T.F. a. D.L. BERLINER in : The Connective Tissue, Thrombosis and Atherosclerosis. New York, London 1961
(16) DOUGHERTY, T.E. : Recent Progr. Hormone Res. 7, 3o7 (1952)
(17) DUGUID, J.B.: zit. bei CRAWFORD, T.: J. Atherosclerosis Res. 1, 3 (1961)
(18) DUGUID, J.B. a. W.B. ROBERTSON : Lancet 1959,I 1o75
(19) GEIRINGER, E.: Brit. J. soc. Med. 2, 132 (1948)
(2o) GEIRINGER, E.: Arch. Path. 48, 41o (1949)
(21) HAUSS,W.H. u. G. JUNGE-HÜLSING : Dtsch. med. Wschr. 86, 76 (1961)
(22) HARRISON, C.D.: J. Path. Bact. 36, 447 (1933)
(23) HEART, D., DONALD, D.E. a. J.E. EDWARDS : Brit. Heart J. 21, 187 (1959)
(24) Circulation 22, 76o (196o)
(25) HOLDEN, M. u. L.B. ADAMS : Proc. Soc. Exp. Biol. Med. 95, 365 (1957)
(26) KAGAN, A.: Proc. Roy. Soc. Med. 53, 18 (196o)
(27) KOWALEWSKI, K.: Proc. Soc. Exp. Biol. Med. 1o1, 537 (1959)
(28) KNEPPER, R. u. G. WAALER : Virchows Arch. path. Anat. 294, 587 (1935)
(29) LAZARINI - ROBERTSON : zit. bei SINCLAIR, H.M.: J. Atherosclerosis Res. 1, 81 (1961)
(3o) LEVENE, C.J.: J. Path. Bact. 72, 83 (1956)
(31) LEVKOVA, N.A.: Arch. patologhii 5, 39 (1958)
(32) MOON, H.D.: Connective Tissue, London 1956
(33) METZ, W.: Beitr. path. Anat. 88, 17 (1932)
(34) MIGUNOV, B.I.: Klin. Med. 12, 1339 (1934)
(35) MORGAN, A.D.: The Pathogenesis of Coronary Occlusion, Oxford 1956
(36) MORRIS, J.N.: Brit. Med. J. 1958, 1485
(37) MORRIS, B.: Amer. Heart J. 61, 569 (1961)

(38) MOSCHKOWITZ,E.: J.A.M.A. 143, 861 (195o)
(39) NICOLAU, St. u.a.: Stud. Cercet. Inframicrobiol. 12, 525 (1961)
(4o) NICOLAU, St. u.a.: Stud. Cercet. Inframicrobiol. 13, 19 (1962)
(41) PARJER, F.: Amer. J. Path. 36, 19 (196o)
(42) PATERSON, J.C., MOFFAT, T. a. J. MILLES : Arch. Path. 61, 496 (1956)
(43) PAVEL, I., CHISIU, N., CEAUSI, G., MIHALACHE, N. et R. VISINESCU : Sem. Hôp. 36, 145 (196o)
(44) POOLE, J.C., a. H.W. FLOREY : J. Path. Bact. 75, 245 (1958)
(45) POOLE, J.C.F., SANDERS, A.G. a. H.W. FLOREY : J. Path. Bact. 75, 133 (1958)
(46) POKROWSKAIA, L.I.: Arch. Pathologhii 1, 75 (1961)
(47) SCHMIDT, J.E.Z.: Beitr. Path. Anat. 43, 455 (19o8)
(48) SHILLITS, F.H., BIDWELL, E.H. a. K.B. TURNER : J. biol. Chem. 112, 557 (1935)
(49) WEXLER, T.M.: Arch. Int. Med. 99, 418 (1957)
(5o) THOMA : zit. bei CRAWFORD, T.: J. Atheroscler.Res.1, 3 (1961)
(51) VIRCHOW : zit. bei CRAWFORD, T.: J. Atheroscler.Res.1, 3 (1961)

Tab. 1

| Type of lesion | Location (topography) | | Without lesion | | With lesion | | | | | |
|---|---|---|---|---|---|---|---|---|---|---|
| | | | | | | | Predomin. | | Exclusive | |
| | | | T | % | T | % | T | % | T | % |
| Curvature lesion | Lesser arch curvature | 148 | 18 | 13 | 13o | 87 | 3o | - | 9 | - |
| Branching lesion | Brachio - cephalic arte-ry origin | 148 | 23 | 16 | 125 | 84 | 3o | - | 4 | - |
| " " | Coronary ar-tery origin | 148 | 33 | 28 | 1o7 | 72 | - | - | - | - |
| " " | Intercostal artery origin | 148 | 46 | 37 | 94 | 63 | 27 | - | 7 | - |
| " " | Abdominal artery origin | 148 | 65 | 44 | 83 | 56 | 4 | - | - | - |

Tab. 1: Classification of atheromatous lesions from 148 rabbit aortas.

Tab. 2

| Location (topography) | | Without lesion | | With lesion | | | | | |
|---|---|---|---|---|---|---|---|---|---|
| | | | | | | Exclusive | | Without cor-resp. changes on aorta | |
| | | T | % | T | % | T | % | T | % |
| Under the valves | 62 | 62+ | 1oo | - | - | - | - | - | - |
| The lesser curvature of primitive arch. | 62 | 12 | | 5o | | | | 6 | |
| Bronchial artery bifurcation | 62 | 12 | | 5o | | | | 6 | |
| Intrapulmonary branches origin | 62 | 25 | | 37 | | 12 | | 6 | |

+) In the area corresponding to the coronary arteries origen from aorta, under the valves, atheroma does not exist, even if the remaining vessel is covered by large atheromatous plaques.

Tab. 2: Classification of 7o rabbit pulmonary arteries, from which 62 display atheromatous lesions.

Aus der Medizinischen Klinik der Westfälischen Wilhelms-Universität zu Münster (Direktor: Prof. Dr. W. H. H a u s s )
und dem Pathologischen Institut des Allgemeinen Krankenhauses Hamburg-Barmbek (Prosektor: Dr. W. S e l b e r g )

# ÜBER DEN EINFLUSS DES DIABETES AUF DIE ARTERIOSKLEROSE

Von H. O t t o , M. B e n n e k und I. D e g e n h a r d t

Es wird heute durchweg die Auffassung vertreten, daß der Einfluß des Diabetes auf das Gefäßsystem sich nicht nur in den spezifischen kapillären Spätkomplikationen - also Retinopathie und Glomerulosklerose - manifestiert, sondern auch an den Arterien deutlich wird, und zwar in Form einiger Besonderheiten im Verlauf der Arteriosklerose. Aus zahlreichen Arbeiten von klinischer und von pathologisch-anatomischer Seite geht hervor, daß die Arteriosklerose beim Zuckerkranken vorzeitig beginnt, besonders schwer verläuft, offenbar bestimmte Gefäße - z.B. die Coronararterien - bevorzugt befällt und den von der nicht-diabetischen Population bekannten Geschlechtsunterschied vermissen läßt. Diabetische Männer und Frauen werden etwa gleich häufig und gleich schwer von der Arteriosklerose betroffen. Alle diese Befunde scheinen recht gut belegt zu sein.

Außerdem mehren sich in den letzten Jahren, jedenfalls im europäischen Schrifttum, die Stimmen, wonach auch die arteriosklerotischen Komplikationen zu den S p ä t komplikationen der Zuckerkrankheit zu rechnen seien (LUNDBAEK, LÜBKEN, LUDES (8,7,6) u.a.).

Dabei wird unterstellt, daß zu den zahlreichen Faktoren, die allgemein für die Entwicklung der Arteriosklerose von Bedeutung sind - HAUSS (2) spricht von einem "Ursachengefüge" - beim Zuckerkranken noch die diabetische Stoffwechselstörung hinzutrete und sich um so stärker auswirke, je länger der Diabetes dauere und auch (JOSLIN, KADE (3, 4) ), je schlechter er therapeutisch beherrscht sei. Mit dieser Betrachtungsweise wird die Arteriosklerose des Zuckerkranken zumindest aetiologisch, dann aber auch pathogenetisch in die Nähe der diabetischen Kapillarschäden - Retinopathie und Glomerulosklerose - gerückt. Folgerichtig hat man auch postuliert, die Veränderungen am arteriellen und am Kapillarsystem als eine Krankheitseinheit, als "Angiopathia diabetica" (BÜRGER (1) ) aufzufassen. Dieser Begriff ist jedoch bis heute umstritten geblieben.

Für die Annahme, daß die Schwere der Arteriosklerose beim Zuckerkranken der Dauer des Diabetes korreliert sei, finden sich in der Literatur nur spärliche objektive Unterlagen. Wir sind dieser Frage anhand von Sektionsbefunden noch einmal nachgegangen.

Zur Auswertung stand uns dasselbe Obduktionsgut zur Verfügung, anhand dessen wir hier bereits über die Koinzidenz von Retinopathie und Glomerulosklerose berichtet haben. Es handelte sich - die Patienten mit Diabetes und Pancreascarcinom nicht gerechnet - um 416 Diabetiker , die im Verlauf von 6 Jahren (1955 bis 1960) im Krankenhaus Hamburg-Barmbek verstorben waren und obduziert wurden.

Um den Einfluß des e i n e n aetiologischen Faktors "Diabetes" auf die Entwicklung der Arteriosklerose beurteilen zu können, wären natürlich solche Patienten am geeignetsten, bei denen das gesamte Ursachengefüge entfällt, - also jugendliche Diabetiker. Es wird aber kaum einen Pathologen geben, der in größerer Anzahl über Obduktionsbefunde von jugendlichen Zuckerkranken verfügt. Auch in unserem nicht ganz kleinen Material finden sich nur 5 Patienten, die vor dem 30. Lebensjahr, und nur 4 weitere, die vor dem 40. Lebensjahr gestorben sind. Die kleine Zahl läßt natürlich eine vergleichende Auswertung nicht zu. Ich habe die Arterienbefunde dieser 9 Patienten daher in der folgenden Tabelle lediglich kasuistisch zusammengestellt (Tab. 1).

Tab. 1

| Geschl. | Alter | Diabetesdauer | Diabetische Spätkomplikationen | Herzgewicht | Arterienbefund |
|---|---|---|---|---|---|
| 1 weibl. | 16 | neu | keine | 240 g | Normale Arterien |
| 2 männl. | 17 | neu | keine | 280 g | Normale Arterien |
| 3 männl. | 20 | 12 J. | keine | 340 g | Normale Arterien |
| 4 männl. | 29 | 15 J. | Retinopathia prolif. Glomerulosklerose. Seit Jahren Hypertonus Uraemie | 390 g | Beginnende Atherosklerose der Coronararterien, der Aorta u. der Aa. iliacae |
| 5 männl. | 29 | 22 J. | Retinop.diab.I-II Keine Glomerulosklerose Chron. Nephritis. Seit Jahren Hypertonus Uraemie | 420 g | Makroskopisch normale Arterien. Histol.: Geringe fibröse Intimawucherungen in Markarterien der Niere |
| 6 männl. | 33 | 27 J. | Retinopathia prol. Glomerulosklerose Uraemie Blutdruck normal | 470 g | Mäßige Coronarsklerose. Beginnende Atherosklerose der unteren Bauchaorta und der Aa iliacae |
| 7 männl. | 34 | neu | keine | 320 g | Normale Arterien |
| 8 weibl. | 38 | neu | keine | 305 g | Normale Arterien |
| 9 männl. | 38 | 14 J. | Retinop. diab. I Keine Glomerulosklerose | 280 g | Mäßige Atherosklerose der unteren Bauchaorta. Übrige Arterien normal |

Diese wenigen, bei jüngeren Zuckerkranken erhobenen Befunde vermögen die These, daß Diabetiker bei langer Krankheitsdauer zu einer besonders schweren Arteriosklerose neigen, nicht zu stützen. Arterielle Wandveränderungen wie die in Tab. 1 beschriebenen lassen sich auch bei gleichaltrigen Nichtdiabetikern nachweisen, zumal dann, wenn sie - wie einige unserer Patienten - jahrelang hyperton gewesen sind.

Um die Beziehungen zwischen Arteriosklerose und Diabetesdauer anhand eines größeren Zahlenmaterials vergleichend beurteilen zu können, mußten wir auf die Sektionsbefunde von älteren Diabetikern zurückgreifen. Dabei war natürlich notwendig, die einzelnen Vergleichsgruppen hinsichtlich der wichtigsten außerdiabetischen Einflüsse auf die Arteriosklerose - Alter, Geschlecht und Konstitution - annähernd homogen zu gestalten. Wir haben aus diesem Grunde nur die über 60jährigen Diabetiker berücksichtigt, Männer und Frauen getrennt ausgewertet und die einzelnen Gruppen zunächst auf ihre konstitutionelle Zusammensetzung geprüft (Abb. 1).

Dabei zeigte sich, daß die Frauen in den 3 Gruppen verschiedener Diabetesdauer (0 bis 5 Jahre, 6 bis 15 Jahre, mehr als 15 Jahre) konstitutionell annähernd gleich verteilt waren. Bei den Männern dagegen war die Zusammensetzung nicht einheitlich. Hier bestand lediglich zwischen der 1. und 3. Gruppe eine gewisse Übereinstimmung. Wir haben uns deswegen auf den Vergleich dieser beiden Gruppen beschränkt.

Unter diesen Bedingungen haben wir bei 337 Zuckerkranken die Schwere der Coronarsklerose, die Häufigkeit des Herzinfarkts, der Schwere der Aorten- und Beckenarteriensklerose und der Cerebralsklerose zur Dauer des Diabetes in Beziehung gesetzt.

Hinsichtlich der Coronarsklerose ergaben sich folgende Befunde (Abb.2): Zunächst fällt auf, daß schon in der Gruppe der Patienten mit kurzer Krankheitsdauer zahlreiche schwere und mittelschwere Coronarsklerosen vorkommen, und zwar sowohl bei den Männern als auch bei den Frauen. Außerdem ist bei den Frauen eine Beziehung zur Diabetesdauer erkennbar. Je länger die Zuckerkrankheit besteht, desto mehr treten die schweren Verlaufsformen der Coronarsklerose in den Vordergrund. Bei den diabetischen Männern ist das nicht der Fall. Hier haben die Patienten, deren Diabetes länger als 15 Jahre besteht, keine stärkere Coronarsklerose als die Patienten mit kurzer Krankheitsdauer bzw. frisch manifestiertem Diabetes.

Die Häufigkeit frischer und alter Herzinfarkte - pathologisch-anatomisch unterschieden nach frischen Nekrosen und alten Myocardschwielen - ist in Abb. 3 dargestellt.

Das Ergebnis ist annähernd das gleiche wie bei der Coronarsklerose: eine auffallend hohe Infarktquote schon in den ersten Jahren des Diabetes - auch bei Frauen ! - , eine gewisse Zunahme der Infarktfrequenz parallel zur Diabetesdauer nur bei den Frauen, dagegen keinerlei Einfluß der Krankheitsdauer bei den männlichen Patienten.

Zu praktisch gleichen Resultaten kamen wir auch bei der Auswertung der Cerebral-, Aorten- und Iliacalarteriensklerose; ich muß es mir aus zeitlichen Gründen ersparen, Ihnen die entsprechenden Diagramme zu demonstrieren.

Aus diesen Befunden lassen sich folgende Schlußfolgerungen ableiten :
1. Bei älteren Diabetikern ist praktisch von der Manifestation der Zuckerkrankheit an, d.h. auch schon in den ersten Jahren des Leidens, mit einer hohen Quote arteriosklerotischer Befunde und Komplikationen zu rechnen.
2. Ein Einfluß der Diabetesdauer auf die Entwicklung der Arteriosklerose läßt sich nur bei den diabetischen F r a u e n nachweisen. Bei den Männern ist das Ausmaß der Sklerose von der Dauer der Zuckerkrankheit unabhängig.
3. Die arteriosklerotischen Komplikationen des Diabetes sind keine S p ä t - komplikationen des Diabetes. Sie unterliegen offenbar weitgehend anderen Entwicklungsbedingungen als die Retinopathie und Glomerulosklerose.

Uns hat weiterhin besonders der auffallende Befund beschäftigt, daß sich schwere Arteriosklerosen - bei Männern und Frauen - gehäuft schon im Beginn bzw. in den ersten Jahren der Zuckerkrankheit fanden. Wir haben uns gefragt, ob diese Veränderungen Ausdruck einer bereits p r a e d i a b e t i s c h vermehrten Skleroseneigung sein könnten. Diese Überlegung lag angesichts der in den letzten Jahren von den Arbeitskreisen um MENDLOWITZ, MEGIBOW und LAX (1o, 9, 5) publizierten Untersuchungen nahe.

Um hier mit Hilfe einer vergleichenden Sektionsstatistik weiterzukommen, haben wir die Arteriosklerose-Befunde unserer Diabetiker den Arteriosklerose-Befunden eines entsprechenden nichtdiabetischen Obduktionsgutes gegenübergestellt. Wir sind dabei so vorgegangen, daß wir aus den Journalen des Pathologischen Instituts für jeden verstorbenen Diabetiker einen etwa zu gleicher Zeit verstorbenen Nichtdiabetiker herausgesucht haben, der hinsichtlich Geschlecht, Lebensalter, Konstitution und Herzgewicht mit dem Diabetiker übereinstimmte.

Wenn man auf diese Weise die Sektionsbefunde unserer 337 Diabetiker nicht mit den Sektionsbefunden von Nichtdiabetikern schlechthin, sondern von tatsächlich "vergleichbaren" Nichtdiabetikern vergleicht, dann ergibt sich - zunächst hinsichtlich der Coronarsklerose - folgendes (Abb. 4):

Im gesamten diabetischen Obduktionsgut finden sich die schweren Formen der Coronarsklerose sowohl bei den Frauen wie bei den Männern um einiges häufiger als bei den Nichtdiabetikern. Im Ganzen allerdings ist der Unterschied doch wohl geringer als erwartet. Wenn wir jetzt nur die Patientengruppe mit kurzer Krankheitsdauer, bis zu 5 Jahren, betrachten (fast 4o % dieser Diabetiker waren Neuerkrankungen), dann tritt die größere Häufigkeit schwererer Kranzarterienverkalkungen bereits bei diesen Diabetikern in gleicher Weise hervor (Abb. 5).

Das gleiche gilt, wie aus den beiden letzten Abbildungen deutlich wird, auch für den Herzinfarkt. Die Praedisposition der Zuckerkranken ist hier noch stärker ausgeprägt als bei der Coronarsklerose, und zwar sowohl am gesamten Sektionsgut (Abb. 6), als auch bereits bei den Patienten mit kurzfristig bestehendem Diabetes (Abb. 7).

Ähnliche Befunde könnten wir auch hier wieder für die Cerebral-, Aorten- und Beckengefäßsklerose demonstrieren.

Wir möchten die Ergebnisse dieser vergleichenden Auswertung - bei aller gebotenen Zurückhaltung - wie folgt interpretieren :

1. Diabetiker weisen eine schwerere Arteriosklerose auf als "vergleichbare" Nichtdiabetiker. Der Unterschied zwischen den beiden Gruppen ist allerdings relativ gering.
2. Der schwere Verlauf der Arteriosklerose bei Diabetikern beginnt wahrscheinlich bereits vor der Manifestation der Zuckerkrankheit, also in der sog. praediabetischen Phase.

L i t e r a t u r

( 1) BÜRGER, M.: Angiopathia diabetica. Stuttgart 1954
( 2) HAUSS, W.H.: Angina pectoris. Stuttgart 1954
( 3) JOSLIN, E.P., ROOT, H.F., WHITE, P., MARBLE, A.: The Treatment of Diabetes mellitus. 1o. Ed. Philadelphia 1959
( 4) KADE, H. in: Aktuelle Diabetesfragen. Bearb. von F. BERTRAM u. J. KUNTZE, Stuttgart 1957
( 5) LAX, H., FEINBERG, A.W.: Circulation 2o, 11o6 (1959)
( 6) LUDES, H.: Med. Welt 1961, 259
( 7) LÜBKEN, W.: Diabetes mellitus. Stuttgart 196o
( 8) LUNDBAEK, K.: Erg. inn. Med. Kinderheilk. N.F. 8, 1 (1957)
( 9) MEGIBOW, R.S., MEGIBOW, S.J., POLLACK, H., BOOKMAN, J.J., OSSERMAN, K.: Amer. J. Med. 15, 322 (1953)
(1o) MENDLOWITZ, M., GROSSMAN, E.B., ALPERT, S.: Amer. J. Med. 15, 316 (1953)

## DISKUSSION

M o h n i k e , Karlsburg :

Zu Herrn O t t o und dann zu Herrn C s a p ó : Auch in unserem Beobachtungsmaterial sieht es so aus, als ob die Arteriosklerose bei Diabetes ein Früh- oder ein Vorsymptom sei mit Ausnahme der Patienten mit einer jugendlichen Diabetesmanifestation und einer sehr schweren Mikroangiopathie.

Was die Häufigkeit der Retinopathie allgemein und der Retinopathia proliferans angeht finden wir keinerlei Beziehungen zu den Geschlechtern. Diese Komplikationen werden also in gleicher Frequenz bei Männern und Frauen gefunden.

Was die Beziehungen zum labilen und zum stabilen Diabetes angeht, sind wir zu demselben Ergebnis gekommen wie Herr C s a p ó . Ich hätte hierzu nur die Bitte, daß Herr C s a p ó uns vielleicht einen Erklärungsversuch gibt, warum der brittle-Diabetes günstiger dasteht.

Ich bin nicht ganz einig mit Herrn C s a p ó trotz dessen, was ich eben über den labilen und stabilen Diabetes gesagt habe. Wir finden im ganzen gesehen doch eine Beziehung zur Güte der Dauerführung bzw. zum Kompensationsgrad des Diabetes. Der brittle-Diabetes macht hierbei freilich eine Ausnahme. Ich darf hier an das Bild über die Beziehung zur Güte des Dauerdiabetes erinnern, welches ich bei meinem einleitenden Vortrag zeigte.

G e i l e r , Leipzig :

Zu Vortrag 1 von Herrn O t t o : Ich möchte bestätigen, daß man bei schweren und fortgeschrittenen Diabetesfällen mit Glomerulosklerose an den Nieren die von Herrn O t t o demonstrierten Kapselveränderungen der Glomerula findet. Im Hinblick auf die Deutung möchte ich unterstreichen, daß es sich nicht um spezifische Veränderungen handelt, sondern daß sich derartige Veränderungen immer dann finden, wenn Nieren in Schrumpfnieren übergehen. Am eigenen Untersuchungsmaterial fanden wir diese Kapselveränderungen immer in den besonders schweren Glomerulosklerosefällen, bei denen es zur Entwicklung einer Schrumpfniere gekommen war. Die Veränderungen schreiten fort, greifen auf das Glomerulum über, das endlich völlig in eine hyaline Kugel umgewandelt ist.

Einige Fragen an Herrn O t t o : Haben Sie an Ihrem großen Untersuchungsgut Übergänge von fibrinoidem Kapselinsudat in die von Ihnen angegebenen Proliferationen beobachtet ? Haben Sie neben einer Hyalinablagerung in der Kapsel echte proliferative Veränderungen unter Mitwirkung von Bindegewebszellen gesehen ? Da die diabetische Nephropathie häufig durch eine ascendierte Pyelonephritis kompliziert wird, würde mich interessieren, ob die Kapselveränderungen bei derartigen Fällen bevorzugt auftraten.

C h l e b o w s k i , Białystok :

Zu dem sehr interessanten Vortrag von Herrn C s a p ó möchte ich etwas aus unseren eigenen Erfahrungen zufügen. Unter unseren 110 Kranken (das ist fast dieselbe Zahl wie bei Herrn C s a p ó ) haben wir - wie Herr Prof. M o h n i k e - keinen so großen Unterschied zwischen Männern und Frauen gesehen. Wir haben auch einen gewissen Zusammenhang, aber keine Parallelität zwischen Krankheitsdauer und Veränderungen in den Augengefäßen gefunden. Ich werde noch in meinem eigenen Vortrage die Gelegenheit haben darzulegen, daß nicht den Hintergrundgefäßen, sondern den Konjunctiva-Gefäßen mehr Interesse gewidmet werden sollte, da diese bei Diabetikern früher und stärker charakteristische Veränderungen zeigen.

Z s c h o c h , Leipzig :

Die Feststellung von Herrn O t t o , daß man bei diesen statistischen Aufgliederungen vor allen Dingen den Konstitutionstyp oder - ich möchte vielleicht besser sagen - die allgemeine körperliche Situation beachten muß, ist sehr zu begrüßen. Wir haben in Leipzig - bei in anderem Rahmen durchgeführten Untersuchungen - die im Schrifttum niedergelegte Tatsache wieder bestätigen können, daß eine eindeutige positive Syntropie zwischen dem akuten Coronartod und der allgemeinen Adipositas besteht. Es ergibt sich nun die Frage, ob nicht vielleicht ein großer Teil der Myocardinfarkte bei zuckerkranken Frauen auf dem Umweg über die ja bei Frauen und insbesondere auch bei älteren zuckerkranken Frauen häufigere Adipositas entstanden ist, wobei natürlich der Statistiker nichts über die pathogenetischen Wege sagen kann.

K l e m m , Berlin :

Ich habe eine Frage an Herrn O t t o zu seinem 2. Vortrag. Dieses zahlenmäßig so außerordentlich umfangreiche und im methodischen Ansatz so sauber zusammengetragene Material schreit ja nun - unter dem Aspekt des Statistikers gesehen - nach einer zahlenmäßigen Auswertung, die über die reine - sagen wir einmal - optische Evidenz des Materials hinausgeht. Es würde mich interessieren, ob zu diesem Material auch statistische Untersuchungen quantitativer Art vorliegen, wie groß die Differenzen und wie weit sie gesichert sind. Vor allen Dingen aber wäre ich Herrn O t t o - oder irgend jemandem, der zufällig einmal so etwas gemacht hat - dankbar, wenn er mir Zahlen darüber mitteilen könnte, in welchem quantitativen Grade nun die Schwere der Erkrankung mit den Gefäßschäden korreliert. Die Tatsache, daß man sowohl Fälle mit langer Krankheitsdauer und geringen Gefäßschäden als auch solche mit kurzer Krankheitsdauer und starken Gefäßschäden beobachtet, sagt dem Statistiker nichts, was er nicht schon wüßte. Aber wie groß ist der Zusammenhang rein quantitativ zwischen der Schwere des Diabetes und dem Grade der Gefäßschäden ? Hier ist das Wort "Korrelation" so häufig gefallen. Hat nun irgend jemand irgendeinen Korrelationskoeffizienten auf diesem Gebiet berechnet, damit ich mir als Mathematiker eine Vorstellung davon machen kann, wie groß diese Zusammenhänge effektiv sind ?

O t t o , Münster :

Da in der Diskussion noch einmal die Beziehungen zwischen Arteriosklerose und Konstitution zur Sprache gekommen sind, möchte ich gerne noch 2 Diapositive zeigen, die zu diesem Thema beitragen.

Im 1. Bild (Abb. 1) sehen Sie an den Zahlen unserer Sektionsauswertung, wie gehäuft der Herzinfarkt in der Gruppe der sthenisch-pyknisch-adipösen Zuckerkranken auftritt. Diese Häufung ist besonders deutlich bei den Frauen, während sie bei den männlichen Patienten weniger stark ausgeprägt ist.

Aus dem 2. Dia (Abb. 2) ersehen Sie, daß die sthenisch-adipösen Diabetiker deswegen so häufig einen Herzinfarkt erleiden, weil bei ihnen auch die Herzhypertrophie gehäuft vorkommt. Daß Menschen mit Herzhypertrophie eine verstärkte Arteriosklerose und damit auch eine schwerere Coronarsklerose aufweisen, ist ja jedem Pathologen geläufig.

Zu Herrn G e i l e r : Wir haben uns als Kliniker an eine pathologisch-anatomische Auswertung gewagt; ich kann Ihnen auf Ihre Fragen, soweit sie ins histologische Detail gehen, nicht erschöpfend antworten. Sicher ist, daß die demonstrierten Kapselveränderungen nicht nur Hyalinablagerungen sind. Hyalinablagerungen mögen es im Beginn gewesen sein - so beschreibt ja auch KIMMELSTIEL die initialen Kapsellaesionen; sicher ist aber, daß diese Ablagerungen im weiteren Verlauf bindegewebig organisiert werden. In dieser Form haben wir sie gesehen. Wir haben nicht gefunden, daß Diabetiker mit solchen "Kapselproliferationen" häufiger als andere ascendierende Harnwegsinfekte aufwiesen. Wir haben auch nicht beobachtet, daß die "Kapselproliferationen" in den Bezirken, in denen sie besonders stark ausgeprägt sind, mit ascendierenden Veränderungen kombiniert auftreten.

Zu Herrn K l e m m : Die statistische Bearbeitung unserer Daten ist im Gang. Ich kann Ihnen die Korrelationskoeffizienten für unsere Befunde noch nicht nennen, würde sie aber - wenn der Herr Vorsitzende einverstanden ist - für die vorgesehene Publikation gerne nachtragen.

S z ü c s , Szeged / M o h n i k e , Karlsburg :

Prof. M o h n i k e hat mit seiner Frage ein interessantes und schweres Problem berührt, nämlich die Wirkung der Stoffwechselführung auf die Retinopathie. Wir sind auf Grund der angiopathischen Daten von 1000 Zuckerkranken zu der Feststellung gekommen, daß in der Entwicklung und Progression der Retinopathie bei stabilen und labilen Zuckerkranken Unterschiede bestehen (aus Zeitmangel sind wir auf mehrere Einzelheiten nicht eingegangen). So haben wir bei stabilen Diabetikern z.B. oft gefunden, daß die Retinopathie lange Zeit, oft Jahrzehnte lang nicht oder nur kaum progrediert. Bei den labilen dagegen trat die Retinopathie stets nach lange ( 10 bis 30 Jahre) bestehendem Diabetes auf. Ist sie aber einmal erschienen, so progrediert sie meist rasch, und binnen einiger Jahre kann schwere Retinitis proliferans, ja sogar Erblindung eintreten. Was die Ursache dafür ist, daß bei den stabilen Fällen die Retinopathie oft früh, bei den labilen aber nur nach lange bestehendem Diabetes zur Entwicklung gelangt, können wir nicht sagen. Vielleicht können aber in diesem Punkt unsere Ansichten einander näher kommen, indem wir es für möglich halten, daß bei den labilen die raschere Progression der Retinopathie durch den schwankenden Zuckerstoffwechsel ungünstig beeinflußt wird. Dies ist allerdings nur eine Vermutung. In Verbindung mit diesem Problem sei mir eine Rückfrage gestattet!

Wie erklären Sie, Herr Prof. M o h n i k e , daß bei latenten Diabetikern

- wenn auch nicht in sehr hohem, aber dennoch in einem beträchtlichen Prozentsatz - Retinopathie vorkommen kann, ja, daß vereinzelt der Ophthalmologe die diabetische Retinopathie diagnostiziert und sich erst nachher herausstellt, daß der Kranke einen sehr milden, oder eventuell nur latenten Diabetes hat ? In solchen Fällen hat offensichtlich der Diabetes schon lange - ohne diagnostiziert worden zu sein - bestanden; dies aber bedeutet, daß zur Entwicklung einer Retinopathie nicht unbedingt eine schwere Kohlehydratstoffwechselstörung und häufige oder ständige Stoffwechselentgleisung erforderlich sind. Was können Sie mir hierauf antworten, wie erklären Sie das ?

M o h n i k e :

Darf ich zu dieser Rückfrage etwas sagen ? Es ist ganz bestimmt eine große Ausnahme, daß ein kurzfristig bestehender Diabetes eine Angiopathie aufweist. Diejenigen Fälle, nach denen ich bereits fragte, ob jemand eine Retinopathie gesehen habe, bevor der Diabetes tatsächlich manifest wurde, sind - soweit sie mir aus der Literatur zugänglich waren - meines Erachtens nicht beweiskräftig. Wir haben so etwas nie gesehen. Natürlich ist es theoretisch möglich, daß jemand vor Feststellung der Angiopathie nur einen kurzfristigen Diabetes gehabt hat. Notwendig ist nur, daß der Diabetes tatsächlich vorhanden war.

Mikroangiopathie vor Auftreten des Diabetes - ich würde mich gern hiervon überzeugen lassen - kenne ich in keinem Fall.

S z ü c s :

Sie glauben also, daß, wenn Sie heute bei einem Kranken einen Diabetes diagnostizieren und der Augenarzt z.B. nach 3 Monaten eine Retinopathie vorfindet, sich diese Retinopathie binnen 3 Monaten entwickelt hat? Oder vertreten Sie in solchen Fällen eher den Standpunkt, daß der Kranke vielleicht schon seit 5, oder gar seit 1o Jahren an leichtem oder latentem Diabetes leidet, d.h. zuckerkrank war, nur in latenter Form ?

M o h n i k e :

Dazu ist zu sagen, daß es ausnahmsweise frische Diabetesmanifestationen gibt, die innerhalb kurzer Zeit zur Angiopathie führen können, einmal dann, wenn ein die Angiopathie besonders fördernder Faktor vorliegt, vor allem schwere Infektionen, z.B. solche ascendierend seitens der Harnwege. Ausnahmsweise mag auch einmal innerhalb kurzer Zeit eine schwere Angiopathie auftreten, ohne daß auxiliäre Mechanismen feststellbar sind. So haben wir erst einmal einen Patienten gesehen, bei dem wir keinen Anhalt dafür fanden, daß er schon über längere Zeit vor Feststellung der Angiopathie zuckerkrank war.

S z ü c s :

In Verbindung hiermit erwähne ich einen unserer Fälle: Ein Kranker lag vor 2 Jahren mit schwerer Lungenentzündung auf unserer Abteilung; er hat bestimmt keinen Diabetes gehabt, weil eine Lungenentzündung mit hohem Fieber den Diabetes sicher herausbringt. 2 Jahre später erschien der Kranke erneut; dann hatte er Diabetes mit nachweisbarer Retinopathie. Wir meinen, daß Diabetes und Retinopathie sich in diesen 2 Jahren entwickelt haben. Wesentlich größer ist aber die Zahl solcher Kranken, die angeben, z.B. schon vor 1o Jahren einige Beschwerden gehabt zu haben, die das Bestehen eines Diabetes vermuten lassen, doch wurden Zuckerleiden und Retinopathie erst jetzt diagnostiziert. Wir sind der Ansicht, daß in diesen Fällen nicht d i e M a n i f e s t a t i o n d e s D i a b e t e s die Retinopathie verursachte, sondern daß diese während des vieljährigen latenten Bestehens der Kohlehydratstoffwechselstörung langsam und allmählich zur Entwicklung gelangte.

M o h n i k e :

Natürlich, das meinen wir auch.

Aber ich möchte noch etwas anderes sagen. Das einzige, was wir an einem großen Patientengut statistisch an von uns beeinflußbaren Umständen, die zur Retinopathie oder zur Nephropathie führen können, sahen, ist die Güte der Stoffwechselführung und deswegen sollte man hierauf ganz besonderen Wert legen. Freilich ist dies nicht der einzige Faktor, der zur diabetischen Angiopathie führt. Es ist aber der einzige Faktor,den wir weitgehend in der Hand haben. Die Dauer des Diabetes können wir, wenn wir nicht die Prophylaxe des Diabetes ins Auge fassen, ohnehin nicht beeinflussen.

Aber ich frage nochmal zurück : Warum ist denn der brittle-Diabetes günstiger gestellt als der stabile ?

S z ü c s :

Im Gegenteil, bei den labilen Diabetikern sind Einstellung und Stoffwechselführung stets schlechter als bei den stabilen. Trotz aller Anstrengungen des Arztes bestehen beim labilen Zuckerkranken weit extremere Blutzuckertagesschwankungen als bei den stabilen. Wenn wir einen stabilen Diabetes gut einstellen, so können wir erreichen, daß es keine Schwankungen gibt. Wenn wir einen labilen Diabetes gut einstellen, so ist das nie so befriedigend wie im Falle eines stabilen, weil Glykosurie und Blutzuckertagesprofil doch weiter schwanken.

M o h n i k e :
Aber trotzdem sind die labilen Diabetiker in Bezug auf die Retinopathie- oder die Nephropathiefrequenz günstiger gestellt als die stabilen. Können Sie das erklären ?

S z ü c s :
Unsere klinischen Daten bei unserem Krankengut lassen lediglich die Tatsache feststellen, daß die E n t w i c k l u n g der Retinopathie durch die Stoffwechselführung nicht beeinflußt zu werden scheint.

Zu Herrn C h l e b o w s k i : Herr C h l e b o w s k i hat bezüglich des Vorkommens der Retinopathie bei den Geschlechtern keinen Unterschied gefunden. Die Angaben der Autoren in bezug auf diese Frage divergieren, es herrscht keine Übereinstimmung betreffs der Bedeutung dieses Problems.

S e i g e , Leipzig :
Ähnliche Untersuchungen, wie die Volumenplethysmographie wurden unter Leitung von Herrn Professor B ü r g e r in Leipzig mit der sog. Manuvolumetrie durchgeführt. Dabei werden nicht Pulskurven geschrieben, sondern nur Volumina gemessen. Die Befunde aus der Augenklinik in Hamburg sind mir bekannt. Sie waren auch mit Veranlassung, diese Dinge aufzugreifen. Zu Ihren sehr schönen und interessanten Untersuchungen über den Einbau von $S^{35}$ in Chondroitin-Schwefelsäure und zu den Bemühungen um eine Interpretation der Befunde darf ich vielleicht bemerken, daß man den Zeitfaktor der Untersuchung berücksichtigen müßte. Soviel ich verstanden habe, wurden die Tiere doch nach 24 Std. geschlachtet und untersucht. Zu diesem Zeitpunkt war sicher bei den unbehandelten Tieren der Wasserhaushalt und wahrscheinlich auch der Ferment- und Mineralhaushalt erheblich irritiert. Solche Stoffwechseldekompensationen führen zu nicht unerheblichen Veränderungen der Fermentaktivitäten, wie wir anhand unserer Untersuchungen über die Leberfermente beim dekompensierten Diabetes zeigen konnten. Inwieweit hierdurch auch die Einbaugeschwindigkeiten u. U. gebremst werden, ist eine weitere Frage. Zu den Bemerkungen über die Beziehungen zwischen Gefäßwand und Blutplasma, um es mit einem aktuellen Schlagwort zu charakterisieren, darf ich beitragen, daß es nach unserer Ansicht nicht ein Entweder-Oder gibt, sondern daß wahrscheinlich eine gemeinsame Grundursache vielschichtiger Natur für die Gefäßveränderungen vorhanden ist, wie es auch am Beispiel der Arteriosklerose gezeigt werden kann. Dabei ist doch damit zu rechnen, daß die Ablagerung von Cholesterin innerhalb der Gefäßwand sehr wahrscheinlich sowohl durch eine gewisse Einwanderung von seiten der Blutbahn her als auch durch einen Zustrom der Substanz durch die ernährenden Gefäße zustande kommt. Darüber hinaus konnte gezeigt werden, daß in der Gefäßwand die endogene Cholesterinsynthese gesteigert ist. Diese Dinge müssen bei unseren Überlegungen und Vorstellungen über die Gefäßwandablagerungen beim Diabetes mellitus berücksichtigt werden.

Aus der I. Medizinischen Klinik (Direktor: Prof. Dr. J. W. G r o t t ),
der III. Chirurgischen Klinik (Direktor: Dr. A. A l i c h n i e w i c z )
und dem Pathologischen Institut
(Direktor: Prof. Dr. A. P r u s z c z y ń s k i )
der Medizinischen Akademie in Lodz

# GEFÄSSVERÄNDERUNGEN DER EXTREMITÄTEN BEI DIABETES

Von H. L i s i e c k a - A d a m s k a ,
K. P i o t r o w i c z - K a s p r z a k o w a und
S. S z e n d z i k o w s k i

Stoffwechsel und Gefäße stehen miteinander in engem Zusammenhang, und darum haben Stoffwechselstörungen einen schädlichen Einfluß auf die Blutgefäße wie auch umgekehrt.

Die Sklerose tritt bei Diabetikern viel früher auf und nimmt einen schwereren Verlauf als bei Patienten ohne Diabetes. Sehr charakteristisch ist bei Zuckerkranken die Schädigung der mittleren und feinen Gefäße.

Verschiedene Forscher sind der Ansicht, daß der Unterschied der Blutgefäßveränderungen bei Kranken mit und ohne Diabetes ausschließlich quantitativ ist, andere dagegen, daß er quantitativ und qualitativ ist.

Unsere Arbeit hatte das Ziel festzustellen :

1.) Häufigkeit und Art der Gefäßveränderungen der Extremitäten in verschiedenen Alters- und Geschlechtsgruppen,
2.) Beziehungen zwischen Dauer des Diabetes, Art seines Verlaufs und der Behandlung und dem Grad der Gefäßveränderungen,
3.) den Veränderungsgrad der Extremitätengefäße im Vergleich zu dem anderer Organe,
4.) klinisches und histologisches Bild der Obliterations-Arteriosklerose im Verlauf des Diabetes.

Die Untersuchungen wurden mit objektiven und subjektiven Methoden durchgeführt unter besonderer Berücksichtigung des Durchblutungszustandes der Extremitäten. Außer dem Puls der dem Abtasten zugänglichen peripheren Arterien wurden oszillometrische Werte, der Arterienblutdruck und die Hauttemperatur bestimmt. Bei schwereren Fällen wurden Röntgenaufnahmen der kranken Extremitäten gemacht, auch arteriographische - und in manchen Fällen - histologische Untersuchungen durchgeführt. Insgesamt wurden 100 Zuckerkranke mit Gefäßveränderungen der unteren Extremitäten erfaßt, welche 32 % der Gesamtzahl der untersuchten Diabetiker und 9 % der Kranken mit Obliterations-Sklerose der Extremitäten der im Ambulatorium für Gefäßkrankheiten Untersuchten bildeten. In 5 Fällen wurde der Diabetes bei der Untersuchung im Ambulatorium für periphere Gefäßkrankheiten festgestellt. In der Gruppe dieser 100 Kranken befanden sich 47 Frauen und 53 Männer. Nur in einem Falle waren charakteristische Zeichen für die Raynaud'sche Krankheit feststellbar, bei den anderen 99 Kranken wurde eine Obliterations-Arteriosklerose in verschiedenen Stadien gefunden.

Bemerkenswert ist, daß bei vorhandenem Diabetes sehr viele Frauen, und zwar 47 % (ähnlich wie bei AARSETH 1953 und BÜRGER 1954) (1,3) an Obliterations-Sklerose leiden. Die statistischen Angaben für das Vorkommen von nur Obliterations-Sklerose bei Frauen schwanken zwischen 6 und 13 %. Aus dem Krankengut des Ambulatoriums für periphere Gefäßkrankheiten in Łodz geht hervor, daß 6 % der Frauen davon betroffen sind.

In Tab. 1 sind genaue Daten und Zahlen mit Einteilung in verschiedene Entwicklungsstadien der Obliterations-Arteriosklerose und ihre Abhängigkeit von Dauer und Schwere des Diabetes sowie vom Alter des Patienten angegeben. Die meisten Patienten sind im Alter zwischen 51 und 6o Jahren und bilden 1/3 der Gesamtzahl.

Tab. 1

| Frauen | | | | | | | | | Alter | Männer | | | | | | | | |
|---|---|---|---|---|---|---|---|---|---|---|---|---|---|---|---|---|---|---|
| Ao | I | | II | | III | | IV | | | I | | II | | III | | IV | | Ao |
| | L | S | L | S | L | S | L | S | | L | S | L | S | L | S | L | S | |
| 3 | | 1 | | 1 | | | | 1 | 21 - 3o | | 1 | | | | | | | 1 |
| 2 | | 1 | | 1 | | | | | 31 - 4o | | 1 | | | | | | | 1 |
| 13 | 2 | 5 | 1 | 2 | 1 | | 1 | 1 | 41 - 5o | | | 1 | | | | | 2 | 3 |
| 12 | 2 | 3 | | 1 | 3 | 1 | 1 | 1 | 51 - 6o | 2 | | 9 | 2 | | 2 | 4 | 4 | 23 |
| 8 | 1 | | 1 | | 1 | 2 | 1 | 2 | 61 - 7o | 2 | | 12 | 4 | 2 | | | 1 | 21 |
| 8 | | 3 | 1 | 1 | | | 2 | 1 | > 7o | | | | | | 1 | 2 | 1 | 4 |
| | 5 | 13 | 3 | 6 | 5 | 3 | 5 | 6 | | 4 | 2 | 22 | 6 | 2 | 3 | 6 | 8 | |
| | 18 | | 9 | | 8 | | 11 | | | 6 | | 28 | | 5 | | 14 | | |
| | 46 | | | | | | | | | 53 | | | | | | | | |

Ao = Anzahl der Patienten, L = leichter Diabetes, S = schwerer Diabetes
I - IV Schweregrad der Gefäßschäden.

Männer erkranken meist im Alter von 51 - 7o Jahren; bei Frauen ist die Zeitspanne sehr groß: von 21 - 8o Jahren, am häufigsten erkranken sie jedoch in der 5. und 6. Lebensdekade.

Bei den Untersuchungen in verschiedenen Zeitabschnitten ergab sich, daß die Nekrose bei Männern und Frauen gleich häufig festgestellt wurde und zwar bei 25 % der Gesamtzahl. Es wurden aber keine nekrotischen Veränderungen bei Frauen mit Obliterations-Arteriosklerose ohne Diabetes beobachtet. Bei Personen über 4o Jahren konnte keine Korrelation zwischen dem langdauernden Diabetes und dem Veränderungsgrad festgestellt werden (2). Bei 7 Personen unter 4o Jahren dauerte der Diabetes bereits über 1o Jahre lang. Bei allen Kranken wurden Symptome der Angiopathie festgestellt. Schwere Gefäßveränderungen wurden bei allen Diabetesfällen angetroffen, sowohl bei den leichten als auch bei den schweren, kurz- und langdauernden Krankheitsfällen. Wir möchten aber betonen, daß alle Fälle von Obliterations-Arteriosklerose bei Patienten unter 4o Jahren nur bei schwerem, langdauerndem und nicht systematisch behandeltem Diabetes auftraten.

Parallel zu der fortschreitenden generalisierten Angiopathie nahm der Diabetes in 2 Fällen leichtere Formen an, und der Insulinbedarf verminderte sich.

Es wurden Untersuchungen des Augenhintergrundes vorgenommen, Gefäßveränderungen im Anfangsstadium fanden sich bei 12 Kranken, typische sklerotische Veränderungen bei 36 und diabetische Retinopathie bei allen 48 ( 4 - 7).

Es ist schwer, einen Standpunkt dazu einzunehmen, inwieweit die Behandlung mit Insulin einen Einfluß auf die Gefäßveränderungen hat, denn die meisten Kranken lassen sich nicht systematisch behandeln (2).

Dank eines entstehenden kollateralen Blutkreislaufs haben die Kranken mit schwersten Gefäßveränderungen relativ geringe Beschwerden oder empfinden diese wechselnd schwächer und stärker, sogar in Fällen, wo das periphere Nervensystem in Mitleidenschaft gezogen ist.

Zur Feststellung der Veränderungen im peripheren Nervensystem wurden 77 Kranke mit Obliterations-Arteriosklerose untersucht, von denen 37 neuropathische Symptome (5 pseudotabetische) hatten (7). In 1o Fällen wurden histologische Untersuchungen der Gefäßwände vorgenommen.

Bei Patienten mit langfristigem Diabetes fanden wir viel stärkere Wandveränderungen im Gesamtverlauf der Unterschenkel- und Fußarterien als bei Nichtzuckerkranken. Das Bild der Veränderungen war in den einzelnen Fällen verschieden. Allerdings fanden wir keine makro- und mikroskopischen Veränderungen, welche für den Diabetes als spezifisch angesehen werden können.

Das klinische Bild der Obliterations-Arteriosklerose bei Diabetikern kann bei unserem Krankengut folgendermaßen zusammengefaßt werden:

1. Es wurde festgestellt, daß die Zuckerkrankheit einen bedeutenden Einfluß auf die sklerotischen Veränderungen der Gefäße ausübt. Es hat den Anschein, daß diese Veränderungen viel häufiger bei an Diabetes leidenden Frauen auftreten. Die Zahl der erkrankten Frauen betrug in der erwähnten Gruppe 47 %. Es muß betont werden, daß die Zahl der Frauen, die nicht an Diabetes litten, nur 5 % betrug. Das beweist, daß diese Veränderungen bei den Kranken im Alter von unter 4o Jahren auftreten, wenn auch die sklerotischen Veränderungen der Arterien selten vorkommen.
2. Die Dauer der Krankheit und der Charakter ihres Verlaufs beeinflussen das Fortschreiten der Arterienveränderungen bei Personen unter 4o Jahren; bei älteren kann dieser Zusammenhang nicht so deutlich festgestellt werden.
3. Oft (bei 32 % in dieser Gruppe) konnten bei Zuckerkranken Veränderungen der Arterienwände der Extremitäten einwandfrei festgestellt werden, obwohl keine Beschwerden auftraten, und die Kranken gesunde Glieder zu haben glaubten.
4. Nicht selten treten plötzlich nekrotische Herde auf ohne vorherige Begleiterscheinungen, die auf Störungen im Blutkreislauf der Extremitäten hinweisen.
5. Bei den an Diabetes leidenden Patienten kommt es seltener zum totalen Verschluß der Schenkelarterien als bei Patienten der Kontrollgruppe. Durch Arteriographie können meist nur die Wandveränderungen der Schenkelarterie und ihre Occlusion im Unterschenkel festgestellt werden.
6. In klinischen und histologischen Untersuchungen wurden größere Veränderungen in den Arterien der Unterschenkel und in den kleineren Arterien festgestellt.
7. Die oszillometrische Kurve sowie die Kurve der Hauttemperatur sind im allgemeinen

flach; außerdem zeigen sie typische Symptome für Durchblutungsstörungen.
8. Bei wegen Nekrose vorgenommenen Amputationen wird eine hohe Sterblichkeit beobachtet, wenn dieser Eingriff bei Sepsis und Erschöpfung des Organismus vorgenommen wird.
9. Aus dem oben Gesagten geht also hervor, daß die Zuckerkrankheit eine der Ursachen ist, welche die Entstehung der Arteriosklerose der Gefäße begünstigt.
1o. Bei Patienten mit Krankheitserscheinungen an den peripheren Gefäßen muß darauf geachtet werden, ob nicht ein unbekannter Diabetes vorhanden ist. Zu diesem Zweck soll eine Belastung mit 5o g Glukose oder eine andere, die Zuckerkrankheit anzeigende Probe gemacht werden.

## Literatur

(1) AARSETH, S.: Acta Med. Scand. Suppl. 281 (1953)
(2) ADAMSKI, St. u. H. LISIECKA-ADAMSKA : Przegl. Lek. 15, 257 (1959)
(3) BÜRGER, M.: Angiopathia Diabetica. Stuttgart 1954
(4) LISIECKA-ADAMSKA, H. u. St. ADAMSKI : Pol. Arch. med. wewnet. 28, 842 (1958)
(5) LISIECKA-ADAMSKA, H. u. E. MIRATYŃSKA RUSINOWA : Klin. Oczna 24, 1o5 (1954)
(6) LISIECKA-ADAMSKA, H. u. E. MIRATYŃSKA RUSINOWA : Pol. Arch. med. wewnet. 24, 133 (1954)
(7) LISIECKA-ADAMSKA, H. u. A. PRUSIŃSKI:
a) 3. Kongr. Int. Diab. Fed. Düsseldorf 1958, 23 Stuttgart 1959
b) Pol. Tyg. Lek. 15, 1 (1959)

Aus dem Allunions-Institut für Experimentelle Endokrinologie Moskau
(Direktor: Prof. E. A. Wasjukowa)

# EINIGE BESONDERHEITEN DES ZUSTANDES DES HERZ- UND GEFÄSS-SYSTEMS BEI DIABETES MELLITUS

Von E. A. Wasjukowa und N. R. Piassetzkij

In der Klinik des Allunionsinstitutes für Experimentelle Endokrinologie in Moskau haben wir 1oo Diabetiker mit verschiedenen Schweregraden der Erkrankung im Alter von 17 bis 6o Jahren (52 Männer und 48 Frauen) mit einer Krankheitsdauer von einigen Monaten bis zu 15 Jahren untersucht. Die Patienten wurden während 1 1/2 bis 3 Monaten ihres Aufenthaltes in der Klinik und nachträglich in der Poliklinik im Verlauf von 1 bis 2 Jahren beobachtet.

Die Veränderungen der Organe des Blutkreislaufes wurden im Hinblick auf das Alter der Patienten untersucht. Es wurden 2 Altersgruppen gebildet: Patienten bis zum 4o.Lebensjahr (52) und über 4o Jahre (48).

Die Patienten waren auf eine physiologische Diät gesetzt und bekamen Insulin in der benötigten Menge, sowie Lipokain bei Feststellung einer Fettinfiltration der Leber, Vitamine der Gruppen B und C, Präparate von Geschlechtshormonen und Sauerstofftherapie.

Der Zustand des Herz- und Gefäß-Systems wurde neben der Untersuchung des Kohlenhydrat- und Lipoidstoffwechsels durch eine umfassende Untersuchung mit klinisch-instrumentalen Methoden festgestellt.

Bei Patienten bis zu 4o Jahren stellten wir Herz- und Gefäßstörungen, in der Mehrzahl funktionellen Charakters, fest: Herzklopfen, Atemnot nach physischer Anstrengung und Schmerzempfinden in der Herzgegend. Oft beobachtete man dabei eine Herz- und Gefäßinsuffizienz 1. Grades und eine Dystrophie des Myocards.Mittels EKG wurden bei vielen Patienten dieser Altersgruppe Hinweise auf eine funktionelle Insuffizienz des Myocards und selten auf ein Vorhandensein des 1. ischaemischen Stadiums der Coronarinsuffizienz erhalten, diese Erscheinungen waren am Ende der Behandlung gewöhnlich nicht mehr vorhanden. Bei Patienten über 4o Jahren überwogen Angaben über anginöse Schmerzen; bei ihnen traten mehr oder weniger ausgeprägte organische Herz- und Gefäßstörungen auf. Der Zustand des Kapillarblutkreislaufs wies auf das Vorhandensein von besonderen Veränderungen der Kapillaren in bezug auf ihre Struktur und Funktionen hin. Während, verbunden mit einer Differenzierungsverzögerung, nach unseren Beobachtungen bei der Entstehung der Zuckerkrankheit im Kindesalter der Polymorphismus der Kapillaren zunimmt, entstehen im Erwachsenenalter irreversible Veränderungen der Typen Neomezo- und Neoarchiform (nach PUZIK). Für die diabetische Angiopathie ist auch die Entstehung von Autoanastomosen der kleinen Gefäße und Kapillaraneurysmen charakteristisch. Die Herabsetzung der Kapillarresistenz und das Auftreten einer versteckten Gewebsreaktion wurde öfter bei Patienten mit einer schweren Form der Zuckerkrankheit beobachtet, unabhängig vom Alter der Patienten und von der Dauer der Krankheit.

Mittels Elektrokardiographie stellten wir bei Patienten der höheren Altersgruppen meistens Veränderungen des Myokards der linken Herzkammer, manchmal Erscheinungen koronarer Insuffizienz und Ernährungsstörungen der vorderen oder hinteren Wand der linken Herzkammer fest.

Mit Hilfe der Ballistokardiographie wurden bei der Mehrzahl der Patienten der höheren Altersgruppe eine häufige Störung der Retraktionsfähigkeit des Myokards sowie Symptome einer Koronarsklerose festgestellt. Dasselbe wurde bei der Bestimmung der Schnelligkeit der Pulswellenausbreitung mittels arterieller Piezographie bestätigt. Die wiederholten Beobachtungen nach einer 1 1/2 bis 3 -monatigen komplexen Behandlung erlaubten, bei der Mehrzahl der Patienten, hauptsächlich bei einer weniger schweren und kurzfristigen Zuckerkrankheit, eine Verbesserung der Indices der durchgeführten klinisch-instrumentalen Bestimmungen festzustellen.

Die dynamische Bestimmung des arteriellen Blutdrucks erlaubte, ein Überwiegen der Hypotonie über die Hypertonie festzustellen. Es wurde die Neigung zur Normalisierung des Blutdruckes parallel mit der Besserung des Diabetes mellitus unter dem Einflusse der komplexen Therapie festgestellt.

Die Untersuchungen des Lipoidstoffwechsels bei denselben Patienten ergab bei vielen von ihnen als Folge der Behandlung eine Senkung des erhöhten Cholesterinspiegels sowie Besserung des Lezithin-Cholesterin-Indexes. Besonders anschaulich kam die Senkung der anfangs sehr erhöhten Konzentrationswerte nicht veresterter Fettsäuren im Blute zum Ausdruck.

Unsere Beobachtungen kurz zusammenfassend, können wir folgende Schlußfolgerungen ziehen:

1. Schon beim Beginn einer Zuckerkrankheit beobachtet man beinahe bei allen Kranken Herz- und Gefäßstörungen.
2. Diese Veränderungen finden ihren Ausdruck vor allem in der Entwicklung der Angiopathie mit Veränderung der Struktur und Funktion der Kapillaren; Atherosklerose und ihre Komplikationen entwickeln sich erst später, vorwiegend bei Patienten über 4o Jahren.
3. Die komplexe Behandlung der Diabetiker übt einen positiven Einfluß auf den Verlauf der Krankheit aus und gleichzeitig auf die Herz- und Gefäßstörungen. Damit werden im Organismus Bedingungen zur Vorbeugung der Entwicklung und des Fortschreitens der schon vorhandenen Herz- und Gefäßkomplikationen bei Diabetes mellitus geschaffen.

Aus der II. Klinik für Innere Krankheiten der Medizinischen Akademie in Białystok (Direktor: Prof. Dr. J. C h l e b o w s k i )

# ÜBER DIE KOINZIDENZ VERSCHIEDENER INDICES DER AUGEN- UND EXTREMITÄTEN-GEFÄSSVERÄNDERUNGEN

Von J. C h l e b o w s k i und A. W a s i l e w s k a

Um die pathologischen Veränderungen in den Blutgefäßen der Zuckerkranken entsprechend einschätzen zu können, untersuchten wir bei diesen Kranken die Koinzidenz und Korrelation der intramuskulären Temperatur der Ober- und Unterschenkel und der oberflächigen Temperatur der Füße zu den oscillometrischen Schwingungen der unteren Extremitäten und dem Zustande der Netzhautgefäße. Über 5o % der Untersuchten wurden nebst Diät mit Insulin, die übrigen mit peroralen Präparaten behandelt. Unter diesen Kranken klagten 2/3 über verschiedene krankhafte Empfindungen an den unteren Extremitäten, wie Wadenkrämpfe und -schmerzen, Kälte und Kribbeln in den Füßen sowie Stechen der Fußsohlen.

Unter den insgesamt 11o Kranken, die ophthalmologisch untersucht wurden (von Dr. W. W i n o g r o d z k a aus der Ophthalmologischen Klinik der Medizinischen Akademie Białystok ), fanden sich zusammen 72 Fälle mit Conjunctivagefäßveränderungen, am häufigsten mit aneurysmatischer Verbreiterung derselben. Die Frequenz dieser Veränderungen bei Personen, die über 5o Jahre alt sind, ist viel größer als bei den jüngeren (Tab. 1). Während unserer Untersuchungen haben wir keine direkte Abhängigkeit der Conjunctivagefäßveränderungen von der Krankheitsdauer gesehen, obgleich die Conjunctiva-Aneurysmen bei Kranken, die weniger als 2 Jahre krank waren oder die ganz jung gewesen sind, überhaupt selten auftraten (Tab. 2). Bei 22 Untersuchten wurden am Augenhintergrund Mikroangiopathie und Retinopathie gefunden. Wir begegneten aber keiner direkten Abhängigkeit zwischen den Augengefäßveränderungen und den oscillometrischen Schwingungen an den unteren Extremitäten (Tab.3). Ein niedriger oscillometrischer Koeffizient scheint mit besonders schwerem Diabetes mellitus, Ketose und sogar ketotischem Koma in Zusammenhang zu stehen. Das mag auch ein Ausdruck der Gefäßatonie sein.

Unter den 11o Kranken, bei welchen die intramuskuläre oder oberflächige Temperatur der unteren Extremitäten gemessen wurde (von Dr. A. O b r z u d aus der I. Chirurgischen Klinik der Medizinischen Akademie in Białystok), wurde bei 52 eine Asymmetrie der Temperatur festgestellt. Darunter fanden wir bei 25 Personen eine Asymmetrie der oberflächigen Temperatur der Unterschenkel und bei 35 eine Asymmetrie der intramuskulären Temperatur. Der Grad der Temperaturasymmetrie war von der Dauer der Zuckerkrankheit abhängig und wurde deutlich größer bei Personen, die über

5 Jahre an Diabetes mellitus litten. Nebst Temperaturasymmetrie der Extremitäten wurde fast immer eine Herabsetzung der intramuskulären Temperatur festgestellt, die oberflächige Temperatur zeigte dagegen eine solche Parallelität in einem viel kleineren Maße. Die Oberflächentemperaturkurve zeigte keine Schwankungen, die für den Gesunden charakteristisch sind.

Eine Herabsetzung der intramuskulären Temperatur der Unterschenkel um 1°C wurde bei 37, der oberflächigen Temperatur des Fußgebietes bei 14 Kranken festgestellt. Die Senkung der intramuskulären Temperatur zeigt eine Abhängigkeit von der Dauer der Zuckerkrankheit, vom Schweregrad und in einem kleineren Maße vom Alter der Kranken. Im Verhalten der oberflächigen Temperatur der Füße konnten wir eine solche Abhängigkeit nicht bemerken (Tab. 1).

Wir haben den Eindruck, daß der oscillometrische Index kleiner ist bei Personen mit längerer Dauer des Diabetes: bei 4 Kranken, die schon über 1o Jahre krank waren, erreichte der Koeffizient kaum 9,5 Oscillometereinheiten (Tab. 2). Es scheint, als ob weniger das Alter der Kranken (Tab. 4) als das Auftreten atherosklerotischer Veränderungen auf dem Oscillometerkoeffizienten einen Einfluß hätte. Eine Herabsetzung der oscillometrischen Schwingungen wie auch der intramuskulären Temperatur trat bei denjenigen Kranken auf, bei denen wir eine Ketosetendenz fanden. Man muß sicher den Unterschied zwischen dem Verhalten atherosklerotischer Veränderungen in den kleinen und großen Gefäßen beachten.

SCHLUSSFOLGERUNGEN.

1. Die Herabsetzung des oscillometrischen Koeffizienten geht hauptsächlich mit der Senkung der intramuskulären Temperatur einher, mit Ausnahme bei Kranken im hohen Alter.
2. Die Herabsetzung des oscillometrischen Koeffizienten und der intramuskulären Temperatur der Unterschenkel hängt hauptsächlich von der Schwere des Diabetes mellitus, weniger dagegen von der Krankheitsdauer ab.
3. Im Vergleich mit der Kontrollgruppe im höheren Alter findet man bei Zuckerkranken einen viel höheren oscillometrischen Koeffizienten, bei den jungen dagegen eine Senkung.
4. Im Gegensatz zu gesunden Personen ist das Verhalten des oscillometrischen Koeffizienten der Oberschenkel zu dem der Unterschenkel höher als 1,o.
5. Die Minutenkurve der oberflächigen Temperatur zeigt keine charakteristischen Schwingungen, die bei Gesunden vorkommen.
6. Der Grad der Asymmetrie der Haut- und intramuskulären Temperatur geht mit der Krankheitsdauer einher.
7. Eine intramuskuläre Wärmeasymmetrie begleitet umgekehrt wie die oberflächige die Herabsetzung der oscillometrischen Schwingungen der Unterschenkel.
8. Die Senkung der intramuskulären Temperatur zeigt eine größere Abhängigkeit von der Dauer und Schwere des Diabetes mellitus, eine kleinere vom Alter der Kranken.
9. Man findet keinen Zusammenhang zwischen den Veränderungen in den Augengefäßen (Mikroangiopathie und Retinopathie) und der arteriellen Hypertension und Atherosklerose, wie auch keinen Zusammenhang dieser Veränderungen mit den oscillometrischen Schwingungen.
1o. Die Veränderungen in den Conjunctivagefäßen findet man meistens im höheren Alter.

11. Der oscillometrische Koeffizient wächst mit dem Alter der Kranken, ist deutlich kleiner bei Kranken mit schwerem Diabetes mellitus und ist praktisch mit einigen Ausnahmen von der Krankheitsdauer unabhängig.

Tab. 1

| Alter | bis 3o | | 31 - 45 | | 46 - 6o | | über 6o | |
|---|---|---|---|---|---|---|---|---|
| Zahl der Fälle | 24 | | 17 | | 35 | | 34 | |
| Aneurysmata Conjunctivae | 5 | | 11 | | 24 | | 28 | |
| Microangio- und Retinopathia | 1 | | 4 | | 8 | | 9 | |
| Hypertensio | 2 | | 2 | | 6 | | 1 | |
| Sklerotische Veränderungen | - | | 1 | | 9 | | 11 | |
| Cataracta | 2 | | 3 | | 7 | | 11 | |
| Hyperpigmentatio Maculae | 2 | | 2 | | 7 | | 4 | |
| Oscillometr.-Koeffizient | Sch. | U.Sch. | Sch. | U.Sch. | Sch. | U.Sch. | Sch. | U.Sch. |
| | 4,2 | 2,5 | 5,6 | 2,7 | 7,2 | 3,8 | 8,6 | 4,2 |

Tab. 2

| Dauer des Diabetes mellitus (in Jahren) | bis 1 | | 2 - 5 | | 6 - 1o | | über 1o | |
|---|---|---|---|---|---|---|---|---|
| Zahl der Fälle | 33 | | 59 | | 14 | | 4 | |
| Aneurysmata Conjunctivae | 1o | | 44 | | 1o | | 2 | |
| Microangio- und Retinopathie | - | | 14 | | 1 | | 1 | |
| Hypertensio | 2 | | 11 | | 4 | | - | |
| Sklerotische Veränderungen | 3 | | 1o | | 6 | | 2 | |
| Cataracta | 5 | | 12 | | 4 | | 2 | |
| Hyperpigmentatio Maculae | 2 | | 1o | | 2 | | 1 | |
| Oscillometr.-Koeffizient | Sch. | U.Sch. | Sch. | U.Sch. | Sch. | U.Sch. | Sch. | U.Sch. |
| | 7,4 | 4,1 | 5,5 | 3,8 | 7,o | 3,8 | 4,8 | 2,3 |

Tab. 3

| | Dauer des Diabetes mellitus | Zahl der Fälle | A | M | Hyp. | Sk. | C | Hyp. m. | Oscillometer Koeffizient Sch. | U.Sch. |
|---|---|---|---|---|---|---|---|---|---|---|
| I. Gruppe bis 30 Jahre | bis 1 Jahr | 9 | 1 | | 2 | | | | 5,5 | 3,3 |
| | 2 - 5 Jahre | 1o | 2 | 1 | | | 1 | 1 | 3,4 | 2,6 |
| | 6 -1o Jahre | 3 | | | | | | 1 | 3,3 | 1,5 |
| | über 1o J. | 2 | | | | | 1 | | 5,7 | 2,o |
| II.Gruppe 31 - 45 Jahre | bis 1 Jahr | 6 | 3 | | | | 2 | | 6,6 | 2,6 |
| | 2 - 5 Jahre | 1o | 7 | 3 | 2 | 1 | 1 | 3 | 6,8 | 4,o |
| | 6 -1o Jahre | 1 | 1 | 1 | | | | | 2,5 | 1,2 |
| | über 1o J. | | | | | | | | | |
| III. Gruppe 46 - 6o Jahre | bis 1 Jahr | 8 | 2 | | | 1 | | 1 | 8,6 | 5,3 |
| | 2 - 5 Jahre | 19 | 15 | 4 | 4 | 3 | 4 | 4 | 7,9 | 3,8 |
| | 6 -1o Jahre | 6 | 5 | 3 | 2 | 3 | 2 | 1 | 8,5 | 4,8 |
| | über 1o J. | 2 | 2 | 1 | | 2 | 1 | 1 | 3,8 | 1,7 |
| IV.Gruppe über 6o Jahre | bis 1 Jahr | 1o | 4 | | | 2 | 3 | 1 | 8,8 | 4,3 |
| | 2 - 5 Jahre | 2o | 2o | 6 | 5 | 6 | 6 | 3 | 8,6 | 4,1 |
| | 6 -1o Jahre | 4 | 4 | 3 | 2 | 3 | 2 | | 8,3 | 4,o |
| | über 1o J. | | | | | | | | | |

Tab. 4

| Alter (in Jahren) | Zahl der Fälle Mikroangiopathie und Retinopathie | Oscillometerkoeffiziant Der Schenkel | Der Unterschenkel |
|---|---|---|---|
| bis 3o | 1 | 7,o | 4,5 |
| 3o - 4o | 4 | 7,3 | 4,3 |
| 46 - 6o | 8 | 8,o | 4,7 |
| über 6o | 9 | 9,3 | 3,6 |

Abkürzungen: Sch = Schenkel, U.Sch. = Unterschenkel, A = Aneurysmata Conjunctivae, M = Microangio- und Retinopathia, Hyp. = Hypertensio, Sk. = sklerotische Veränderungen, C = Cataracta, Hyp. m. = Hyperpigmentatio Maculae

Aus der II. Medizinischen Klinik Cluj Rumänien
(Vorstand: Prof. Dr. V. G l i g o r e)

# KLINISCHE UND HISTOPATHOLOGISCHE UNTERSUCHUNGEN ÜBER DIE PARALLELITÄT VON SCHÄDEN AN KLEINEN UND GROSSEN BLUTGEFÄSSEN BEI DIABETES MELLITUS +)

Von V. G l i g o r e , O. L u c a c i u und V. V. P a p i l i a n

An Hand verschiedener Untersuchungsmethoden bemühen sich die Verfasser, an einer Serie von 1oo Zuckerkranken festzustellen, inwieweit sich die Parallelität von Veränderungen kleiner und großer Gefäße klinisch auswirkt. Dabei konnten verschiedene Aspekte festgestellt werden, je nach dem Alter der Kranken und der Krankheitsdauer.

Gleichzeitig wurde die Möglichkeit einer Parallele morphologischer Schädigungen an Nekropsie-Material von Diabetes-Kranken, besonders von juvenilen Diabetikern, untersucht.

In allen untersuchten Fällen konnte das Vorhandensein von Arterienwandveränderungen festgestellt werden, die im Frühstadium in Schädigungen der nicht-zellulären Strukturen bestehen und für den Diabetes nicht charakteristisch sind. Sowohl in den Arterien der Organe, als auch in den peripheren Arterien sind diese Veränderungen nicht vom Gefäßquerschnitt abhängig.

Im Verlaufe des Diabetes stellen sich Dauerschäden ein, und es treten Erscheinungsbilder auf, die wenigstens z.T. von dem morpho-funktionellen Charakter des betreffenden Gefässes abhängig sind, und zwar im Sinne einer Atheromatose bei großen Arterien und Hyalinose bzw. Sklero-Hyalinose bei kleinen Arterien.

+) Kurzreferat. Vortrag wurde nicht gehalten.

Aus dem Institut für Pathologische Anatomie der Medizinischen Akademie Lodz (Direktor: Prof. Dr. A. Pruszczynski)

# DIE HISTOLOGISCHEN VERÄNDERUNGEN AN HERZEN, AORTEN UND NIEREN VON KANINCHEN IM FRÜHEN STADIUM DES EXPERIMENTELLEN DIABETES +)

Von E. Małdyk

Herz-, Gefäß- und Nierenkomplikationen stellen heute die größte Gefahr für den Zuckerkranken dar. Die Ätiopathogenese und die erfolgreiche Behandlung dieser Schäden sind leider noch nicht bekannt.

Das Thema der vorliegenden Arbeit ist die Untersuchung der mikroskopischen Veränderungen, die sich an Herzen, Aorten und Nieren von Kaninchen im frühen Stadium der auf verschiedene Weise erzeugten experimentellen Zuckerkrankheit entwickeln.

Ich habe 3 Arten des experimentellen Diabetes erzeugt, die den 3 Grundformen der Zuckerkrankheit beim Menschen entsprechen.

Ich habe junge Tiere beiderlei Geschlechts in 3 Gruppen geteilt; jede Gruppe hatte 25 Kaninchen. Auf die Kontrollgruppe kamen 1o Tiere.

In der 1. Gruppe habe ich den Alloxandiabetes erzeugt. Ich injizierte i.v. 15o mg Alloxan pro kg Körpergewicht in 5 %iger wässriger Lösung. Der Alloxandiabetes ist der juvenilen Zuckerkrankheit beim Menschen ähnlich.

In der 2. Gruppe habe ich den Steroiddiabetes verursacht. Ich behandelte die Kaninchen i.m. mit Cortison. Die tägliche Gabe betrug 3 mg/kg Körpergewicht. Nach 3 Wochen verdoppelte ich die Dosis von Cortison. Der experimentelle Cortisondiabetes erinnert an den Gegenregulationsdiabetes beim Menschen.

In der 3. Gruppe habe ich den gemischten Alloxan-Cortisondiabetes erzeugt.

Einmal in der Woche wog ich die Kaninchen und bestimmte den Nüchternblutzucker. Eine Zeitlang wurden die Tiere in Stoffwechselkäfigen gehalten. In dieser Zeit bestimmte ich die Harneiweißkörper, den Gehalt an reduzierenden Substanzen und Acetonkörpern.

Nach 8 Wochen tötete ich die Tiere. Für die mikroskopischen Untersuchungen entnahm ich Ausschnitte aus den Brustaorten, Herzen und Nieren. Nach der Fixierung machte ich Serienschnitte (Paraffineinbettung, Gefrierschnitte). Es kamen 42 histologische und histochemische Methoden zur Anwendung.

An Herzen beobachtete ich sehr oft die Kapillarhyperämie, seltener eine Hyperämie der größeren Äste der Kranzarterien. Oftmals sah ich Fett- und Glykogenablagerungen in den Herzmuskelzellen. In vielen Fällen existierten diese beiden Veränderungen zusammen. Die Fettentartung und die Glykogenablagerung fand ich vor allem bei Tieren mit Alloxan- und gemischtem Diabetes. Zu den selteneren Erscheinungen gehörte die Fragmentation der Muskelfasern, Fibrose des Herzens und sog. Mycocytolyse.

+) Vortrag wurde nicht gehalten.

In 7 Fällen von Alloxandiabetes, in 8 von Cortisondiabetes und in 13 von gemischtem Diabetes beobachtete ich die Intimaverdickung der Kranzarterien(Abb. 1). In den kleinen Ästen hatten die verdickten Abschnitte halbmondförmige und in den größeren ringförmige oder halbringförmige Gestalt. Im Bereich der Verdickung sah man die Proliferation von Fibroblasten, von Bindegewebsfasern und eine Anhäufung von sauren Mukopolysacchariden. In den Kranzgefäßwänden fand ich weder Fett noch fettartige Körper.

In den Aorten waren die Veränderungen selten. In manchen Fällen sah ich eine Intimaverdickung. In den verdickten Abschnitten beobachtete ich eine Hyperplasie der Retikulumfasern, der Elastikafasern, Fibroblasten und eine Anhäufung von Mukopolysacchariden (Abb. 2). Oftmals lagerte sich das Glykogen in den Aortenmuskelzellen ab. Die Vasa vasorum waren ziemlich oft hyperämisch. Selten bemerkte ich ein eiweißhaltiges Intimaödem. In den Aortenwänden sowie in den Kranzgefässen fand ich kein Fett und keine fettartigen Körper. Zu den häufigsten Nierenveränderungen gehörte die Hyperämie der Glomerulum- und der extraglomerulären Kapillaren, ferner die Verdickung der Basalmembran im Bereiche der Glomerula.

Die Kapselräume waren vergrößert und enthielten in der Regel amorphe oder granulierte eiweißhaltige Massen. Sehr oft stellte man diffuse, seltener begrenzte Verdickungen der Glomerulumkapsel fest (Abb. 3),noch seltener eine perikapsuläre Fibrose. In manchen Fällen machte sich das Mesoangium mit Retikulumfasern bemerkbar.

In 2 Fällen von Alloxandiabetes, 5 von Cortisondiabetes und auch in 5 Fällen der gemischten Gruppe beobachtete ich in den Nierenknäueln einzelne, seltener zahlreiche hyaline Kugeln und Kappen. Diese Gebilde erinnern an die sog. exsudative Laesion (Abb. 4),die manchmal in den Nierenglomerula bei zuckerkranken Menschen entstehen können. Aus meinen Beobachtungen geht hervor, daß diese Kugeln hyalinisierte Thromben darstellen.

Fast in allen Fällen des Alloxandiabetes, bei Tieren mit dem gemischten Diabetes und auch in der Mehrzahl der Kaninchen mit Cortisondiabetes fand ich eine Verfettung der Tubulus-Epithelien, vorwiegend in dem Grenzgebiet zwischen Nierenrinde und -mark. Die Glykogenablagerung fand sich nur im ascendierenden Teil der Henleschen Schleifen, vor allem bei Tieren mit Alloxan- und mit gemischtem Diabetes.

Ein regelmäßiger Befund bei allen Tieren mit dem experimentell erzeugten Diabetes waren 2 Arten von Nierentubulizylindern; dabei enthielt ein Teil dieser Zylinder eiweißartige Körper, der andere Teil saure Mukopolysaccharide.

Sehr oft beobachtete ich die Verdickung der tubulären Basalmembranen. Sie waren PAS-positiv und enthielten auch saure Mukopolysaccharide. Im Bereich der oben genannten Basalmembranen war die Umwandlung der argyrophilen in kollagene Fasern zu beobachten. (Kollagenisierung der Retikulumfasern). Selten sah ich das Bild einer Atrophie der tubulären Basalmembranen.

In den inneren Nierenarterien, im Gegensatz zu den Kranzgefässen, fand ich keine Veränderungen. Nur manchmal sah ich eine geringfügige Proliferation der Elastikafasern und eine Ansammlung von sauren und neutralen Mukopolysacchariden.

An Hand der hier mitgeteilten Untersuchungen stelle ich fest, daß schon im frühen Stadium der experimentellen Zuckerkrankheit in Herzen und Aorten Veränderungen entstehen, welche nur bei schwerem Diabetes der Menschen zu beobachten sind.

Die Veränderungen in den Herzen und in den Aorten sind wahrscheinlich durch Stoffwechselstörungen und durch Blutdrucksteigerung verursacht. Die Hypertonie ist die Folge der Cortisonbehandlung und beim Alloxandiabetes die der Hyperfunktion der Nebennieren. Es scheint, daß die festgestellten renalen Laesionen von Stoffwechselstörungen abhängig sind.

Nach meinen Beobachtungen tritt bei Kaninchen mit experimentellem Diabetes keine Atherosklerose auf, dagegen sah ich eine Sklerose, die für die Hypertonie typisch ist. Eine besondere Neigung zur Sklerose haben die Kranzgefäße.

In den Nierenglomerula entwickelte sich nur eine sog. exsudative Laesion. Die interkapilläre Glomerulosklerose von Kimmelstiel und Wilson konnte ich nicht feststellen. Die Art des experimentellen Diabetes hat keinen Einfluß auf die Qualität der Laesionen, dagegen auf deren Ausmaß. In der Regel stellte man eine schwerere Schädigung bei Kaninchen mit gemischtem Diabetes als bei den übrigen Tieren fest. Das Geschlecht der Tiere hatte keinen merkbaren Einfluß auf das Entstehen von morphologischen Komplikationen. Es ist möglich, daß sich bei zuckerkranken Menschen primär die Sklerose, und sekundär die Atherosklerose entwickelt.

DISKUSSION

M o h n i k e , Karlsburg :
Ich möchte zu diesen Vorträgen zunächst 2 Fragen stellen. Einmal an Frau A d a m s k a, ob sie bei geeigneten Fällen Erfahrungen mit Gefäßplastiken habe.
Eine weitere Frage an Frau W a s j u k o w a bzw. an Herrn L e i t e s , ob sie einmal eine Beeinflussung der Fettleber objektivieren konnten durch Biopsie oder irgendwie anders und schließlich, ob Veränderungen des Permeierens von Natrium ein Charakteristikum des Diabetes sind oder des langfristigen Diabetes oder des angiopathischen Diabetes.

H e i n e , Berlin :
Zu Frau L i s i e c k a - A d a m s k a . Uns würde interessieren: welche Verschlußtypen haben Sie gefunden bei den diabetischen Angiopathien. Hatten Sie vorwiegend isolierte Unterschenkeltypen oder hatten Sie kombinierte Typen ? Und zweitens, wie war die Prognose der Patienten mit Durchblutungsstörungen im Stadium IV nach LERICHE, verglichen mit Patienten ohne Diabetes? Haben Sie Nachuntersuchungen gemacht an Ihrem Material und wie war die Progredienz des Gefäßverschlusses nach einer bestimmten Zeit ?

L i s i e c k a - A d a m s k a , Łodz :
In unserem Zuckerkrankengut haben wir keine Angioplastik durchgeführt.
Die Prognose bei Zuckerkranken mit langdauernder Krankheit und Angiopathia diabetica war ungünstig. Ich habe es speziell bei jungen Frauen beobachtet.

W a s j u k o w a , Moskau :
Auf die Frage von Prof. M o h n i k e möchte ich antworten, daß wir die Wirkung von Lipokain auf die Fettleber feststellen durch folgende Indices:
1. Die Ketonkörper im Blut und 2. den Phospholipid-Gehalt im Blut.
Wenn wir nach Einführung von Lipokain eine Erhöhung des Phospholipid-Gehaltes und eine Erniedrigung des Ketonkörperspiegels haben, dann sprechen wir von einem günstigen Einfluß des Lipokains. Eine Leberpunktion brauchen wir nicht. Auf die 2. Frage: Die erhöhte Permeabilität mittels Natrium-Isotopen beobachtete ich nur bei Prädiabetes; bei langfristigem Diabetes und bei Diabetes mit Acidose gibt es durch Natriumisotope eine Verminderung der Permeabilität. Ich unterstreiche, daß die Permeabilität mittels Natrium-Isotopen untersucht wurde, d.h. die Permeabilität für Natrium, und die ist nicht anders als für Glukose oder Eiweiß.

Aus der Medizinischen Universitäts - Poliklinik Rostock
(Direktor: Prof. Dr. A. K a e d i n g)

# VERÄNDERUNGEN DES ELEKTROPHEROGRAMMS BEI DIABETISCHER ANGIOPATHIE

Von A. K a e d i n g

Veränderungen des Proteinogramms sind bei Zuckerkranken lange bekannt. So sieht LEWIS (1o) schon 1944 stoffwechselabhängige Dysproteinämien mit besonders starker Verminderung der Albumine bei diabetischer Retinopathie, welche sich wiederum auf eine eiweißreiche Kost zurückbildete. In der Folgezeit widmeten sich viele Untersucher den elektrophoretischen Serumeiweißveränderungen bei Diabetes mellitus, z.T. unter besonderer Berücksichtigung der diabetischen Angiopathie. Hierbei wurden aber doch recht unterschiedliche Befunde erhoben, welche eine Verwertbarkeit derselben für die Diagnostik einzelner Formen der Angiopathie ohne Berücksichtigung anderer klinischer und Laboratoriumsbefunde nahezu unmöglich machten (vgl. auch hierzu PFAFFENBERG (12) ). Bei Durchsicht der hier zur Verfügung stehenden Literatur ist jedoch festzustellen, daß die Mehrzahl der Untersucher, so SCHERTENLEIB und TULLER, KINK und WIEDENBAUER, GREEN und Mitarbeiter, RALLI und Mitarbeiter, BOGDANOWICZ, SCHEURLEN, INTROZZI sowie EJARQUE und Mitarbeiter (16, 8, 4, 13, 1, 17, 5, 3) bei vasculären Komplikationen vorzugsweise eine Vermehrung der alpha-2-Globuline ermitteln konnten. Diese Verschiebung im Elektropherogramm soll um so ausgeprägter sein, je weiter progredient die diabetische Angiopathie ist und ihren höchsten Grad bei der diabetischen Glomerulosklerose erreichen (EJARQUE und Mitarbeiter, RIFKIN und PETERMANN, BOGDANOWICZ, LERMAN und Mitarbeiter (3, 14, 1, 9) u. v. a.). Lediglich BRACKENRIDGE (2) beschreibt, allerdings an Hand von nur 4 Fällen, ein bei Infekten gleichsinniges Verhalten des Elektropherogramms für Diabetiker gegenüber Stoffwechselgesunden. Tierexperimentelle Untersuchungen zeigten unterschiedliche Ergebnisse. So sahen GREEN und Mitarbeiter (4) bei chinesischen Hamstern bereits vor Auftreten der Hyperglykämie und Glykosurie und vor Ausbildung einer Angiopathie eine deutliche alpha-2-Globulinvermehrung, während NICHOLS und Mitarbeiter (11) eine Erniedrigung dieses Globulinanteils beschrieben, allerdings jedoch vor einer Übertragung dieser Ergebnisse auf den Menschen warnten. WUHRMANN und WUNDERLY (18) betonen besonders die häufige gamma-Globulinvermehrung als Ausdruck einer möglichen Leberzellschädigung, wohingegen RIVA (15) wiederum reine Konstellationstypen des nephrotischen Syndroms beim Kimmelstiel-Wilson-Syndrom vermißt und hier mehr alpha-2-gamma-Globulinvermehrungen (Typ III seiner Einteilung) nachweisen konnte. Auffallend ist in vielen Untersuchungen, daß eine Abhängigkeit der Dysproteinämie von der Stoffwechsellage nur relativ selten beschrieben wird. Nur SCHEURLEN, KINK und

WIEDENBAUER, LEWIS, EJARQUE (17, 8, 10, 3) und auch aus unserer Klinik wurde Normalisierung einer allfälligen Dysproteinämie nach völliger Stoffwechselrekompensation beschrieben. Desgleichen finden sich Angaben über eine Altersabhängigkeit der Dysproteinämie bisher nur bei RALLI und Mitarbeitern (13). So nimmt es nicht Wunder, wenn RIVA (15) für das Elektropherogramm bei Diabetes überhaupt wie folgt formuliert: "Die Beurteilung des Serumeiweißbildes ist mit großen Schwierigkeiten verbunden, da derartige Patienten oft entweder entzündliche Komplikationen oder arteriosklerotische Veränderungen mit Herzinsuffizienz und nephrotischen Symptomen aufweisen."

EIGENE UNTERSUCHUNGEN (Vgl. auch (6, 7) ). Aus diesen Gründen untersuchten wir die verschiedenartigen Verschiebungen des Elektropherogramms an Kranken mit und ohne diabetischer Angiopathie. Zur Vereinfachung der Darstellung wurden die Elektropherogramme in die Riva'schen Dysproteinämietypen I - IV klassifiziert (I = gamma-Globulin-Vermehrung, II = alpha-Globulin-Vermehrung, III = alpha- und gamma- mit möglicher beta-Globulin-Vermehrung, IV = beta-Globulin-Vermehrung (selten). Um Einflüsse der jeweiligen Therapie zu erkennen, wurden bei Aufnahme und Entlassung der Kranken die Elektropherogramme gegenübergestellt. Das Intervall betrug mit Ausnahme der Gangränpatienten im Durchschnitt 3 Wochen. In der Gruppe der Patienten mit einer diabetischen Angiopathie wurden alle Patienten mit einer Retinopathie (Stadium I - III nach THIEL), einem klinisch und nach sonstigen Befunden wahrscheinlichen Kimmelstiel-Wilson-Syndrom und alle Gangränfälle aufgenommen. Schon hier sei gesagt, daß Gangränpatienten überwiegend eine therapeutisch beeinflußbare Dysproteinämie Typ III und II im Gegensatz zu KINK und WIEDENBAUER (8) (vorzugsweise gamma-Globulin-Vermehrung) zeigten. Dieser Krankengruppe mit Angiopathie wurde eine andere mit bisher nicht faßbarem diabetischem Spätsyndrom, d.h. mit normalem Augenhintergrund, normalem Blutdruck, normaler Nierenfunktion und normalen peripheren Gefäßverhältnissen gegenübergestellt.

Neben der besonderen Beachtung des Therapieeinflusses auf das Elektropherogramm wurden ferner Beziehungen zu Geschlecht, Diabetesdauer und Lebensalter auf das Elektropherogramm untersucht.

Abb. 1. Hier wird unter A die Beeinflußbarkeit der Dysproteinämie durch die Therapie (Diät allein, zusätzlich Sulfonylharnstoffe oder Insulin) dargelegt. Auf eine Unterteilung in die verschiedenen Therapieformen wurde verzichtet, da frühere Untersuchungen in dieser Frage gleichsinnige Ergebnisse gezeigt hatten, welche sich nach Durchsicht des jetzigen Krankengutes bestätigten.

Es zeigt sich nun folgendes: Kranke ohne diabetische Angiopathie haben bereits vor der Behandlung wesentlich seltener (63,3 %) eine Dysproteinämie als Patienten mit einem diabetischen Spätsyndrom (79,9 %). Der Anteil normaler Elektropherogramme steigt nach Behandlung bei unkomplizierten Fällen um 10 %, in der Angiopathiegruppe nur um 5,6 % an. Nach Behandlung haben mithin Kranke der Gruppe I nur noch in 53,3 %, diejenigen der Gruppe 2 aber noch in 74,3 % aller Fälle eine deutliche Dysproteinämie. Dabei sei betont, daß in der letzten Gruppe die Dysproteinämietypen II und III häufiger vertreten sind. Bei Aufgliederung der einzelnen Formen der Angiopathie ließ sich zwar ein bestimmter Dysproteinämietyp nicht herausstellen, vor und nach Behandlung überwogen aber die Typen II und III. Ferner finden wir bei beiden Geschlechtern mit zunehmender Schwere der Retinopathie eine im Mittelwert auch stärkere alpha-2-Globulin-Vermehrung (LERMAN, EJARQUE und Mitarbeiter (9,3)). Im Rahmen einer anderen Untersuchungsreihe über Nierenfunktionsstörungen bei Diabetes mellitus konnte ferner festgestellt werden, daß Kranke mit Nierenfunktionsstörungen ganz allgemein 4 mal häufiger als solche ohne Nierenfunktionsstörungen den Dysproteinämietyp II und doppelt so häufig den Typ I zeigen.

In der Darstellung B der Abb. 1 wird demonstriert, in welchem Umfang das Elektropherogramm während der Behandlung unbeeinflußt blieb. Kranke ohne Angiopathie haben im Laufe der Behandlung öfter ein normales Elektropherogramm, ein Typenwandel desselben ist ebenfalls häufiger und eine konstante Dysproteinämie gleichen Typs seltener als bei Kranken mit einem diabetischen Spätsyndrom.

Signifikante Einflüsse von Diabetesdauer und Geschlecht waren auf Art und Schwere einer Dysproteinämie nicht nachweisbar. Nur das Lebensalter (vgl. RALLI und Mitarbeiter (13) ) muß anscheinend bei der Beurteilung eines Elektropherogramms von Diabetikern mit berücksichtigt werden. In den Mittelwerten des Gesamt-Eiweißes, des Albumin und der Globulinfraktionen kommen derartige Besonderheiten weniger zum Ausdruck, speziell nimmt mit höherem Alter die Streubreite (Differenz zwischen Maximal- und Minimalwerten) des Elektropherogramms zu (Abb. 2). Auch hier sieht man einen geringen Rückgang der Streubreite nach erfolgter Rekompensation des Stoffwechsels. Geschlechtsdifferenzen waren hier gleichfalls nicht nachzuweisen.

Insgesamt kann demnach die Bewertung des Elektropherogramms bei diabetischer Angiopathie nur bei völlig kompensiertem Stoffwechsel, unter Berücksichtigung des Lebensalters und nach Ausschluß von Lebererkrankungen sowie interkurrenten Infekten erfolgen. Unter diesen Bedingungen kann das Elektropherogramm im Rahmen der sonstigen Befunde mit für die Beurteilung einer Angiopathie herangezogen werden, wobei graduelle Unterschiede mit zunehmender Schwere des diabetischen Spätsyndroms möglich sind.

## Literatur


( 1) BOGDANOWICZ, G., P. OSINSKI u. F. STEIN : Acta Clin. Belg. 8, 585 (1953)
( 2) BRACKENRIDGE, C.J. a. E.R. CSILLAG : Acta Med. Scand. Suppl. 383 (1962)
( 3) EJARQUE, P., A. MARBLE a. E.F. TULLER : Amer. J. Med. 27, 221 (1959)
( 4) GREEN, M.N., G. YERGANIAN a. H. MEIER : Experientia 16, 5o3 (196o)
( 5) INTROZZI, P., C. BERNASCONI a. L. BUSCARINI : Acta Med. Scand. 16o, 47 (1958)
( 6) KAEDING, A.: Diabeteskomplikationen. Stuttgart 1956
( 7) KAEDING, A.: Gastroenterologia (Basel) Suppl. 9o, 238 (1957)
( 8) KINK, R. u. A. WIEDENBAUER : Med. Mschr. 14, 8o4 (196o)
( 9) LERMAN, S., B.M. POGELL a. W. LIEB : A.M.A. Arch. Ophthalm. 57, 354 (1957)
(1o) LEWIS, L.A., R.W. SCHNEIDER a. E.P. MCCULLAGH : J. clin. Endocr. 4, 545 (1944)
(11) NICHOLS, N., P. MOINAT a. E.F. TULLER: Diabetes 5, 468 (1956)
(12) PFAFFENBERG, R.: Z. ges. inn. Med. 12, 252 (1957)
(13) RALLI, E.P., X. BARBOSA, E.M. BECK a. B. LAKEN : Metabolism 6, 331 (1957)
(14) RIFKIN, H. a. M.L. PETERMANN : Diabetes 1, 28 (1952)
(15) RIVA, G.: Das Serum-Eiweißbild. Stuttgart 1957
(16) SCHERTENLEIB, F. a. E.F. TULLER : Diabetes 7, 46 (1958)
(17) SCHEURLEN, P.G.: Klin. Wschr. 33, 198 (1955)
(18) WUHRMANN, F. u. Ch. WUNDERLY : Die Bluteiweißkörper des Menschen. Basel 1952

Aus dem Institut für Diabetes - Forschung und Behandlung - "Gerhardt Katsch"
Karlsburg (Direktor: Prof. Dr. G. M o h n i k e )

# PATHOPHYSIOLOGIE DER DYSPROTEINÄMIE UND PROTEINGENESE BEI DIABETISCHER ANGIOPATHIE

Von K. J. B ä h n e r

Die Dysproteinämie des diabetischen Serumeiweißbildes entspricht, besonders beim langfristigen Diabetes, in der klassischen elektrophoretischen Definition dem alpha-Typ nach RIVA (1, 2).

Mit der $alpha_2$-Hyperglykoproteinämie ist oft eine relative Vermehrung der beta-Globuline zu beobachten. Die vorliegende Hypopathoproteinämie wird durch das Absinken des Albuminspiegels bedingt.

Der Hyperglykoproteinämie entsprechend, sind eiweißgebundene Hexosen und Hexosamine erhöht, in enger Korrelation hierzu das Gesamteiweiß erniedrigt.

Nach MOHNIKE zeigt sich hier eine enge Beziehung zwischen dem Schweregrad der Angiopathie, besonders beim Vorliegen einer Proteinurie, und dem Anstieg der alpha- und beta-Globuline, ein maximaler Anstieg ist im $alpha_2$-Globulingebiet zu finden, parallel dazu die Hypalbuminämie ausgebildet (Abb. 1). (Schrifttum bei MOHNIKE (3)). Die relativ einfachen dysproteinämischen Verschiebungen des Makro- und Papierelektropherogramms können mit der Kombination von Glyko- und Lipidogrammen und unter Hinzunahme des immunelektrophoretischen Trennverfahrens genauer definiert werden.

Wie die Tab. 1 deutlich zeigt, wird die Hypalbuminämie durch die diabetische Glomerulosklerose (Gruppe IV) verstärkt. Die in der Gruppe V angegebenen Ergebnisse zeigen eindeutig, daß das Absinken des Albuminspiegels nicht allein renal bedingt sein kann, sondern ein angiopathisch kataboler Mechanismus den Albuminspiegel zusätzlich vermindert. Ein onkotregulatorischer Effekt der Hyperglykämie ist nach MOHNIKE (4, 5) unwahrscheinlich, endokrinregulatorische Beziehungen zwischen der Albuminsynthese, vielleicht über Globulin verlaufend (6,7) und der Hyperglobulinämie werden diskutiert (8, 9, 1o).

Die in diesem Mobilitätsareal anfärbbaren Eiweißhexosen unterliegen weniger dem renalen Verlust und sind nicht ein Bestandteil des Albumins.

Schwieriger ist das außerordentlich heterogene Bild der Globuline zu erfassen. Unterschiedlich sind die papier- und makroelektrophoretischen Ergebnisse des $alpha_1$-Globulingebiets infolge der high- density- lipoproteins. Eine $alpha_1$-Hyperseromucoidämie wird durch die renale Verlustquote verdeckt; dementsprechend ist der $alpha_1$-Gradient des Uroproteogramms betont. Mit beginnender Angiopathie, als Mikroaneurismen der Retina sichtbar, erreicht der Kohlenhydratanteil in der

$alpha_1$-Gruppe maximale Werte. (Tab. 2) $Alpha_1$-Seromucoid und -Glykoproteid von SCHULTZE präzipitieren dann besonders ausgeprägt. Die Anreicherung hexosenreicher Mucoide kann als typischer Ausdruck für die Manifestationsphase der diabetischen Angiopathie angesehen werden. Die variabelsten Beziehungen finden sich in der $alpha_2$-Globulingruppe. Neben einem sog. "unphysiologischen Verhalten" der $alpha_2$-Glykoproteide (11), fördert der renale Siebeffekt eine Anreicherung von Makroglobulinen, wie es auch im Eiweißbild von Nephropathien nichtdiabetischer Genese zu finden ist (12). Der hohe Kohlenhydratreichtum der $alpha_2$-Uroglykoproteingruppe, im Mittelwert von 15 %, in einigen Fällen bis maximal 3o % ansteigend, deutet auf eine Haptoglobinurie hin, parallel hierzu ist der Kohlenhydratanteil in der Gruppe V der Tab. 2 gegenüber der diabetisch-angiopathischen Probandengruppe mit Proteinurie angestiegen. Immunelektrophoretisch erscheint der Haptoglobingradient hypopathoproteinämischer Seren abgeschwächt präzipitiert. Wenig deutlich ist die Dysproteinämie des makroelektrophoretischen beta-Bereichs zu erkennen. Immunelektrophoretisch ist gelegentlich in der diabetisch-angiopathischen Gruppe ein abgeschwächtes Siderophilinsegment zu erkennen, ein bedeutender Verlust an niedermolekularem $beta_{2A}$-Globulin wird nicht gefunden. Die gamma-Uroglobuline entsprechen in ihrem Anteil an eiweißgebundenen Hexosen den gamma-Eu- und Pseudoglobulinen. Makroelektrophoretisch erweist sich die gamma-Globulingruppe als indifferent (Tab. 3). Wie in Abb. 2 demonstriert wird, trennt das makroelektrophoretische Serumeiweißbild bei diabetischer Angiopathie von der Normo- und Dysproteinämie abweichend auf. Verlaufen beim Normalserum und dem Serum des unkomplizierten Diabetes die Gradientenschenkel des beta- und gamma-Globulins regelrecht zur Basislinie, so findet man im Serumeiweißbild des komplizierten Diabetes einen rudimentären beta-gamma-Intermediärgradienten (Pfeil). Die Reproduzierbarkeit sowie die relativ rasche Differenzierung schließt eine Trennungsanomalie infolge des veränderten Gefäßwandpotentials im Bereich des hyperlipämischen beta-Globulins aus (13).

Die wenig differierenden absoluten Mittelwerte des Makroelektropherogramms für beta- und gamma-Globulin berechtigen zur Annahme, daß der Anstieg im beta- und gamma-Proteo- und Glykogramm dem beta-gamma-Intermediärgradienten zugerechnet werden kann (s. auch Tab. 3 a). Wie weiter aus Tab. 3 d ersichtlich ist, ist der Kohlenhydratanteil des beta- und gamma-Globulins gegenüber der Gruppe I außerordentlich erhöht. Der diabetesspezifische beta-gamma-Paragradient wird von einem Glykoproteid gebildet, welches etwa 8,5 bis 9,0 % PAS - aktive Hexosen gebunden enthält. Immunelektrophoretisch präzipitiert im $beta_1$-Gebiet, parallel zum Siderophilin gelagert, ein entsprechendes Segment, welches im Normalserum mit Kaninchenantihumannormalserum (KANS) und Kaninchenantiangiopathieserum der diabetisch-angiopathischen Gruppe (KAAS) sowie im Serum bei diabetischer Angiopathie mit Kaninchenantihumannormalserum nicht nachweisbar ist. Die Ausbildung dieses Präzipitationssegments verstärkt sich parallel zum Ansteigen des makroelektrophoretischen beta-gamma-Paragradienten und dem Schweregrad bzw. der Progredienz der Erkrankung. Mit Normalserum abgesättigtes Kaninchenantiangiopathieserum präzipitiert nur noch die Parafraktion (Abb. 3).

Der diabetischen Angiopathie überlagerte Semeiologien, wie Arteriosklerose, Hyperlipämie oder beeinträchtigte Leberfunktion (Lebercirrhose, Hepatitis) zeigen diesen Gradienten nicht unter den vorliegenden Versuchsbedingungen. Eine Identität mit natürlichen beta-Globulinen liegt nicht vor.

Vergleichende Studien am Eiweißbild von Exsudaten während des diabetisch-angiopathischen Finalstadiums lassen gleichfalls einen beta-gamma-Gradienten erkennen (Abb.4). Die Mobilität des exsudativ paraproteinämischen Gradienten entspricht der elektrophoretischen Beweglichkeit des beta-gamma-Intermediärgradienten im dazugehörigen Serum. Besonders bemerkenswert ist die völlig differente Auftrennung des mütterlichen diabetisch-angiopathischen Serumeiweißspektrums gegenüber dem fötalen Nabelschnurserum (Abb.5). Das diabetisch spezifische Paraprotein wird von der plazentaren Schranke völlig zurückgehalten und kann nicht in den fötalen Kreislauf übertreten.

Das gehäufte, bzw. progrediente Auftreten der diabetischen Spätschäden unter bestimmten endokrinen und konstitutionellen Bedingungen stellt die diabetogen-metabole Funktion des Interrenalsystems in den Kreis der angiogenen Betrachtungen des diabetischen Stoffwechsels (5, 9, 14 - 28). Die Beobachtung der den Erkrankungsverlauf hemmenden Einwirkung bilateraler Adrenalectomien (3, 14, 16, 2o, 29 - 32), die klinisch sichtbare Angiopathieresistenz bei Adrenalunterfunktion (16, 32) läßt eine Beziehung zwischen Angiopathie und Glukocorticoidproduktion möglich erscheinen.

Mit wechselndem Erfolg werden Hypophysectomien beschrieben, (19, 24, 26, 28, 33, 34, 35) wie auch die Besserung der diabetisch-angiopathischen Erkrankung bei genereller Hypophysenunterfunktion (17, 36-43) die angiogene Stellung des Interrenalsystems unterstützt. Andere endokrine Fehlsteuerungen des Organismus wie Fettsucht (44) und Hypogonadismus (3) sowie endokrine Belastungen in der Gravidität (3, 45, 46), desgleichen während der Pubertäts- und Präpubertätsperiode des juvenilen Diabetes (47 - 51) erhöhen die Angiopathiefrequenz. Die Rolle des Glucosestoffwechsels erscheint hierbei widersprüchlich. Eine langfristig schlechte Stoffwechselführung (3, 47, 52 - 56) fördert die Komplikationsgefährdung, während ein labiler Stoffwechsel des brittle diabetes wenig komplikationsbereit ist (57). Relativ komplikationsresistent sind dagegen Diabetes mit Hyperthyreose (3), Akromegalie (3, 49, 58), hypophysärer Unterfunktion (17, 43) und Morbus Addison (14, 43, 49). Gleichlaufend hierzu fehlt auch beim diabetischen Cushing-Syndrom oftmals eine ausgeprägte Angiopathie (49, 58), während bei uns in einem Fall eine besonders schwere, kurzfristig ablaufende Angiopathieform auffiel.

In Übereinstimmung mit der Besserung, bzw. dem Übergang der Angiopathie in das stationäre Stadium ist bei diabetischer Angiopathie nach bilateral totaler Adrenalectomie kein beta-gamma-Paragradient zu finden; im Immunelektropherogramm fehlt das entsprechende $beta_1$-Segment (Abb. 6). Die dysproteinämische Verschiebung des Proteo- und Glykogramms ist regressiert, der Kohlenhydratanteil von beta- und gamma-Globulin fast zur Norm zurückgegangen (Tab. 4).

Noch eindeutiger wird die Mitbeteiligung der interrenalen Funktion im Serumeiweißspektrum bei diabetischer Angiopathie vor und nach einseitig totaler Epinephrektomie. Wie aus Abb. 7 ersichtlich ist, fällt der Paraproteinspiegel postoperativ und während reduzierter Steroidproduktion ab, um nach erneuter Aktivierung der verbliebenen Nebennierenrinde wieder anzusteigen. Im Finalstadium ist eine strenge Abhängigkeit der Paraproteingenese vom hyperplasierten Adrenalorgan zu erkennen. Der 16 Wochen postoperativ zu beobachtende Rückgang der Paraproteinämie ist einer Applikation von 15o mg Durabolin zuzuschreiben. Eine eindeutige

Besserung des Erkrankungsbildes läßt sich unter Proteinanabolicis nicht beobachten, die Regression der Paraproteinämie ist flüchtig und nur kurzfristig der proteinanabolen Richtung angepaßt.

Die proteinkatabole Stellung der Glucocorticoide in der Glyconeogenese ist nicht für die Ausbildung der diabetischen Paraproteinämie verantwortlich, eine dysproteinämiefördernde Komponente muß in Betracht gezogen werden. Das Cushing-Syndrom ohne Diabetes zeigt einen Anstieg der eiweißgebundenen Hexosen im beta- und gamma-Globulinbereich (Tab. 5), makroelektrophoretisch ist kein beta-gamma-Intermediärgradient nachweisbar (Abb. 8). Wie beim nichtdiabtischen Cushing-Syndrom ist der diabetische Cushing ohne beta-gamma-Paragradient des Serumeiweißbildes, wenn keine diabetischen Spätkomplikationen vorliegen. Die eiweißgebundenen Hexosen des beta- und gamma-Globulins sind mit 3,9 % bzw. 3,7 % nicht höher als bei nichtdiabetischer Genese (Abb. 9).

Besonders eindrucksvoll wird neben einer Ausbildung des beta-gamma-Gradienten der Anstieg der Eiweißhexosen des beta-Bereichs, wenn sich beim cushingoiden Diabetes eine Angiopathie hinzugesellt. Wie aus der Abb. 9 zu ersehen ist, erreicht der Wert für die Proteinhexosen des beta-Globulins mit über 9 % Kohlenhydrat fast die additive Höhe wie bei der diabetischen Angiopathie und dem nichtdiabetischen sowie dem angiopathieresistenten diabetischen Cushing.

Das glucocorticoide System, wie auch die Stimulation durch ACTH bzw. Überproduktion an ACTH können nicht den diabetisch angiogenen paraproteinämischen Faktor darstellen.

Besonders eindeutig gesteigert bzw. provoziert wird die Paraproteinsynthese unter gesteigerter Mineralocorticoidsubstitution von 5 mg DOCA/die nach bilateral totaler Adrenalectomie. Abb. 1o zeigt eindeutig die Beziehungen der Paraproteinämie zur Mineralocorticoidsubstitution. Wird die individuell physiologische DOCA-Dosis von 2,5 bis 3,3 mg auf 5 mg DOCA/die gesteigert, so erscheint der beta-gamma-Paragradient und erreicht die Werte wie bei aktivem Interrenalorgan. Ist die Paraproteinämie manifest geworden, wie es mit den Säulen über III und IV angegeben ist, bessert der kompensierte Glucosestoffwechsel den atypischen Verlauf der Proteinsynthese nicht. Auch hier wird ein maximaler Anstieg des Paraproteinspiegels unter erhöhter DOCA-Substitution beobachtet. Eine gesteigerte Prednisonsubstitution ist auch im paraproteinfreien Spektrum des Zustandes nach bilateral totaler Adrenalectomie ohne Einfluß auf die Paraproteinsynthese.
In Abb. 11 ist dann das Makroelektropherogramm bei diabetischer Angiopathie nach bilateral totaler Adrenalektomie und manifester Paraproteinämie dargestellt. Im Serumstatus ist ein erhöhter Rest-N- und Harnstoffspiegel nachweisbar (s. auch Abb. 1o, III-V).

DISKUSSION. Zusammenfassend ist zu sagen, daß die mit der diabetischen Angiopathie vergesellschaftete Paraproteinämie vom Funktionszustand des Interrenalsystems abhängig ist. Parallel mit den wenig angiopathiefördernden Faktoren, wie dem glucocorticoiden System, ist keine Beziehung dieser Steroidgruppe zur Paraproteingenese zu finden. Die widersprüchlichen Ergebnisse bei der Untersuchung der 17-Ketosteroide, des Cortison- und Hydrocortisonspiegels sowie die klinischen Beobachtungen lassen gleichfalls eine angiogene Beziehung fraglich werden, obgleich eine Förderung der Dysproteinämie unbedingt mit in Betracht gezogen werden muß. Eine Parallele zur Anreicherung von Mucopolysacchariden im diabetischen Gefäßsystem findet sich experimentell nach renaler Fremdproteinpassage (58, 59). Hierdurch wird die Deutung der diabetisch-angiopathischen Komplikationen als Antigen-Antikörperreaktion gestützt, wie sich gleichfalls nach WUHRMANN eine makroskopische Ähnlichkeit zwischen der diabetisch glomerulosklerotischen und der Myelomniere ergibt (61). Der Kreis schließt sich durch die Beobachtung von BLOODWORTH und HAMWI (62), welche nach langfristiger DOCA - Applikation typische diabetisch glomerulosklerotische Veränderungen an der alloxandiabetischen Kaninchenniere fanden.

Die enge Beziehung zwischen Angiopathie, Paraproteinämie und Interrenalsystem zeigt sich weiterhin durch die Eliminierung des Paragradienten nach Reduzierung der adrenalen Funktion. Die reduzierte Zona glomerulosa ist auch bei makroskopischer Atrophie zur überschüssigen Aldosteronausschüttung befähigt (63). Tumore der NNR bilden häufig relativ mehr Aldosteron als Cortison und Hydrocortison.

Die Steigerung der Paraproteinsynthese unter vermehrter Mineralocorticoidsubstitution zeigt Parallelen zur erhöhten Aldosteronausschüttung bei Adipositas (64), wie Hypovolämie (65 - 68) und Hypogonadismus (69), dekompensierter diabetischer Stoffwechselführung (69), Dehydratisation (7o) und auch im letzten Trimester einer Gravidität (71, 72). Hypoxämie und verminderte oxydative Inaktivierungsleistung der Leber erhöhen den Aldosteronspiegel (73, 74, 75).

Paraproteinämieresistente Diabetestypen sind vergesellschaftet mit Akromegalie, Addison und Hyperthyreose, welche zur verminderten Aldosteronausschüttung neigen und gleichfalls angiopathieresistent sind (69).

Als Ergebnis der experimentellen Untersuchungen des diabetisch-angiopathischen Serumeiweißbildes ergibt sich eine enge Beziehung der diabetischen Angiopathie zur beta-gamma-Paraproteinämie und der interrenalen Aldosteronausschüttung.

## L i t e r a t u r


( 1) RIVA, G.: Das Serumeiweißbild 2. Aufl., Bern u. Stuttgart 196o, 371

( 2) RIVA, G.: Biochemie und Klinik des menschlichen Bluteiweißes. Sympos. Schweiz. Akad.med.Wiss. Bern 196o, Basel,Stuttgart 1961

( 3) MOHNIKE, G.: Diabetes mellitus. 3. Kongr. Int. Diabetes Fed. Düsseldorf 1958,7o Stuttgart 1959

( 4) MOHNIKE, G. u. H. RICHTER : Z. klin. Med. 151, 467 (1954)

( 5) MOHNIKE, G. u. H. RICHTER : Z. klin. Med. 153, 236 (1955)

( 6) EWERBECK, H. : Z. ges. exp. Med. 117, 237 (1951)

( 7) EWERBECK, H. : Z. Kinderhk. 7o, 481 (1951)

( 8) GALLETTI, F., F. PEDRAZZI u. M.L. PICCOLOMINI : Arch. Stud. Fisiopat. Ricambio 21, 25 (1957)

( 9) MOHNIKE, G.: Dtsch. med. Wschr. 82, 19o4 (1957)

(1o) WUHRMANN, F.: Gastroenterologia (Basel) 69, 121 (1954)

(11) KORNGOLD, L. u. G. VAN LEUWEN : J. exp. Med. 1o6, 477 (1957)

(12) CLEVE, H., F. HARTMANN u. R. RITTER : Dtsch. Arch. klin. Med. 2o4, 393 (1957)

(13) ANTWEILER, H.J.: Die quantitative Elektrophorese in der Medizin. Berlin-Göttingen-Heidelberg 1957

(14) CHABANIER, H. u.a.: Presse méd. 44, 989 (1936)

(15) GREEN, D.M. u.a.: J. Amer. med. Ass. 144, 439, 443 (195o)
(16) BECKER, B.: Ann. Int. Med. 37, 273 (1952)
(17) POULSEN, J.E.: Diabetes 2,7 (1953)
(18) FRIEDENWALD, J.S.: Amer. J. Ophthal. 36, 995 (1953)
(19) KINSELL, L.W.: Diabetes 3, 358 (1954)
(2o) BECKER, B. u.a.: Diabetes 3, 175 (1954)
(21) SPRAGUE, R.G.: Diabetes 3, 411 (1954)
(22) KINSELL, L.W. u.a.: J. clin. Endocr. 14, 79o (1954)
(23) KINSELL, L.W.: Diabetes 4, 298 (1955)
(24) LUFT, R., H. OLIVECRONA u. B. SJØGREN : J. clin. Endocr. 15, 391 (1955)
(25) CONN, J.W. u. St. S. FAJAHNS: Metabolism 5, 114 (1956)
(26) GORDON, E.S.: J. Lab. clin. Med. 48, 81o (1956)
(27) BASTENIE, P.A.: Cortico-surrenale et diabète humain, Bruxelles 1956
(28) KINSELL, L.W.: Bull. N.Y. Acad. med. 33, 171, 174 (1957)
(29) LONG, C.N.H. u. F.D.W. LUKENS : J. exp. Med. 63, 4 (1936)
(3o) MALINS, J.M.: Lancet 1956,I, 53o
(31) SHADAKSHARAPPA, K. u.a.: J. clin. Endocr. 11, 1383 (1951)
(32) DAVIES, G.D.M. u.a.: Bull. Johns Hopk. Hosp. 99, 16, 22 (1956)
(33) LUFT, R. u.a.: Nord. Med. 55, 715 (1956)
(34) MOORE, C.V. u.a.: Amer. J. Med. 22, 949 (1957)
(35) JAVID, M., E.S. GORDON u. C. ERICKSON : J. Neurosurg. 15, 5o4 (1958)
(36) LYALL, A. u. J.A. INNES : Lancet 1935,I, 318
(37) FELDMAN, F. u.a.: Arch. Int. Med. 79, 322 (1947)
(38) ISRAEL, S.L. u. A.S. CONSTON: J. Amer. Med. Ass. 148, 189 (1952)
(39) LACHNIT, V.: Wien Z. inn. Med. 33, 419 (1952)
(4o) WILLIAMS, F.W.: Diabetes 1, 37 (1952)
(41) EHLERS, H.: Acta Ophthal. 31, 289 (1953)
(42) JACKSON, W.P.: Lancet 1955,II, 625
(43) BRENNER, J.H.: Diabetes 4, 223 (1955)
(44) ADLERSBERG, D.: Diabetes 7, 236 (1958)
(45) WAITE, J.H. u. P.W. BEETHAM: New England J. Med. 212, 212, 367, 429 (1935)
(46) LAWRENCE, R.D.: Brit. J. Ophthal. 32, 46 (1948)
(47) WHITE, P. u. E. WASKOW : Proc. Amer. Diab. Ass. 8, 141 (1948)
(48) FORSTMANN, W. u. J. WIESE: Klin. Mbl. Augenheilk. 125, 336 (1954)
(49) GRAEF, J.: Diabetes 5, 235 (1956)
(5o) JANERT, H., G. MOHNIKE u. P. GEORGI : Klin. Wschr. 35, 11o (1957)
(51) JANERT, H., G. MOHNIKE u. L. GÜNTHER: Klin. Wschr. 34, 8o7 (1956)
(52) KEIDING, N.R., H.F. ROOT u. A. MARBLE: J. Amer. Med. Ass. 15o, 964 (1952)
(53) LUNDBAEK, K.: Long-term Diabetes. Copenhagen 1953
(54) JACKSON, R.L. u.a.: Pediatrics 5, 959 (195o)
(55) DUNLOP, D.M.: Brit. Med. J. 1954, 383
(56) ROOT, H.F., W.H. POTE jr. u. H. FREHNER: Arch. Int. Med. 94, 931 (1954)
(57) ALIVISATOS, J.G. u. E.P. McCULLAGH : Amer. J. Med. 21, 344 (1956)
(58) McCULLAGH, E.P. u. E. PERRY : Diabetes 5, 223 (1956)
(59) EDER, H.A. u.a.: J. clin. Invest. 33, 636 (1954)
(6o) SUSSMAN, R.M. u. S.Z. FREED : Proc. Soc. Exp. Biol. Med. 73, 359 (195o)
(61) KOBERNICK, S.D. u. J.H. WHITESITE : Scand. J. clin. Lab. Invest. 6, 478 (1957)
(62) BLOODWORTH, J.M. jr. u. G.J. HAMWI : Diabetes 5, 37 (1956)
(63) AYRES, P.J. u. a.: Schweiz. med. Wschr. 89, 837 (1959)
(64) OLSEN, J.M. u.a.: Acta endocr. (Kbn.) 31, 384 (1959)
(65) FARRELL, G.L., E.W. RAUSCHKOLB u. P.C. ROYCE : Amer. J. Physiol. 182, 269 (1955)
(66) BUSCHBORN, E. u.a.: Klin. Wschr. 35, 452 (1957)
(67) RÖTTGER, H.: Klin. Wschr. 34, 2o1 (1956)
(68) CARPENTER, C.C.J. u.a.: Recent Progr. Hormon Res. 17, 79o (1954)
(69) HERNANDO, L. u.a.: Metabolism 6, 518 (1957)
(7o) BARTLER, F.C. u.a.: J. clin. Invest. 35, 13o6 (1956)
(71) WOLFF, H.P. u.a.: Verh. Dtsch. Ges. Inn. Med. 62, 48o (1956)
(72) SLAUNWHITE, W.R. u. A.A. SANDBERG : J. clin. Invest. 38, 384 (1959)
(73) GORDON, E.S. : J. Lab. clin. Med. 44, 8o3 (1954)
(74) CHART, J.J. u.a.: J. clin. Invest. 35, 254 (1956)
(75) GORDON, J.J. u.a.: Obstet. and Gynec. 4, 39 (1954)

Tab. 1

| | a | b | c |
|---|---|---|---|
| I | 4,65 | 4,35 | o,42 |
| II | 4,3o | 3,9o | o,6o |
| III | 4,2o | 3,94 | o,36 |
| IV | 2,5o | 2,38 | o,7o |
| V | 3,68 | 3,78 | o,81 |

Tab. 1: Diabetische Hypalbuminämie
a) Makroelektrophoretische und
b) papierelektrophoretische Ergebnisse (beides in g%) des absoluten Albuminanteils im Serumeiweiß
c) Eiweißgebundene Hexosen des Albuminbereichs (in %)

Tab. 2

| | a | b |
|---|---|---|
| I | 8,63 | 7,56 |
| II | 13,o5 | 7,34 |
| III | 33,99 | 8,7o |
| IV | 11,32 | 8,84 |
| V | 5,85 | 9,12 |

Tab. 2: Anteil der Proteinhexosen (in %) im
a) $\alpha_1$-Globulin- und
b) $\alpha_2$-Globulinbereich

Gruppeneinteilung Tab. 1 und 2

I : Normalserum
II : Diabetes ohne Komplikationen
III : Beginnende diabetische Angiopathie
IV : Diabetische Angiopathie mit Retinopathie und Nephropathie
V : Diabetische Angiopathie ohne Proteinurie

Tab. 3

| | beta-Globulinbereich | | gamma-Globulinbereich | |
|---|---|---|---|---|
| | I | III | I | III |
| a | o,93 | o,91 | 1,11 | 1,11 |
| b | o,85 | 1,o5 | 1,32 | 1,46 |
| c | 33,2 | 44,77 | 22,2 | 38,67 |
| d | 3,79 | 4,92 | 3,15 | 4,32 |

Tab. 3: Serumeiweißverteilung des beta- und gamma-Globulinbereichs.
a) Ergebnisse der Makroelektrophorese
b) Proteogramm
c) Glykogramm
d) Anteil der Proteinhexosen von beta- und gamma-Globulin
I Normalserum
III Diabetische Angiopathie

Tab. 4

| | beta-Globulin | | | beta-gamma-Paraprotein | gamma - Globulin | | |
|---|---|---|---|---|---|---|---|
| | I | II | III | II | I | II | III |
| a | 12,4 | 15,16 | 1o,8 | 3,49 | 14,8 | 17,9 | 18,4 |
| b | 11,3 | 16,12 | 12,o | - | 17,6 | 24,o5 | 18,4 |
| c | o,93 | o,91 | o,67 | o,21 | 1,11 | 1,11 | 1,15 |
| d | o,85 | 1,o5 | o,74 | - | 1,32 | 1,46 | 1,15 |
| e | 22,1 | 21,8 | 19,6 | - | 15,8 | 19,4 | 22,4 |
| f | 33,2 | 44,77 | 31,9 | - | 22,2 | 38,67 | 34,9 |
| g | 3,79 | 4,92 | 4,17 | - | 3,15 | 4,32 | 3,78 |

Tab. 4: Serumeiweißverteilung der beta- und gamma-Globuline bei diabetischer Angiopathie mit funktionstüchtigem Interrenalsystem und nach bilateral totaler Adrenalektomie
a) relative Verteilung im Makroelektropherogramm in % Protein
b) relative Verteilung im Proteogramm in % Protein
c) absolute Verteilung im Makroelektropherogramm in g% Protein
d) absolute Verteilung im Proteogramm in g% Protein
e) relative Verteilung im Glykogramm in % Eiweißhexosen
f) absolute Verteilung im Glykogramm in mg% Eiweißhexosen
g) Anteil des Kohlenhydrats in den beta- und gamma-Globulinen in %

I Normalserum
II Angiopathie
III bilateral totale Adrenalektomie

Tab. 5

| | Eiweißhexosen in % | |
|---|---|---|
| | beta - Globulin | gamma - Globulin |
| a | 3,79 | 3,15 |
| b | 4,92 | 4,32 |
| c | 5,o2 | 3,62 |
| d | 3,87 | 1,35 |

Tab. 5: Cushing-Syndrom ohne Diabetes
a) Normalserum
b) Diabetische Angiopathie mit aktivem Interrenalsystem
c) Cushing-Syndrom in der Manifestationsphase
d) Cushing-Syndrom nach rechtsseitiger Epinephrektomie

Aus den Zentrallaboratorien für klinische Chemie des Fakultätskrankenhauses (Direktor: Dr. Dr. J. O p p l t )
und aus der 2. Medizinischen Klinik der hygienischen-medizinischen Fakultät zu Prag (Direktor: Prof. Dr. J. S y l l a b a )

# MAKROMOLEKULARE PARAPROTEINE BEI DER DIABETISCHEN NEPHROPATHIE +)
## (Kimmelstiel-Wilson'sches Syndrom)

Von J. O p p l t

Die Untersuchungen der Bluteiweißkörper stehen bei der diabetischen Nephropathie im Vordergrund seit der Entdeckung der pathologischen Abweichungen des Metabolismus der Polysaccharide in den Kapillarwänden der Niere und seit der Feststellung, daß die Stoffe, die sich in den Kapillaren der Glomerula und den parietalen Teilen der Bowman'schen Säckchen befinden, Mucopolysaccharide, Glykoproteine und Lipoproteine von ähnlicher Natur wie die entsprechenden Bluteiweißkörperfraktionen enthalten. Diese Befunde dienten einer Reihe von Forschern als Grundlage für die Hypothesen über einen Zusammenhang der pathologischen Vorgänge, welche beim Diabetes Störungen des Glykoprotein- und Lipoproteinstoffwechsels in der Gefäßwand verursachen mit denen, welche in den proteopoetischen Zentren die Bluteiweißsynthese regulieren.

Die diabetische Glomerulosklerose - Kimmelstiel-Wilson'sches Syndrom (sy.K.W.) - kann als Hauptursache der diabetischen Nephropathie betrachtet werden, obwohl die Morphologie der Nierenschädigungen durch Arteriosklerose, Arteriolosklerose und akute und chronische Pyelonephritiden sehr oft kompliziert wird. Die feste intravitale Diagnose ermöglicht in dieser Zeit nur die renale Biopsie, denn der Kliniker ist öfters nicht imstande, die Atherosklerose und Arteriolosklerose zu unterscheiden. Diese Kriterien sind zu beachten, wenn man bei diesem Syndrom die Resultate der Laboratoriumsuntersuchungen interpretiert.

Klinisch-biochemische, in erster Linie aber eigene proteologische Untersuchungen bieten zahlreiche Zeichen einer Stoffwechselstörung der zirkulierenden und durch die Nieren ausgeschiedenen Proteine dar. Die typische Serumeiweißkonstellation bildet durch Hypoproteinämie, Hypalbuminämie und charakteristisches Ansteigen der Globulinfraktion alpha und beta eine signifikante Dysproteinämie (1). Die Dysglykoproteinämie, die mit Hyperglykoproteinämie verbunden ist, ergibt sich durch Ansteigen der eiweißgebundenen Zucker in den Globulinfraktionen alpha und beta, vor allem

+) Vortrag wurde verlesen.

aber in alpha-2 (2), bestimmt als Mucopolysaccharide, Mucoproteine, Hexosen und Glukosamin oder Sialinsäure. Die Hyperlipämie und Hyperlipoproteinämie, überwiegend durch Anwesenheit der grobdispersen Fraktion der Lipoproteinklasse von $D_{20}$ $\angle$1,oo, d.h. der Flotationsklasse von $S_f$ 12-4oo verursacht, liegen in Beziehung zu diesem Stoffwechselleiden ebenso häufig vor. Darüber haben wir schon früher mehrmals geschrieben (3) ebenso wie eine Reihe anderer Autoren. Bei dieser Gelegenheit haben wir auf pathogenetische Beziehungen unter den pathologischen Mucoproteinen der Gefäßwand und den makromolekularen Glykoproteinen der alpha-2- und gamma-Fraktionen der Globuline, sowie den grobdispersen Fraktionen der Lipoproteine (hauptsächlich der Flotationsklasse $S_f$ 12-4oo, d.h. $D_{20}$ $\angle$1,oo) hingewiesen.

In dieser Mitteilung wollen wir eine Gruppe unserer Befunde demonstrieren, die wir durch analytische Ultrazentrifugation, Makro- und Mikroelektrophorese, Immunelektrophorese sowie chemische und physikalische Fraktionierung der Bluteiweißkörper dieser Kranken beobachten konnten.

Das elektrophoretische Bluteiweißspektrum der Diabetiker mit diabetischer Nephropathie zeigt in ca 65 - 75 % der Fälle ein "nephrotisches Syndrom", erhoben an 11o Patienten aus der 2. Medizinischen Klinik. Aus diesem Krankengut haben wir 56 Fälle ergänzend analysiert, deren Diabetes klinisch sichere Symptome des K.-W. Syndroms zeigte, bzw. bei denen die Diagnose später durch Sektion bestätigt wurde. Zu der obengenannten Reihe dieser Kranken gehört auch die hier erwähnte Gruppe, die aus 17 Fällen besteht, bei welchen der Diabetes durchschnittlich 18 Jahre, die Nephropathie 2 - 11 Jahre dauerten. Ihr Alter war deswegen entsprechend hoch (durchschnittlich 66 Jahre). Die Ausscheidung des Uroproteins betrug 5 - 15 g/24 Std. Bei allen diesen Diabetikern konnte eine Atherosklerose (generalisiert oder an irgend einem Organ feststellbar) bzw. Arteriolosklerose der Nieren festgestellt werden. Retinopathia diabetica evt. sclerotica wurde in jedem Falle, in 3 Fällen auch eine Neuropathia, nachgewiesen. Die 4 Diabetiker mit dem klassischen Syndrom der Nephropathie und Pyelonephritis chronica werden in einer gesonderten Gruppe geführt. Andere Komplikationen sind unbedeutend. Der Entwicklungsgrad des sy. K.W. wird nach SYLLABA (4) (Tab. 1) festgestellt.

Eine Vergleichsgruppe bilden 11 klinisch gesunde Personen (Durchschnittsalter 58 Jahre), die nie an einem Leber-, Nieren- und Gelenkleiden gelitten haben, und deren Bluteiweißbild und andere Funktionsuntersuchungen normal ausgefallen waren.

Eine andere Vergleichsgruppe bilden 1o Kranke mit postnephritischer Nephrose, 16 Kranke mit schwangerschaftstoxämischer Nephrose und 9 Diabetiker mit diabetischer Retinopathie bzw. Neuropathie (Durchschnittsalter 6o Jahre).

Bei allen hier erwähnten Krankengruppen wurden die notwendigen klinischen und umfangreiche laboratorische Untersuchungen durchgeführt. Als Hauptmethoden wurden benutzt :

a) Die freie Elektrophorese (TISELIUS-PHILPOTT-SVENSSON-Methode) in einem Apparat der Firma "Bocamp". Das von 12 Stunden hungernden Kranken entnommene Serum wurde 2 Stunden lang gegen die Pufferlösung (nach DOLE $\mu$ = o,1 pH 8.6) dialysiert und in einer Mikroküvette wie üblich behandelt. Die Auswertung der elektrophoretischen Kurven geschah planimetrisch unter Beachtung aller bekannten Regeln (5).
b) Die Papierelektrophorese wurde nach dem Verfahren, das OPPLT ausführlich beschrieben hat, durchgeführt. Einzelheiten in der Originalarbeit (6).
c) Die Immunoelektrophorese wurde nach der Methode von ŠKVAŘIL (7) durchgeführt. Als Antikörper gegen die Blutproteine und ihre Fraktionen wurden die Originalpräparate der Behring-Werke - nach SCHULTZE - genommen.
d) Die grobdispersen Globulinfraktionen wurden entweder durch die Fraktionierung mit Rivanollaktat nach HOŘEJŠÍ (8) oder durch präparative Ultrazentrifugation nach MÜLLER-EBERHARDT (9) gewonnen. Sie waren fast völlig aus reinen gamma-Globulinen und Makroglobulinen zusammengesetzt.
e) Die Sedimentation der Eiweißkörper wurde in der Ultrazentrifuge "Phywe"

durchgeführt. 1 ml Serum, ( das nicht älter als 24 Std. war, obwohl auch älteres Material die beschriebenen Veränderungen zeigte) wurde mit 1o ml o,9o %iger physiologischer Kochsalzlösung gemischt und so eingestellt, daß das spezifische Gewicht der Mischung von 1,007 erzielt wurde. Die Sedimentation geschah in dem analytischen Rotor und der analytischen Küvette (12 mm lang) bei 48000 UpM, d.h. 125.500 g bei 19 - 21 °C 9o - 15o Min. Die Expositionen der Photographien und andere Bedingungen waren streng standardisiert. Der Sedimentationskoeffizient wurde graphisch durch Auftragen von log x gegen t ausgewertet, wobei x die Entfernung der Markscheide von der Drehachse bedeutet. Um die Koeffizienten vergleichen zu können, wurden sie auf standardisierte Bedingungen übertragen (Standardwerte) und so in $s_{20W}$ ausgedrückt. Dadurch wurden für jede physiologische (A, G, M) und pathologische (M x) Fraktion die in Tab. 3 angeführten Werte berechnet. Sie stehen in guter Übereinstimmung mit den von WALENIUS, TRAUTMAN und KUNKEL beobachteten.

RESULTATE. Das Bluteiweißspektrum besitzt bei den Diabetikern mit diabetischer Nephropathie eine bei der freien Elektrophorese signifikant häufig (7o %) vorkommende Interfraktion (beta/gamma) von 3-7 % der Gesamtmenge. Diese Fraktion wird bei der Papierelektrophorese in die gamma- (44 %), die beta- (23 %) und in eine beta-gamma-Fraktion (33 %) geteilt; deswegen nennen wir sie lieber Interfraktion. Eine ähnliche Fraktion kommt z.B. auch bei den Cirrhosen und postnephritischen Nephrosen, aber nie bei anderen Diabetikern, auch mit allen anderen Komplikationen, vor. Auch bei der Atherosklerose und Arteriolosklerose haben wir sie nie beobachtet (Tab. 2).

Immunoelektrophoretisch haben wir im Serum von diesen Kranken intensivere Präzipitationszonen beobachtet, die dem alpha-2 M- und beta-2 M- Globulin entsprechen. Auch die Zonen von alpha -1- Glykoprotein und -Globulin waren (etwa in 1/3 der Fälle) erhöht; dagegen scheint die Zone des Transferrins vermindert zu werden.

Um diese Anomalie näher studieren zu können, haben wir die Ultrazentrifuge zu Hilfe genommen. Die Befunde sind sehr wichtig, und sie wurden bei Diabetikern mit sy. K.W. noch nie beschrieben. In 47 % der Fälle, aber scheinbar ohne Bezug auf die Entwicklungsstufe des Syndroms und die Dauer des Diabetes oder der Nephropathie, aber doch abhängig von der Größe der Proteinurie, haben wir atypische Minoritätsfraktionen der Makroglobuline gefunden (M x), deren $s_{20W}$ im Bereich 8,5 - 12,5 S steht, und die alle physikalischen Bedingungen für die Anerkennung als echte pathologische Fraktionen besitzen (Tab. 3). Sie entstehen durch die Trennung von der Hauptfraktion des normalen Makroglobulins (M) während des Sedimentationsvorganges (Abb. 3). Sie bilden quantitativ eine kleinere Fraktion im Vergleich zum physiologischen Makroglobulin (M) (Abb. 2 u. 4).

Häufiger haben wir (in 58 % der Fälle) Dissoziationsphänomene gesehen. Diese Pseudofraktionen sedimentieren zwar linear, aber sie gehen von keinem gemeinsamen Punkt aus. Sie sollen - nach unseren Hypothesen - die pathologische Proteinsynthese bei diesen Kranken bestätigen (Abb. 5).

Die grobdispersen Globuline haben wir durch Fällung anderer Eiweißfraktionen isoliert und ultrazentrifugal und immunoelektrophoretisch analysiert. Die Makroglobuline (M x) wurden auch erhalten und durch die analytische Sedimentation physikalisch bestimmt und nachgewiesen (Abb.6). Immunoelektrophoretisch haben wir außer dem gamma-Globulin sicher das beta-2 M-Globulin (konzentriert) und (in kleineren Mengen) das beta-2 A-Globulin nachgewiesen. Die weitere, ganz beträchtliche Fraktion scheint das alpha-2M-Globulin oder das alpha-2-Makroglobulin zu sein, aber zufälligerweise ist sein Nachweis für uns schwieriger.

Weitere Befunde haben wir durch die Analyse des Uroproteins gemacht. Die Uroproteine unserer Diabetiker mit sy. K.W. weisen Differenzen zu den normalen Uroproteinen auf. In 66 % der Fälle haben wir außer der Hauptfraktion ($s_{20W}$ - 3,o - 4,5), welche der Fraktion A im Blutserum entspricht, noch eine weitere ($s_{20W}$ - 5,5 - 7,o), welche der Fraktion G gleich ist. Dies steht in guter Übereinstimmung mit den elektrophoretischen Befunden von diesen Uroproteinen. Immunoelektrophoretisch haben wir Präalbumin (2mal), Transferrin (in 75 % der Fälle) in großer Konzentration, außerdem Albumin, alpha-1-Glykoprotein, -Globulin und -Seromucoid gefunden. Den Befund von Transferrin halten wir für die Erklärung des Serumeisenmangels bei diesen Kranken für sehr wichtig.

Ähnliche pathologische Makroglobuline (M x) haben wir in ca 6o % der Fälle von postnephritischen Nephrosen gefunden. Sie hatten den Bereich von $s_{20W}$ - 8 - 16 S, ja in 2 Fällen über 19 S (22 S und 24 S).

Dieses Phänomen wurde fast in jedem Falle von dem Dissoziationsphänomen begleitet.

Bei den Schwangerschaftstoxämien war es ebenso in ca 3o % der Fälle, die wir bisher untersuchten.

Bei den Gesunden und Diabetikern mit Retinopathie haben wir bisher die Existenz der atypischen pathologischen Makroglobuline (M x) und auch die Dissoziation der Fraktion G nie beobachtet.

Durch die ultrazentrifugale Sedimentation sind also im Bluteiweißspektrum einzelne oder mehrere Makroglobuline von 8 - 17 S festzustellen, die aber nur 3 - 1o % des Gesamteiweißes bilden, im Gegensatz zu den quantitativen Verhältnissen bei Waldenström'schen Makroglobulinämien. Die patho-physiologischen Beziehungen zwischen dieser Proteinsynthese und der Nephroseentwicklung bestehen sehr wahrscheinlich, denn ähnliche postnephritische und schwangerschaftstoxämische Makroglobulinämien wurden durch den Autor entdeckt.

## L i t e r a t u r


(1) SYLLABA, J. u. J. OPPLT : II. Kongre Kardiologa Jugoslavije, Budva 1957

(2) SYLLABA, J. u. J. OPPLT : Kongr. Int. Diabetes Fed. Düsseldorf 3, 2oo (1958) (Stuttgart 1959)

(3) SYLLABA, J. u. J. OPPLT : Congr. Féd. int. Diabète, Genève 4, 513 (1961)

(4) An diesem Symposium und (3)

(5) WUHRMANN, F. u. Ch. WUNDERLY : Die Bluteiweißkörper des Menschen. Basel 1957

(6) OPPLT, J.J. u.a.: Cas. lék. čes. 94, 1254 (1955)

(7) ŠKVAŘIL, F.: Chem. Listy 55, 1o69 (1961)

(8) HOŘEJŠÍ, J.: Cas. lék. čes. 93, 1217 (1954)

(9) MÜLLER, E. u. H.G. KUNKEL : J. exp. Med. 1o4, 253 (1956)

Tab. 1

| No. | Name | Alter | Dauer d.Diabetes | ° KW | Dg. | Komplikationen: diabetische | atherosklerotische | übrige |
|---|---|---|---|---|---|---|---|---|
| 1 | K.F. | 71 | 14 | II | D.m.-K.W. | Rtp.diab. Neuropathia | Athero gen. | |
| 2 | T.L. | 63 | 16 | II | D.m.-K.W. | Rtp.diab. | Athero susp. | |
| 3 | M.R. | 75 | 32 | II | D.m.-K.W. | Rtp.diab. | Athero gen. | |
| 4 | G.V. | 77 | 8 | II | D.m.-K.W. | Rtp.diab. | Athero gen. | |
| 5 | H.F. | 46 | 31 | II-III | D.m.-K.W. | Rtp.diab. Neuropathia | ? | Tbc peracta Vitium ao. |
| 6 | R.M. | 78 | 13 | II-III | D.m.-K.W. | Rpt.diab. | Athero gen. | Obesitas |
| 7 | Z.M. | 62 | 1o | II-III | D.m.-K.W. | Cataracta Rtp.d.c.hem. | Athero gen. | Obesitas |
| 8 | E.M. | 68 | 14 | II-III | D.m.-K.W. | Rtp.d.c.hem. | Athero gen. | |
| 9 | K.W. | 68 | 9 | III | D.m.-K.W. | Rtp.d.c.hem. Athrophia ir | Athero gen. | |
| 1o | M.J. | 7o | 8 | III | D.m.-K.W. | Rtp.d.-scl. | Athero gen. | |
| 11 | Š.V. | 7o | 41 | IV | D.m.-K.W. | Rtp.d.-scl. | Athero cordis Arteriloscl. | |
| 12 | S.J. | 64 | 22 | IV | D.m.-K.W. | Rtp.d.-scl. | Athero susp. | |
| 13 | N.Ž. | 72 | 22 | IV | D.m.-K.W. | Rtp.d. | Athero gen. | |
| 14 | S.A. | 62 | 14 | II | D.m.-K.W. | Rtp.d. Neuropathia | Athero susp. | Pyelitis chron. |
| 15 | L.F. | 59 | 14 | II | D.m.-K.W. | Rtp.d.c.hem. | Athero gen. | Pyelitis " |
| 16 | K.M. | 66 | 17 | II-III | D.m.-K.W. | Rtp. d. | Athero cordis et cerebri | Pyelonephritis Cholecystitis |
| 17 | S.J. | 62 | 18 | III | D.m.-K.W. | Rtp.d.-scl. | Athero gen. | Pyelitis chron. |

Dg. = Diagnose, °KW = Entwicklungsgrad des K.-W. Syndroms

Tab. 2

| No. | Name | °KW | Diagnose | Proteinogramm oB+ | A | $\alpha_1$ | $\alpha_2$ | $\beta$ | $\beta/\gamma$ | $\gamma$ | A/G |
|---|---|---|---|---|---|---|---|---|---|---|---|
| 1 | K.F. | II | Diab.mell.+ sy. K.W.+Athero + Retinopathia diab. | 4,5o | 42,o | 5,6 | 16,9 | 15,9 | 5,6 | 14,o | o,72 |
| 2 | T.L. | II | | 6,48 | 49,1 | 6,2 | 13,9 | 14,5 | - | 16,2 | o,96 |
| 3 | M.R. | II | " | 6,8o | 52,5 | 5,3 | 8,3 | 1o,9 | 7,8 | 15,3 | 1,12 |
| 4 | G.V. | II | " | 6,23 | 44,o | 4,2 | 13,2 | 16,o | 4,6 | 18,o | o,78 |
| 5 | H.F. | II-III | " | 6,1o | 48,5 | 6,1 | 15,4 | 12,3 | 7,2 | 1o,4 | o,96 |
| 6 | R.M. | II-III | " | 6,o5 | 48,5 | 6,2 | 1o,6 | 14,2 | 5,3 | 15,1 | o,96 |
| 7 | Z.M. | II-III | " | 5,63 | 5o,o | 5,3 | 13,8 | 15,2 | - | 15,8 | 1,oo |
| 8 | E.M. | II-III | " | 6,6o | 45,1 | 6,8 | 18,6 | 12,3 | 5,5 | 11,6 | o,81 |
| 9 | K.V. | III | " | 7,2o | 45,1 | 6,3 | 14,1 | 12,5 | 6,3 | 15,6 | o,81 |
| 1o | M.J. | III | " | 4,5o | 47,6 | 5,o | 17,o | 14,3 | 4,8 | 1o,4 | o,9o |
| 11 | Š.V. | IV | " | 6,23 | 49,3 | 6,2 | 11,6 | 15,o | 4,o | 14,o | o,96 |
| 12 | S.J. | IV | " | 5,8o | 43,4 | 7,8 | 17,6 | 14,3 | - | 16,9 | o,76 |
| 13 | N.Ź. | IV | " | 6,23 | 42,8 | 5,1 | 16,o | 15,4 | 6,7 | 14,o | o,75 |
| 14 | S.A. | II | Diab.mell. +K.W. +Athero + Pyelonephritis chron. | 6,48 | 47,5 | 5,2 | 1o,2 | 15,2 | 3,8 | 18,6 | o,96 |
| 15 | L.F. | II | | 6,23 | 39,o | 5,9 | 14,5 | 19,o | - | 21,6 | o,63 |
| 16 | K.M. | II-III | " | 6,5o | 38,5 | 3,8 | 14,7 | 2o,o | - | 23,o | o,62 |
| 17 | S.J. | III | " | 6,48 | 45,9 | 5,6 | 15,3 | 15,3 | 5,6 | 12,2 | o,85 |

+) Totalproteinämie

Tab. 3

| Sedimentationsgruppe in $s^{o}_{20W}$<br>Ausmessung der Sed. Koeff. $s_{20W}$ | | | | A<br>4 S<br>3,5-4,5 S | G<br>7 S<br>5,5-7,5 S | M x<br>10-14 S<br>8,5 -12,5 S | M<br>19 S<br>16 - 18 S |
|---|---|---|---|---|---|---|---|
| No. | Name | $^{o}$KW | Diagnose | $s_{20W}$ | $s_{20W}$ | $s_{20W}$ | $s_{20W}$ |
| 1 | K.F. | II | Diab.mell.+sy.K. W.+Atheroscl. + Retinop. diab. | 4,1 | 6,1 - | - | 16,8 |
| 2 | T.L. | II | | 4,2 | 6,1 + | 9,4 | 16,8 |
| 3 | M.R. | II | " | 4,0 | 5,9 + | 9,9 | 18,1 |
| 4 | G.V. | II | " | 4,2 | 7,0 - | - | 16,5 |
| 5 | H.F. | II-III | " | 4,1 | 6,3 + | - | 17,7 |
| 6 | R.M. | II-III | " | 3,9 | 5,9 - | - | 16,3 |
| 7 | Z.M. | II-III | " | 4,1 | 6,3 + | - | 17,3 |
| 8 | E.M. | II-III | " | 4,4 | 6,2 + | 11,8 | 17,3 |
| 9 | K.V. | III | " | 4,0 | 6,1 - | 9,2 | 16,9 |
| 10 | M.J. | III | " | 3,8 | 6,8 - | - | 17,2 |
| 11 | Š.V. | IV | " | 4,0 | 6,3 - | - | 17,4 |
| 12 | S.J. | IV | " | 4,1 | 6,8 - | 10,1 | 18,3 |
| 13 | N.Ž. | IV | " | 4,3 | 7,2 + | - | 16,9 |
| 14 | S.A. | II | Diab.mell.+ K.W. + Athero + Pyelonephritis | 3,6 | 5,7 + | 9,7 | 16,1 |
| 15 | L.F. | II | | 4,0 | 5,9 + | - | 18,2 |
| 16 | K.M. | II-III | " | 4,2 | 6,3 + | 12,1 | 17,8 |
| 17 | S.J. | III | " | 3,8 | 6,7 + | 10,8 | 15,9 |

+) Dissoziationsphänomene der Fraktion G wurden beobachtet.

Aus der Medizinischen Universitätsklinik und Poliklinik Münster/Westf.
(Direktor: Prof. Dr. W. H. H a u s s )

# UNTERSUCHUNGEN ÜBER DEN STOFFWECHSEL DER MUCOPOLYSACCHARIDE BEI ALLOXANDIABETISCHEN RATTEN +)

Von W.H. H a u s s , G. J u n g e - H ü l s i n g und H. O t t o

Die Störung des Bindegewebsstoffwechsels bei Diabetes mellitus, die sich klinisch in Form der Retinopathie und Glomerulosklerose, der verstärkten Arteriosklerose, in dem gehäuften Auftreten der Dupuytren'schen Kontraktur und wahrscheinlich auch in der diabetischen Osteopathie und Arthropathie manifestiert, ist biochemisch-experimentell bisher - im Gegensatz zur Störung des Kohlenhydrat- und Fettstoffwechsels - nur wenig bearbeitet worden.

An unserer Klinik werden zur Zeit Untersuchungen angestellt, die sich mit dem Einfluß des Diabetes und des Insulins auf den Mucopolysaccharidstoffwechsel der Ratte befassen. Wir möchten einen ersten Befund im folgenden kurz demonstrieren.

Untersucht wurde der Einbau von radioaktivem Schwefel ($S^{35}$-Natriumsulfat) in die Sulfomucopolysaccharide der Haut, der Aorta und des Herzens gesunder sowie alloxandiabetischer und insulinbehandelter alloxandiabetischer Ratten.

METHODEN. 15o bis 2oo g schwere männliche Albinoratten (Wistar II) erhielten an 2 aufeinanderfolgenden Tagen je 2oo mg/kg Alloxan s.c. in 5 %iger Monohydratlösung. 3 Wochen nach der Alloxangabe wurden 1 mC $Na_2S^{35}O_4$ (in 1 ml steriler physiologischer NaCl-Lösung) intraperitoneal injiziert und die Tiere 24 Std. später getötet. Der Blutzucker - bestimmt nach HAGEDORN und JENSEN - betrug 346 bis 632 mg/1oo ml.

Bei den insulinbehandelten Ratten lag der Blutzucker vor Beginn der Therapie zwischen 512 und 572 mg/1oo ml. Die Tiere erhielten am ersten Tag je o,4 ml einer Insulin Novo Lente-Verdünnung 1:1oo s.c., dann 3 Tage lang - je nach Ausmaß der Glykosurie - täglich o,2 bis o,4 ml Insulin Novo Lente oder eine Mischung (1:1) von Lente- und Actrapid-Insulin. Zusammen mit der letzten Insulindosis wurde $S^{35}$ i.p. injiziert. Der Blutzucker lag bei der Tötung zwischen 66 und 442 (66, 2o2, 38o, 442) mg/1oo ml.

Zur Bestimmung der $S^{35}$-Radioaktivität wurden die von den Versuchstieren entnommenen Gewebe mit 2 %iger Natronlauge (3-faches Volumen des Gewebefrischgewichtes an Natronlauge) homogenisiert und das Homogenat 1 Std. bei Zimmertemperatur stehen gelassen.

Aus den Homogenaten der Gewebe wurden die Sulfomucopolysaccharide papierelektrophoretisch nach einer früher beschriebenen Methode (4 - 6) abgetrennt. Bei der Papierelektrophorese sowie bei der nachfolgenden Anfärbung und quantitativen photometrischen Bestimmung der Sulfomucopolysaccharide folgten wir im

+) Als vorläufige Mitteilung gefaßter Diskussionsbeitrag

wesentlichen den Angaben von DITTMANN und CREMER (1, 2), RIENITS (8) u.a.
Die Radioaktivität in den papierelektrophoretisch abgetrennten Sulfomucopolysaccharidflecken (nach Anfärbung mit Gentiana-Violett) wurde mit einem fensterlosen Methangasdurchflußzählrohr (Frieseke-Hoepfner-Gerät) gemessen.
Die vorhandene Menge an radioaktivem Schwefel wurde jeweils als sog. spezifische Aktivität in Imp/min/1oo Gamma Sulfomucopolysaccharide ausgedrückt; die so erhaltenen Einbauhöhen von $S^{35}$ in die Sulfomucopolysaccharide des Bindegewebes geben ein vergleichbares Maß für die Stoffwechselintensität des Bindegewebes ab.

In Abb. 1 ist das Ergebnis des Versuchs dargestellt. Aufgezeichnet ist das Ausmaß des Schwefeleinbaus in die Sulfomucopolysaccharide, dargestellt in Impulsen/Min/1oo Gamma Chondroitinschwefelsäure. Jede Säule entspricht dem Mittelwert aus den Einzelversuchen. Der Einbau von Schwefel in die Chondroitinschwefelsäure ist im Vergleich zu den Kontrolltieren (gestreifte Säulen) bei alloxandiabetischen Ratten (schwarze Säulen) in allen untersuchten Organen stark vermindert. Er wird durch relativ hoch dosierte, mehrtägige Insulinbehandlung weitgehend wieder normalisiert (karierte Säulen). Diese Befunde stehen in guter Übereinstimmung mit den Ergebnissen von DORFMAN und SCHILLER (3, 9, 1o), die vor einigen Jahren in ähnlicher Versuchsanordnung bereits den Schwefeleinbau in die Chondroitinschwefelsäure der Haut gemessen haben.

Eine Deutung der Befunde im Hinblick auf die diabetische Angiopathie ist bislang recht schwierig. Bei der "normalen", nicht durch einen Diabetes komplizierten Arteriosklerose konnten wir einen vermehrten Einbau von $S^{35}$ beobachten (5). Angesichts der reichlichen Ablagerung von Mucopolysacchariden in den Gefäßwänden (RANDERATH und DIETZEL (7) ) bei diabetischer Angiopathie hätte man auch beim Alloxandiabetes eher eine gesteigerte und nicht eine verminderte Schwefeleinbaurate erwartet.

Man wird sich vorerst auf die Feststellung beschränken müssen, daß der Stoffwechsel des Mesenchyms - gemessen am Einbau radioaktiven Schwefels in die Chondroitinschwefelsäure der Organe - dem Einfluß des Insulins unterliegt; beim (alloxandiabetischen) Insulinmangel findet man eine Verminderung des Stoffwechsels, die durch eine Insulinbehandlung weitgehend reversibel ist.

<u>L i t e r a t u r</u>


( 1) CREMER, H.D. u. G. DITTMANN : Biochem. Z. 327, 377 (1956)
( 2) DITTMANN, G. u. H.D. CREMER : Biochem. Z. 327, 368 (1956)
( 3) DORFMAN, A. in: "Diabetes mellitus" ed. by R. WILLIAMS, New York 196o
( 4) HAUSS, W.H., G. JUNGE-HÜLSING u. H.J. HOLLÄNDER : J. Atheroscler. Res. 2, 5o (1962)
( 5) HAUSS, W.H. u. G. JUNGE-HÜLSING : Dtsch. med. Wschr. 86, 763 (1961)
( 6) JUNGE-HÜLSING, G. u. W.H. HAUSS in: W.H. HAUSS und H. LOSSE: Struktur und Stoffwechsel des Bindegewebes. Stuttgart 196o
( 7) RANDERATH, E. u. P.B. DIETZEL : III. Kongr. Intern. Diabetes Fed. 1958, 54 Stuttgart 1959
( 8) RIENTITS, K.G.: Biochem. J. 53, 79 (1953)
( 9) SCHILLER, S. u. A. DORFMANN : Biochim. Biophys. Acta 16, 3o4 (1955)
(1o) SCHILLER, S. u. A. DORFMAN : J. biol. Chem. 227, 625 (1957)

Aus der II. Medizinischen Klinik der Hygienischen Fakultät Prag
(Direktor: Prof. Dr. J. S y l l a b a )

# DIE ENTSTEHUNGSBEDINGUNGEN DER DIABETISCHEN ANGIOPATHIE, SPEZIELL DIE ROLLE DER GÜTE DER STOFFWECHSELFÜHRUNG

Von J. S y l l a b a

Unsere Zusammenstellung von Diabetikern mit vollentwickeltem Kimmelstiel-Wilson'schem Syndrom (weiter K.W.Sy.) umfaßte vom 1.5.1945 bis zum 3o.6.1962 11o Kranke mit einem Durchschnittsalter von 57,3 Jahren für Männer und 64,3 Jahren für Frauen. In den letzten Monaten kamen noch weitere Fälle in unsere Behandlung, so daß unsere Statistik heute 172 Kranke mit klinischem K.W.Sy. aufweist. Das sind 15,4 % aller an unserer Klinik in den letzten 17 Jahren behandelten Diabetiker. Das Verhältnis von Frauen zu Männern war 2,5 bis 3 : 1. Von der angeführten Zahl sind 47 Patienten im Krankenhaus gestorben. Histologisch wurde die diabetische Glomerulosklerose in 86 % der klinischen Fälle festgestellt, ausgenommen diejenigen, welche in den ersten 1o Jahren gestorben sind. Damals war weder unsere klinische Diagnostik so gezielt, noch wurde eine genaue histologische Untersuchung der Niere in allen Fällen vorgenommen. Die statistische Zahl der ambulant behandelten Diabetiker sieht aus selbstverständlichen Gründen ganz anders aus: Dr. B a r t o s an unserer Klinik fand unter 2o67 Zuckerkranken, die unsere diabetische Betreuungsstelle aufgesucht hatten, 3,4 % Diabetiker mit K.W.Sy. Noch anders erscheint die statistische Zahl aus den diabetischen Sektionen: unter 713 Fällen aller diabetischen Sektionen (d.h. von allen Diabetikern, die in den Jahren 1946 bis 1961 in unserem Krankenhaus gestorben sind und seziert wurden), wurde in 18,5 % der Fälle nach Angabe von M a c k i e w i č o v á eine diabetische Glomerulosklerose gefunden.

Die Entstehungsbedingungen für K.W. Sy. waren in unserem Krankengut folgende:

1. DER SCHWEREGRAD DER ZUCKERKRANKHEIT war am Entstehen des K.W.Sy.im großen und ganzen nicht beteiligt: 5,8 % waren zur Zeit unserer Untersuchung überhaupt aglykosurisch, 4,6 % hatten im Urin nur Spuren von Zucker. Die Höhe des Blutzuckerspiegels war ebenfalls nicht entscheidend: bei der Mehrzahl der Kranken bewegte sich zur Zeit der Aufnahme der Nüchternwert der Glykämie zwischen 2oo und 3oo mg% (in 29 % der Fälle), ein Viertel (25 %) wies eine Nüchternglykämie zwischen 3oo und 4oo mg% auf, 17,5 % der Fälle eine Glykämie zwischen 15o und 2oo mg%, 14,5 % der Fälle eine Glykämie über 4oo mg% und 7 % eine Glykämie zwischen 9o und 15o mg%.

Den Schweregrad der Zuckerkrankheit haben wir in folgender Weise beurteilt: als leicht (L) haben wir die Zuckerkrankheit bezeichnet, die keine Insulinzufuhr be-

nötigte; als mittelschwer (M) eine solche mit täglichem Insulinbedarf bis zu 5o E und als schwer (Sch) eine solche mit höherem Insulinbedarf als 5o E/die. Als L-M haben wir schließlich Kranke bezeichnet, die mit peroralen Antidiabetika oder mit transitorischer Insulinbehandlung gut kontrolliert waren.
Die Mehrzahl unserer Fälle gehört also in die Gruppe der mittelschwer und leicht Kranken (Tab. 1).

Tab. 1

| Grad der Zuckerkrankheit: Fälle mit K.W. Syndrom | | | | |
|---|---|---|---|---|
| | L | L-M | M | Sch |
| Frauen | 32,5 % | 1,7 % | 47,8 % | 18,o % |
| Männer | 27,3 % | 4,5 % | 45,4 % | 22,8 % |

2. DER TYPUS DES DIABETES: Bei unseren diabetischen Frauen mit K.W.Sy. handelte es sich überwiegend um einen sthenischen Typus mit Obesität - nur 3 Frauen gehörten zum asthenischen Typus. Bei Männern war der asthenische Typus häufiger als bei Frauen (bei 8 Männern). Im Durchschnitt waren 8o % aller unserer Zuckerkranken mit K.W.Sy. am Anfang fettleibig, die Frauen noch häufiger, die Männer zu 4o %. Große Schwankungen des Blutzuckerspiegels kamen in unserer Statistik selten vor: nur ein Zuckerkranker gehörte in die Gruppe der labilen Zuckerkrankheit (brittle diabetes). Allerdings muß ich betonen, daß es sich in unserem Krankengut nur ausnahmsweise um junge Diabetiker handelt; es fehlt also gerade diejenige Gruppe, in welcher sich die labile Form am meisten findet. Die wiederholten ketoazidotischen Störungen (von einigen Autoren als ketotische Gruppe benannt) waren nicht sehr häufig; sie kamen nur bei 1o % unserer Fälle vor.

3. DIE DAUER DER ZUCKERKRANKHEIT seit ihrer Entdeckung bis zur Feststellung der Angiopathie des K.W.-Typus erschien uns immer als sehr wichtig: die Durchschnittsdauer bei allen unseren Zuckerkranken betrug 15 Jahre. Die Verteilung auf verschiedene Altersgruppen zeigt Tab. 2.

Tab. 2

| Krankheitsdauer von Entdeckung d.Diab.mell. bis zur Feststellung des K.W. Syndroms | Altersgruppe | | |
|---|---|---|---|
| | I. bis 4o J | II. 41-6o J. | III.über 6o J |
| Anzahl der Fälle | 7 | 59 | 1oo |
| Frisch entdeckt | o | o | 2 |
| Bis 5 Jahre | o | 8 | 7 |
| 6 - 1o Jahre | 1 | 18 | 29 |
| 11 - 15 Jahre | 1 | 18 | 27 |
| 16 - 2o Jahre | 3 | 1o | 22 |
| 21 - 25 Jahre | 2 | 5 | 4 |
| über 25 Jahre | o | o | 9 |

Es zeigt sich also, daß in der 1. Gruppe (I) die diabetische Angiopathie des

K.W. Typus meist erst nach 16jährigem oder nach längerem Krankheitsverlauf vorkommt, in der 2. Gruppe wesentlich früher, oft nach 6-1o jährigem Verlauf und in der letzten Gruppe bei 2 Kranken sogar gleich im Anfang. Natürlich können Angaben der Kranken über ihre Krankheitsdauer nur mit Vorbehalt verwendet werden. Hauptsächlich bei alten Leuten ist ein schleichender meist nicht entdeckter Verlauf immerhin möglich.

Seit den ersten gefundenen Anzeichen eines K.W.Sy. kam es zum Exitus durchschnittlich nach 8-9jährigem Verlauf, doch haben wir große individuelle Schwankungen in beiden Richtungen bemerkt.

4. DER EINFLUSS DES LEBENSALTERS ist in unserer Statistik nicht absolut überzeugend, da junge Zuckerkranke vor dem 15. Lebensjahr nicht in unsere Behandlung gelangten. Allerdings kommt das K.W.Sy. selbstverständlich in höheren Altersgruppen viel öfter als in den niedrigen vor, weil die Möglichkeit eines längeren (2o-3ojährigen) Verlaufes der Zuckerkrankheit da ist.

Die jüngste zuckerkranke Frau in unserer Statistik wurde 22 Jahre, der jüngste Mann 27 Jahre, die älteste Kranke 81 Jahre und der älteste 82 Jahre alt.

5. DIE VORHERGEHENDE KONTROLLE der Zuckerkrankheit muß begreiflicherweise immer sehr vorsichtig gedeutet werden. Daß die Angaben der Kranken über diesen Punkt nicht sehr verläßlich sind, ist eine altbekannte und in verschiedenen Ländern oft begründete Tatsache. Die Einhaltung der diätetischen Maßnahmen wird von den Kranken sicher öfter vernachlässigt. Trotzdem haben wir uns bemüht, den Grad einer wirksamen Kontrolle perzentuell auszudrücken.

Als schlechte Kontrolle (Sch) haben wir diejenigen bezeichnet, wo die Kranken überhaupt keine Diät gehalten und die Insulintherapie - gewöhnlich trotz der ärztlichen Vorschrift - gar nicht oder nur unregelmäßig und unvollkommen angewendet hatten; als mäßig gute (M) Kontrolle eine solche, wo die Patienten wenigstens keine groben Fehler in der Diät gemacht und sich der vorgeschriebenen Insulinbehandlung im ganzen regelmäßig unterzogen haben; gute Kontrolle (G) umfaßt Zuckerkranke, welche eine täglich gewogene oder mindestens gut abgeschätzte Diät gehalten und Insulin täglich in den richtigen Dosen gespritzt haben (Tab. 3)

Tab. 3

| Kontrolle des Diabetes | Sch | M | G |
|---|---|---|---|
| Frauen | 46 % | 14 % | 4o % |
| Männer | 41 % | 11 % | 48 % |

In 5o - 6o % unserer Fälle war die Kontrolle entweder ausgesprochen schlecht oder nicht gut, bei Frauen öfter schlecht als bei Männern. Immerhin ist auch die als gut bezeichnete Gruppe manchmal fraglich. Doch gibt es Kranke, die trotz guter Kontrolle an einer diabetischen Angiopathie vom K.W.-Typus erkrankt sind.

6. INSULINMANGEL: Die vorhergehende Insulinbehandlung konnten wir bei 132 Kranken beurteilen. Bei den übrigen waren wir aus verschiedenen Gründen nicht in der Lage, über eine etwaige vorhergegangene Insulintherapie uns näher zu äußern. Unter den 132 Kranken haben 29 % niemals Insulin gespritzt, obwohl es in vielen Fällen genau von ihrem behandelnden Arzt vorgeschrieben war. 2o % haben sich nur unregelmäßig oder vorübergehend Insulininjektionen gegeben und 7 % erst in den letzten Jahren der klar zu Tage getretenen diabetischen Angiopathie. Doch in 44 % wurde die Insulintherapie von Anfang an und ziemlich richtig durchgeführt.

7. VORHERGEHENDE ODER INTERKURRIERENDE KRANKHEITEN: In unserer Zusammenstellung von Diabetikern mit K.W.Sy. konnte ich in ihrer Vorkrankheitsgeschichte oft eine entzündliche Erkrankung der Harnwege feststellen: nach klinischen und laboratorischen Symptomen kam in 23 % der Fälle eine chronische Pyelonephritis, in 2,3 % eine akute Cystopyelitis vor; unter unseren Sektionsbefunden kam die chronische Pyelonephritis sogar in 3o - 4o % vor. Bei den Frauen kam die chronische Pyelonephritis in vivo 2,6mal, bei Frauen 1,2-1,6mal häufiger als bei Männern vor.

ZUSAMMENFASSEND geht aus unseren Erfahrungen folgendes hervor:
1. Die diabetische Angiopathie vom K.W.-Typus hat - was die Entstehungsbedingungen betrifft - keine einheitliche Aetiologie, sondern es nehmen an ihrer Entstehung mehrere ursächliche Faktoren teil.
2. Für besonders wichtig und einflußreich halten wir:
a) eine langjährige Dauer der Zuckerkrankheit (hauptsächlich dann, wenn der Diabetes im jugendlichen Alter ausgebrochen ist);
b) vorhergehende schlechte Kontrolle (doch nicht konstant);
c) einen langjährigen Insulinmangel mit allen seinen metabolischen und enzymatologischen Folgen;
d) rezidivierende und ungenügend ausgeheilte Infektionen der Harnwege, hauptsächlich bei Frauen.
Doch die absolute Krankheitsdauer des Diabetes an sich ist nicht immer maßgebend: wir hatten 9 Zuckerkranke in unserer Kontrolle, bei denen der Diabetes durchschnittlich 29 Jahre gedauert hat, und trotzdem konnten wir bei denselben keine klinisch sicheren Merkmale einer diabetischen Angiopathie feststellen. Alle 9 Fälle gehörten in die Gruppe der gut kontrollierten und disziplinierten Kranken. Diese eben erwähnte Beobachtung bringt auch eine relativ optimistische Note in unsere prognostischen Schlußfolgerungen und zwar, daß die diabetische Angiopathie vom K.W.-Typus kein absolut regelmäßiges Entwicklungsstadium der Zuckerkrankheit darstellt, sondern nur eine - wenn auch häufige - Komplikation.

Clinique des Maladies de la Nutrition et Diététique, Hôpital Cantacuzino Bucarest (Directeur: Prof. Dr. I. P a v e l )

# PROPHYLAXIE DE L'ARTÉRIOPATHIE DIABÉTIQUE +)

Par I. P a v e l

En dehors des mesures de prophylaxie contre les infections artériotropes (typhus exantématique, syphilis, etc.) les intoxications (le tabagisme notamment), les gelures et la suralimentation grasse, de récentes recherches ont mis en valeur deux facteurs artériotropes dont l'importance pour la prophylaxie de l'artériopathie diabétique est tout particulièrement à souligner.

LE RÔLE ARTÉRIOTROPE DE L'INSULINE. Le rôle nocif des graisses animales et, par contre, protecteur des graisses végétales.

Le rôle artériotrope de l'insuline nous est apparu lors des recherches statistiques (1) qui nous ont montré que l'artérite diabétique survient 2 fois plus souvent chez les diabétiques ayant recours à l'insuline. Parmi 3412 malades ayant recu de l'insuline 13,44 % avaient une artérite et parmi 2588 malades sans traitement insulinique 6,77 % seulement avaient une artérite des membres inférieurs. Donc une fréquence double de cas d'artérite après insulinothérapie.

L'artérite semble d'autant plus fréquente que la quantité d'insuline administrée quotidiennement, est plus grande.

Ces constatations doivent nécéssairement nous conduire à des déductions prophylactiques appropiées qui doivent aboutir à la diminution de la quantité d'insuline au minimum nécéssaire, voire à son exclusion. Bien entendu il serait déraisonnable d'envisager l'exclusion systématique de l'insuline de notre arsenal thérapeutique. Ce que l'on doit envisager c'est la limitation de emploi que l'on fait souvent sans discernement. Une première mesure à prendre est de n'employer que la dose minima nécéssaire pour compenser l'apport de glucides indispensables au métabolisme normal. Nous avons montré ailleurs que le régime avec quantité modérée de glucides (15o g) employé depuis 2o ans sur 8oo diabétiques au Centre Antidiabétique de Bucarest, a étéssuivi d'une amélioration de la moyenne du temps de vie, du temps de survie et de la mortalité par coma (2). Ce régime nécéssite moins d'insuline que ceux qui envisagent de grandes quantités de glucides et ainsi est évité le risque qui dérive du fait que la fréquence des artérites semble augmenter avec la dose d'insuline quotidienne.

+) Vortrag wurde nicht gehalten.

Une 2. précaution est de fragmenter autant que possible la dose quotidienne d'insuline. A ce point de vue, les insulines-retard qui agissent pendant 24 heures sont préférables. Mais il ne faut pas oublier que même avec cette insuline il y a un moment de la journée où son action est maxima, si bien qu'il semble raisonnable de diviser la dose journalière en 2 injections, dès que la quantité nécéssaire dépasse 3o unités d'insuline-retard par jour.

Il est évident qu'il faut aujourd'hui recommander le remplacement total ou partiel de l'insuline toutes les fois que cela est possible, par les sulfamides antidiabétiques non seulement par raison de commodité, mais aussi avec la conviction qu'en agissant ainsi on fait la prophylaxie des complications artérielles. L'augmentation de la fréquence des artérites en fonction des doses d'insuline, montre l'intérêt qu'on a à diminuer celles-ci, même chez les diabétiques sulfamido-résistants ou nécéssitant une grosse dose d'insuline. Cela est aujourd'hui possible grâce à l'introduction des biguanides.

Par rapport à la simplicité du traitement classique régime-insuline, ou régime-sulfamide, le traitement régime-insuline-biguanides est sans doute une complication, cependant l'effort doit être entrepris puisqu'il s'agit de la prophylaxie de la plus fréqente et grave des complications contemporaires du diabète.

La prophylaxie basée sur une nouvelle discipline alimentaire consistant en la proscription ou limitation des graisses animales et l'emploi des graisses végétales qui est en ce moment le leitmotif de bien des mémoires, demande certaines précisions, voir des précautions, sans quoi cet aspect de la prophylaxie risque de rester inopérante.

1. Le choix entre les huiles végétales n'est pas indifférent et ne doit pas être fait suivant les caracteristiques chimiques et notamment sur la quantité, voir la qualité des acides gras polyinsaturés des huiles végétales. On ne sait pas encore si ces propriétés suffisent à justifier le pouvoir antiathéromateux d'une huile végétale. La coexistence d'autres principes: les tocophéroles, les caroténoides et bien d'autres substances contenues dans le résidu non saponifiable, peuvent jouer un rôle.+) Dans nos expériences (3) l'huile de tournesol protege contre l'athéromatose sensiblement moins bien que l'huile de germe de mais quoiqu'elle contienne une quantité sensiblement identique d'acides gras non-saturés. D'ailleurs les huiles de certains poissons n'ayant pas d'acides gras polyinsaturés auraient, suivant certains auteurs, les mêmes vertus antiathéromateuses. C'est pourquoi pour l'emploi prophylactique nous suggerans de classer provisoirement l'efficience antiathéromateuse des huiles végétales suivant leur effet biologique expérimental et non pas suivant leur contenu en acides gras, heur steréoisomerie ou suivant la coexistence des substances ci-dessus mentionnées.

2. La proportion, dans la ration, des huiles végétales par rapport aux graisses animales, varie suivant les auteurs : 1/3 jusqu'à 2/3 de la quantité totale de graisse devrai être fournie par les huiles végétales pour protéger contre l'athéromatose. La détermination precise de la proportion utile est cependant indispensable parcequ'elle a des conséquences importantes quand il s'agit d'établir la

+) Nous ne pouvons dire si son action tient à sa grande quantité de caroténoides, de tocophéroles ou d'autres substances non saponifiables.

ration alimentaire prophylactique. Si comme le veulent la plupart des chercheurs il faut 2/3 d'huiles végétales pour 1/3 d'huiles animales, cela signifie que dans une ration normale contenant viande, fromage, lait, oeufs, il n'y a plus de place pour les graisses animales, beurre inclus, utilisées comme telles. Les 4o g. de graisse animale fournis par les aliments ci-dessus demandent 8o g. de graisse végétale pour annuler l'effet artériotrope de la première. Si la quantité de la graisse animale est dépassée, les effets escomptés par l'augmentation simultanée de la quantité d'huile végétale sont compromis. En effet, cela conduirait fatalement à l'obésité état athérogénétique par excellence.

3. L'introduction de graisses végétales dans la proportion ci-dessus, c'est-à-dire avec exclusion totale des graisses animales utilisées commetelles, a des conséquences culinaires de grande importance, si nous nous rappelons que pour la prophylaxie de cette maladie la nouvelle discipline alimentaire doit durer toute la vie.

La première conséquence dérivant de ces prémisses c'est la nécéssité de supprimer la préparation culinaire "à l'anglaise" qui emploie le beurre et de la remplacer par la préparation "à la grecque". Cette dernière utilise exclusivement l'huile végétale. Quoique le rôle des acides gras non-saturés est controversé, rappelons que dans cette téchnique ou utilise les huiles bouillies dans l'eau, ce qui veut dire qu'on ne dépasse pas 1oo°; donc on est loin de la température de désaturation des acides gras.

Tab. 1

| | Chiffre d'iode |
|---|---|
| Huile | 134 |
| Huile bouillie à 2oo° ... 3o' | 134 |
| Huile bouillie à 2oo° ... 6o' | 132 |
| Carottes bouillies "à la grecque" (huiles) | 134 |
| Courgettes " " " " " | 13o |
| Haricots verts " " " " " | 131 |
| Céleri rave " " " " " | 132 |

(Le chiffre d'iode n'est pas sensiblement modifié par la préparation "à la grecque" et par la température de 2oo° pendant 3o' et 6o'.)

Cette technique culinaire peut être appliquée à la préparation des légumes. En ce qui concerne les fritures, de récentes recherches nous ont montré que le chiffre d'iode n'est pas modifié par le réchauffement jusqu'à la température de fumigation. HEUPKE de son côte (4) a trouvé que la desaturation a lieu au dela de 2oo°. Cela ne permet pas encore d'autoriser la friture classique avant de vérifier par l'épreuve biologique, la persistance de l'effet antiathéromateux de l'huile frite, fait que nous sommes en train de vérifier.

La 2. conséquence est la nécéssité de trouver un succédané au beurre frais dont l'emploi est si répandu, notamment au petit déjeuner. Certaines margarines semblent pouvoir le remplacer. Nos recherches (3) faites avec une margarine composée d'huile de tournesol et citrouille nous ont montré, qu'en dépit de l'hydrogenation des deux tiers des graisses qui la compose, elle gardait ses effets antiathéromateux. D'autres auteurs ont remarqué les mêmes effets pour certaines autres margarines. Ces recherches nous ont conduit aux deux conclusions suivantes: tout d'abord l'hydrogénation des huiles ne supprimait pas dans nos expériences les vertus antianthéromateuses d'une huile. En effet les effet protécteur de l'huile de tournesol comme tel était moins accusé que celui de la margarine employée par nous et cependant il n'y avait en elle qu' un tiers d'huile de tournesol non hydrogénée. La seconde conclusion c'est qu'il faut choisir pour la fabrication de la margarine les huiles les plus actives. L'huile de semence de citrouille employée à côté de l'huile de tournesol pour la fabrication de notre margarine semble devoir rester active quoique hydrogénée. Son pouvoir antiathéromateux semble se situer très près de l'huile de germe de mais. De toute façon la margarine préparée doit être testé biologiquement sur le lapin pour s'assurer de son efficacité, c'est-à-dire que la composition et les procédés de fabrication n'ont pas annulé les prémisses antiathéromateuses deduites de leur composition, mais qui sont momentanement inconnues ou à tout le moins controversées.

4. Le moment de l'introduction du nouveau mode d'alimentation est un aspect très important du problème. Nous estimons qu'elle doit être appliquée dès le bas âge à tous les cas où les prémisses cliniques suggèrent l'installation possible de l'athérosclerose et donc de l'arthériopathie. C'est le cas des sujets avec antécédents héréditaires vasculaires ou diabétiques. C'est aussi le cas du diabète acquis et dans ce cas dès le moment de sa découverte. Pour les autres individus, et notamment pour les abéses ainsi que pour les sujets anee labilité vasculaire nous croyons qu'il faut recommander les graisses végétales dès l'âge de 3o ans, en tant que mesure d'hygiène générale.

Cependant l'introduction d'un nouveau mode d'alimentation se heurte à de grosses difficultés dues aux habitudes alimentaires ancrées dans la population et qui sont généralement si difficiles à changer. Néanmoins l'effort doit être entepris, car dans ce domaine plus que dans tout autre "le but excuse les moyens". Ici le but est récompense, car cela pourrait signifier l'augmentation de la moyenne de vie actuelle d'environ un quart de siècle.

## Bibliographie


(1) PAVEL, I. u.a.: Presse Méd. 69, 912 (1961)
(2) PAVEL, I. et M. BOLEA-FELDMAN: Presse Méd. 68, 211 (196o)
(3) PAVEL, I. u.a.: Cercetari experimentale privind rolul protector antiateromatos al unor uleiuri vegetale. (S.S.M. Sectia Nutritie-Diabet) 1962
(4) HEUPKE, W.: Münch. med. Wschr. 1o4, 91o (1962)

Aus der II. Medizinischen Klinik Cluj Rumänien.
(Vorstand: Prof. Dr. V. G l i g o r e )

## EXPERIMENTELLE UNTERSUCHUNGEN ÜBER DIE ENTWICKLUNGSSTADIEN DER ANGIOPATHIA DIABETICA +)

Von V. G l i g o r e , O. L u c a c i u , T. B a c i u , E. P o r a , A. M a d a r , L. T o m a , V. V. P a p i l i a n , T. H o l a n , E. B u l b u c und Z. U r a y

An Vergleichsreihen von Laboratoriumstieren (Hunde, Ratten) mit Alloxan-Diabetes sowie gleichzeitiger Anwendung verschiedener Hilfsmethoden zur Herbeiführung einer frühzeitigen Angiopathie (Radium-Thyreoidektomie, Cortikotherapie, usw.) wurden die Entwicklungsstadien der diabetischen Angiopathie parallel mit den Veränderungen der biologischen Blutwerte und der Gewebe-Clearance für markiertes Eiweiß ($J^{131}$), mit Hilfe von histopathologischen und histochemischen Methoden verfolgt.

Die Verfasser besprechen einige Probleme der Parallelität von humoralen Befunden und histopathologischen Veränderungen der Blutgefäße.

+) Kurzreferat. Vortrag wurde nicht gehalten.

## DISKUSSION

J a h n k e , Düsseldorf :
Man muß Herrn B ä h n e r für seine sorgfältigen und umfassenden Untersuchungen über den von ihm gefundenen Extragradienten im elektrophoretischen Proteinspektrum des Serums bei diabetischer Angiopathie beglückwünschen. Bei der Definition und Interpretation sollte man jedoch zurückhaltend sein.

Wir alle, die sich mit den Serumeiweißverhältnissen beschäftigt haben, waren bisher der Meinung, daß die Veränderungen bei Diabetes, insbesondere soweit sie die von Herrn M o h n i k e eingehend untersuchten eiweißgebundenen Zucker, aber auch die Lipoproteide betreffen, unspezifisch sind. Das entspricht auch allen Erfahrungen bei anderen Krankheiten.

Paraproteine und paraproteinämische Syndrome sollte man davon kritisch abtrennen. Sie haben eine besondere proteinchemische und klinische Symptomatik (s. K. JAHNKE, Abnorme Serumproteine, Düsseldorf 1957). Wenn Herr B ä h n e r den von ihm eben beschriebenen Extragradienten als Paraprotein bezeichnet, hätte das eine Bedeutung, die über die Problematik bei der diabetischen Angiopathie hinausgeht.

Einen Extragradienten an dieser Stelle im Elektrophorese-Diagramm findet man bei vielen anderen Krankheiten, z.B. der infektiösen Mononukleose, vor allem bei Hepatopathien und Nephropathien. Er ist für sich nicht krankheitsspezifisch.

Besonders wichtig sind daher die immunologischen Untersuchungen. Dazu möchte ich fragen: Haben Sie mit einem Kaninchen-"Antiangiopathie"-Serum gearbeitet und dies Serum abgesättigt? Haben Sie auch mit einem isolierten, von Ihnen demonstrierten Extraprotein immunologische Untersuchungen gemacht ? Von der Makroglobulinämie Waldenström ist ja bekannt, daß auf diese Weise auch ein echter Präzipitationstest zu machen ist. Ist etwas ähnliches mit Ihrem Extraprotein möglich ? Sie finden dieses Extraprotein nur bei diabetischer Angiopathie. Könnte es sich nicht um ein Immunglobulin insulinierter Diabetiker handeln und nicht um ein echtes Paraprotein ?

In diesem Zusammenhang noch ein Wort zu den Untersuchungen von Herrn O p p l t der leider nicht da ist, dessen Untersuchungen aber im Abstract niedergelegt wurden. Auch er fand bei diabetischer Angiopathie, d.h. diabetischer Nephropathie, ein besonderes Serumprotein, nämlich ein Makroglobulin. Auch solche Makroglobuline kommen bei verschiedenen Krankheiten vor. Wir haben sie bei diabetischer Glomerulosklerose und bei Nephrose schon vor Jahren beschrieben. Es handelt sich um eine symptomatische Makroglobulinämie, nicht um einen krankheitsspezifischen Befund (K. JAHNKE und W. SCHOLTAN: Die Bluteiweißkörper in der Ultrazentrifuge, Stuttgart 1960).

O t t o , Münster :
Herr B ä h n e r hat in seinem schönen Vortrag unter anderem gezeigt, daß bei schwangeren Diabetikerinnen typische elektrophoretische Veränderungen nachweisbar waren, jedoch n i c h t bei den Neugeborenen dieser Frauen. Dieser Befund ist insofern auffällig, als aus Untersuchungen des Ehepaares SIREK im Banting- und-Best-Institut in Toronto für die Glykoproteide im Serum das Umgekehrte gefunden wurde: normale Verhältnisse bei den diabetischen Müttern, aber abnorme Werte im Nabelschnurvenenblut der Neugeborenen. Ich möchte Herrn B ä h n e r fragen, ob er zufällig Gelegenheit gehabt hat, seine Eiweißuntersuchungen bei den Schwangeren und Neugeborenen durch Glykoproteiduntersuchungen zu ergänzen, und gegebenenfalls, ob er zu den gleichen oder zu anderen Ergebnissen gekommen ist als die kanadische Arbeitsgruppe. Und noch eine weitere Frage: Da Sie den Einfluß der NNR auf das ganze System dargestellt haben, würde mich interessieren, ob auch Befunde vorliegen nach chemischer Blockade der Nebennierenrinde mit Metopiron oder hormonaler Ausschaltung durch Dexamethason.

S y l l a b a , Prag :
Zuerst muß ich betonen, daß ich kein Biochemiker, sondern ein Kliniker bin, daß ich deshalb leider keine methodologischen Einzelheiten beantworten kann. Dr. O p p l t ist zwar mein langjähriger Mitarbeiter, und wir haben in vielen Zügen die ähnlichen Arbeiten gemacht wie Herr B ä h n e r, was er uns in seinem vorzüglichen Vortrag gesagt hat. Dr. O p p l t und ich haben solche Züge in der Dysproteinämie, wie es Herr B ä h n e r gesagt hat, untersucht und gefunden. Eine Hypoproteinämie, Hypalbuminämie und ein charakteristisches Ansteigen der Globulinfraktionen - hauptsächlich der alpha-2- und beta-Fraktionen - das waren die typischen Serumeiweißkonzentrationen. Der höchste Wert von alpha-2-Globulinen, den wir gefunden haben,

war 3o %. In solchen Fällen war die gamma-Globulin-Fraktion immer erniedrigt. Hyperlipämie und Hyperlipoproteinämie, überwiegend durch Anwesenheit der grobdispersen Fraktionen der Lipoproteinklasse von D 1,oo, d.h. der Klasse von Sf-2o bis 1oo verursacht, liegen in Beziehung zu diesem Stoffwechselleiden ebenfalls häufig vor. Unseren Befunden nach erfordert das Uroprotein besonderes Interesse. Wir sahen völlig pathologische Veränderungen eines Ultrazentrifugationsspektrums, das außer einer physiologischen Fraktion von 3 - 5 S, am häufigsten 4,2 - 4,6 S, fast regelmäßig noch eine andere von 6 - 7 S, ausnahmsweise 17 - 18 - 2o S besitzt. In diesem Zusammenhang ergänzen neue Untersuchungen von O p p l t das Eiweißbild dieser Kranken. Sie haben ergeben, daß sich mehr als bei der Hälfte der Fälle, nämlich bei denen das nephrotische Syndrom stark zum Ausdruck kam, atypische Paraproteine nachweisen lassen, die zur Gruppe der Makroglobuline gehören. Durch die ultrazentrifugale Sedimantation sind also im Bluteiweißspektrum einzelne oder mehrere Makroglobuline von 8 - 17 S festzustellen, die aber nur 3 - 1o % des Gesamteiweißes bilden. Das wäre kurz alles, was wir dort gefunden haben.

B ä h n e r , Karlsburg :
Zur Beantwortung der Fragen ist folgendes zu sagen:

Wir haben natürlich diabetisch-angiopathisches Kaninchenantihumanserum mit Normalseren abgesättigt und im Präzipitationsbild diabetisch-angiopathischer Seren nur die Präzipitationslinie des Paraproteins erhalten (1).

Damit ist bestätigt, daß die für das atypische Protein gebildeten Antikörper durch Normalserum nicht neutralisiert und präzipitiert werden können. Bei der Durchsicht der Literatur, sowie bei eigenen makroelektrophoretischen Untersuchungen, ist uns gleichfalls aufgefallen, daß auch bei anderen Semeiologien der von Herrn J a h n k e genannten Gruppen beta-gamma-Intermediärgradienten auftreten können. Nach RIVA (2) ist das Erscheinen eines solchen rudimentären Gradienten als paraproteinämisch anzusehen. Jedoch ist uns aufgefallen, daß die immunelektrophoretischen Studien, ich verweise hier besonders auf die Arbeiten von HARTMANN und CLEVE (3), keinen Anhalt für ein völlig atypisches Protein ergeben. Eine Identität des diabetes-spezifischen Gradienten mit einer Proteinfraktion der genannten Semeiologien, welcher dort die Intermediärfraktion charakterisiert, ist nach unseren bisherigen Beobachtungen nicht gegeben. Wie in meiner immunelektrophoretischen Reihe gezeigt wird, präzipitiert die atypische Fraktion nicht, wenn ein diabetisch-angiopathisches Serum mit KANS bzw. ein Normalserum mit KAAS entwickelt wird. Es liegt hier also kein entartetes Nativglobulin vor, wie es von den bisher beschriebenen Paraproteinen bekannt ist. Es scheint hier eine grundlegende Störung im Proteinstoffwechsel vorzuliegen, wobei ein Protein mit neuer spezifischer Antigeneigenschaft entsteht. Experimentelle Untersuchungen, welche eine Klärung dieses Fragenkomplexes herbeiführen können, sind im Fluß. Zur Unterscheidung der sog. Hepatitiszacke von der diabetischen Parafraktion ist noch hinzuzufügen, daß sich bereits bei der makroelektrophoretischen Auftrennung charakteristische Unterschiede zeigen. Die Erarbeitung eines Frühtests auf immunologischer Basis ist natürlich möglich, wenn das isolierte Paraprotein zum Sensibilisieren herangezogen werden kann. Bei dem mengenmäßigen Vorliegen der Parafraktion ist eine präparative Isolierung möglich; wir arbeiten z.Z. daran.

Wichtiger ist es natürlich, die proteinämische Fehlsteuerung des diabetischen Stoffwechsels aufzuklären, um dort gezielt anzugreifen. Wie wir bereits in unserer 1. Mitteilung (4) zeigen konnten, ist die Dysproteinämie des diabetischen Serumeiweißspektrums mehr oder minder Folge der renalen Proteinverlustquote, besonders der niedermolekularen Proteine. Natürlich muß ein endokriner Eingriff in den Stoffwechsel einiger Glyko- und Lipoproteide in Betracht gezogen werden. Eine Anreicherung von beta-2A- oder beta-2M-Globulin bedingt hierbei nicht die Ausbildung des beta-gamma-Intermediärgradienten.

Zur Beziehung des mütterlichen diabetischen Serums zum Nabelschnurserum ist zu sagen, daß es uns bisher nur darauf ankam, eine etwaige Paraproteinämie des Föten zu erfassen. Auch bei ausgesprochenen beta-gamma-Proteinatypien der diabetischen Mutter haben wir keinen entsprechenden Gradienten im Nabelschnurserum beobachten können. Vermutlich wird das Paraprotein als artfremdes Protein von der plazentaren Schranke zurückgehalten. Unsere Untersuchungen zur Beschreibung des Nabelserumeiweißspektrums sind noch nicht soweit gediehen, um eine bindende Aussage über eine, von der Glucosehaushaltkompensation bzw. der exogenen Insulinzufuhr bei der diabetischen Mutter abhängige Dysproteinämie des fötalen Serums machen zu können. Bei der Beurteilung von Nabelschnurseren ist zu berücksichtigen, daß hier keinesfalls alle Proteinfraktionen vorliegen; es fehlen z.B. die beta-Immunglobuline völlig, das gamma-Globulin wird von der Mutter bereitgestellt.

Versuche mit aldosteroninhibierenden Pharmaca liegen von unserer Seite bisher nicht vor. Die Verlaufsstudien vor und nach einseitig totaler bzw. bilateral totaler Adrenalectomie zeigen eine deutliche Abhängigkeit der Paraproteingenese von der DOCA-Substitution. ACTH spielt hierbei sicherlich keine Rolle, wie auch eine gesteigerte Glucocorticoidsubstitution kein Stimulans für die Entgleisung des Proteinstoffwechsels darstellt. Wir sind z.Z. dabei, die Proteinstoffwechselanomalie experimentell zu verfolgen.

Zu den Fragen von Herrn Prof. S y l l a b a ist darzulegen, daß wir den Einfluß der geschädigten Niere verfolgt haben. Bisher scheint es so, daß die Proteinurie ohne Einfluß auf die Ausbildung der Paraproteinämie ist. Bei 2 Patienten mit Retinitis proliferans, aber ohne Proteinurie, war eine Paraproteinämie nachweisbar. Bei diesen Patienten hat sich erst bei einer späteren Kontrolle, etwa nach einem Jahr, eine beginnende Proteinurie nachweisen lassen. Nach HARTMANN und CLEVE (5) gehen die Nephropathien nichtdiabetischer Genese ohne Paraproteinämie einher. Die Makroglobulinämie Waldenström, welche im Makroelektropherogramm einen ausgeprägten beta-gamma-Intermediärgradienten aufweist, präzipitiert mit KAAS keine besonders massive beta-2M-Fraktion, wie auch KANS den beta-2M-Gradienten nur wenig hervorhebt. In beiden Fällen ist die Präzipitation etwa gleich stark ausgeprägt. Der beta-1-Extragradient fehlt in diesem immunologischen Bild, während der niedrige beta-2M-Antiserumtiter nicht ausreicht , alle Antigendeterminanten des Makroglobulins zu erfassen. Nach den Arbeiten von KOBERNICK (6) und von APPELMANS und Mitarbeitern (7) sollen sich gewisse Parallelen des Kimmelstiel-Wilson'schen Syndroms zum makroskopischen Aussehen von Myelomnieren zeigen, wie auch die Makroglobulinämie Waldenström zu typischen Retinaveränderungen führt.

L i t e r a t u r

(1) BÄHNER, K.J.: Z. ges. inn. Med. 17, 849 (1962)
(2) RIVA, G.: Das Serumeiweißbild. 2. Aufl. Bern u. Stuttgart 1960
(3) BARGOB, I., H. CLEVE u. F. HARTMANN : Dtsch. Arch. klin. Med. 204, 708 (1957/58)
(4) BÄHNER, K.J.: Z. ges. inn. Med. 17, 519 (1962)
(5) CLEVE, H., F. HARTMANN u. R. RITTER : Dtsch. Arch. klin. Med. 204, 393 (1957/58)
(6) KOBERNICK, S.D. u. J.H. WHITESITE : Scand. J. clin. Lab. Invest. 6, 478 (1957)
(7) APPELMANS, M., J. MICHIELS, J.M. MASSA u. N. DE VIOO : Arch. d' Ophthal. 22, 117 (1962)

M o h n i k e , Karlsburg :

Der Beitrag von Herrn O t t o leitet über zu der Frage, ob die biochemischen Veränderungen, die wir im Serum sahen, Veränderungen an Eiweiß- und Lipoidfraktionen, Glieder in der Schadenskette seien oder nur begleitende Symptome eines örtlich ablaufenden krankhaften Vorganges. Ich wäre sehr dankbar, wenn die pathologischen Anatomen und die sonst Interessierten sich hierzu nochmals äußern würden.

C o s s e l , Leipzig :

Ich war auf die Frage der Pathogenese bereits in meinem Vortrag am 1. Kongreßtag (s. S. 37) eingegangen. Viel läßt sich dazu nicht sagen. Bei unseren Untersuchungen lagen die von mir demonstrierten elektronenmikroskopischen Befunde an den Kapillaren der Glomerula auch vor, wenn keine blutchemischen Veränderungen bestanden. Diese Beobachtung legt natürlich den Schluß nahe, daß die blutchemischen Veränderungen nicht die Ursache, sondern eher eine Folge der morphologischen Befunde in den Endothelzellen sind. Endgültig bewiesen ist dies jedoch nicht.

Vom Morphologischen her ist zur Pathogenese der diabetischen Angiopathie noch folgendes interessant: Die Hauptveränderungen bei dieser Erkrankung sind, wie wir hörten, eine Verbreiterung der Basalmembran und die Ablagerung "basalmembranartiger" Substanzen in den Endothelzellen. Dies kann Ausdruck einer Stoffwechselstörung der Endothelzellen sein, die sich auf ihre Funktion der Bildung und Erhaltung der Basalmembran auswirkt. Die Kapillaren in der Leber sind - ich sagte das schon vorhin - an einer diabetischen Angiopathie nie beteiligt. Das ist eigentlich auch weiter nicht verwunderlich, denn diese Kapillaren besitzen normalerweise keine Basalmembran. Die Leberkapillaren sind anders gebaut als jene Kapillaren, die von der diabetischen Angiopathie befallen werden. Dies kann dafür sprechen, daß in der Pathogenese der diabetischen Angiopathie eine Störung der basalmembranbildenden und -erhaltenden Endothelzellfunktion eine Rolle spielt.

S a u e r , Hamburg :

Ich wollte auch noch etwas sagen zu der Frage der Eiweißzucker. Wir haben auch die Eiweißzucker bestimmt und zwar bei verschiedenen Diabetesstadien. Wir haben gefunden, daß es Diabetiker gibt mit schwerer proliferativer Retinopathie, die aber nicht progredient war in den letzten Jahren, und ohne Hinweise für eine schwere Nephropathie. Wir haben solche Fälle gehabt, die praktisch Normalwerte zeigten, so daß ich auf Grund dieser Untersuchungen angenommen habe, daß die Progredienz eher eine Folge- und Begleiterscheinung ist. Es wäre bei diesen Eiweißzuckeruntersuchungen überhaupt mit einzubeziehen die Frage der Progression der gerade vorliegenden Gefäßschäden, denn wir sahen ja überraschenderweise manchmal über Jahre gehenden Stillstand von Gefäßschäden. Wenn man in einer solchen Phase die Eiweißzucker untersucht und etwa erwartet, daß die Gefäßschäden Folge einer Ablagerung von Eiweißzuckern aus dem Blut sind, würde man wahrscheinlich gar nichts finden. Es wäre unseres Erachtens auch interessant, gerade die Fälle zu untersuchen, die eine besondere Progredienz haben und nicht nur zu vergleichen: hat der Patient eine Angiopathie oder hat er keine.

Dann möchte ich noch eine ganz interessante Beobachtung erwähnen von einem amerikanischen Autor, dessen Name mir leider entfallen ist. Da hat es sich um einen Diabetiker gehandelt mit längerer Krankheitsdauer; der Patient hatte eine Niere, die hypotrophisch war infolge einer Verminderung der arteriellen Durchblutung. Zustand, soweit ich mich erinnere, nach einer arteriellen Thrombose. In der Niere, die normal durchblutet und normal groß war, fand sich eine ausgeprägte Glomerulosklerose. In der verkleinerten Niere fanden sich praktisch überhaupt keine Gefäßveränderungen. Es ist damals auch so gedeutet worden, daß es sich möglicherweise um Ablagerungen aus dem Blut handelt, aber genauso könnten natürlich die veränderten Blutdruckverhältnisse, wie wir das im Hinblick auf die Retina- und die Nierenkapillaren gehört haben, von Bedeutung sein.

M o h n i k e , Karlsburg :

Herr S a u e r hat mir praktisch das vorweggenommen, was ich sagen wollte. Wir haben genau die gleichen Erfahrungen über eiweißgebundene Hexosen und Glukosamin. Als Wesentlichstes fanden wir, daß auf der einen Seite eine schwache Beziehung zwischen den Konzentrationen dieser Substanzen im Serum-Eiweiß zum Kompensationsgrad im Zuckerstoffwechsel vorliegt, auf der anderen Seite eine deutliche Beziehung zur Anwesenheit, zum Schweregrad und auch zur Progredienz der Angiopathie. Wir haben eine ganze Reihe Beobachtungen machen können, bei denen die eiweißgebundenen Hexosen und das Glukosamin ohne klinischen Nachweis einer Angiopathie erhöht gefunden wurden und dann erst später diese Komplikationen sich manifestierten. Wir wollen darin keinen Beweis dafür sehen, daß Retinopathie oder Nephropathie Folge einer Deposition von vorher, z.B. in der Leber, gebildeten und dann auf dem Blutwege an Orten der Degeneration angebotenen Glukopolysaccharidbausteinen sei.

G e i l e r , Leipzig :

Ich möchte noch einmal darauf hinweisen, daß man morphologisch bei den Veränderungen der Glomerula im Prinzip 2 verschiedene Typen unterscheiden muß, die sich auch histochemisch different verhalten. Einmal sind es die hier sehr viel diskutierten hyalinen Kapillarveränderungen, die Herr C o s s e l im Elektronenmikroskop gezeigt hat, und von denen man mit gewissem Recht annehmen kann, daß sie ein Produkt der Endothelzellen darstellen. In zweiter Linie gibt es aber, bes. bei den schweren Fällen der diabetischen Glomerulosklerose, Veränderungen, die darauf schließen lassen, daß sie wahrscheinlich primär mit einer besonderen blutchemischen Konstellation in Zusammenhang stehen. Es sind jene Befunde, die ich als fibrinoide Veränderungen zusammengefaßt habe. Sie verhalten sich morphologisch und histochemisch anders als die nodulären und diffusen Strukturen. Sie entsprechen einem Stoffgemisch aus Eiweißen, neutralen Mucopolysacchariden und Lipiden (Cholesterin, Cholesterinester, Phospholipide, Neutralfette, letztere z.T. mit ungesättigten Fettsäuren). Ich halte es für wahrscheinlich, daß hier ein anderer pathogenetischer Mechanismus vorliegt und im Mittelpunkt eine Kapillarpermeabilitätsstörung steht, so daß diese Substanzen aus der Blutbahn in die Kapillarwand gelangen. Es scheint mit empfehlenswert, daß man derartige Fälle mit fibrinoiden Veränderungen genau daraufhin überprüft, ob sich hier blutchemisch ein anderes Spektrum nachweisen läßt, als bei den rein nodulären Formen.

Zu Herrn O t t o möchte ich sagen, daß es von morphologischer Seite her außerordentlich schwierig ist, eine eindeutige Aussage über den Polymerisationsgrad abgelagerter Mucopolysaccharide zu treffen. Es gibt bis heute dafür keine eindeutige Methode. - Zuletzt sei es mir erlaubt, noch eine Warnung auszusprechen. Im Laufe dieser Tagung ist sehr viel von der PAS-Reaktion gesprochen worden. Diese Reaktion ist eine G r u p p e n r e a k t i o n. Sie erfaßt Glykogen, neutrale Mucopolysaccharide, saure Mucopolysaccharide, Mucoproteide, Glykolipide und ungesättigte Lipide. Daraus ergibt sich die Notwendigkeit, durch weitere histochemische Reaktionen im einzelnen zu prüfen, welche der Substanzen vorliegt.

M o h n i k e , Karlsburg :

Ich möchte gewissermaßen als These folgendes aufstellen: Wir sind uns noch nicht sicher darüber, ob die Veränderungen im Haushalt der eiweißgebundenen Zucker und der Lipoide Glieder der Schadenskette sind oder Begleitsymptome. Das läßt sich z. Z. nicht klären oder beweisen, obgleich die interessanten Untersuchungen, die Herr B ä h n e r vorbrachte, es wieder wahrscheinlicher machen können, daß hier echte Glieder in der Schadenskette vorliegen. Für uns in der Klinik empfiehlt es sich praktisch nicht, einen sog. Lipoidstatus vorzunehmen. Gegenüber anderen Untersuchungen kommt dem kein besonderer Wert in diagnostischer oder prognostischer Hinsicht zu. Die Kontrolle der eiweißgebundenen Hexosen und des Glukosamins, die ebenso reagieren wie Sialinsäure und Fukose, genügt, bzw. allein die Bestimmung der eiweißgebundenen Hexosen, die methodisch relativ einfach nachweisbar sind. Sie sind uns, wie erwähnt, ein recht wichtiger Hinweis für Akuität, Progredienz, Schweregrad und Prognose der Komplikationen. Zu ähnlichen Schlußfolgerungen führen, um an den Vortrag von Herrn K a e d i n g anzuknüpfen, papierelektrophoretische Darstellungen der Serum-Eiweißfraktionen, wobei vor allem die alpha-2- und beta-Globulinvermehrung uns diagnostisch wichtig zu sein scheint.

Aus der I. Medizinischen Universitätsklinik Szeged
(Direktor: Prof. Dr. M. J u l e s z )

# VERGLEICHENDE SERUMLIPOID-, LIPOPROTEIN- UND CHOLESTERIN-UNTERSUCHUNGEN BEI 700 ZUCKERKRANKEN MIT UND OHNE NACHWEISBARER ANGIOPATHIE UND ARTERIOSKLEROSE

Von S. S z ü c s und G. C s a p ó

Auf das gemeinsame Vorkommen von Zuckerkrankheit, Gefäßkrankheiten und Hyperlipämie war man schon zu Beginn des Jahrhunderts aufmerksam geworden. Wenige Stoffwechselkrankheiten sind von so vielen untersucht und so verschiedenartig beurteilt worden, als gerade die Ursachen und Folgen der Veränderungen im Fetthaushalt und ihre Zusammenhänge mit anderen Stoffwechselkrankheiten.

Bei der Untersuchung der Pathogenese der vaskulären Veränderungen beim Diabetes waren wir bemüht, durch die Untersuchung des Fetthaushaltes unserer Patienten diesen Zusammenhängen näherzukommen. Es soll aber vermieden werden, aus eventuellen pathologischen oder gar normalen Werten irrige Schlüsse zu ziehen; deshalb wollen wir die wichtigsten Faktoren zusammenfassen, welche nach unserem bisherigen Wissen den Fettstoffwechsel beeinflussen können.

Das Lebensalter spielt nur in der Übergangsphase vom Kindes- ins Erwachsenenalter eine Rolle, weil bei gesunden Erwachsenen - wie PAGE feststellte - der Gesamtlipoidgehalt vom 2o. bis zum 1oo. Lebensjahr keine wesentliche Veränderung erfährt. Im höheren Alter ist dagegen nach BECKER und Mitarbeitern die postalimentäre Hyperlipämie höher und protrahiert. Die Tagesschwankungen können nach BOYD - bei normaler Ernährung - vernachlässigt werden. Nach MANN ist beim Menschen Zufuhr von 3,5 g Fett pro kg Körpergewicht nötig, um auf alimentärem Wege eine wesentliche Hyperlipämie auszulösen. Schwangerschaft und Menstruation vermögen mäßige, Hunger dagegen sehr hochgradige Hyperlipämien hervorzurufen. Die Zusammensetzung der Nahrung ist insofern wichtig, als eine Diät mit niedrigem Kohlenhydratgehalt eine stärkere Hyperlipämie zu verursachen vermag als mäßige Fettzufuhr. Störungen im Gleichgewicht der endokrinen Steuerung können beträchtliche Verschiebungen in der Fettkonzentration des Blutes bzw. im Verhältnis der einzelnen Fraktionen zueinander bewirken. So wird die Fettkonzentration durch den Hypophysenvorderlappen und die Nebennierenrindensteroide, sowie durch die Funktion der Schilddrüse und der Alpha- und Beta-Zellen des Pancreas beeinflußt. Auch Schädigung der Leberfunktionen, Fieber und noch vieles andere sind von Einfluß auf die Blutlipoide.

Ursache und Bedeutung der beim Zuckerleiden auftretenden Hyperlipämie sind seit Jahrzehnten Gegenstand heftiger Diskussionen. Nach PETERS und VAN SLYKE kann es bei guter Stoffwechselführung, wenn die Patienten imstande sind, adaequate Kohlenhydratmengen zu utilisieren, zur Normalisierung des Fettstoffwechsels kommen. Nach anderen Autoren ist der Diabetes mellitus notwendigerweise - unabhängig von der Einstellung und dem Schweregrade - von einem Defekt des Fettstoffwechsels und Fetttransportes begleitet. KATSCH fand, daß die diabetische Störung des Fettstoffwechsels - mit Ausnahme des diabetischen Komas - nicht parallel mit der Störung des Zuckerstoffwechsels läuft. Nach Ansicht einiger Autoren kann sich einem leichten Diabetes Hyperlipämie ebenso hinzugesellen wie der Azidose, während wieder andere in der Änderung der Lipoidkonzentration und -fraktionen des Blutes das Zeichen beginnender oder manifester Gefäßkomplikationen erblicken. Nur in e i n e r Frage herrscht Übereinstimmung, daß nämlich das diabetische Koma von einer Hyperlipämie begleitet ist.

Die essentielle Hyperlipämie bildet ein besonderes Kapitel der Stoffwechselerkrankungen, doch ist festgestellt worden, daß sich ihr häufig auch Hyperglykämie hinzugesellt. Während die einen hierin eine zufällige Koinzidenz erblicken, glauben andere an einen gesetzmäßigen Zusammenhang der beiden Stoffwechselstörungen.

Die Literatur über die Zusammenhänge zwischen Blutlipoiden und Arteriosklerose ist fast unübersehbar geworden. In großen Zügen lassen sich die meisterwähnten Theorien kurz folgendermaßen skizzieren:

1. Erhöhung des Cholesterinspiegels.
2. Notwendigkeit einer vorangehenden Intimaläsion.
3. Fettige Infiltration der Intima und Veränderung ihres Chemismus.
4. Die Rolle der verschiedenen Makromoleküle, so der Chylomikronen.
5. Höhe des auf die Gefäßwand einwirkenden Druckes.
6. Die Möglichkeit einer eigenen Fettsynthese seitens der Gefäßwand und
7. Veränderung der Beta/Alpha-Lipoproteinfraktion sind die am häufigsten erwähnten pathogenetischen Faktoren.

Auch hieraus wird ersichtlich, daß das Arteriosklerose-Problem in irgendeiner Form entweder mit der Veränderung des Fettstoffwechsels, oder aber mit der Veränderung der Fettaffinität der Gefäßwand in Beziehung gebracht wird.

Wir haben die Gesamtlipoidkonzentration, die Lipoproteinfraktionen und den Cholesteringehalt des Blutes von 7oo unausgewählten Zuckerkranken, die in unserer Diabetes-Ambulanz und -Abteilung in Behandlung standen, insgesamt 16oo mal - und zwar stets zusammen mit der Bestimmung des Blutzuckers und der Zuckerausscheidung - untersucht. Der Zustand des Gefäßsystems dieser Patienten wurde in der in unserem vorhergehenden Vortrag geschilderten Weise laufend verfolgt.

Abb. 1 bringt den Zusammenhang zwischen Gesamtlipoid- und Blutzuckergehalt zum Ausdruck. Die einzelnen Kurven demonstrieren, welche Lipoidwerte zu den verschiedenen Blutzuckerkategorien gehören - sie sind in Prozent der untersuchten Patienten ausgedrückt. Die durchschnittliche Gesamtlipoidkonzentration von 1oo nicht zuckerkranken Kontrollpersonen betrug 95o mg%. Die Abbildung läßt klar erkennen, daß zu dem normalen Blutzuckerniveau vorwiegend normale oder kaum erhöhte Gesamtlipoidwerte gehören und daß bei niedrigem Blutzuckerspiegel Hyperlipämie nur in sehr geringem Prozentsatz vorkommt. Die wenigen Patienten, die trotz der Normoglykämie hyperlipämisch waren, litten fast alle an Kimmelstiel-Wilson'schem Syndrom oder hatten eine

Thyreoidektomie überstanden. Wie wir sehen, gesellt sich also der b e t r ä c h t - l i c h e n Hyperglykämie in den meisten Fällen eine Hyperlipämie hinzu, während in der Gruppe mit mäßiger Hyperglykämie die schwach erhöhten Gesamtlipoidwerte dominieren. Zweifellos war fallweise auch eine milde Hyperglykämie von einer wesentlichen Hyperlipämie begleitet, und hier sei auch gleich vorausgeschickt, daß in diesen Fällen nicht von einer Vermehrung der Alpha- oder Beta-Lipoproteine, sondern von einer Hyperchylomikronämie, d.h. von einer Anreicherung der Startpunktlipide die Rede war.

Abb. 2, die nach gleichen Gesichtspunkten angefertigt wurde wie Abb. 1, zeigt, daß der Cholesterinspiegel bei hochgradiger Hyperglykämie höher ist als bei Normoglykämie oder milder Hyperglykämie; eine so ausgeprägte Parallele wie im Falle der Gesamtlipoidwerte ist hier jedoch nicht zu beobachten.

Abb. 3 veranschaulicht die Wirkung der Behandlungsweise des Diabetes auf den Serumlipoidgehalt unserer Zuckerkranken. Bei der Untersuchung dieses Zusammenhanges haben wir die zur Azidose gehörenden Lipoidwerte, sowie auch die Daten der isosthenurischen Nierenkranken und an Myxödem leidenden Patienten außer acht gelassen. Bei nahezu 8o % der insulinbehandelten Patienten wurden normale oder mäßig erhöhte Gesamt-Lipoidwerte erhalten, was bei den carbutamidbehandelten nur in 44 % der Fall war. Von den insulinbehandelten Kranken haben nur insgesamt 8 % eine ausgesprochene Hyperlipämie, von den carbutamidbehandelten dagegen 26 %. Die Kurve der nur diätetisch behandelten Patienten verläuft zwischen den beiden anderen.

Hinsichtlich des Lebensalters stellten wir fest (Abb. 4), daß bei den weniger als 2o Jahre alten Zuckerkranken normale Blutlipoidwerte in höherem Prozentsatz anzutreffen sind; jenseits des 2o. Jahres ist der Unterschied zwischen den einzelnen Altersklassen weniger deutlich.

Weitere Untersuchungen galten der Frage des Zusammenhanges zwischen Blutfettspiegel und Diabetesdauer. Abb. 5 zeigt, daß die Diabetesdauer den Gesamtlipoidgehalt des Blutes nicht zu beinflussen scheint.

Gehen wir nun zu der Untersuchung der Beziehungen zwischen dem Gefäßzustand und dem Gesamtlipoidniveau unserer Kranken über. Wir haben unsere Diabetiker in 4 Gruppen unterteilt: komplikationsfreie, arteriosklerotische, spezifisch angiopathische und solche mit Arteriosklerose u n d Angiopathie. (Abb. 6) Überraschenderweise decken sich die Kurven. Zweifellos kommen normale oder kaum erhöhte Blutlipoidkonzentrationen in der komplikationsfreien Gruppe in etwas höherem Prozentsatz vor als in der mit beiden Gefäßkomplikationen. Doch ist der Unterschied viel zu gering, um irgendwelche Schlüsse auf die Pathogenese der vaskulären Komplikationen zuzulassen.

+) Die Diabetiker ohne Gefäßkomplikationen zeigen bei mäßiger Hyperglykämie eine ähnliche Verteilung der Lipoidfraktionen wie die Normalpersonen. Bei bedeutender Hyperglykämie findet sich eine Vermehrung der Chylomikronen.

Bei Diabetikern mit Retinopathie und mäßiger Hyperglykämie findet man eine ähnliche Verteilung der Lipoidfraktionen wie bei den komplikationsfreien Patienten; desgleichen ist das Bild bei starker Hyperglykämie dem der Diabetiker ohne Gefäßschäden und mit hoher Glykämie ähnlich.

+) Die im Vortrag gezeigten Lipoidstreifen können leider hier nicht wiedergegeben werden. In Abänderung des Textes wird eine summarische Darstellung der Befunde gebracht.

Diabetiker mit Arteriosklerose weisen sowohl bei mäßiger als auch bei starker Hyperglykämie ein sehr wechselvolles Bild der Lipoidverteilung auf. Gemeinsam ist eventuell ein Absinken der Alpha-Lipoidfraktion. Die Normalisierung des Gesamtlipoidgehaltes und die Verteilung auf die Fraktionen stellen sich bei diesen Patienten mit Regulierung der Zuckerhaushaltstörung ein. Diabetiker mit Arteriosklerose und Angiopathie zeigen bei mäßiger Hyperglykämie normale Lipoidfraktionen oder eine mäßige Erhöhung der Beta-Lipoproteine auf Kosten der Alpha-Fraktion. Bei starker Hyperglykämie ergibt sich das gleiche Bild wie bei den anderen Gruppen.

Die Zusammenfassung unserer Ergebnisse hat uns zu der Überzeugung kommen lassen, daß bei Zuckerkranken die Gesamtlipoidkonzentration des Blutes in erster Linie von der diabetischen Stoffwechselstörung selbst beeinflußt wird. Das Problem ist äußerst kompliziert, doch scheinen die Zuckerkranken hinsichtlich der Lipoidkonzentration des Blutes in 2 Gruppen geteilt werden zu können. Die kleinere Gruppe würde hauptsächlich die im mittleren Alter stehenden, oft fettleibigen Kranken umfassen, bei denen sich dem m i l d e n Diabetes eine e x z e s s i v e Hyperlipämie hinzugesellt, und bei denen durch die Therapie des Diabetes die Lipoidkonzentration des Blutes k a u m oder gar nicht zu beeinflussen ist.

Dies sind die Fälle, in denen es sich wahrscheinlich um ein Zusammentreffen von essentieller Hyperlipämie und Diabetes handelt, d.h., wo die Hyperlipämie nicht als eine sekundäre Erscheinung wie bei der Azidose zu betrachten ist - und höchstwahrscheinlich sind dies jene Fälle, welche den Anlaß zu den Unstimmigkeiten unter den Autoren bezüglich des Fettstoffwechsels der gut eingestellten Zuckerkranken gegeben haben. Obwohl in diesen Fällen n i c h t die Hyperglykämie für die Fettvermehrung verantwortlich ist, muß dennoch an irgendeinen g e m e i n s a m e n pathogenetischen Faktor gedacht werden, da bei den Nicht-Zuckerkranken die essentielle Hyperlipämie bedeutend seltener ist.

Die 2. und zugleich größere Gruppe umfaßt die Patienten, bei denen p r o - p o r t i o n a l der Hyperglykämie auch die Blutlipoidkonzentration steigt. Für sie ist im allgemeinen charakteristisch, daß die zu der m ä ß i g e n Hyperglykämie gehörende m ä ß i g e Hyperlipämie durch die Vermehrung der Beta-Lipoproteinfraktion verursacht ist, während bei den Azidosen die e x z e s s i v e Hyperlipämie eine Folge der gewaltigen Chylomikronvermehrung ist. Auf Grund unserer Untersuchungen möchte ich noch bemerken, daß wir bei den als Folge der Hyperglykämie in Erscheinung tretenden Fettstoffwechselstörungen auch individuelle Schwankungen beobachteten.

Auf die individuellen Unterschiede bei den Zuckerkranken aufmerksam zu machen, erscheint uns wichtig, weil man sonst eventuell unrichtige Schlußfolgerungen abzuleiten geneigt ist.

Ein anderer Gesichtspunkt, der uns der Diskussion würdig erscheint, ist die Abweichung, die im Fetthaushalt von mit Insulin behandelten Zuckerkranken einerseits und carbutamidbehandelten andererseits zu beobachten ist. GREENBERG (1961) teilte z.B. mit, daß er bei 13 Zuckerkranken während der Insulintherapie wesentlich niedrigere Beta-Lipoproteinwerte erhielt als bei der Behandlung mit Tolbutamid. Während das Insulin das natürliche Heilmittel des Diabetes ist, stellt das Carbutamid nur einen Ersatz desselben dar. Es setzt zwar das hohe Blutzuckerniveau herab, ohne jedoch die übrigen Faktoren der komplexen diabetischen Stoffwechselstörung wirksam zu beeinflussen.

Was den Zusammenhang der Arteriosklerose und Angiopathie der Zuckerkranken mit dem Fettstoffwechsel betrifft, ist eine Stellungnahme überaus schwierig. Auf der einen Seite steht der in der Literatur vorwiegend vertretene Standpunkt, daß anhaltende, hochgradige Hyperlipämie zur frühen Arteriosklerose führt, und zahlreiche Autoren sind an Hand verschiedener Methoden zur Annahme einer pathogenetischen Rolle der Fette gelangt. Wir konnten dagegen auf Grund unserer, an einem ziemlich unfangreichen Krankengut durchgeführten, Serienuntersuchungen einen solchen eindeutigen Unterschied, auf Grund dessen für die Gefäßveränderungen der Zuckerkranken die Fettkonzentration des Blutes verantwortlich gemacht werden könnte, n i c h t nachweisen. Hier muß natürlich auch in Betracht gezogen werden, daß letzten Endes die Mehrzahl der Zuckerkranken n i c h t s t ä n d i g , sondern nur a k z i d e n t e l l hyperlipäisch ist.

Zusammenfassend lassen unsere Resultate feststellen, daß die Gesamtlipoidkonzentration des Blutes vom Diabetes selbst bzw. von dessen Schweregrad, gleichzeitig aber auch von der Behandlungsweise beeinflußt wird. Ein wesentlicher Unterschied zwischen den Gesamtlipoidwerten der Gruppen mit intaktem Gefäßsystem sowie der an Arteriosklerose, an Retinopathie oder an den beiden letzteren Komplikationen gemeinsam leidenden Kranken konnte nicht festgestellt werden. Die Untersuchung der Lipoproteinfraktionen ergab, daß eine m ä ß i g e Hyperlipämie in der Regel aus der Vermehrung der Beta-Fraktion, und eine e x z e s s i v e Hyperlipämie aus der Anreicherung des Beta-Lipoproteins und noch eher der Chylomikronen resultiert.

Aus dem Institut für Diabetes - Forschung und Behandlung - „Gerhardt Katsch"
Karlsburg (Direktor: Prof. Dr. G. M o h n i k e )

# ÜBER VERÄNDERUNGEN DER SERUMLIPOIDE BEIM DIABETES MELLITUS

Von H. L i p p m a n n

Wir untersuchten an einem Kollektiv von 72 Diabetikern bereits vor 6 Jahren, ob eine Abhängigkeit der Serumlipoide zu Diabetesdauer, Diabetestypen, Kompensationsgrad der Stoffwechsellage und zu den speziellen diabetischen Komplikationen wie Retinopathia, Nephropathia besteht.

Wir bestimmten das Verhältnis der eiweißgebundenen Lipoide im Bereich der Albumin/alpha-1 - Eiweiß-Fraktion zu der im beta-Globulin-Eiweiß-Bereich liegenden Fraktion durch Elektrophorese. Dieser Quotient gab lediglich Auskunft über die verschiedene Lipoidverteilung, daß beim Kleinerwerden des Quotienten der beta-Anteil entweder zunimmt oder der im Bereich der Albumin/alpha-1-Fraktion liegende Anteil geringer wird. Dieser Quotient gibt also nur Auskunft über die Relation beider Fraktionen zu einander. Wir konnten damals schon folgende Beobachtungen machen:

Ein Kleinerwerden des Quotienten fand sich
1. bei unkomplizierten Diabetikern im Vergleich zu normalen Kontrollpersonen
2. mit Verschlechterung des Kompensationsgrades des Diabetes
3. bei der diabetischen Retinopathie mit zunehmendem Schweregrad
4. bei der diabetischen Nephropathie im Vergleich zum unkomplizierten Diabetes
5. bei einer Diabetesdauer von 1o bis 15 Jahren (in der sich die schweren Komplikationen herausgebildet haben).
6. bei dem basophilen Diabetestyp im Vergleich zu den indifferenten und hyperthyreotischen Typen.

Im 2. Teil unserer Befunderhebung - diese Befunde wurden in Berlin unter Leitung von Herrn Prof. Dr. M o h n i k e und unter Mitarbeit von Herrn Dr. F r i e d e l erhoben - darf ich Ihnen das Verhalten folgender Lipoidwerte mitteilen:
Es wurden untersucht: der bereits oben genannte Quotient, die Gesamtlipoide, die Neutralfette, die Phosphorlipoide und das Gesamtcholesterin.

Wir versuchten herauszuarbeiten, ob ein Zusammenhang zwischen den Veränderungen der Lipoide und den spezifischen diabetischen Komplikationen besteht, und ob diese Veränderungen abhängig sind vom Kompensationsgrad des Diabetes mellitus. Es kann hierzu folgendes gesagt werden:

Es fand sich eine deutliche Erhöhung der Totallipide, der Neutralfette, der Phosphorlipoide und des Gesamtcholesterin sowie eine Verminderung des Quotienten der komplizierten Diabetiker gegenüber den unkomplizierten. Um diese Aussage erweitern zu können, unterteilten wir alle vorhin schon genannten Kollektive in komplikationsfreie und komplizierte Untergruppen, wobei sich in allen mit Komplikationen behafteten Untergruppen eine Erhöhung der Phosphorlipoide gegenüber der komplikationsfreien Gruppe zeigte; nicht ganz so eindeutig waren die Beziehungen der 3 anderen genannten Lipoidwerte wie das Neutralfett, die Totallipoide und das Gesamtcholesterin.

Als nächstes Problem untersuchten wir, ob ein Ansteigen der einzelnen Lipoidanteile auch zum zunehmenden Schweregrad der Angiopathie positiv korreliert ist. Wir fanden eine solche Korrelation für die Phosphorlipoide und das Gesamtcholesterin beim Vergleich der Retinopathia I. Grades mit der Retinopathia II. und III. Grades.

Unter Berücksichtigung der Angaben von ADLERSBERG, daß grundsätzlich zwischen guter und schlechter Stoffwechsellage unterschieden werden muß, ordneten wir unsere Patienten in 2 große Gruppen:
in solche mit einem Kompensationsgrad I und
in solche mit einem Kompensationsgrad II.

Hier konnten wir zeigen, daß in der ersten Gruppe die mit Komplikation behaftete Untergruppe schlechtere Phosphorlipoide zeigt als die beim Kompensationsgrad II vorhandene Untergruppe ohne Komplikationen. Ein Ansteigen der Totallipoide und des Gesamtcholesterin in beiden mit Komplikationen behafteten Untergruppen war ebenfalls zu finden. Hinsichtlich der Diabetesdauer konnten wir die gleiche Korrelation für die Phosphorlipoide, die Neutralfette und das Gesamtcholesterin aufweisen.

Wir möchten zusammenfassend sagen, daß der Lipoidspiegel abhängig ist beim Diabetes mellitus sowohl von den zu Anfang angegebenen Faktoren wie Diabetesdauer, -typ, Kompensationsgrad der Stoffwechsellage, daß aber vielleicht auch eine Abhängigkeit zu den diabetischen Komplikationen überhaupt, vielleicht sogar zum Schweregrad und zum Ausmaß der diabetischen Angiopathie besteht, wobei die Phosphorlipoide die am frühzeitigsten reagierende Fraktion zu sein scheint.

Aus der I. Medizinischen Klinik der Medizinischen Akademie Lodz
(Direktor: Prof. Dr. J. W. G r o t t )

# SERIENUNTERSUCHUNGEN DER GERINNUNGSZEIT NACH GLUKOSEBELASTUNG BEI DIABETIKERN UNTER BERÜCKSICHTIGUNG DER GEFÄSSVERÄNDERUNGEN

Von J. W. G r o t t

1947 habe ich eine neue Blutgerinnungsprobe, welche auf Serienuntersuchungen der Gerinnungszeit nach 5o g -Glukosebelastung im Verlauf von 3 Std. beruht, vorgeschlagen (1). Außerdem habe ich 1956 auf dem Internationalen Symposion für Hepatitis infectiosa in Warschau (2) darauf aufmerksam gemacht, daß diese Probe für die Beurteilung der Leberfunktion bei dieser Krankheit herangezogen werden kann. Besonderen Wert besitzt diese Probe in der Rekonvaleszenz, in welcher alle sogenannten Leberfunktionsproben häufig negativ ausfallen. Die Normalwerte der Blutgerinnungszeit ergeben sich nach MAS-Y-MAGRO bei nüchternen Patienten wie folgt:

1. Die Nüchternblutgerinnungszeit überschreitet die Zeit von 13 Min. nicht (Abb.1).
2. Während der ersten 6o Min. nach Glukosebelastung wird die Blutgerinnungszeit verkürzt (Abb. 2).
3. Nach 3 Std. wird die Rückkehr zum Ausgangniveau beobachtet.

Wie aus den Untersuchungen von W. OLSZEWSKI (5, 6) hervorgeht, kann bei gesunden Personen dieses Verhalten der Blutgerinnung mit verschiedenen Methoden bewiesen werden (Abb.3). In Notfällen kann die Glukose durch gewöhnlichen Zucker ersetzt werden (3,4).

Bei Krankheitszuständen, die mit Störungen der Blutgerinnung verlaufen, und auch bei manchen Krankheiten der Leber

1. kann die Nüchterngerinnungszeit sehr oft verlängert werden,
2. verlängert sich die Gerinnungszeit nach Glukosebelastung (sehr wichtig !) sehr oft.

In dieser Arbeit lege ich die bei 12o Diabetikern festgestellten Ergebnisse vor. Aus der Gesamtzahl der Patienten waren die Nüchterngerinnungswerte nur in 18 Fällen (15 %) etwas kürzer als 15 Min. Bei den von mir untersuchten Kranken war die Gerinnungszeit wie folgt (Abb. 4):

1. Bei nüchternen Kranken waren die Zeitwerte in 85 % der Fälle verlängert.
2. Während der ersten 6o Minuten nach Glukosebelastung fand sich sehr oft eine ungenügende Verkürzung der Zeitwerte.
3. Statt einer Verkürzung fanden wir oft eine Verlängerung im Vergleich mit den Ausgangswerten.

Alle untersuchten Patienten wurden in 2 Gruppen eingeteilt:
1. Ohne klinisch nachweisbare Gefäßveränderungen (68 Personen = 58,7 % der Gesamtzahl der Untersuchten) und 2. Mit klinisch nachweisbaren Gefäßveränderungen ( 52 Personen = 43,5 % der Gesamtzahl der Untersuchten).

Die Gefäßveränderungen betrafen: Gefäßatherosklerose des Augenhintergrundes, der unteren Extremitäten, der Aorta und der Kranzgefäße und die Angiopathia diabetica im engeren Sinne.
Aus der Gesamtzahl der 12o Patienten wurden bei 52 Personen Gefäßveränderungen festgestellt: bei 25 eine Angiopathia diabetica, bei 19 eine Gefäßatherosklerose und bei 8 die Zeichen beider Veränderungen.

Die stärkste Verlängerung der Blutgerinnungszeit wurde am häufigsten bei Patienten festgestellt mit fortgeschrittener Atherosklerose (bei 11 Personen von 19 untersuchten) und mit beiden Formen der Gefäßveränderungen (bei 6 Personen von 8 untersuchten).

Die Nüchterngerinnungszeiten waren signifikant verlängert und betrugen am wenigsten 22 Min., in einzelnen Fällen sogar 34 Min. (Pat.-Nr. 3o S.Kl.), 37 Min. (Pat.-Nr. 1oo J. Ol.) und 4o Min. (Pat.-Nr. 37 St. W.). Entsprechend der unregelmäßigen Verlängerung der Nüchterngerinnungszeiten waren diese am Ende des Versuchs, d.h. 3 Std. nach der Glukosebelastung, auch verlängert, manchmal sehr stark: 37 Min. (Pat.-Nr. 1oo J. Ol.), 4o Min. (Pat.-Nr. 38 Z. Lib.) und 46 Min. (Pat.-Nr. 3o S. Kl.). Die genauen Ergebnisse sind in Tab. 1 zusammengestellt.

Das Alter der Kranken mit Gefäßveränderungen schwankte bei 8 Personen zwischen 15 und 4o Jahren, bei 44 Personen zwischen 41 und 72 Jahren. Die Diabetesdauer schwankte bei 25 Personen zwischen 1 und 5 Jahren, bei 1o Personen zwischen 6 und 1o Jahren und bei 17 Personen zwischen 11 und 25 Jahren. Der Altersdurchschnitt der Kranken ohne Gefäßveränderungen betrug 38,7 und die durchschnittliche Krankheitsdauer 3,6 Jahre. Bei Diabetikern mit Gefäßveränderungen betrugen dieselben Werte 53,4 und 7,7 Jahre.

| Pat. Nr. | Alter | Diabetes-dauer | Komplikationen | Gerinnungszeiten nach Glukosebelastung (in Min.) | | | |
|---|---|---|---|---|---|---|---|
| | | | | 0' | 6o' | 12o' | 18o' |
| 3o S.Kl. | 53 | 2 | Hypertensio, Atherosclerosis, Angina pect., Verminderung der Oscillationen | 34 | 42 | 48 | 46 |
| 37 St.W. | 52 | 4 | Hypertensio, Atherosclerosis | 4o | 35 | 25 | 3o |
| 38 Z.L. | 57 | 1 | Retino- et Nephropathia diabetica, Verminderung der Oscillationen | 3o | 32 | 43 | 4o |
| 1oo J.Ol. | 59 | 16 | Nephropathia, Polyneuropathia, Verminderung der Oscillationen | 37 | 27 | 33 | 37 |

In der Tabelle haben wir die Zahlen von 4 Diabeteskranken, welche die größten Abweichungen der Blutgerinnungszeit aufwiesen, zusammengestellt. Die Störungen beruhten auf einer sehr signifikanten Verlängerung der Gerinnungszeit. Die Analyse der

Werte weist darauf hin, daß zu solchen schweren Blutgerinnungsstörungen nicht nur das höhere Alter als 4o Jahre und die lange Diabetesdauer, sondern auch eine gleichzeitige arterielle Hypertonie führen können.

Das von mir untersuchte Krankengut ist noch zu klein, um weitgehende Schlußfolgerungen ziehen zu können. Wir sind der Meinung, daß diese Untersuchungen weitergeführt werden sollen.

SCHLUSSFOLGERUNGEN.

1. Bei allen Diabeteskranken soll periodisch die Blutgerinnungszeit nach 5o g-Glukosebelastung untersucht werden, da wir so einige Hinweise für die Entstehung der Gefäßkomplikationen bekommen können.
2. Die stärksten Störungen kommen häufiger bei Diabeteskranken mit als bei solchen ohne Gefäßveränderungen vor.
3. Die Neigung zu Blutgerinnungskomplikationen hängt am wahrscheinlichsten vom Alter des Kranken, von der Diabetesdauer und der gleichzeitigen arteriellen Hypertonie ab.

Literatur

(1) GROTT, J.W.: a) Schweiz. med. Wschr. 77, 157 (1947)
b) Przegl. Lek. 3, 268 (1947)
(2) GROTT, J.W.: a) Internationales Symposion über die Hepatitis infectiosa Warschau 1956
b) Przegl. Epidem. 13, 99 (1959)
(3) GROTT, E. u. W. OLSZEWSKI : Pol. Tyg. Lek. 24, 925 (1956)
(4) GROTT, J.W. u. W. OLSZEWSKI : Čsl. Gastroent. Výz. 16, 82 (1962)
(5) OLSZEWSKI, W.: Pol. Arch. Med. wewnet. 23, 673 (1953)
(6) OLSZEWSKI, W.: Pol. Arch. Med. wewnet. 31, 1595 (1961)

Aus der Medizinischen Klinik und Poliklinik der Medizinischen Akademie Düsseldorf (Direktor: Prof. Dr. K. O b e r d i s s e)

# DIABETES MELLITUS MIT PERMANENTER HYPERLIPÄMIE

Von K. J a h n k e und G. F. J u n g

Die Verschlechterung des Kohlenhydratstoffwechsels bei Diabetikern geht mit einer Vermehrung der Serumlipide einher. Besonders ausgeprägt nehmen die Triglyzeride, also auch die veresterten Fettsäuren zu. Es handelt sich um eine Transportlipämie, die wieder verschwindet, wenn sich der Kohlenhydratstoffwechsel normalisiert. Die passagere Hyperlipämie bei ungenügend kompensierten Diabetikern ist also nichts Ungewöhnliches.

Beträchtliche und permanente Hyperlipämien kommen aber auch bei gut kompensierten Diabetikern vor, ohne daß dafür noch andere Komplikationen verantwortlich gemacht werden können. Mehrfach wurden solche Fälle beschrieben. Besondere Beachtung fanden sie aber erst, als ADLERSBERG und WANG 1955 die Kombination von mildem Diabetes und Hyperlipämie als besonderes Syndrom herausstellten.

Diese Kombination ist häufiger als angenommen wird. Bei systematischen Lipiduntersuchungen von 52o Diabetikern fanden wir sie in 21 (4 %) Fällen. Als Grenzwert wurde eine mehrfach bestätigte Fettsäurenkonzentration von über 9oo mg% festgelegt, die die obere Standardabweichung des Mittelwertes azidotischer Diabetiker überschreitet. Der Kohlenhydratstoffwechsel mußte dabei befriedigend eingestellt sein (Nüchternblutzucker unter 18o mg%, Harnzuckerausscheidung unter 15 g/die, kein Aceton). Die symptomatische Form der diabetischen Hyperlipämie ist damit eindeutig ausgeschlossen.

Im Serum dieser Patienten sind alle Lipidfraktionen vermehrt. Neben der Zunahme veresterter Fettsäuren (9oo - 1o636 mg% ) besteht auch eine Hypercholesterinämie (295 - 125o mg% ) und Hyperphosphatidämie (375 - 983 mg% ). Die Schwankungen der Werte sind im Einzelfall, aber auch von Patient zu Patient, beträchtlich. Z.T. findet man extreme Werte, vor allem für die Gesamtfettsäuren. Beachtenswert ist das Verhalten der Polyensäuren. Ihre absolute Konzentration ist zwar auch beträchtlich vermehrt (171 - 13o8 mg%); ihre relative, auf die Gesamtfettsäuren bezogene Konzentration ist jedoch außergewöhnlich vermindert (12 - 27 rel. %). An der Hyperlipämie sind also vorwiegend gesättigte Fettsäuren beteiligt, die die Triglyzeridfraktion charakterisieren.

Dementsprechend findet man bei Flotationsanalysen der Lipoproteide in der Ultrazentrifuge eine hochgradige Verschiebung zu Lipoproteidklassen sehr niedriger Dichte. Ganz im Vordergrund steht die Vermehrung der Lipoproteide mit Flotationskonstanten über $S_f$ 1oo (388 - 1688 mg%), während die high-density-Lipoproteide (149 - 282 mg%) eher vermindert sind.

Die Hyperlipämie dieser Fälle ist also in erster Linie durch eine Vermehrung der Triglyzeride und der Lipoproteide sehr niedriger Dichte, sowie durch eine hochgradige Verminderung der relativen Polyensäurekonzentration gekennzeichnet.

Um die Besonderheiten des Stoffwechsels genauer zu demonstrieren, haben wir die 21 Fälle in 3 Gruppen unterteilt: (Tab. 1).

Tab. 1

| Anzahl | A<br>6 | B<br>1o | C<br>5 |
|---|---|---|---|
| Nüchtern-Blutzucker (mg%) | 157 | 145 | 111 |
| Cholesterin (mg%) | 643 | 367 | 329 |
| Fettsäuren (total mg%) | 4533 | 1142 | 1443 |
| Dauer des Diabetes (Wochen) | 45 | 1o4 | - |
| Einstellbarkeit: latenter D. | 1 | - | 5 |
| diätetisch | 2 | 3 | - |
| orale Ther. | 2 | 4 | - |
| Insulin-Ther. | 1 | 3 | - |

Tab. 1: Diabetes mit permanenter Hyperlipämie (KH-Stoffwechsel)

In der Gruppe A sind 6 Fälle mit extremer Hyperlipämie zusammengefaßt, die besonders scharf mit dem milden Diabetes kontrastiert. Nur in einem Fall wurde Insulin bis 32 E/die gegeben, in einem weiteren Fall war der Diabetes überhaupt nur latent. Solche Fälle wurden als essentielle Hyperlipämie beschrieben und entsprechen am ehesten dem Syndrom von ADLERSBERG u. WANG.

In den beiden anderen Gruppen ist die Hyperlipämie ebenfalls beträchtlich, aber weniger eindrucksvoll. Sie unterscheiden sich durch die Art des Diabetes.

Bei den 1o Fällen der Gruppe B bestand ein manifester, aber gut kompensierter Diabetes, der sich zumeist leicht mit Diät und oraler Therapie beherrschen ließ. Nur bei 3 Fällen war Insulin, im Mittel 37 E/die notwendig.

Bei den 5 Fällen der Gruppe C war der Diabetes dagegen nur latent vorhanden. Die Belastungen mit Glukose und Cortison-Glukose, aber auch der Rastinon-Test fielen pathologisch aus. Eine Azidoseneigung bestand bei manifestem Diabetes nicht. Dennoch kam es in 2 Fällen bei mäßiger Verschlechterung des Kohlenhydratstoffwechsels zu ungewöhnlichen und überschießenden Zunahmen der Serumlipide, so daß die Fettsäurekonzentration 3ooo - 5ooo mg% erreichte. Bemerkenswert ist ferner die relativ kurze Dauer des manifesten Diabetes. Nur einmal betrug sie 4 Jahre, 4 mal 3 Jahre, bei den übrigen 16 Fällen weniger als 3 Jahre.

Charakteristisch für die Kohlenhydratstoffwechselstörung ist also der relativ milde und kurzdauernde Diabetes.

Die klinische Symptomatologie entspricht weitgehend derjenigen bei spätmanifestem Diabetes. Es handelt sich vorzugsweise um Patienten im fortgeschrittenen Alter (im Durchschnitt: 55 Jahre) mit Fettleibigkeit (15 Fälle) und Hochdruck (15 Fälle). Entgegen den sonstigen Verhältnissen beim Diabetes überwiegen wie bei der rein essentiellen Hyperlipämie aber die Männer (13 Fälle).

Sonst fehlen die charakteristischen Symptome der essentiellen Hyperlipämie, auch bei Fällen mit massiver Vermehrung der Serumlipide. Wie andere kasuistische Berichte zeigen, können sie aber vorkommen. Nur die Vergrößerung der Leber fanden wir in knapp der Hälfte der Fälle.

Arteriosklerotische Gefäßkomplikationen sind offenbar häufiger (15 Fälle) als im allgemeinen Diabetes-Kollektiv gleicher Altersklassen. Im Vordergrund steht die Koronarsklerose (14 Fälle), während periphere Durchblutungsstörungen (6 Fälle) anscheinend nicht häufiger sind. Bemerkenswert ist die hohe Rate der familiären Arteriosklerosebelastung (1o Fälle).

Die Pathogenese der Hyperlipämie ist im Grunde unklar. Es handelt sich aber nicht um eine Transportlipämie wie bei entgleistem Diabetes. Die Serumkonzentrationen der freien Fettsäuren (FFS) und des Glyzerins zeigen jedenfalls nicht die typische Steigerung, sondern sind normal und verhalten sich wie bei der essentiellen Hyperlipämie (Durchschnittswerte für FFS: o,67 mmol/l, für Glycerin: 92,5 mmol/l).Man muß vielmehr eine Retentionslipämie im Sinne THANNHAUSERS annehmen (Abb.1): Die Kurve der Gesamt- und Lipidaktivität im Plasma steigt nach oraler Verabreichung von $^{131}$J-Triolein steil und sehr hoch an und fällt nur langsam und verzögert ab. Es liegt also eine Fettverwertungsstörung vor.

Nur so ist auch der ausgezeichnete Effekt einer unterkalorischen, fettarmen Diät zu erklären.

Hierzu sei als Beispiel die Verlaufskontrolle einer 51-jährigen, adipösen Diabetikerin mit massiver Hyperlipämie demonstriert (Abb.2). In der Vorperiode mit Mischkostdiät, die 18oo Kalorien und 4o g Fett enthielt, lagen die Blutzucker-Nüchternwerte um 2oo mg%, Cholesterin über 8oo mg%, Gesamtfettsäuren bis 1o 636 mg%. Unter Formuladiät mit 9oo Kalorien und 2o g Fett kam es zu einem dramatischen Abfall der Serumlipide, beträchtlichem Gewichtsverlust und Normalisierung der Blutzucker-Nüchternwerte. Auch das Tagesprofil war schließlich völlig regelrecht. Eine Normalisierung der Lipidwerte wurde nicht erreicht.

Die pathogenetischen Mechanismen, die zu der mangelhaften Fettverwertung und zu den Störungen des Kohlenhydratstoffwechsels führen, sind unbekannt.

Man hat diese Fälle als essentielle Hyperlipämie mit koinzidentem Diabetes, also als gemischtes Krankheitsbild aufgefaßt. Das rein zufällige und unabhängige Zusammentreffen von Diabetes und essentieller Hyperlipämie ist aber wenig wahrscheinlich.

So bestehen offensichtlich Beziehungen zwischen den beträchtlichen Schwankungen der Serumlipide und der Hyperglykämie, ohne daß eine Azidose vorhanden ist. Diese Erfahrung haben wir auch gemacht.

Vor allem aber ist die Tatsache bemerkenswert, daß 1/4 aller von CHRISTENSEN bis 1955 aus der Literatur gesammelten Fälle von essentieller Hyperlipämie Störungen im Kohlenhydratstoffwechsel zeigten und 16 dieser 121 Fälle einen manifesten

Diabetes hatten. Das spricht sehr für abhängige metabolische Defekte.

Sie können extrainsulinär bedingt sein. Ein solcher Mechanismus wird zum Beispiel für den lipatrophischen Diabetes LAWRENCE angenommen, bei dem eine Hyperlipämie obligatorisch ist. Wir haben kürzlich eine 31-jährige Frau mit Werner-Syndrom beobachtet, die neben Hypogonadismus, Katarakt, Hochdruck, Arteriosklerose und Progerie eine Hyperlipämie mit latentem Diabetes hat. Ein Insulinmangel war bei ihr nicht anzunehmen. Die insulinähnliche Aktivität im Serum war um 35o % gesteigert, die Insulinreserve betrug noch 17 % der Norm. Dazu bestand eine relative Insulinunempfindlichkeit. Auch hier mußte an einen extrainsulinären, metabolischen Defekt des Kohlenhydratstoffwechsels gedacht werden.

Der milde Diabetes mit permanenter Hyperlipämie weist also verschiedene interessante Aspekte auf. Sie betreffen nicht nur die Zusammenhänge mit arteriosklerotischen Gefäßkomplikationen, sondern auch die besonderen Beziehungen zwischen Kohlenhydrat- und Fettstoffwechsel.

Aus dem Laboratorium für pathologische Physiologie
(Leiter: Prof. Dr. S. M. L e i t e s ) des Zentralinstituts für ärztliche Fortbildung Moskau

# DIE LIPOLYTISCHE AKTIVITÄT VON ORGANEN UND GEWEBEN BEI EXPERIMENTELLEM ALLOXANDIABETES

Von S. M. L e i t e s

Wir untersuchten bei Ratten die Serumkonzentration der unveresterten (freien) Fettsäuren (NEFA) und die lipolytische Aktivität des Fettgewebes, der Leber, der Lungen, des Herzmuskels und der Aorta in verschiedenen Stadien des Alloxandiabetes. Die lipolytische Aktivität des epididymalen Fettgewebes wurde nach GORDON und CHERKES (3) bestimmt durch Messen der NEFA-Konzentration im Inkubationsmedium (5 % Albumin in Krebs-Ringer Phosphatpuffer, $P_H$ 7,4) zu Beginn und am Ende des Versuches. Die lipolytische Aktivität der Leber, der Lungen, des Herzmuskels und der Aorta wurde aus dem Hydrolysierungsgrad Tween-6o bestimmt (1 % Albumin und 2,5 % Tween-6o in M/15 Phosphatpuffer nach SØRENSEN). Inkubationsdauer 15o Min. bei 37° C. Bestimmung der NEFA nach DOLE (1).

Die Zugabe von Insulin (45 mE) zu 1 ml des Inkubationsmediums hemmt die lipolytische Aktivität des Fettgewebes bei normalen Tieren. Parallel dazu wird die Glukoseaufnahme im Fettgewebe aktiviert. Bei Alloxandiabetes ist die lipolytische Aktivität des Fettgewebes als Folge einer starken Verminderung des epididymalen Fettgewebes herabgesetzt. Zugabe von Glukose zum Inkubationsmedium senkt die lipolytische Aktivität; die Lipolyse wird jedoch weniger gehemmt als im Gewebe normaler Tiere (Tab. 1).

Die Steigerung der lypolytischen Aktivität der Leber, der Lungen und auch des Herzmuskels wird vom 9. - 12. Tag von Beginn des Alloxandiabetes an beobachtet; sie kann als charakteristisch für ihn angesehen werden. Parallel steigt die NEFA-Konzentration im Blutserum (Tab. 2). Während des 18. - 88.Tages des Alloxandiabetes fällt die lipolytische Aktivität und erreicht in den Lungen und in der Herzwand normale Werte; im Blutserum werden keine normalen Werte erreicht. Wir konnten bei den diabetischen Tieren keine Korrelation zwischen Blutzuckerhöhe und lipolytischer Aktivität der untersuchten Gewebe feststellen.

Also kann für den Alloxandiabetes als typisch angesehen werden, daß die durch Glukose hervorgerufene Hemmung der lipolytischen Aktivität des Fettgewebes wesentlich geringer ist (als bei Normaltieren) und daß (in bestimmten Stadien) die lipolytische Aktivität der Leber, der Lungen und des Herzgewebes erhöht ist. Wir betrachten die erhöhte lipolytische Aktivität des Herzmuskels bei Diabetes als kompensatorische Reaktion, durch die bei ungenügender Kohlenhydratverwertung energieliefernde höhere Fettsäuren bereitgestellt werden. Bei langfristigem Diabetes wird jedoch diese Reaktion erschöpft.

Beachtenswert ist die Abnahme der lipolytischen Aktivität in der Aortenwand bei chronischem Diabetes. Nach GERGELY und GERÖ (2) wird Cholesterin vorwiegend als Bestandteil von beta-Lipoproteiden in die Aortenwand eingebaut, deren Moleküle (bei manchen Fraktionen) bis zu 5o % aus Triglyzeriden aufgebaut sind. Die enzymatische Spaltung der beta-Lipoproteide (durch Esterasen) erschwert die Ablagerung der beta-Lipoproteide in der Aortenwand und fördert ihre Ausscheidung auf dem Lymphwege, da sich ihre Hydrophobie als Folge der Trennung von den Triglyzeriden verringert. Indirekte Befunde weisen darauf hin, daß die Abnahme der lipolytischen Aktivität in der Aortenwand eine Rolle in der Pathogenese der Atherosklerose spielt.

ZEMPLÉNYI, LOJDA und GRAFNETTER (4) zeigten, daß die lipolytische Aktivität der Aorta bei atherosklerose-resistenten Ratten höher ist als bei atherosklerose-empfindlichen Kaninchen. Bei alten Ratten ist die lipolytische Aktivität gegenüber jüngeren herabgesetzt. Aus diesen Gründen nehmen wir an, daß die von uns festgestellte Abnahme der lipolytischen Aktivität in der Aortenwand einen wesentlichen Faktor darstellt, der die Entwicklung der Atherosklerose bei chronischem Diabetes begünstigt.

L i t e r a t u r :

(1) DOLE, V.P. : J. clin. Invest. 35, 15o (1956)
(2) GERGELY, I. u.a., zit. nach LUSZTIG, G.: Z. ges. inn. Med. 17, 114 (1962)
(3) GORDON, R.S. a. A. CHERKES : Proc. Soc. Exp. Biol. Med. 97, 15o (1958)
(4) ZEMPLÉNYI, T., LOJDA, Z. a. D. GRAFNETTER : Circulat. Res. 7, 286 (1959)

Tab. 1

| Diabetesdauer/ Tage BZ/mg% | Zahl der Tiere | Lipolytische Aktivität ohne Glukose | nach Glukosezugabe 5o mg% | 3oo mg% | Glukoseaufnahme durch Fettgewebe bei 5o mg% | 3oo mg% |
|---|---|---|---|---|---|---|
| Kontrolle | 11 | 4,85±o,6 | 1,58±o,5 | o,26±o,37 | 1o,3±2,o | 24,o±5,7 |
| Insulin 45 mE/ml | 1o | 1,62±o,15 | o,38±o,15 | o | 23,o±1,o | 5o,8±3,6 |
| Diabetes 7-2o Tage Blutzucker 337 mg% | 16 | 2,5±o,5 | 1,8± o,5 | 1,2 ±o,2 | 5,9±1,o | 21,5±3,o |
| Diabetes 3o-54 Tage Blutzucker 282 mg% | 8 | 4,1o | 3,3 | 2,5 | 8,8 | - |
| Diabetes 72-9o Tage Blutzucker 26o mg% | 5 | 5,3o | 3,6 | 3,3 | - | - |

Tab. 1: Lipolytische Aktivität (Differenz zwischen NEFA-Gehalt nach und vor Inkubation (m - Äquiv./ml/g Fettgewebe) ) des epididymalen Fettgewebes der Ratte ohne und mit Zugabe von Glukose und Insulin, sowie bei Alloxandiabetes. Mittelwerte.

Tab. 2

| Diabetesdauer/ Tage BZ/mg% | Zahl der Tiere | Lipolytische Aktivität Herz | Aorta | Leber | Lungen | NEFA/ milli-Äquiv./l |
|---|---|---|---|---|---|---|
| Kontrolle | 2o | 23,3±o,7 | 1o,97±o,5 | 18,6±1,o | 14,9±1,1 | o,89±o,1 |
| Diabetes 7-18 Tage Blutzucker 382 mg% | 14 | 3o,7±1,7 | 9,87±o,6 | 22,5±o,8 | 18,4±o,9 | 1,53±o,3 |
| Diabetes 18-3o Tage Blutzucker 29o mg% | 1o | 27,4±1,4 | 7,13±o,7 | 2o,6±1,o | 16,9±1,1 | 1,15±o,2 |
| Diabetes 72-88 Tage Blutzucker 383 mg% | 8 | 24,o±1,2 | 6,56±o,6 | 2o,4±1,5 | 15,4±1,2 | 1,18±o,15 |

Tab. 2: Lipolytische Aktivität von Herzmuskel, Aorta, Leber und Lungen und NEFA-Gehalt im Serum bei Alloxandiabetes der Ratte. Mittelwerte.

DISKUSSION

C z y z y k , Warschau :

Ich möchte eine Frage an Herrn J a h n k e richten. Es handelt sich um die Gruppe der Patienten mit Diabetes mellitus und der essentiellen Hyperlipämie. Ich möchte mich nämlich erkundigen, ob man bei diesen Patienten nicht eine familiäre Belastung feststellen konnte. Wir wissen, daß gerade in den Fällen der essentiellen Hyperlipämie sehr oft ein genetisch bedingter Mangel an Lipoproteinlipase zugrunde liegt; in solchen Fällen wäre die Hyperlipämie primär, dagegen die KH-Stoffwechselstörung sekundär.

S z a r v a s , Szeged :

Auch ich möchte dem sehr interessanten Vortrag von Herrn J a h n k e und Herrn J u n g einige Worte hinzufügen. Die experimentelle Hyperlipämie konnten wir bei jungen Hähnen mit einem Terpengemisch hemmen. Dieses Terpengemisch enthielt verschiedene Terpene, namentlich Borneol, Camphen, Cineol, $\alpha$-Pinen und auch andere. Bis jetzt haben wir nur wenige klinische Beobachtungen; ich möchte nur einen Fall erwähnen: Bei einer Diabetikerin wurde die Hyperlipämie, welche auch nach Kompensation des Diabetes geblieben ist, mit diesem Terpengemisch normalisiert.

J a h n k e , Düsseldorf:

Ich möchte Herrn L e i t e s fragen, ob die Tiere, mit deren Aorten er gearbeitet hat, fettsüchtig waren, und ob er auch Untersuchungen am Ganztier vorgenommen hat und dabei das Verhalten der freien Fettsäuren im Blut bestimmte.

L e i t e s , Moskau :

Ich möchte einige Bemerkungen zu den Vorträgen von Frau S z ü c s , Frau L i p p m a n n und Herrn J a h n k e machen.

Ich glaube, bei der Frage der Störungen des Lipoidstoffwechsels müssen wir beim Diabetes an 2 Dinge denken. 1. Die Störungen des Lipoidstoffwechsels können ein unmittelbares Resultat der Inselinsuffizienz und mit der Störung des Kohlenhydratstoffwechsels verbunden sein. Wir wissen, daß bei Inselinsuffizienz die Bildung von Fetten aus Kohlenhydraten gehemmt ist und damit die Bildung von Fettsäuren. Es kann auch eine 2. Ursache der Lipoidstoffwechselstörung beim Diabetes sein. Diese ist unabhängig von einer Inselinsuffizienz, d.h. es kann beim Diabetes eine Störung der Bildung von clearing factors, d.h. eine Insuffizienz der Heparinzellen, sein. Wir wissen, daß nach den Versuchen von DRAGSTEDT u.a. nach Pankreatektomie eine Fettleber gebildet wird, welche nicht durch Insulin reduziert wird sondern durch Lipocain und lipotrope alimentäre Faktoren. Ich erinnere mich auch an die sog. pankreatogene Lipämie von JOEL, die sie vor fast 3o Jahren beschrieben hat. Bei diesen pankreatogenen Lipämien gibt es keine Störungen des Kohlenhydratstoffwechsels. Vielleicht sind diese essentiellen Lipämien und Lipoidämien, welche Herr J a h n k e hier gezeigt hat, nicht Folge einer Kohlenhydratstoffwechselstörung sondern Folge einer verminderten Lipocaicbildung.

M o h n i k e , Karlsburg :

Ich habe noch eine Frage an Herrn L e i t e s , wie er sich nämlich die von ihm beschriebenen Veränderungen biologisch vorstellt, denn in vitro bekommen Sie ja durch Adrenalin oder Glukagon eine sehr schöne Mobilisation der nichtveresterten Fettsäuren. Vielleicht spielt eine Balance-Verschiebung zwischen den Hormonen eine Rolle.

Auf der anderen Seite möchte ich noch unterstreichen, was ja auch aus dem Vortrag hervorging, daß einige Gewebe wie der Herzmuskel, bei einer Insuffizienz im Kohlenhydratstoffwechsel aus vitalen Gründen auf die Verbrennung von Fettsäuren angewiesen sind.

Dann habe ich noch eine Frage an Herrn G r o t t.Herr G r o t t hat auf Gerinnungsstörungen hingewiesen, die ja bei einem Leiden, welches mit Blutungen einhergeht, z.B. Retinablutungen, vielleicht ein sehr wichtiges Glied in der pathogenetischen Schadenskette darstellen können. Ich möchte fragen, ob Gerinnungsfaktoren, gegebenenfalls welche im einzelnen, angeschuldigt werden können. Wir haben bei einer nicht sehr großen Gruppe von Diabetikern mit frischen Blutungen untersucht: die Faktoren II, V, VII, X, das Quick-Potential, das heparinartige Antithrombin und das Serumantithrombin. Wir haben keine Abweichungen von der Norm gefunden. Dann möchte ich nochmals unterstreichen, was mir sehr wichtig zu sein scheint: Es gibt, wie ich zufällig hörte, neue Befunde, nach welchen das Pankreas von diabetischen Menschen überhaupt keinen extrahierbaren clearing-Faktor enthält, während das beim Pankreas des gleichaltrigen Stoffwechselgesunden durchaus der Fall ist.

Nun bitte ich um die Schlußworte. Ich möchte noch betonen, daß die Ernährung wahrscheinlich für die zur Diskussion stehenden Fragen eine sehr starke Rolle spielt, wenn auch viele Einzelheiten noch nicht bekannt sind.

G r o t t , Łodź :
Die Frage von Herrn Prof. M o h n i k e kann zur Zeit nicht genau beantwortet werden. Wir wissen nämlich, daß die Blutgerinnung von vielen bekannten und unbekannten Faktoren abhängig ist. In unserem Referat haben wir nur die Tatsache vorgestellt. Das Problem wird weiter bearbeitet.

**J a h n k e , Düsseldorf :**
**Bei 2 Fällen extremer Hyperlipämie konnten Familienuntersuchungen durchgeführt** werden. In einem Fall war Heredität nachzuweisen, im anderen nicht. Bei den übrigen Fällen waren solche Untersuchungen bisher nicht möglich.
Für den Hinweis auf die therapeutische Wirkung von Terpenen bei Hyperlipämie bin ich dankbar. Wir haben keine Erfahrung damit.
Bei einer Reihe, vor allem extremer Hyperlipämien ist mit Hilfe des Heparinklärtests das Verhalten der hypothetischen Lipoproteidlipase untersucht worden. Die Ergebnisse waren nicht einheitlich: in einigen Fällen hatten wir den Eindruck einer Klärinsuffizienz, in anderen war dies auszuschließen. Neben diesem Mechanismus sind noch andere pathogenetische Bedingungen über das hinaus, was Herr L e i t e s angeschnitten hat, besonders im Zusammenhang mit dem gleichzeitig vorhandenen Diabetes möglich. So könnte die bei Hyperlipämie häufig vorhandene Fettleber zu einer hepatischen Insulinresistenz (SMELO) Anlaß geben, auch könnten die Lipoproteide selbst als Insulin-Antagonisten wirken (VALLANCE-OWEN), schließlich wäre noch an ein besonderes Verhalten des Fettgewebes der meist adipösen Personen zu denken. Die bisherigen Beobachtungen erlauben jedoch noch keine befriedigende Erklärung.

Zum Vortrag S z ü c s : Die unterschiedlichen Stoffwechselsituationen der Diabetiker, der unzweifelhafte Einfluß des Lebensalters, die Häufigkeit von Begleitkrankheiten bei Diabetikern und schließlich noch die Besonderheiten der verschiedenen Formen von Gefäßveränderungen bei Diabetes machen es erforderlich, genügend große, aber auch möglichst homogene Kollektive miteinander zu vergleichen, um die tatsächliche Rolle der Serumlipide beurteilen zu können. Gegenüber gleichaltrigen stoffwechselgesunden Personen findet man dann bei nichtdiabetischen Arteriosklerotikern wie bei diabetischen Arteriosklerotikern mit guter Stoffwechseleinstellung und ohne sonstige Begleitkrankheiten eine signifikante Vermehrung der durchschnittlichen Serumlipidwerte. Nichtdiabetische und diabetische Arteriosklerotiker unterscheiden sich dabei allerdings kaum. Man muß jedoch betonen, daß die Diagnose der Arteriosklerose die Diagnose ihrer Komplikationen ist. Zudem ist die Arteriosklerose ein polyätiologisches Syndrom. Nur bei etwa 5o % der Arteriosklerotiker findet man eine Hyperlipidämie. Besondere Verhältnisse liegen zudem bei bestimmten Formen der spezifischen diabetischen Angiopathie vor, insbesondere bei der Hyperlipidämie der Patienten mit diabetischer Nephropathie, ebenso bei der essentiellen Hyperlipämie mit Diabetes mellitus. Eine Betrachtung der Serumlipide bei Diabetes mellitus, die diese vielen Besonderheiten nicht berücksichtigt, kann leicht zu verschiedenen Ergebnissen führen (s. K. JAHNKE und G. GUSSONE: 4. Cong. Fed. Intern. Diab. Genève 1961, S. 155; K. JAHNKE et all.: III. Kongr. Int. Diab. Fed. Düsseldorf 1958, S. 1o7, Stuttgart 1959).

L e i t e s , Moskau :
Ich möchte auf die Fragen antworten.
Erstens: die Versuche waren in vitro.
Wir glauben, daß Stress, parallel mit einer Hypercholesterinämie und mit einer Erniedrigung der lipolytischen Aktivität der Aorta, zu Atherosklerose und zur Ausfällung der beta-Lipoproteine in der Aortenwand disponiert.

Aus der Sektion für Endokrinologie (Leiter: Prof. Dr. I. P e n t c h e v)
Der Bulgarischen Akademie der Wissenschaften Sofia

# BEZIEHUNGEN ZWISCHEN DER DIABETISCHEN ANGIOPATHIE UND SULFONYLHARNSTOFFBEHANDLUNG

Von D. A n d r e e v

Die Beziehungen zwischen der diabetischen Angiopathie und dem durch Sulfonylharnstoffderivate erreichten Heilungseffekt beanspruchen in 2 Richtungen ein sehr großes praktisches und theoretisches Interesse:

1. Sie geben die Möglichkeit für eine genauere und erfolgreichere Beurteilung der Patienten, die für die perorale Therapie geeignet sind.

2. Durch die Kenntnis dieser Beziehungen erweitern wir unser Wissen über die Pathogenese der diabetischen Angiopathie.

In diesem Zusammenhang haben wir die Beziehungen zwischen dem Vorhandensein und dem Charakter der diabetischen Angiopathie und dem erreichten Heilungseffekt bei 25o Diabetikern untersucht.

In 9o Fällen waren die Resultate über eine Zeitspanne von 3 bis 4 1/2 Jahren kontrolliert. Der Heilungseffekt wird dann als "positiv" bestimmt, wenn bei einer Diät von 2oo - 25o g Kohlenhydraten täglich die Glykosurie in 24 Stunden unter 2o g liegt und der Nüchternblutzucker unter 18o mg% bleibt. In sämtlichen übrigen Fällen werden die Ergebnisse als "negativ" gewertet. Die an Angiopathie leidenden Kranken werden dem Charakter und der Lokalisation der Erkrankung nach in mehrere Gruppen eingeteilt:
Retinopathie - 6,4 %, Nephropathie + Retinopathie - o,8 %, Hypertonie - 6,8 %, Retinopathie + Hypertonie - 3,6 %, Retinopathie + Nephropathie + Hypertonie 2 %, Retinopathie + Nephropathie + periphere Atherosklerose - 9,6 %, periphere Atherosklerose - 9,6 %, periphere Atherosklerose + Hypertonie - 5,2 % und atherosklerotische Retinopathie - 18 %. Ohne Komplikationen - 47,6 %.

RESULTATE. Die negativen Ergebnisse überwiegen in der Gruppe ohne Komplikationen (57,15 %). In der Gruppe der Angiopathie ist der Therapieerfolg bei Diabetes, der durch spezifische Diabeteskapillaropathie kompliziert ist, geringer. So stellen wir negative Fälle bei isolierter Retinopathie in 57 %, bei Retinopathie mit Nephropathie bei 5o %, bei Retinopathie mit Nephropathie und Hypertonie in 4o % der Fälle fest.

Die Diabetiker mit atherosklerotischen Gefäßveränderungen sprachen auf die perorale Behandlung sehr gut an. Der Heilungseffekt war besonders bei Kombination von Diabetes mit Hypertonie ausgeprägt. In diesen Fällen wurden positive Ergebnisse bei 76,47 % der Behandelten erreicht. Ausgezeichnete Aussichten für eine erfolgreiche Therapie geben folgende Kombinationen: Hypertonie mit Atherosklerose, wovon

66,66 % der Fälle erfolgreich behandelt wurden.

In der Gruppe, die längere Zeit kontrolliert wurde, weisen die späten Therapieergebnisse im wesentlichen dieselben Gesetzmäßigkeiten auf: Retinopathie in Kombination mit Nephropathie oder Hypertonie ergibt Mißerfolg und Spätversagen bei 5o % der Kranken. Die Hypertonie stellt als therapieprognostisches Merkmal die günstigste Komplikation vor: ein Erfolg wurde in 7o % der Fälle erreicht. Jedoch in Kombination mit Retinopathie werden die Erfolgschancen sehr verringert. Die Spätversager finden wir öfter in der Gruppe mit Komplikationen (62,5 ± 5,25 % von den Spätversagern bei P < o,oo1).

Die Ergebnisse weisen darauf hin, daß der Charakter und die Lokalisation der diabetischen Angiopathie mit gewisser Zurückhaltung Hinweise geben können, die Chancen des Heilungseffektes im voraus zu bestimmen.

Die Kranken mit atherosklerotischen Gefäßveränderungen sind für die perorale Therapie geeignet. Bei Diabetikern mit spezifisch-diabetischer Angiopathie, wie z. B. Retinopathie und Nephropathie, sind diese Medikamente nicht indiziert.

Die Anwesenheit und der Charakter der diabetischen Angiopathie müssen jedoch immer im Zusammenhang mit den übrigen Kriterien für die Einstellbarkeit beurteilt werden. Wenn man den grundsätzlichen Wirkungsmechanismus der Sulfonylharnstoffderivate in Betracht zieht - nämlich Stimulation der Insulinsekretion, so stellen unsere Beobachtungen einen indirekten Beweis der Hypothese dar, daß die spezifischen diabetischen Angiopathien sich bei Diabetes mit Insulinmangel entwickeln, dagegen die atherosklerotischen bei Diabetes mit blockierter, doch nicht vollkommen erschöpfter Insulinproduktion.

Кафедра патофизиологии и эндокринологическое отделение госпитальной терапевтической клиники (зав.: проф. В.Г. Вогралик ) Горьковского медицинского института, Горький.

# СУЛЬФАНИЛАМИДЫ В КОМПЛЕКСНОМ ЛЕЧЕНИИ БОЛЬНЫХ ТЯЖЕЛЫМ (ИНСУЛИНОРЕЗИСТЕНТНЫМ) САХАРНЫМ ДИАБЕТОМ.

М. В. Вогралик

Начиная с 1953 г., когда HAAK синтезировал надизан, было получено и применено для лечения больных сахарным диабетом большое количество различных сульфаниламидов гипогликемического действия (растинон, инвенол, диаборал, глюкоцидорал, хлорпротамид, бутамид и др.).

Мировая литература богата сообщениями об успешном их применении (BECKER, BERINGER u. LINDNER, BERTRAM, BENDFELDT u. OTTO, BONHÔTE, CONSTAM, BRENEMANN, DOLGER, FRANKE u. FUCHS, GOOR u. SCHREUDER, HOUSSAY, KLEINSORGE, LOBATIÈRES, MOHNIKE)

Большой материал накоплен и проанализирован и советскими авторами (БЕНИКОВА, ВОГРАЛИК, ГЕНЕС, ГУСМАН и АЛЕКПЕРОВ, ЕГОРОВ, ЖУКОВА, и УДОД, ИСИЧЕНКО, КОПЕЛОВИЧ и БАЛЕН, МОСКОВИЧ и СТАРКОВА, ПЯСЕЦКИЙ, ХАВИН, ШЕРЕШЕВСКИЙ и мн. др.).

В госпитальной терапевтической клинике горьковского медицинского института лечение этими препаратами с углубленным анализом их действия проводилось более чем у 200 больных сахарным диабетом, из которых 48 страдали особенно тяжелой (инсулинорезистентной) формой болезни. Результаты этого лечения были подытожены и опубликованы нами в 1958 г. и в 1961 г. [1, 2] .

В соответствии с данными большинства авторов мы убедились в следующем:

1). Растинон, надизан, диаборал, бутамид и др. обладают достаточно выраженным гипогликемическим действием и могут быть с успехом применены для лечения больных сахарным диабетом. При этом степень их гипогликемического действия и побочные явления при их применении не одинаковы. Так, например, гипогликемическое действие растинона слабее, чем надизана, но и побочный эффект от применения последнего выражен гораздо ярче.
2). Эти препараты в дозе 0,5 - 3,0 г в день могут целиком заменить инсулин у больных легкой формой сахарного диабета и у значительной части больных диабетом средней тяжести. В случаях, когда одни сульфаниламиды не дают достаточного лечебного эффекта, необходимо дополнительное назначение, как правило, небольших доз инсулина.
3). Лечению лучше поддаются люди старше 40 лет, заболевшие уже в пожилом возрасте, склонные к полноте.
4). Применение сульфаниламидов не только не противопоказано при сосудистых осложнениях диабета, но, напротив, способствует их устранению.
5). Хотя вопрос о механизме действия этих препаратов еще полностью не решен, несомненно их влияние на обмен веществ в организме и не только углеводный, но и жировой, что, как показывает наш опыт, способствует устранению кетоза.

В то время господствовало мнение, что применение сульфаниламидов у больных ювенильными и тяжелыми формами сахарного диабета нецелесообразно, а при кетозе даже противопоказано. Американская ассоциация по изучению сахарного диабета высказалась также против комбинированного применения инсулина с сульфаниламидами.

Опыт госпитальной терапевтической клиники Горьковского медицинского института по лечению больных тяжелым (инсулинорезистентным) сахарным диабетом уже в то время заставил нас высказаться за целесообразность комбинированного применения сульфаниламидов в дополнение к инъекциям инсулина в случаях, когда полный переход на одни сульфаниламиды был не возможен. Это позволяет снизить у таких больных дозу потребного инсулина и сократить число его инъекций, что важно, т.к. хроническое введение инсулина, особенно в больших дозах, далеко не безразлично для организма больного. Сульфаниламиды, повидимому, потенцируют действие инсулина (ЛЕЙТЕС, ГЕНЕС). На целесообразность комбинированного лечения сульфаниламидами и инсулином указывают также KLEINSORGE, BRENEMANN, KINZEL, SIGNORELLI, UHRY). В настоящее время эта точка зрения нашла горячих сторонников в лице БЕНИКОВОЙ, ЛЕЙТЕСА, ГЕНЕСА и др.

Вполне ощутимый положительный эффект от перорального применения сульфаниламидов на фоне соответствующей диеты и инсулинотерапии был получен у 34 из 48 больных тяжелой формой сахарного диабета. Ни одного из этой группы не удалось перевести на лечение только сульфаниламидами без инсулина, но снизить дозу инсулина удалось у всех 34.

Вырисовывается зависимость эффекта действия сульфаниламидов при тяжелой форме сахарного диабета от длительности заболевания. Так, если у больных тяжелой формой диабета с длительностью заболевания до I года положительный эффект от дополнительного назначения этих препаратов был получен у всех I2 человек, то у больных с длительностью болезни более 5 лет положительный эффект был отмечен только у 6 из I4 человек.

Особенный интерес представляет обнаруженная нами возможность в ряде случаев снять полностью или частично резистентность к инсулину путем дополнительного назначения 0,5 - 3,0 в день сульфаниламидного препарата гипогликемического действия.

Из материалов клиники (КАМЫШЕВА) следует, что наиболее часто встречаются 2 формы инсулинорезистентности при сахарном диабете:

I). в связи с инактивацией инсулина,

2). в связи с "блокадой" проницаемости и непоступлением инсулина в ткани.

Мы нашли, и это важно подчеркнуть, что положительный эффект комбинированного лечения инсулинорезистентного сахарного диабета сульфаниламидами и инсулином обнаруживается у больных с инсулинорезистентностью, вызванной усилением инактивации инсулина в организме. Это вполне понятно, если учесть огромную биологическую роль белков, включающих сульфогруппы, в процессах тканевого дыхания, передачи нервного импульса с нерва на эффектор, трофикс сосудистой стенки и вообще различных ферментативных и гормональных реакциях в организме (КОШТОЯНЦ). Правда, наши опыты с изучением влияния сульфаниламидов гипогликемического действия на тканевое дыхание in vitro не обнаружили усиления окисления глюкозы.

Возможно, что причина потенцирования действия инсулина сульфаниламидами лежит в торможении инактивации инсулина в печени ферментом инсулиназой, открытым MIRSKY.

Конечно, сейчас вполне доказана способность сульфаниламидов стимулировать бета-клетки поджелудочной железы и усиливать выработку ими инсулина. Но влияние сульфанидамидов на углеводный обмен, видимо, многообразнее и только этим не ограничивается.

Во всяком случае способность сульфаниламидов усиливать и пролонгировать действие как экзогенного, так и эндогенного инсулина, показана как в эксперименте ( MIRSKY, ЛЕЙТЕС, RICKETS, DIENGOTT, ГЕНЕС), так и в клинике на успешных результатах комбинированного лечения даже тяжелых инсулинорезистентных форм сахарного диабета.

Таким образом, опыт клиники убеждает нас в целесообразности применения сульфаниламидов не только при легких и средней тяжести формах сахарного диабета, но и при тяжелой форме диабета, не поддающейся лечению одним инсулином с липолитическими средствами. При этом мы полагаем наиболее целесообразным у таких тяжелых больных первоначально вести дието-инсулиновую терапию, добиваясь максимального эффекта, а затем добавлять сульфаниламиды, стремясь как можно больше снизить потребное количество инсулина.

Литература:

[1] М.В. ВОГРАЛИК: Клин. мед. № 10, 87 (1958 г.)
[2] М.В. ВОГРАЛИК: Клин. Мед. № 11, 128 (1961 г.)

DISKUSSJON

M o h n i k e , Karlsburg :
Ich danke Herrn W o g r a l i k sehr für seinen interessanten Bericht, und ich stelle die beiden vorangehenden Vorträge zur Diskussion.
Nicht berührt wurde, ob die Insulintherapie evtl. die Entstehung einer Angiopathie fördere, wie es behauptet wurde, und zweitens, ob die Therapie mit oralen Antidiabeticis vielleicht ungünstig ist in Bezug auf Frequenz und Schweregrad der Angiopathie oder nicht. Ich bitte um Diskussionsbemerkungen zu den Vorträgen und diesen Fragen.

C h l e b o w s k i , Białystok :
Ich habe eine Frage an die Herren A n d r e e v und W o g r a l i k : ob Sie nur Sulfanilamide in Ihren Versuchen verwendet haben, d.h. nur BZ 55 oder D 86o oder auch andere hypoglykämisierende Substanzen, z.B. Biguanidin, weil das uns vielleicht darüber aufklären könnte, auf welchem Wege diese Substanzen ihre Wirkung ausüben. - Ich persönlich verwende nämlich z.Z. bei einigen Kranken Aspirin und habe damit keine Komplikationen gehabt, obgleich Engländer über frequente Komplikationen berichten.

A n d r e e v , Sofia :
Zu Herrn C h l e b o w s k i : Wir haben unseren Kranken nur BZ 55 und D 86o gegeben. Unser Krankengut, das mit Chlorpropamide behandelt wurde, ist kleiner und ist nicht in diese Forschungsreihe eingeschlossen. In unserem Vortrag sind nur die Beziehungen zwischen der diabetischen Angiopathie und der Sulfonylharnstoffbehandlung besprochen worden. Mit den Biguaniden haben wir keine Erfahrung. Ich bin sehr neugierig zu erfahren, was für Resultate Herr C h l e b o w s k i mit Aspirin erreicht hat. Darüber stehen in der letzten Zeit so viele Artikel in der Literatur, doch haben wir selbst noch keine Erfahrung. Im übrigen bin ich der Meinung von Herrn M o h n i k e , daß es doch keinen Sinn hat, die Kombination von Insulin und Sulfonylharnstoffderivaten in der Therapie des Diabetes mit und ohne Gefäßkomplikationen anzuwenden. Die Diabetiker sind entweder für perorale oder für Insulinbehandlung angezeigt. Wir haben einige Fälle gesehen, die wirklich anfangs auf eine solche kombinierte Behandlung sehr gut ansprachen, aber später sehr rasch perorale Versager geworden sind. In dieser Gruppe findet man Spätversager öfter und früher im Vergleich mit der Gruppe, die nur mit Sulfonylharnstoffderivaten behandelt wurde.

C h l e b o w s k i , Białystok :
Obgleich es nicht das Thema des heutigen Tages ist, werde ich gerne - wenn es der Herr Vorsitzende erlaubt - einige Einzelheiten vortragen. Wir verwenden das Aspirin schon ein paar Jahre, aber wir waren nicht die ersten: schon vor der Aera des Insulins wurde das Natrium salicylicum zur Behandlung des Diabetes mellitus gebraucht. Dann hat vor einigen Jahren darüber ein Engländer, (REID) geschrieben und jetzt findet man in der anglosächsischen Literatur oft Artikel darüber. Sie sahen aber sehr oft Komplikationen, und zwar Magenblutungen, nach Verwendung von Aspirin. Wir glauben, daß vielleicht diese Magenblutungen davon abhängig sind, daß die englischen Tabletten schwer löslich sind, eine längere Zeit an der Magenmukosa liegen und sie reizen und dadurch Magenblutungen hervorrufen. Wir verwenden Aspirin als Pulver in Oblaten und haben bei über 5o Kranken noch keinmal eine Blutung gesehen. Unsere Kranken bekommen bis 5 g Aspirin täglich (nach dem Essen) während einigen Tagen; dann kann man sogar für ein paar Tag' den Kranken ohne Medikamente lassen, um danach wieder einige Tage Aspirin zu geben. Selbstverständlich ist diese Aspirinkur nur bei leichten und mittelschweren Diabetikern durchzuführen, nicht bei schweren Kranken, aber dasselbe gilt auch für Sulfanilamide.

L e i t e s , Moskau :
Wir wissen, daß kleine Dosen von Aspirin die Nebennierenrinde stimulieren und kleine Dosen von NNR-Hormonen - wie das HAUSBERGER gezeigt hat - den insulären Apparat stimulieren.

W o g r a l i k , Gorky :
Ich möchte folgendes über die Nützlichkeit einer kombinierten Sulfonylharnstoff-Insulin-Behandlung von Diabetikern sagen.
Ich möchte Ihre Aufmerksamkeit auf die Arbeiten von MIRSKY, CREUTZFELDT, HALL u.a. lenken. Diese Arbeiten wurden 1957 und 1959 veröffentlicht. Sie ergaben, daß Insulin und Sulfamide getrennt angewendet, bei der Diabetesbehandlung nicht genügten. Bei gleichzeitiger Gabe bewirkten sie eine Blutzuckersenkung. Natürlich weiß ich,

daß es verschiedene Standpunkte gibt im Hinblick auf eine Kombinationstherapie mit Insulin und Sulfonylharnstoffen bei schwerem (insulinresistentem) Diabetes. Ich habe Sie über unser Klinikmaterial unterrichtet. Tatsachen sind Tatsachen; ich kann da nichts tun !

Aus dem Institut für Diabetes - Forschung und Behandlung - „Gerhardt Katsch"
Haus Garz/Rügen (Direktor: Prof. Dr. G. M o h n i k e )

# NACHBEOBACHTUNGEN VON ZUCKERKRANKEN MIT DIABETESMANIFESTATION IN DER KINDHEIT

Von M. H e i k

I. KRANKENGUT. In den 32 Jahren seines Bestehens wurden im Hause Garz des Instituts für Diabetes insgesamt 2 175 Patienten behandelt, deren Diabetesmanifestation vor Vollendung des 15. Lebensjahres lag. Meines Wissens ist dies das größte europäische Krankengut bei Kindern. Soweit mir die Literatur zugängig war, sind bisher lediglich Statistiken veröffentlicht, die nicht über 3oo Patienten hinauskommen. Die einzige große europäische Statistik wurde von KRAINICK und STRUWE 196o veröffentlicht. Die Autoren berichteten über insgesamt 1 19o Patienten, die allerdings in über 9o verschiedenen Kliniken behandelt wurden. Somit konnte weder ein genauer Überblick über die vaskulären Schäden im Hinblick auf die Stoffwechselführung gegeben werden, noch sind die Patienten unter den gleichen Gesichtspunkten von gleichen Untersuchern nachkontrolliert worden.

Um zu den hier mitzuteilenden Ergebnissen zu kommen, wurden alle Patienten mit einem Manifestationsalter von weniger als 15 Jahren, die sich jemals in der Behandlung unseres Instituts befunden haben, angeschrieben. Durch die Kriegs- und Nachkriegszeit mit der dadurch bedingten Umsiedlung breiter Bevölkerungsschichten, hat auf unsere Anfragen eine große Zahl von Patienten oder deren Angehörigen nicht geantwortet. Soweit dies möglich war, haben wir dann durch Nachfragen bei den zuständigen Standesämtern und den Einwohnermeldeämtern neue Anschriften oder aber die Todesursachen erfragt.+) So erfuhren wir, daß von unseren Patienten 379, das sind von unserem Gesamtkrankengut 17,3 %, verstorben sind. Bei der Angabe der Todesursachen mußten wir uns selbstverständlich auf die Eintragungen der Ärzte verlassen, die zuletzt die Behandlung durchgeführt haben. Es handelt sich dabei um die Diagnosen, die auf den Totenscheinen vermerkt worden sind. Da fast alle Patienten außerhalb unseres Instituts verstorben sind, sind Sektionen leider kaum durchgeführt worden.
Die Kontrolle der noch lebenden Patienten sollte auf Diabeteskomplikationen ausgerichtet sein; deshalb wurden nur solche Patienten nachuntersucht, die ihren Diabetes wenigstens 5 Jahre haben. Der am längsten nachbeobachtete Patient hat jetzt seinen Diabetes 38 Jahre.
Bisher wurden 2o8 Patienten nachuntersucht, das sind 9,5 % unseres Krankengutes und 14,9 % der 14oo noch erreichbaren und insgesamt nachzukontrollierenden Patienten.

Wie aus der Tab. 1 (Krankengut) ersichtlich ist, sind die einzelnen Altersgruppen fast gleichmäßig vertreten. Die Zahl von 5o9 Kindern mit einem Manifesta-

+) Herrn C. M a r q u a r d t bin ich für seine Mitarbeit dankbar.

tionsalter von weniger als 6 Jahren ist dabei bemerkenswert.

II. DIE BEI UNS ÜBLICHE BEHANDLUNG DES DIABETES IM KINDESALTER.

Seit Bestehen unseres Instituts behandeln wir den Diabetes beim Kind mit ausreichend hohen Insulingaben, die das Defizit decken und eine gute Entwicklung in jeglicher Richtung garantieren. Dabei wird darauf geachtet, daß zu große Schwankungen vermieden werden, was man am ehesten durch 4 Insulininjektionen pro Tag, unter Verwendung von morgens und mittags Altinsulin und am Abend eines mittellang wirkenden Depot-Insulins erreichen kann. Die Restglykosurie beträgt im allgemeinen bis etwa 1o % der zugeführten Kohlenhydratmenge. Harnzuckerfreiheit um jeden Preis wird zur Vermeidung von Hypoglykämien nicht angestrebt. Die Kost muß kalorisch ausreichend sein, um auch ihrerseits eine normale Entwicklung zu gewährleisten. Wir richten uns dabei nach den angegebenen Richtzahlen für die einzelnen Altersgruppen in bezug auf Kalorien/kg Körpergewicht. Dabei werden selbstverständlich untergewichtige Kinder kalorisch höher ernährt, während bei zu Fettsucht neigenden Kindern die Kalorienmenge eingeschränkt wird.

Wir geben eine kohlenhydratreiche, fettarme Kost mit ausreichend Eiweiß. Dabei verhalten sich die Mengen von Kohlenhydraten zu Eiweiß zu Fett wie 2,5:1:o,6.

Die Behandlungsmethode unseres Instituts ist in den 3o Jahren seines Bestehens unverändert beibehalten worden, so daß die Auswertung unter einheitlichen Gesichtspunkten vorgenommen werden konnte.

Die Kostform spielt für die Therapie des Diabetes eine sehr wesentliche Rolle, wie vor allem die Arbeit von FANCONI gezeigt hat. FANCONI hatte seinen Patienten eine eiweißarme, fettreiche Gemüsekost gegeben und nach einer Diabetesdauer von 16 Jahren festgestellt, daß alle Patienten eine Nephropathie hatten. Nach 21-jähriger Diabetesdauer war nur noch 1 Patient am Leben.

III. TODESFÄLLE. Tab. 2 zeigt die hauptsächlichen Todesursachen bei den verstorbenen Patienten. In 23 Fällen wurde "Diabetes mellitus" als Todesursache angegeben. Mit großer Wahrscheinlichkeit ist anzunehmen, daß es sich hierbei um Patienten handelt, die im Koma verstorben sind.

Das K o m a nimmt mit insgesamt 163 Fällen, das sind 42 % der Verstorbenen, den weitaus größten Platz ein. Dabei fällt auf, daß die Komahäufigkeit als Todesursache mit zunehmender Diabetesdauer abfällt. 62 Patienten, also fast 1/3 dieser Gruppe, gingen in der Zeit von 1945 bis 1948 durch Insulinmangel im Koma zugrunde.

Einen ähnlichen fatalen Einfluß der Nachkriegszeit beobachten wir bei der T u b e r k u l o s e . Insgesamt verstarben 5o Patienten, das sind 13 % aller Todesfälle, an Tuberkulose, 72 % dieser Patienten verstarben in der Nachkriegszeit.

Ich glaube, dieses Beispiel zeigt besonders gut, wie sehr der Diabetiker infektanfällig wird durch schlechte Ernährung und vor allem durch schlechte Stoffwechselführung.

Die Todesfälle durch Urämie bzw. durch diabetische Nephropathie belaufen sich auf insgesamt 41 = 1o,6 % aller Todesursachen. Diese Zahl ist erfreulich niedrig, wenn man sie mit dem internationalen Schrifttum vergleicht. So gaben JOSLIN und WILSON bei einem Krankengut von 472 diabetischen Kindern in 52 % eine Nephrosklerose an. 52 % werden von HANNSON und TILLGREN angegeben, während LARSSON und STERKY eine Frequenz von durchschnittlich etwa 4o % angeben. Die von KRAINICK angeführte Zahl von nur 13,4 % ist ebenfalls auffallend niedrig. Erwartungsgemäß nimmt die Zahl der Urämien mit der Diabetesdauer zu. So finden wir bei einem Diabetes zwischen 1o und 14 Jahren die Urämie als Todesursache bei 4 Patienten, bei einer Diabetesdauer von 15 bis 19 Jahren bei 22 und bei einer Krankheitsdauer von länger als 2o Jahren bei 15.

Die Infektionskrankheiten mit 6,2 % spielen eine untergeordnete Rolle. Die Pneumonien mit 13 Fällen und septische Prozesse mit 7 nehmen hierbei den Hauptanteil ein. Hypoglykämien wurden bei 14, das sind 3,7 %, als Todesursachen angegeben, Unfälle in 7,5 %. Unter der Rubrik sonstige Todesursachen sind Suizide, direkte Kriegseinwirkungen (Bomben usw.) und ungenaue Todesangaben enthalten.

IV. ERGEBNISSE DER KONTROLLUNTERSUCHUNGEN. Aus Tab. 1 war ersichtlich, daß die Patienten mit Diabetesmanifestation vor dem 1o. Lebensjahr bevorzugt untersucht wurden. Über die Diabetesdauer bei den kontrollierten Patienten gibt die Tab. 3 Auskunft.

1. Augenkomplikationen.

Bei unserer Betrachtung interessiert vor allem die R e t i n o p a t h i e. Tab. 4 zeigt die Verteilung der Netzhautveränderungen nach dem Grade ihrer Ausprägung in bezug auf die Diabetesdauer. Der negative Anteil nimmt mit zunehmender Diabetesdauer immer mehr ab, während die Netzhautveränderungen entsprechend ansteigen. Erwartungsgemäß ist der Anteil der Retinopathia proliferans (III) bei der Diabetesdauer von länger als 2o Jahren mit 44 % relativ hoch, liegt jedoch im ganzen etwas niedriger als im internationalen Schrifttum für eine so lange Diabetesdauer angegeben wird. Geringfügige Netzhautveränderungen im Sinne von vereinzelten Mikroaneurysmen oder vereinzelten punktförmigen Blutungen sind bei einer Diabetesdauer von 5 bis 9 Jahren immerhin schon bei 1o % der Patienten nachweisbar. Ein beträchtlicher Zuwachs der Retinopathie setzt nach dem 15. Krankheitsjahr ein. In diesem Zusammenhang sei bemerkt, daß ein Patient mit einer Retinopathia proliferans eine Amaurose hatte. Bei der L e n t o p a t h i e (Tab. 4) verhält es sich erwartungsgemäß ähnlich wie bei der Retinopathie, nur nehmen hier die Veränderungen etwas rascher zu. So finden wir bei einer Diabetesdauer zwischen 5 und 9 Jahren bereits 35 % leichter Veränderungen in Form von gehäuften Vakuolen, deutlicher Betonung des Abspaltungsstreifens und punktförmige Trübungen, in 1 % eine stärker ausgeprägte Schädigung. Eine Lentopathie III, die der diabetischen Cataract entspricht, fanden wir bei 13 % der Patienten, die ihren Diabetes zwischen 15 und 19 Jahren hatten und bei 18 %, die ihren Diabetes länger als 2o Jahre hatten.

2. Nierenbefunde.

Tab. 5 zeigt die Verteilung der Patienten mit Albuminurie, bezogen auf die Diabetesdauer. An der Prozentzahl läßt sich erkennen, wie sehr die Häufigkeit der Albuminurie mit der Länge der Diabetesdauer zunimmt. So haben 64 % aller Patienten mit einer Diabetesdauer von länger als 2o Jahren eine Albuminurie. Es konnte festgestellt werden, daß bei vielen Patienten die Albuminurie schon seit einer Reihe von Jahren besteht. Das erste konstante Auftreten der Albuminurie wurde dabei auf die Diabetesdauer umgerechnet und entsprechend vermerkt. Bei 17 Patienten mit Albuminurie wurde eine Funktionsprüfung der Nieren mit der kombinierten Inulin-PAH-Clearance durchgeführt. Bei den meisten Patienten fanden wir eine etwas eingeschränkte Inulin-Clearance. Der Rest-N war bei allen Patienten normal, der Blutdruck nur bei 5 Patienten erhöht.

3. EEG-Befunde.

Bei 96 Patienten wurde ein EEG abgeleitet. Die Befunde sind in Abhängigkeit von der Diabetesdauer in Tab. 6 dargestellt. Bei diesen bisher untersuchten Patienten zeigt sich keine Abhängigkeit von EEG-Veränderungen von der Diabetesdauer, was auch nicht zu erwarten ist, da derartige Veränderungen nicht durch vaskuläre Prozesse hervorgerufen werden, wie in früher durchgeführten Untersuchungen zusammen mit SCHÄDLICH und WARNKE bei Kindern mit einer Diabetesdauer von weniger als 5 Jahren festgestellt worden war. Die damaligen Untersuchungen betrafen vornehmlich solche Kinder, die vermehrt schwerere Hypoglykämien durchgemacht hatten. Wir fanden bei diesen Kindern in einem wesentlich größeren Prozentsatz pathologische Veränderungen als bei den jetzt untersuchten langjährigen Diabetikern. Abgesehen davon, daß die Veränderungen durch die Hypoglykämie hervorgerufen werden, ist anzunehmen, daß sie weitgehend reversibel sind, wie gleichfalls früher mitgeteilt wurde.

4. Befunde von Diabetikern mit einer Krankheitsdauer von mehr als 2o Jahren.

Tab. 7 bringt die Übersicht der bisher untersuchten Patienten, die ihren Diabetes länger als 2o Jahre haben. Der am längsten nachbeobachtete Patient hat seinen Diabetes jetzt 38 Jahre. Die Angaben in bezug auf den Stoffwechsel gehen auf die bei uns angefertigten Tagesprofile zurück. Als labil wurde der Diabetes mit Gegenregulationsneigung bezeichnet. Entgegen den meisten Literaturangaben, finden sich die wenigsten Retinopathien und die wenigsten Albuminurien bei den Patienten mit stabilem Stoffwechsel, insbesondere aber bei guter Führung. Bei den Clearanceergebnissen ist hier nur die Filtrationsfraktion eingesetzt worden. Dazu muß betont werden, daß eine normale Filtrationsfraktion auch bei verminderter Inulin-Clearance vorgetäuscht werden kann. Bei den Patienten mit stark erhöhter Filtrationsfraktion konnte ein chronischer aszendierender Prozeß nachgewiesen werden. Diese Befunde entsprechen auch den Mitteilungen anderer Untersucher. Die Angaben über die Größe der Patienten zeigen, daß die meisten ein normales Größenwachstum aufweisen, nur wenige sind retardiert. Eine Abhängigkeit der Albuminurie und Retinopathie von einer eventuellen Übergewichtigkeit läßt sich aus dieser Tabelle nicht ablesen.

Wenn ich noch einmal kurz zusammenfassen darf, verfügen wir über ein recht großes Krankengut. Bei den 379 verstorbenen Patienten stand das Koma an erster Stelle, die Nephropathie als Todesursache ist entgegen anderen Mitteilungen aus der Weltliteratur relativ gering. Auch die nachkontrollierten lebenden Patienten zeigen in einem geringeren Prozentsatz als bei anderen Autoren Veränderungen an der Netzhaut und weniger eine Albuminurie. Wir dürfen dies als positiven Erfolg für unsere Behandlungsmethode verbuchen. So ist also zur Vermeidung von Gefäßkomplikationen eine exakte Stoffwechselführung in bezug auf Insulinierung, Diät (Zusammensetzung der Kost und ihre Einhaltung) sowie regelmäßige ambulante und stationäre Kontrollen zu fordern. Dabei sind der Patient, bei Kindern vor allem deren Eltern, in allen

Fragen der Stoffwechselführung gründlich zu schulen, da nur so die eben vorgebrachten Forderungen auch verwirklicht werden können.

Tab. 1

| Manifest.-Alter (Jahre) | Fallzahl insges. | Verstorbene | | Kontrollierte Patienten | |
|---|---|---|---|---|---|
| | | Zahl | % des Krankengutes | Zahl | % des Krankengutes |
| o - 5 | 5o9 | 55 | 1o,8 | 79 | 15,5 |
| 6 - 9 | 565 | 89 | 15,7 | 69 | 12,1 |
| 1o - 12 | 547 | 123 | 22,5 | 35 | 6,6 |
| 13 - 15 | 554 | 112 | 2o,2 | 25 | 4,5 |
| Sa. | 2175 | 379 | 17,4 | 2o8 | 9,5 |

Tab. 2

| Diabetes-dauer (Jahre) | Koma (d.Infekt) [1945-1948] | Tuberkulose 1945-1948 | Nephropathie | Infekt. Krankh. | Hypoglykämie | Unfall | "Diabetes mellitus" | Sonstige |
|---|---|---|---|---|---|---|---|---|
| o - 4 | 69<br>(17)<br>[23] | 6<br>5 | o | 6 | 5 | 6 | 9 | 11 |
| 5 - 9 | 56<br>(19)<br>[19] | 23<br>19 | o | 7 | 2 | 7 | 7 | 9 |
| 1o - 14 | 24<br>( 2)<br>[13] | 13<br>9 | 4 | 9 | 6 | 9 | 7 | 5 |
| 15 - 19 | 1o<br>( 2)<br>[ 7] | 7<br>3 | 22 | 3 | 1 | 3 | o | 7 |
| Länger als 20 J. | 4<br>( 3)<br>[ o] | 1<br>o | 15 | 1 | o | 1 | o | 4 |
| Sa. | 163 | 5o | 41 | 26 | 14 | 26 | 23 | 36 |

Tab. 3

Diabetesdauer :

| | | | |
|---|---|---|---|
| 5 - 9 | Jahre | : | 88 Pat. |
| 1o - 14 | " | : | 7o " |
| 15 - 19 | " | : | 27 " |
| > 2o | " | : | 23 " |

Tab. 4

| Lentopathie (Anzahl der Fälle in %) | | | | Diabetes-dauer (in Jahren) | Retinopathie (Anzahl der Fälle in %) | | | |
|---|---|---|---|---|---|---|---|---|
| Stadien | | | | | Stadien | | | |
| ∅ | I | II | III | | III | II | I | ∅ |
| 64 | 35 | 1 | | 5 - 9 | | | 1o | 9o |
| 47 | 47 | 4 | 2 | 1o - 14 | 3 | 4 | 18 | 75 |
| 21 | 33 | 33 | 13 | 15 - 19 | 19 | 11 | 35 | 35 |
| 18 | 59 | 23 | 18 | über 2o | 44 | 9 | 35 | 13 |

Tab. 5

| 5 - 9 Jahre | 1o - 14 Jahre | 15 - 19 Jahre | Länger als 20 Jahre |
|---|---|---|---|
| 7 (3) | 13 (3) | 12 (8) | 14 (6) |
| 8 % | 18 % | 46 % | 64 % |

Tab. 6

| | 5 - 9 Jahre | 1o - 14 Jahre | 15 - 19 Jahre | länger als 2o Jahre |
|---|---|---|---|---|
| normal | 1o | 18 | 9 | 6 |
| Seitendifferenz | 1 | 4 | 4 | 1 |
| Herdbefunde | 11 | 11 | 1 | 3 |
| Erhebl. Krampfzeichen (Epilepsie) | 6 | 6 | 2 | 1 |

Tab. 7

| ♂ M | ♀ W | Diab. dauer | Mani- fest. Alter | Jetz. Alter | Retino- pathie | Lento- pathie | Albumin- urie | Clea- rance FF | Stoff- wech- sel | Füh- rung | Here- dität | Größe cm | Gewicht kg |
|---|---|---|---|---|---|---|---|---|---|---|---|---|---|
| | W | 2o | 8 | 28 | III | I | s. 1957 | - | labil | befr. | ja | 163 | ± o |
| | W | 21 | 4 | 25 | II | I | Ø | 18,3% | labil | befr. | nein | 154 | + 1o |
| M | | 21 | 3 | 24 | I | I | Ø | - | stab. | gut | nein | 165,5 | - 2 |
| M | | 21 | 2 | 23 | I | II | Ø | 23,4% | stab. | gut | nein | 165 | + 1 |
| M | | 21 | 7 | 28 | I | I | s. 1954 | 19,o% | stab. | gut | ja | 166 | - 5 |
| M | | 21 | 4 | 25 | III | I | s. 1956 | - | labil | befr. | nein | 16o | - 4 |
| M | | 22 | 9 | 31 | I | Ø | s. 1958 | - | labil | befr. | nein | 177 | + 6 |
| | W | 22 | 2 | 24 | I | Ø | Ø | 29,7% | stab. | gut | nein | 157 | - 4 |
| M | | 23 | 8 | 31 | III | II | s. 1955 | - | labil | schl. | nein | 17o | - 6 |
| M | | 23 | 12 | 35 | II | II | Ø | 11,4% | stab. | schl. | nein | 178 | - 8 |
| M | | 24 | 11 | 35 | I | I | Ø | - | stab. | gut | nein | 17o | - 1o |
| | W | 24 | 15 | 39 | III | II | s. 1954 | 26,2% | labil | schl. | ja | 152 | ± o |
| | W | 25 | 5 | 3o | III | I | Ø | 21,1% | labil | schl. | nein | 157 | ± o |
| | W | 26 | 13 | 39 | III | III | Ø | 15,o% | labil | befr. | nein | 163 | + 1o |
| M | | 26 | 6 | 32 | Ø | III | s. 1955 | - | stab. | gut | nein | 181 | - 4 |
| M | | 26 | 1 | 27 | III | I | s. 1955 | 4o,4% | labil | befr. | ja | 167 | ± o |
| M | | 26 | 5 | 31 | I | III | s. 1952 | 16,6% | labil | befr. | ja | 151 | ± o |
| M | | 28 | 12 | 4o | Ø | II | Ø | - | labil | gut | nein | 175 | ± o |
| M | | 29 | 13 | 42 | III | II | s. 1951 | - | labil | schl. | nein | 168 | + 12 |
| | W | 29 | 2 | 31 | III | III | s. 1958 | - | labil | schl. | nein | 154 | ± o |
| | W | 31 | 12 | 43 | I | I | Ø | 14,5% | stab. | gut | ja | 158 | + 23 |
| | W | 33 | 14 | 47 | I | I | Ø | - | stab. | gut | ja | 161 | + 12 |
| M | | 38 | 15 | 53 | III | I | s. 1951 | 14,4% | labil | befr. | nein | 174,5 | + 4 |

Aus der I. Kinderklinik und IV. Medizinischen Klinik der Universität Budapest

# MIKROSKOPISCHE UNTERSUCHUNGEN AN KAPILLAREN BEIM KINDLICHEN DIABETES

Von L. Barta und G. Okos

Bei der Behandlung der kindlichen Zuckerkrankheit ist eines der wichtigsten Probleme, welche Bedeutung der sogenannten "vorzüglichen" Behandlung bei der Entwicklung der vaskulären Spätkomplikationen zukommt. Durch die "vorzügliche" Behandlung soll eine solche Stoffwechsellage beim diabetischen Kind herbeigeführt werden, die der-jenigen bei gesunden Kindern entspricht oder dem normalen Stoffwechsel sehr nahe kommt.

Die statistischen Angaben sind wohlbekannt (JACKSON und Mitarbeiter, DAESCHNER und Mitarbeiter (7, 4) ), nach denen die sog. "schlecht behandelten" Diabetiker sich in einer ungünstigen Lage im Vergleich mit den "vorzüglich" behandelten befinden. Die zu einer therapeutischen Maßnahme gerufenen Ärzte sind gerne geneigt, einen Zusammenhang zwischen der nicht entsprechenden Behandlung und der Schwere der vaskulären Spätkomplikationen anzunehmen, - ein solcher Zusammenhang wird auch von den angesehensten Diabetologen (JOSLIN und seinen engsten Mitarbeitern (8) ) anerkannt. Die verschiedenen diesbezüglichen Untersuchungen und Beobachtungen sind jedoch bei weitem nicht eindeutig, und auf Grund der Auswertung der verschiedenen Statistiken scheint die Frage äußerst kompliziert zu sein. Nach den Feststellungen von FANKHAUSER und GOETZ (6) ist der Umstand, ob der Diabetiker eine Neigung zur Ketose aufweist, auf den Zeitpunkt des Erscheinens der Gefäßkomplikationen und auf ihre Schwere von keinem Einfluß. MOHNIKE (11) weist darauf hin, daß die Art des Diabetes, ferner die sich zur Zuckerkrankheit hinzugesellenden anderen endokrinen Störungen: Hyperthyreoidismus,Hypogonadismus,keinesfalls gleichgültig hinsichtlich der vaskulären Komplikationen sind. Nach KEIDING (1o) ist in denjenigen Familien, bei denen Gefäßkrankheiten häufig vorkommen, die signifikante Häufung der angiopathischen Komplikationen bei den Diabeteskranken zu beobachten. KEIDINGs Feststellungen wurden auch von ROGERS und HOLCOMBs Untersuchungen bekräftigt (13). Noch vor der Ausbildung der Retinopathie und der renalen Gefäßveränderungen kann der diabetische Zustand mit charakteristischen vaskulären Veränderungen einhergehen. In diesem Zusammenhang weisen wir auf die Untersuchungen von MEGIBOW und Mitarbeitern, von DIETZEL und von ZACKS und Mitarbeitern (12, 5, 15) hin.

Zur Klärung der Frage haben wir mikroskopische Untersuchungen an den Kapillaren von 63 diabetischen Kindern durchgeführt (worüber wir mit BUGÁR-MÉSZÁROS und

ROSTA berichtet haben (3). Nach unseren Beobachtungen kam die Erweiterung des Kapillarschaltstückes im Vergleich mit der gesunden Kontrollgruppe in stark signifikanter Weise häufiger vor. (Die Weite des Kapillarschaltstückes wurde als normal angenommen, wenn sie zwischen 15 - 3o $\mu$ war.) Im Falle der Erweiterung der Kapillaren konnte auch die Verlangsamung der Blutströmung beobachtet werden. Die Dysplasie der Kapillaren (geschlängelte, korkenzieherartige Kapillaren) kam bei den Diabetikern in signifikanter Weise häufiger vor als in der Kontrollgruppe. Diese Veränderung war von der Bestehungsdauer des Diabetes unabhängig. Die Häufigkeit der Erweiterung des Schaltstückes weist hingegen nach einem 5jährigen Bestehen der Krankheit eine signifikante Zunahme im Vergleich mit dem Frühstadium auf :

Die Weite des Kapillarschaltstückes war von 63 Diabetikern bei 16 und von 5o gesunden Kindern bei 4o normal. Zwischen den beiden Gruppen ist eine signifikante Abweichung zu beobachten: $P < 0,1$ %.

Bei einer Krankheitsdauer von unter 5 Jahren war die Kapillarweite
von 44 Kranken bei 15 und
von über 5 Jahren
von 19 Kranken bei 1 normal.
Zwischen den beiden Gruppen ist eine signifikante Abweichung zu beobachten: $P < 1$ %.

Wir konnten beobachten, daß, während die Befunde an den Kapillaren im Frühstadium der Krankheit variabel sind, also auch ihre Erweiterung vorkommen kann, in der späteren Phase Kapillarschlingen normaler Weite nicht einmal bei wiederholten Untersuchungen zu finden sind.

Des weiteren haben wir Belastungsuntersuchungen mit 8 - 12 E Insulin bei unseren Diabetikern (Alter zwischen 5 und 15 Jahren) durchgeführt. Die mikroskopischen Untersuchungen an den Kapillaren wurden vor der Belastung und 3 1/2 Stunden nach der Belastung vorgenommen. Die Untersuchung erstreckte sich auf den Nagellimbus, den Handrücken, die Lippen und die Bindehaut.

Bei 3 von 9 Fällen konnte nur eine mäßige hypoglykämisierende Wirkung des Insulins beobachtet werden, der Blutzucker fiel nicht unter 13o mg%. In diesen 3 Fällen hat das mikroskopische Bild der Kapillaren keine wesentliche Änderung gezeigt. In den übrigen 6 Fällen ist der Blutzucker von einem hyperglykämischen Initialwert unter 8o - 7o mg% gefallen. Bei diesen Kranken kam nur die milde klinische Form der Hypoglykämie (Blässe, Unruhe) zur Entfaltung. Die schwere Form des hypoglykämischen Syndroms ist bei keinem Fall zur Ausbildung gekommen. Bei jedem von den erwähnten 6 Fällen hat das mikroskopische Bild der Kapillaren eine beträchtliche Veränderung durch die Insulinwirkung gezeigt. Der Kreislauf war in dem die Kapillaren verbindenden Schaltstück verlangsamt, und in den Kapillaren selbst konnte eine fast völlige Stase beobachtet werden. Die Veränderung war im Nagellimbus der Hand am deutlichsten. In 21 Fällen haben wir mikroskopische Untersuchungen auch an den Kapillaren der Geschwister unserer Kranken durchgeführt. Die Dysplasie der Kapillaren und die Erweiterung des Schaltstückes kam bei diesen Fällen in demselben Verhältnis vor wie bei den gesunden Kontrollen.

BESPRECHUNG UNSERER ERGEBNISSE. Hinsichtlich der Stoffwechselvorgänge kommt dem die Kapillaren verbindenden Schaltstück nach WEISS sowie JÜRGENSEN (14, 9) eine besondere Bedeutung zu. Die Erweiterung des Schaltstückes ist nicht unbedingt als ein vaskuläres Degenerationssymptom aufzufassen, da diese Erscheinung bereits in der frühesten Phase der Zuckerkrankheit, - ja sogar, wenn auch selten - bei gesunden Kindern vorkommen kann. Der Umstand hingegen, daß ihr Vorkommen nach unseren Beobachtungen mit der Zunahme der Krankheitsdauer in signifikanter Weise häufiger wird, weist auf den Zusammenhang zwischen der diabetischen Stoffwechselstörung und der Erweiterung der Kapillaren hin.

Nach ZACKS und Mitarbeitern (15) ist die Verdickung der Basalmembran der Kapillaren als ein Frühsymptom der diabetischen Angiopathie zu betrachten, wodurch die Sauerstoffdiffusion und die Ausscheidung der Stoffwechselprodukte gehemmt werden. Es ist denkbar, daß die Erweiterung des die Kapillaren verbindenden Schaltstückes eine kompensatorische Erscheinung ist, welche die Verbesserung der Stoffwechselvorgänge zwischem dem Blut und den Körpersäften bezweckt.

Wie aus unseren Untersuchungen hervorging, war für das mikroskopische Bild der Kapillaren die Verlangsamung der Blutströmung charakteristisch, die jedesmal beobachtet werden konnte, wenn erhebliche Blutzuckersenkungen bei unseren Belastungsuntersuchungen mit Insulin erfolgten. Nach MEGIBOW und Mitarbeitern (12) ist die Verlangsamung des Kreislaufs für den diabetischen Zustand bezeichnend.

Auch bei den Geschwistern unserer Kranken haben wir Untersuchungen durchgeführt; im Vergleich mit gesunden Kindern konnten keine Abweichungen bei ihnen nachgewiesen werden. Bei der Auswertung dieses Befundes darf jedoch nicht außer acht gelassen werden, daß bei den Geschwistern unserer Kranken eine Zuckerkrankheit im Kindesalter nur sehr selten auftritt.

Für die Beziehungen zwischen der diabetischen Angiopathie und der diabetischen Stoffwechselstörung haben uns zahlreiche Forscher Beweise geliefert. Wir möchten nur auf die Theorien hinweisen, die sich auf den Zusammenhang zwischen dem Lipoid-, Mucoprotein- und Hexosaminstoffwechsel, den Stress-Wirkungen und der Angiopathia diabetica beziehen. Durch eine entsprechende Behandlung sind die mit dem Insulinmangel zusammenhängenden Störungen des Stoffwechsels größtenteils zu verhüten. Der Unzulänglichkeit der Insulinerzeugung des Pankreas kann bei einer entsprechenden Kontrolle bei der Mehrzahl der Fälle entgegengewirkt werden. Die Folge der "guten" Behandlung ist aber, daß die Zahl der hypoglykämischen Komplikationen zunimmt, die jedoch nicht immer in einer schweren Form auftreten; auch geht das hypoglykämische Syndrom nicht immer mit charakteristischen Symptomen einher. Einer von uns (BARTA (1, 2) ) hat mit seinen Untersuchungen darauf aufmerksam gemacht, daß nach Zuständen, bei denen die Sauerstoff- oder Glukoseaufnahme der Gehirnzellen gehemmt war, das hypoglykämische Syndrom auch auf einem normo- oder hyperglykämischen Blutzuckerniveau zur Ausbildung kommen kann.

In den weiter oben beschriebenen Untersuchungen haben wir im Zusammenhang mit symptomarmen Hypoglykämien auf solche Veränderungen im Kapillarkreislauf hingewiesen, die sich mit der Verlängerung der Bestehensdauer des Diabetes immer mehr stabilisieren. Wie einleitend darauf bereits hingewiesen wurde, ist infolge der oft sozusagen gegensätzlichen Untersuchungsergebnisse hinsichtlich der Angiopathia diabetica die Frage ziemlich kompliziert und eine einheitliche Stellungsnahme schwer.

Wir hoffen, durch unsere Untersuchungen einen Befund geliefert zu haben, auf

Grund dessen angenommen werden kann, daß die für den diabetischen Zustand charakteristische - nicht erwünschte - Veränderung des Kapillarkreislaufes von der bei der "vorzüglichen" Insulinbehandlung auftretenden, symptomarmen Hypoglykämie begünstigt wird.

## Literatur

( 1) BARTA, L.: Acta paediat. hung. 4, 343 (1961)
( 2) BARTA, L.: Congr. Fed. Internat. du Diabète. Genf 4, 576 (1961)
( 3) BARTA, L., **BUGÁR-MÉSZÁROS, K., OKOS, G. und ROSTA, J.: im Druck**
( 4) DAESCHNER, W.C., R.W. DEISCHER and E.F. HARTMANN: J. Pediat. 38, 8 (1951)
( 5) DIETZEL, J.: New England J. Med. 25o, 541 (1954)
( 6) FANKHAUSER, S., F.C. GOETZ : Congr. Fed. Internat. du Diabète Genf 4, 53o (1961)
( 7) JACKSON, R.L., R.C. HARDIN, S.L. WALKER, A.B. HENDRICKS and H.G. KELLY: Proc. Amer. Diabetes Ass. 9, 3o7 (1949)
( 8) JOSLIN, E.P., H.F. ROOT, P. WHITE, A. MARBLE : The Treatment of Diabetes Mellitus. Philadelphia 1959
( 9) JÜRGENSEN, E.: Z. klin. Med. 86, 41o (1918)
(1o) KEIDING, N.R.: Rep. Steno. Mem. Hosp. 7, 11 (1958)
(11) MOHNIKE, G.: Kongr. Internat. Diabetes Fed. Düsseldorf 3, 7o (1958) Stuttgart 1959
(12) MEGIBOW, R.S., S.I. MEGIBOW, H. POLLACK, J.J. BOOKMAN, A. OSSERMAN : Amer. J. Med. 15, 322 (1953)
(13) ROGERS, W.R, and B. HOLCOMB : Arch. Int. Med. 1o5, 746 (196o)
(14) WEISS, E.: Dtsch. Arch. klin. Med. 1, 119 (1916)
(15) ZACKS, S.J., J.J. PEGUES and F.A. ELLIOT : Metabolism 9, 381 (1962)

Clinique des Maladies Metaboliques et Endocriniennes Montpellier

# LA DEBACLE D'ACIDE VANIL-MANDELIQUE ET LA RIPOSTE CORTICO-SURRENALE DANS L'HYPOGLYCEMIE INSULINIQUE DU DIABETE INSTABLE.ROLE NEFASTE SUR L'EQUILIBRE VASCULAIRE +)

Par J. Mirouze

Parmi les facteurs susceptibles d'altérer l'équilibre vasculaire, les glandes surrénales jouent un rôle déterminant: les sécrétions médullo-surrénales adrénaliniques tout autant que les sécrétions cortico-surrénales, peuvent intervenir et il est logique de s'interroger sur le rôle respectif de chacun de ces facteurs dans l'angiopathie diabétique. Les recherches entreprises dans ce sens jusqu'ici tout autant que leur conclusion thérapeutique logique, n'ont pas été particulièrement concluantes, aussi nous a-t-il paru intéressant de reconsidérer le problème à l'aide de techniques nouvelles d'exploration.

I - FONCTION MEDULLO-SURRENALE ET DIABÈTE SUCRÉ (avec la collaboration de P. Crastes de Paulet et M. Floch).

La fonction médullo-surrénale n'est pas habituellement troublée dans le diabète sucré humain. De nombreuses recherches, de très nombreux dosages personnels attestent ce point de vue: la maladie dégénérative vasculaire du diabétique ne dépend donc point dans sa forme habituelle de la toxicité de métabolites issus de la médullo-surrénale et dépendant donc de l'adrénaline.

L'hypoglycémie insulinique entraîne par contre très souvent un accroissement des sécrétions médullo-surrénales: les premières recherches physiologiques de HOUSSAY (1924) et de CANNON (1924) ont apporté cette notion qui, depuis lors, s'est de multiples fois confirmée en pathologie expérimentale. En 1952, v. EULER et LUFT confirment, chez l'homme, l'excrétion de catécholamines pendant le choc insulinique et démontrent que la sécrétion médullaire porte sélectivement sur l'adrénaline. HOKFELT a vu les surrénales de rat s'appauvrir spécifiquement en adrénaline au cours de l'hypoglycémie provoquée, OUTSCHORN aboutit aux mêmes conclusions, HOLZBAUER et VOGT ont noté que, dans les mêmes circonstances, l'excrétion d'adrénaline augmente d'environ 10 fois, alors que l'excrétion de noradrénaline est

+) Vortrag wurde nicht gehalten.

modérément diminuée. Les mêmes auteurs signalent une augmentation immédiate de la teneur en adrenaline du plasma après injection d'insuline chez l'homme et chez le chien. Quand la glycémie s'abaisse jusqu'à 0,45 g/l, le taux plasmatique de l'adrénaline et non celui de la noradrénaline est susceptible d'atteindre 30 fois son niveau initial. GOLDFIEN, MOORE, ZILELI, HAVENS, BOLING et THORN ont confirmé, avec la technique de l'éthylène-diamine, l'augmentation de concentration d'adrénaline plasmatique pendant le choc hypoglycémique tandis que le taux de noradrénaline n'est pas modifié.

De plus récentes recherches ont confirmé l'existence d'une riposte adrénalinique identique, mais moins intense chez l'animal et chez l'homme surrénalectomisés, à partir des cellules chroma extra-surrénales. Tous les résultats confirment les très grandes possibilités de riposte adrénalinique médullo-surrénale ou extra-médullo-surrénale à l'injection d'insuline et à l'hypoglycémie, mais aucun n'apporte des renseignements précis sur l'état du fonctionnement de la sécrétion adrénalinique chez le diabétique insuliné.

C'est précisément le but du travail actuel.

L'exploration du métabolisme médullo-surrénal peut être réalisée soit par le dosage des catécholamines libres ou conjugués, soit par celui des métanéphrines, soit enfin par celui de l'acide vanil-mandélique.

Les excrétions respectives journalières des catécholamines, libre et conjugué, de métacatécholamines libre et conjugué, et d'acide vanil-mandélique sont de 0,1, de 1,5 et de 6 mg/die. C'est dire le très grand intérêt du dosage de l'acide vanil-mandélique puisqu'il est le métabolite des amines catéchiques dont le taux d'excrétion urinaire est le plus élevé et donc le plus représentatif.

L'acide vanil-mandélique provient de l'adrénaline par dégradations successives.

La désamination oxydative conduit à l'acide 3-4 dihydroxymandélique. La 3-oxyméthylation, tout récemment découverte (de EDS, PELLERIN, SHAW, ARMSTRONG, AXELROLD), constitue certainement la voie catabolique la plus importante : adrénaline, noradrénaline, acide 3-4 di-hydroxymandélique (dérivé désaminé de l'adrénaline ou de la noradrénaline), peuvent identiquement subir la 3-oxyméthylation, comme l'indique le schéma, et conduire à la 3-méthoxy-adrénaline ou méta-adrénaline, à la 3-méthoxy-noradrénaline ou norméta-adrénaline, et enfin à l'acide vanillyl-mandélique qui peut lui-même dériver par simple désamination oxydative de la méta-adrénaline ou de la norméta-adrénaline.

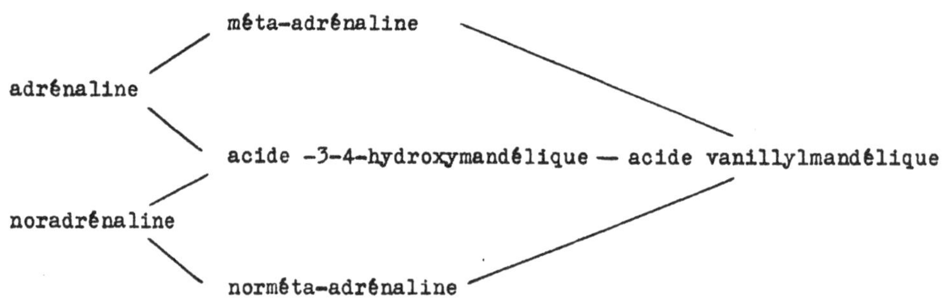


Une technique de dosage de l'acide vanil-mandélique a été mise au point par Craste de Paulet et Cohen, au Laboratoire du Professeur P. Cristol, par chromatographie de partage sur papier unidimensionnelle de l'urine, sans extraction, en utilisant le système butanol/acide acétique/eau. L'acide vanil-mandélique est révélé par la p-nitroaniline diazotée (coloration rose violacée). Le Rf est de 0,70. Dans les mêmes conditions, la méta-adrénaline et la norméta-adrénaline révélées de façon identique par la p-nitroaniline, ont un Rf de 0,50 et de 0,44. L'élution des taches par le métanol permet un dosage quantitatif très satisfaisant pour des quantités d'acide vanil-mandélique supérieures à 2 gamma (précision de 10 %). La sensibilité de la méthode est de 0,5 gamma. Cette méthode, simple et spécifique, permet d'effectuer de nombreux dosages sur des échantillons d'urines de petit volume. Elle est développée dans la thèse de FLOCH (Montpellier).

L e p r o t o c o l e d ' e x p l o r a t i o n a été le suivant:

L'étude de l'excrétion urinaire de l'acide vanil-mandélique a été pratiquée chez 22 malades atteints de diabète sucré. L'excrétion urinaire a été analysée dans quelques cas sur un dosage global des urines de 24 heures, mais presque toujours sur divers fractionnements d'urines échelonnés sur les 24 heures.

L'excrétion d'acide vanil-mandélique du sujet normal varie de 2 à 5 mg/die, soit, ou 80 à 230 gamma par heure, ou 130 à 330 gamma p. 100 ml d'urines, ou 1 à 3 gamma par ml d'urines sécrétées:

La recherche parallèle de la glycosurie, toujours fractionnée sur 5 bocaux journaliers, est systématiquement réalisée chez tous nos malades et sur les mêmes lots d'urines que l'acide vanil-mandélique. Après une phase de dosage systématique, le dosage de l'acide vanil-mandélique a été plus spécialement réalisé au moment de phases aglycosuriques et dans les fractionnements urinaires qui suivent.

L'étude suivie de la glycémie a pu être conduite chez 6 malades grâce à un enregistrement continu par automation. La lecture directe de la glycémie et la constatation d'un abaissement subi, entraîne le fractionnement systématique des urines pour le dosage de l'acide vanil-mandélique. Deux malades enfin ont eu conjointement l'enregistrement continu de la glycémie, le fractionnement glycosurique des urines, et la recherche de l'acide vanil-mandélique.

L e s R e s u l t a t s de nos investigations peuvent être ainsi présentés:

Excrétion d'acide vanil-mandélique et fluctuations glycosuriques. -

16 malades ont été soumis à cette étude. Ils se divisent en 3 groupes qui sont fonction de l'importance de l'excrétion d'acide vanil-mandélique en période aglycosurique ou oligo-glycosurique.

Le groupe 1 (fig. 1) n'objective aucune riposte médullo-surrénale en phase aglycosurique. Le taux d'acide vanil-mandélique reste constamment inférieur à 5 gamma/ml. Ce groupe comprend les observations 1 - 7.

Le groupe 2 (fig. 2) met en évidence une riposte médullo-surrénale d'intensité moyenne en période aglycosurique. L'excrétion d'acide vanil-mandélique n'excède pas 25 gamma/ml. Il ne semble pas exister de relation évidente entre l'excrétion d'acide vanil-mandélique et l'importance de la glycosurie. Ce groupe comprend les observations 8 - 11.

Le groupe 3 (fig. 3) objective par contre une franche riposte médullo-surrénale en phase aglycosurique. Le taux d'acide vanil-mandélique peut atteindre 50 et même 65 gamma/ml. Ce groupe comprend les observations 12 - 16.

Excrétion d'acide vanil-mandélique et fluctuations glycémiques.

L'excrétion d'acide vanil-mandélique est demeurée nulle (fig 4) dans les observations 17 - 20. Dans l'observation 17, la chute glycémique n'a jamais été intense. Dans l'observation 20, l'excrétion d'acide vanil-mandélique est demeurée discrète (10 gamma/ml) mais à la vérité, la courbe glycémique est demeurée étale, relativement stable et nullement hypoglycémique. Dans les observations 18 et 19, malgré d'importantes hypoglycémies, l'excrétion d'acide vanil-mandélique est restée indosable.

L'excrétion d'acide vanil-mandélique s'est avérée franchement élevée (fig. 5) dans les observations 21 et 22: dans les deux cas une hypoglycémie franche, dans l'observation 21 une phase aglycosurique, et dans l'observation 22 une phase oligoglycosurique ont entraîné la riposte médullo-surrénale, d'intensité modérée mais nette, (excrétion de 20 et 25 gamma/ml d'acide vanil-mandélique).

Une étude critique s'impose.

L'âge du malade et l'âge du diabète ne semblent nullement intervenir: un jeune diabétique de 7 ans (observ. I) excrète moins de 5 gamma/ml d'acide vanil-mandélique, alors qu'un malade de 50 ans a une excrétion de 50 gamma/ml (observ. 16). A l'opposé, un autre enfant de 5 ans (observ. 14) a une excrétion qui atteint le taux de 65 gamma/ml d'acide vanil-mandélique alors q'un malade de 58 ans (observ. 4) n'a qu'une excrétion de 5 gamma/ml.

Les complications dégénératives et les manifestations morbides associées n' influent en rien apparemment l'excrétion d'acide vanil-mandelique.

Le caractère du diabète, stable ou instable n'intervient pas davantage dans l'excrétion d'acide vanil-mandélique. Des diabétiques stables, comme dans nos observations 14 et 15, voient parfois le taux d'acide vanil-mandélique atteindre 65 gamma/ml. A l'opposè, des diabètes instables, comme dans nos observations 6 et 7, ont des taux d'excrétion d'acide vanil-mandélique qui demeurent inférieurs à 5 gamma/ml.

Les fluctuations nycthémérales de la glycosurie et donc de l'équilibre glycémique semblent être le seul élément décisif susceptible d'engendrer la riposte médullo-surrénale. Cette riposte n'est toutefois pas constante puisque nous ne l'avons pas observée dans certains diabètes particulièrement instables (observ. 2, 6, 7 et 18). Elle peut aussi se produire dans certains diabètes instables sans hypoglycémie franche, par simple abaissement de la glycémie, qui reste toutefois dans des limites physiologiques.

L'absence de thérapeutique anti-diabétique ne va pas forcément de pair avec une excrétion normale d'acide vanil-mandélique: dans notre observation 11 par exemple, l'excrétion atteint 23 gamma/ml. Dans l'observation 21, l'excrétion est modérément élevée (21 gamma/ml), mais le malade est atteint conjointement d'hypertension artérielle. Dans l'observation 5, le taux d'excrétion d'acide vanil-mandélique reste inférieur à 5 gamma/ml.

La riposte médullo-surrénale n'est pas forcément diabétogène, mais elle est habituellement suivie ou accompagne une poussée glycosurique: dans l'observation 9 par exemple, l'excrétion d'acide vanil-mandélique atteint 19 gamma/ml et n'est pas suivie de poussée glycosurique. L'anormale polyurie de ce malade n'est donc pas diabétique mais peut-être en relation avec l'hypersécrétion adrénalinique.

L'absence de corrélation entre l'excrétion d'AVM et l'équilibre glycémique peut apparaître dans certaines observations comme dans l'observation 13 par exemple: l'excrétion d'acide vanil-mandélique s'accroît parfois en dehors de toute aglycosurie chez ce jeune malade. D'autres fois, l'existence d'aglycosurie véritable n'entraîne aucune excrétion d'acide vanil-mandélique.

Ainsi donc l'étude de l'excrétion d'acide vanil-mandélique dans le diabète sucré permet de constater une forte excrétion épisodique d'acide vanil-mandélique dans 28 % des cas, et une excrétion d'intensité modérée, toujours épisodique dans un même pourcentage de cas. L'excrétion d'acide vanil-mandélique paraît enclenchée dans la plupart des cas par les phases aglycosuriques ou hypoglycémiques du nycthémère. Le traitement insulinique joue donc un rôle déterminant. La riposte médullo-surrénale à l'abaissement de la glycémie ne paraît toutefois ni constante ni proportionnelle à l'intensité de la chute glycémique. Un facteur personnel intervient: il met en cause les qualités réactionelles médullo-surrénales du malade. Le dosage de l'acide vanil-mandélique peut aider aussi chez le diabétique à repérer l'hypoglycémie latente et plus particulièrement nocturne. Toutefois, il importe de savoir qu'une excrétion non exagérée d'acide vanil-mandélique ne saurait exclure formellement l'hypoglycémie et inversement d'autres raisons de forte excrétion en dehors de la seule hypoglycémie peuvent exister. Des débâcles aussi brutales et aussi intenses d'acide vanil-mandélique et d'amines pressives constituent un facteur d'aggravation bien évident de la maladie vasculaire dégénérative: par ce mécanisme, s'expliquent certainement divers accidents vasculaires nécrotiques, périphériques, myocardiques, ou neurologiques, qui coincident avec un choc hypoglycémique; nos documents soulignent, s'il en était besoin, le caractère vasculo-nocif des hyperinsulinismes thérapeutiques.

II - CORTEX SURRENAL ET DIABETE SUCRE (avec la collaboration de P. Cristol et Mme. Badach).

Le fonctionnement cortico-surrénal n'est pas habituellement troublé dans les formes courantes de diabète sucré. Il suffit pour s'en convaincre de parcourir de JAKOBSON, de s'informer des recherches de DITZEL, BEAVEN, RENOLD et THORN effectuées sur dosage des stéroides urinaires et plasmatiques après administration veineuse d'ACTH, de lire la conférence de PIOTTI et FERRARI qui résume les travaux importants à ce sujet pour se rendre compte de la discrétion des vices de fonctionnement cortico-surrénal dans toutes les formes de diabète sucré, même avec angiopathie.

A la vérité, le test à la Métopyrone nous semble révéler dans certaines formes de diabète les anomalies les plus nettes.

Le principe général du test à la Métopyrone est maintenant bien connu. Le SU-4885 correspond à une substance voisine de l'amphénone qui possède la propriété de bloquer électivement la 11-béta-hydroxylase. La biosynthèse de l'hydrocortisone s'arrête au stade du composé S de Reichstein (17 hydroxy-II-désoxycortisone). De ce fait la surrénale ne libère qu'une substance dénuée de propriétés hormonales et par le fait même d'action freinatrice sur la sécrétion d'ACTH. Il s'ensuit si l'hypophyse est normale, une décharge brusque et intense d'ACTH qui va accroître considérablement la sécrétion du composé S dosé dans les urines par la réaction de Porter et Silber.

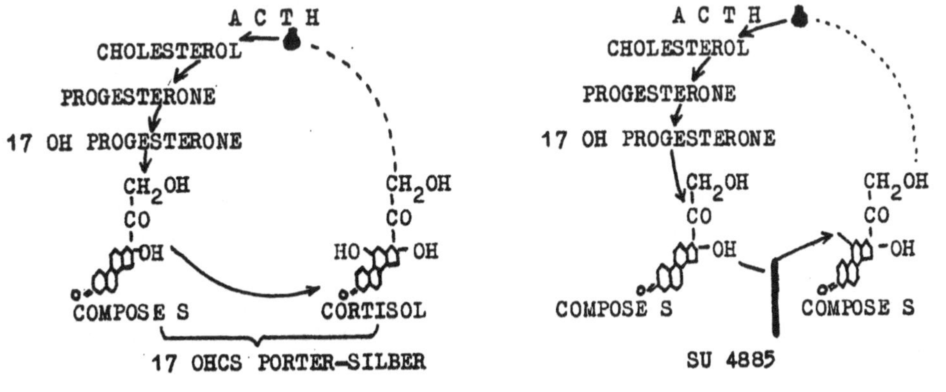

Chez le sujet normal l'administration de métopyrone pendant 24 heures provoque une augmentation des corticoides "Porter et Silber" correspondant à 300 % du chiffre d'élimination de base.

Dans l'insuffisance hypophysaire il ne se produit qu'une réponse faible ou nulle.

En cas d'hyper-réactivité pituitaire, on assiste au contraire à une débâcle de composés Porter et Silber positifs le jour et surtout le lendemain de la prise de SU-4885.

Une exploration systématique par la métopyrone a été conduite dans une série de 19 diabétiques.

Nous avons dans un article antérieur analysé l'influence de la métopyrone sur l'équilibre glycémique et les incidences sur la positivité du test, de l'âge, du sexe, de l'ancienneté d'apparition du diabète, des manifestations morbides et dégénératives associées, du traitement et de la stabilité de la maladie enfin. L'ancienneté du diabète émousse apparemment l'importance de la réponse pituitaire qui s'avère très diminuée après quelque 1o ans d'évolution.

Le caractère stable ou instable enfin semble jouer un rôle majeur dans la qualité de la réponse pituitaire.

Les formes instables de la maladie sont facilement repérées sur la fréquence des accidents hypoglycémiques, sur l'allure anarchique des décharges glycosuriques et cétonuriques dans le nycthémère, pour certains de nos malades enfin, sur l'instabilité glycémique même, objectivée avec une très précision en enregistrant la glycémie en continu pendant 24 heures, et parfois 48 heures à l'aide de l'autoanalyseur Technicon. Aucune raison infectieuse, vasculaire ou intercurrente ne rend compte, cela va de soi, de l'instabilité. 7 diabétiques répondent à ces normes.

Les formes stables correspondent à des diabètes bien équilibrées par le régime et le traitement anti-diabétique choisi. Pour certains malades, cette stabilité est bien mise en évidence par l'enregistrement continu de la glycémie; ce groupe comprend 12 diabétiques.

L'analyse des résultats du test au SU-4885 montre que la réponse est majorée dans 6 observations de diabètes instables, alors qu'elle est inférieure à la normale, dans 1o cas de formes stables. Deux seulement de ces derniers font exception et présentent une élévation des 17-OH supérieure à 35o %.

Ces données apparaissent clairement sur la représentation graphique (fig. 6) des résultats expérimentaux en deux courbes établies en portant en ordonné le pourcentage d'augmentation et en abcisse les jours J-1, J et J+1. La courbe supérieure a des chiffres d'élimination au-dessus de la normale et groupe 6 observations de diabètes instables sur 7. La courbe inférieure 1o cas de diabètes stables sur 12.

Ainsi donc, de l'exploration de la fonction cortico-surrénale dans le diabète sucré humain, il n'y a lieu de retenir aucune anomalie importante, mais seulement dans les formes labiles de la maladie une remarquable hypertonie de l'axe hypophyso-surrénal.

L'hypoglycémie insulinique entraîne par contre une notable augmentation dans l'excrétion urinaire des glucocorticoides et dans le taux des glucocorticoides plasmatiques circulants.

Une dose faible d'insuline est susceptible de produire une élévation des 17-OH plasmatiques. Chez l'individu normal, le test d'intolérance à l'insuline est susceptible d'accroître l'excrétion des 17-OH urinaires (VESTEGAARD et STAEHELIN; SENDRAIL, MERIEl et BLUM, LABHAR, FROESCH et KAGI).

Au cours des chocs insuliniques (cure de Sakel), on assiste de même à une élévation des 17-OH plasmatiques qui passent de valeurs normales (4 à 28 gamma%/ml) à des chiffres considérables (34 à 42 gamma %/ml), 3 à 4 heures après l'injection d'insuline. Cette réponse surrénale peut d'ailleurs s'épuiser lors de chocs insuliniques itératifs; en effet après le dernier choc, les 17-OH urinaires se trouvent à des valeurs moitié moindre de ce qu'elles étaient avant le début de la cure (MARKS, WEISS, LEFTIN, ROSSMEISL).

Les 17-CS urinaires subissent une élévation beaucoup plus discrète au début des chocs, et leur taux se normalise par la suite malgré la poursuite des injections d'insuline.

Au cours de l'hyperinsulinisme endogène de même, une excrétion accrue de 17-OH a pu être démontrée (LARRAGH et ALMY, TAGNON et CORVILLHON, PERLMUTTER et MUFSON, de PERGOLA et MAZZONE, BOULET et MIROUZE).

Dans le diabète sucré, le taux des 17-OH plasmatique a été peu étudié au cours de chocs hypoglycémiques. Toutefois KLEIN, WEIGAND, IUNES, GREENMAN ont observé des taux élevés de glucocorticoides plasmatiques chez certains enfants diabétiques insulinés.

L'étude de taux isolés n'a qu'un intérêt médiocre car le prélèvement sanguin a toute chance d'être effectué à un moment inopportun et en particulier à distance de toute fluctuation aigue de la glycémie. L'intérêt de l'enregistrement glycémique nycthéméral continu que nous avons contribué à développer est en ce domaine évident, car il permet d'effectuer le prélèvement sanguin au maximum des déviations glycémiques et dans ces conditions a bien des chances de fournir des résultats plus précis.

L'observation suivante est caractéristique de ce point de vue.

Observation - Melle G.. Monique, 24 ans, diabète sucré instable insuliné. Sur une période de 36 heures on observe (fig. 7):
des hypoglycémies à 24 h. (0,6o); 4 h. (0,45 g/l); 11 h. 30 (0,6o g/l), 12 h. (0,45 g/l), 14 h. 15 (0,65 g/l) 15 h. (0,6o g/l), 0 h. 30 (0,60 g/l) etpar la suite, selon les apports insuliniques peut être exagérées;
Des hyperglycémies alimentaires (24 h.30, 9 h., 12 h., 16 h., 18 h.) mais aussi spontanées apparaissant après chaque vague hyperglycémiante et atteignant à I h., 1,35 g/l; à 6 h.3o, 5 g/l; à 19 h., 3,50 g/l; 5 unités d'insuline intraveineux, interrompent toutes les orientations ascendantes de la courbe glycémique.
Dans cette observation, le taux d'excrétion d'acide vanil-mandélique est constamment inférieur à 5 mg/jour.
Le test à la métopyrone est faiblement positif:

| | J-1 | J | J+1 |
|---|---|---|---|
| 17 OH stéroides (mg/die) | 5,18 | 9,6 | 8,32 |
| 17 CS stéroides (mg/die) | 14,24 | 15,49 | 18 |

Pourtant des prélèvements sanguins effectués pour dosage des glucocorticoides plasmatiques ont révélé une flèche de 20 gamma% cm3 de sérum en phase hypoglycémique, alors que le taux est faible et inférieur à 7 gamma % en phase hyperglycémique.

Ainsi donc, l'insulinothérapie mal adaptée responsable de chocs hypoglycémiques, même latents, entraîne une riposte médullo-surrénale assez facile à saisir par le dosage de l'acide vanil-mandélique et aussi une riposte cortico-surrénale que seul l'enregistrement glycémique nycthéméral continu permet de repérer avec exactitude.

Le caractère vasculo-toxique de l'une ou l'autre sécrétion particulièrement connu, ne peut que constituer un facteur d'aggravation de la maladie dégénérative du diabétique.

Aus dem Institut für ärztliche Fortbildung Budapest
(Leiter: Prof. Dr. I. M a g y a r )

# ANGIOPATHIE BEI LABILEM DIABETES

Von I. M a g y a r

Bei Untersuchung von 12o Fällen von labilem Diabetes mellitus richtete sich unsere Aufmerksamkeit auch auf die Gefäßveränderungen dieser Kranken. Wir suchten Antwort auf die Frage, ob zwischen den Gefäßveränderungen bei labiler und nicht labiler Zuckerkrankheit ein Unterschied besteht.

Als labil bezeichneten wir Kranke, deren Blutzucker bei gleicher Diät und gleichen Insulingaben starken Schwankungen unterworfen war, deren Urinzuckerwerte zwischen 0 - 3oo g täglich lagen, und deren Diabetes sich mit Hilfe der zur Verfügung stehenden Insulinarten nicht beruhigend einstellen ließ.

Bei unseren Fällen zeigte sich zwischen der Dauer des Diabetes und dem Auftreten von Arteriosklerose folgender Zusammenhang (Tab. 1) :

Tab. 1

| Dauer des Diabetes (Jahre) | Zahl der Fälle | Arterio-sklerose | Retinitis diabetica |
|---|---|---|---|
| weniger als 1 Jahr | 8 | - | - |
| 1 - 5 | 42 | 5 | - |
| 6 - 1o | 25 | 5 | - |
| 11 - 15 | 26 | 4 | 1 |
| 16 - 2o | 11 | 1o | 9 |
| mehr als 2o | 8 | 7 | 7 |
| | 12o | 31 | 17 |

Von insgesamt 12o Diabeteskranken hatten 31 Arteriosklerose (25,8 %). 17 derselben wiesen eine mit (arteriellen und venösen) kleinen Aneurysmata vergesellschaftete Retinitis auf, die gewöhnlich für Diabetes spezifisch ist (14,2 %).

Bei den 75, seit weniger als 1o Jahren diabetischen Kranken trat in keinem einzigen Fall eine Retinopathie auf, in 1o Fällen stellten wir eine Arteriosklerose fest, die sich durchaus nicht von der Arteriosklerose Nichtzuckerkranker unterschied; es sei jedoch bemerkt, daß in allen diesen Fällen von einem spät einsetzenden labilen Diabetes die Rede war. Unter den seit 15 Jahren bestehenden Diabetesfällen fand sich schon 1 Retinitisfall. Von 19, seit mehr als 15 Jahren an Zuckerharnruhr Leidenden, hatten 17 eine Arteriosklerose und nur einer dieser Patienten wies keine diabetische Retinopathie auf. Von den 8 Diabetikern, deren Krankheit seit mehr als 2o Jahren bestand und ausnahmslos in jugendlichem Alter eingesetzt hatte, konnte bei 7 eine diabetische Angiopathie festgestellt werden.

Aus dem oben angeführten Überblick geht klar hervor, daß die Dauer der Zuckerkrankheit im Hinblick auf die Entwicklung der Retinitis (d.h. einer spezifischen Veränderung) einen entscheidenden Faktor darstellt.

Bei den gleichzeitig aufmerksam verfolgten nichtlabilen Fällen stellten wir zwischen diabetischer Arteriosklerose, Koronarsklerose, Zerebrosklerose, mit Hypertension vergesellschafteten vaskulären Erkrankungen, den vaskulären Veränderungen der Niere, der Kardiosklerose, den peripheren Durchblutungsstörungen und der Diabetesdauer keinen Zusammenhang fest. Neuerdings ging auch aus den Untersuchungen von OTTO bzw. OTTO-BENDFELDT, die sich auf 438 Fälle stützen, hervor, daß das Auftreten und der Schweregrad der Arteriosklerose nicht mit der Dauer der Zuckerkrankheit bzw. nach GRÖNBERG auch nicht mit der jeweiligen Diät, dem Insulinbedarf und der Insulinbehandlung in Beziehung gebracht werden darf.

Unsere Angaben, die sich auf die spezifisch diabetischen Gefäßveränderungen beziehen, bestätigen jedoch das Vorhandensein eines Zusammenhanges. Diese Tatsache spricht dafür, daß in bezug auf die Pathogenese der zweierlei Gefäßerkrankungen ein Unterschied besteht.

Durch Prüfung des Zuckerverbrauchs von bei Bauchoperationen gewonnenem menschlichem Muskel im Diabetikerserum und seinen verschiedenen Verdünnungen untersuchten wir einen großen Teil unserer Fälle auf den Insulinspiegel des Serums bzw. auf dessen Gehalt an Insulinantagonisten. Nahm im Falle von verdünntem Serum der Zuckerverbrauch des Muskels zu, so setzten wir die Anwesenheit von Antagonisten voraus. Bei den labilen Diabetikern ließ sich kein Insulin, aber eine beträchtliche Antagonistenmenge im Blut nachweisen. Im Serum der nichtlabilen, arteriosklerotischen Zuckerkranken fand sich Insulin; die Menge der Inhibitoren variierte, der Zuckerverbrauch des Muskels im verdünnten Serum zeigte zumeist keinen wesentlichen Anstieg.

Aus den Untersuchungen schlossen wir, daß die spezifisch diabetische Angiopathie, die zweifellos mit der Dauer der Zuckerkrankheit zusammenhängt, dann in Erscheinung tritt, wenn das Serum kein Insulin enthält und der Diabetes durch die Menge der Antagonisten bestimmt wird. Desgleichen lag in nichtlabilen Fällen dann eine spezifische Angiopathie vor, wenn eine größere Menge von Antagonisten nachgewiesen werden konnte.

Es läßt sich folgern, daß die diabetische Arteriosklerose und die Angiopathia diabetica, unter der man eine charakteristische Erkrankung der kleinen Gefäße versteht, die Retinitis und die interkapilläre Glomerulosklerose, durchaus nicht Krankheiten von gleicher Pathogenese sind, und daß die Entstehung der letzteren auf die Menge der im Serum enthaltenen Antagonisten, d.h. auf die den Diabetes aufrechterhaltende oder verschlimmernde Gegenregulation zurückzuführen ist.

Aus den Heilstätten Zschadraß, Klinik für Lungenkrankheiten
(Direktor: Dr. F. Anstett)
und der Augenabteilung der Kreispoliklinik und des Kreiskrankenhauses Grimma
(Direktor: Dr. J. Thies)

# BEITRAG ZUR FRAGE DES VERHALTENS DIABETISCHER RETINOPATHIEN BEI LUNGENTUBERKULOSE

## (auf Grund einer klinischen Studie über 100 Lungenresektionen bei 99 diabetischen Tuberkulösen)

Von H. Lawonn und B. Viedt

I. PROBLEMSTELLUNG. Das Verhalten diabetischer Retinopathien vor und nach Lungenresektionen bei diabetischen Tuberkulösen ist aus folgenden Gründen von Interesse:
1. Die Resektionsbehandlung bei diabetischen Tuberkulösen kann in geeigneten Fällen - nach Bestimmung der Resistenzverhältnisse der Tuberkulosebakterien und genügender Chemotherapie - dem Ziel einer möglichst optimalen Behandlung der Kombinationskrankheit nahekommen (1).
2. Postoperativ lassen sich meistens klinisch und rechnerisch erhebliche Besserungen der diabetischen Stoffwechsellage nachweisen, wie z.B. eine Verminderung des Insulinbedarfes (2,3) und ein höheres klinisches Glukoseäquivalent (4, 5).
3. Es ist bekannt, daß eine schwere und exsudative Lungentuberkulose eine diabetische Retinopathie auslösen oder daß bei vorhandener Retinopathie ein ungünstiger Schub - unbeschadet der Rolle und der Qualität der Dauerführung des Stoffwechsels - auftreten kann (6, 7).
So wird bei 9 von 100 Kranken ein solcher Einfluß vermutet. Diese Kranken litten an einer meist inaktiven und früher stets manifesten Lungentuberkulose; in einigen Fällen gingen der tuberkulöse Prozeß, bzw. Exazerbationen desselben, dem Auftreten oder einer schubweisen Verschlechterung der Retinopathia proliferans voraus (8).
Andererseits wird über eine schwere Beeinträchtigung des Sehvermögens nach Stabilisierung der Lungentuberkulose berichtet (9) und auch keine gegenseitige Beeinflußung von Retinopathie und Tuberkulose gefunden (10).

Diese z.T. einander widersprechenden Mitteilungen veranlassen uns, eigene diesbezügliche Beobachtungen bekanntzugeben.

II. VORGEHEN. Die optimale Behandlung der Lungentuberkulose, des Diabetes mellitus und der diabetischen Sekundärschäden ist ein Anliegen des Kollektivs verschiedener Fachärzte.

Alle Kranken werden in einer Vorperiode von 3 bis 6 Monaten mit antituberkulösen Mitteln der 1. Reihe (INH, PAS, Streptomycin) und in wenigen Fällen auch in Kombination mit Mitteln der 2. Reihe - unter Kontrolle der bakteriellen Resistenz und Berücksichtigung der INH-Stoffwechseleigenschaften - behandelt. Die Resektionsbehandlung findet erst nach gründlicher Funktionsanalyse (Atmung,

Herz-Kreislaufsystem, Leber, Nieren) statt.
Der diabetische Stoffwechsel wird elastisch und bilanzgerecht geführt, wobei die Tagesfettmenge in der Kost auf 6o bis 7o g beschränkt wird. Präoperativ erhöhen wir den Eiweißanteil und postoperativ reichen wir den Kranken Fruktose, um die Stoffwechselschwankungen der 1. Phase besser abfangen zu können.

Die augenärztlichen Untersuchungen werden in der Augenabteilung der Kreispoliklinik und des Kreiskrankenhauses in Grimma durchgeführt. Einige augenärztliche Befunde verdanken wir dem Institut für Diabetes in Karlsburg (Direktor: Prof. Dr. M o h n i k e ) und der Augenklinik der Karl-Marx-Universität Leipzig (Direktor: Prof. Dr. S a c h s e n w e g e r ).

Die Retinopathiekranken erhielten gefäßdichtende Medikamente in Form verschiedener Vitaminpräparate (P-Faktor, Vitamin C u.a.); Kranke, die wegen der Retinopathie Fruktose erhielten, werden besonders erwähnt. Es bleibt abzuwarten, ob die Verabreichung von anabolen Steroiden einen Fortschritt in der Behandlung der diabetischen Retinopathie bedeutet.

Unser Krankengut wird daraufhin untersucht, ob sich ein "diabetogener Faktor der Lungentuberkulose" nach Lungenresektionen beseitigen läßt, was nicht nur am Stoffwechsel, sondern auch am Verhalten der diabetischen Retinopathie ablesbar sein könnte.
Wir vermerken das Manifestationsalter (d.h. das Erkennungsalter) des Diabetes, das Verhalten des Körpergewichtes, den klinisch-funktionellen Diabetestyp (Dystrophie, vegetative Labilität, interrenale Überfunktion, Akromegaloid u.a.), die Qualität der Dauerführung des Stoffwechsels, die Diabetesdauer bis zum thoraxchirurgischen Eingriff, das Alter bei Feststellung der Lungentuberkulose, den eventuellen Nachweis von Tuberkulosebakterien (TB), die Art der Lungenresektion (Segmentektomie, Lobektomie, kombinierte Resektion, Pneumonektomie) und die augenärztlichen Befunde.

Wir bedienen uns der üblichen ophthalmologischen Nomenklatur (11 - 14). Der Fundus hypertonicus und die Retinitis angiospastica werden als nicht diabetisch bedingt ausgenommen (15, 16, 17). Die diabetische Katarakt wird - in Übereinstimmung mit der Literatur - dem spätdiabetischen Syndrom nicht zugerechnet. Sie wird aber bei Kranken bis zum 4o. Lebensjahr vermerkt, weil die Augenlinse ein für Zuckerverwertungsstörungen hochempfindliches Organ ist.

III. KRANKENGUT. Wir berichten aus der Spezialabteilung für lungenkranke Diabetiker in Zschadraß über 1oo Lungenresektionen bei 99 diabetischen Tuberkulösen. Bei einem Kranken wurden 2 Resektionen gemacht. Alle Kranken wurden mit antituberkulösen Mitteln vor- und nachbehandelt. (Berichtszeitraum: 1954 bis 3o.6.1962).
86 Kranke leiden an einem Insulinmangeldiabetes, 13 Kranke an einem Gegenregulationsdiabetes. 62 Probanden sind männlichen, 37 weiblichen Geschlechts.

Tab. 1 zeigt die Aufteilung unseres stationären Krankengutes, gegliedert nach der Art der Tuberkulose und den ophthalmologischen Befunden. Es finden sich 28 Kranke mit knotig-käsigen Tuberkulosen, 32mal finden sich Tuberkulome, 36mal kavernöse Prozesse und 3mal zerstörte Lungen. 1o Kranke zeigen diabetische Retinopathien, 17 Kranke diabetische Katarakte. 5 Retinopathiekranke weisen gleichzeitig auch Linsentrübungen auf. Der Anteil diabetischer Retinopathien an unserem Krankengut beträgt somit 1o,1 %. Nimmt man die Zahl der im Berichtszeitraum wegen Lungentuberkulose resezierten Nichtdiabetiker als "nichtdiabetische Population", beträgt der Anteil diabetischer Retinopathien 1,6 %. Vergleichsweise finden sich unter 26oo Diabetikern ohne Tuberkulose diabetische Retinopathien bei 33 % (7) und unter 924 diabetischen, nichttuberkulösen Kranken Linsentrübungen bei 35,5 %. 58 Kranke zeigen überhaupt keine Netzhaut- oder Linsenerkrankung. 5 Kranke haben einen Fundus hypertonicus oder eine Retinitis angiospastica und 4mal findet sich eine senile Linsentrübung. Bei 5 Kranken fehlen die ophthalmologischen Erstbefunde, bei 5 weiteren die Kontrollen.

Bei der Beurteilung des Verhaltens diabetischer Augenschäden muß außerdem berücksichtigt werden, daß sich Veränderungen geringen Grades auch spontan - bei guter Stoffwechselführung - zurückbilden können, worauf in der älteren Literatur (18) und wieder neuerdings besonders hingewiesen wird (19, 2o).

Retinopathien schweren Grades, proliferierende Retinopathien oder Nephropathien mit Einschränkung der Nierenfunktion halten wir, ähnlich wie andere Autoren, für Kontraindikationen eines thoraxchirurgischen Eingriffes (21, 22, 23).

Die mittlere Diabetesdauer bis zur Lungenresektion beträgt bei den Kranken mit diabetischer Ophthalmopathie 11,3 Jahre, bei den Kranken ohne Augenschäden jedoch nur 4,1 Jahre.

Auf Tab. 2 ist das Verhalten diabetischer Retinopathien und Katarakte nach antituberkulöser Chemotherapie und Lungenresektion - bezogen auf die Art der Lungentuberkulose, wie sie die Untersuchung der Resektionspräparate ergibt - zusammengestellt.

Nur bei 2 von 1o Kranken zeigen sich bereits während der Chemotherapie allein regressive Veränderungen des Fundusbefundes, bei einer weiteren Kranken nach Chemotherapie und Resektionsbehandlung. Bei 4 Kranken bleibt die Retinopathia diabetica postoperativ unbeeinflußt, und bei 3 Kranken finden sich sogar Progressionen. Bei einer Kranken verschlechtert sich postoperativ die diabetische Katarakt, und eine diabetische Retinopathie tritt auf.

Eigenartigerweise zeigen sich keine Progressionen diabetischer Retinopathien bei Kranken mit kavernösen Prozessen. Bei Tuberkulomen finden wir dagegen fortschreitende Netzhautveränderungen. Diese Beobachtungen deuten an, daß das Verhalten diabetischer Retinopathien bei Lungentuberkulose wenig oder kaum von deren Art und Behandlung bestimmt wird.

Tab. 3 zeigt, daß es offenbar im Diabetes selbst gelegene Faktoren sind, wie der klinisch-funktionelle Typ des Diabetes und die Qualität der Dauerführung des Stoffwechsels, welche primär für das Verhalten der Augenschäden verantwortlich sind.

Die Regressionen diabetischer Retinopathien betreffen somatisch indifferente und vegetativ-labile Kranke mit guter Dauerführung des Stoffwechsels; es handelt sich um beginnende und um noch reversible Retinopathien.

Unbeeinflußt bleiben diese Veränderungen bei akromegaloiden Diabetikern und bei vegetativ-labilen Kranken mit schlechter Dauerführung des Stoffwechsels. Kranke mit Neigung zum Fettansatz und/oder einem hyperaktiven Interrenalorgan zeigen aber schon während der antituberkulösen Chemotherapie Verschlechterungen der diabetischen Retinopathien; in diesen Fällen überwiegen anscheinend die im Diabetes selbst gelegenen Tendenzen den durch die Lungenresektionen beseitigten "diabetogenen Tuberkulosefaktor".

Auf Tab. 2 wird das Verhalten von 17 diabetischen Katarakten dargestellt. Unveränderte Befunde zeigen 4 Kranke mit kavernösen Prozessen und 7 Kranke mit Tuberkulomen. Bei einer Kranken (Nr. 681/61) mit einem Tuberkulom kommt es postoperativ sogar zu progressiven Veränderungen, und es entwickelt sich eine diabetische Retinopathie. Es handelt sich um eine Patientin mit einem hyperaktiven Interrenalorgan. Regressionen diabetischer Katarakte finden sich bei mageren oder somatisch indifferenten Kranken vom vegetativ-labilen Diabetestyp - bei sogar schlechter Dauerführung des Stoffwechsels - und nach Resektionsbehandlung der Lungentuberkulose (Tab. 4).

Die Gesamtprognose wird - wie diese Untersuchungen zeigen - auch bei hinzukommender Lungentuberkulose - heute in erster Linie vom Diabetestyp und/oder der Qualität der Dauerführung des diabetischen Stoffwechsels bestimmt.
In der folgenden Zusammenstellung werden unsere Beobachtungen im einzelnen beschrieben:

IV. KASUISTIK.(Anamnese und klinische Befunde werden nur auszugsweise wiedergegeben.)

Regressionen diabetischer Retinopathien, die sich bereits während der präoperativen antituberkulösen Behandlung einstellen:

Fall 1: Patient Nr. 283/56, geb. 19o1.
Stationäre Behandlung vom 23.1 bis 2.12.1958. Diabetes- und Tbk-Feststellung mit 54 Jahren. Somatisch indifferente Frau mit Zeichen von starker vegetativer Labilität (KL: 154 cm, KG: 57,7 kg). RR 16o/85 Torr. Im Urin: Alb. Ø. Gegenregulationsdiabetes. 1936 Kal., 17 Broteinheiten Kohlenhydrate (BE), 3o E. Altinsulin/die. Gute Dauerführung des Stoffwechsels. Kavernöse Lungentuberkulose rechts und knotige Herde links , TB-Kultur (Sput.):+, BKS (nach WESTERGREN) 16/38 mm. Chemotherapie mit INH und SM. Diabetesdauer bis zur Operation: 5 Jahre. 18.3.1958: kombinierte Resektion (re. OL + ML + 6. Segment). Glatter postoperativer Verlauf. TB Ø.
Augenbefund: 12.9.1956 (Augenklinik d. Karl-Marx-Universität Leipzig): Zoeruleatrübungen beider Linsen. Beginnende Retinopathia diabetica. 7.2.1958 Linsenbefund unverändert. Augenhintergrund o.B.

Fall 2: Patient Nr. 53o/6o, geb. 1919.
Stationäre Behandlung vom 13.1. bis 3o.1o.196o. Diabetesmanifestation mit 14 Jahren, Feststellung einer Oberlappentuberkulose rechts mit 27 Jahren. TB Ø. Somatisch indifferenter Mann mit Zeichen von Hyperthyreose (166 cm, 6o,7 kg). RR 165/95 Torr. Urin: Alb. +, (Esbach: o,4 ‰). BKS: 35/68 mm (n.W.). Insulinmangeldiabetes. 2224 Kal., 23 BE, 38 E. Insulin. Diabetesdauer bis zur Operation: 27 Jahre. Chemotherapie mit INH, PAS und SM. 1o.5.196o Segmentektomie rechts (1.+2.). TB-Kultur aus Resektionsmaterial: +.
Augenbefund: 12.1.196o (Institut für Diabetes in Karlsburg): Linsen o.B. Verdacht auf Watteflockenexsudat. 5.4.196o: Linsen und Augenhintergrund o.B.

Im folgenden Beispiel bleibt die Regression einer diabetischen Retinopathie nach vorzeitiger Beendigung einer Schwangerschaft - durch Frühgeburt des Kindes - und nachfolgender Resektion tuberkulös erkrankter Lungenteile bestehen.

Fall 3: Patient Nr. 31o/57, geb. 1934.
Stationäre Behandlung vom 24.1. bis 8.1o.1957. Diabetesmanifestation mit 16 Jahren, Feststellung der knotig-käsigen Lungentuberkulose rechts mit 22 Jahren. Somatisch indifferente Frau (158 cm, 53,o kg) vom vegetativ-labilen Typ. RR 13o/85 Torr. Urin: Alb. (+). BKS: 4/14 mm (n.W.). Insulinmangeldiabetes. 2144 Kal., 2o BE, 46 E. Altinsulin. TB-Kultur (Sputum): +. Während der konservativen Behandlung wird eine Schwangerschaft festgestellt und die Kranke zeitgerecht nach Karlsburg verlegt; am 7.11.1956 Frühgeburt eines gesunden Knaben durch Beckenausgangszange. Fortsetzung des Heilverfahrens in Zschadraß. 18.3.1958 kombinierte Resektion (OL + ML + 6. Segment rechts). Diabetesdauer bis zur Operation: 5 Jahre. Glatter postoperativer Verlauf. TB Ø.
Augenbefund: 1.9.1956 (Institut für Diabetes in Karlsburg): Diabetische Katarakt, beginnende diabetische Retinopathie. 18.9.1957 (Universitäts-Augenklinik Leipzig): Katarakt unverändert. Fundus o.B.

Es ist zwar bekannt, daß sich Retinopathien, welche während einer Schwangerschaft auftreten, nach der Entbindung zurückbilden können. Durch die Lungenresektion werden aber aktiv-tuberkulöse Herde entfernt, wodurch die Regres-

sionstendenz der diabetischen Retinopathie mindestens unterstützt wird.
Die folgenden 4 Beispiele zeigen p o s t o p e r a t i v u n v e r ä n d e r t e o d e r w e n i g b e e i n f l u ß t e R e t i n o p a t h i e n .

Fall 4: Patient Nr. 6/52, geb. 1910.
Stationäre Behandlung vom 18.9.1958 bis 25.7.1960 und vom 10.5.1962 bis jetzt. Diabetesmanifestation mit 30 Jahren, Tbk-Feststellung mit 42 Jahren. TB-Kultur: + . Asthenischer Mann(180 cm, 70,0 kg) mit Zeichen vegetativer Labilität. RR 160/90 Torr. Urin: Alb. +, 075 ‰ Esbach. - Insulinmangeldiabetes. 2320 Kal., 25 BE, 38 E Altinsulin/die. Schlechte Dauerführung des Stoffwechsels. Kavernöse Oberlappentuberkulose rechts. BKS: 60/80 mm (n.W.). Diabetesdauer bis zur Operation: 12 Jahre. 14.9.1959 Lobektomie re. OL. - Restherde im 6. u. 10. Segment. 15.12.1960 Bronchusstumpf o.B. 21.5.1962 Entzündung des Bronchusstumpfes und Nachweis von Tuberkelbazillen. Deshalb erneutes Heilverfahren.
Augenbefunde: 8.1.1958: Beginnende Cataracta diabetica. Retinopathia diabetica I. Juni 1960: Status idem. 10.7.1962: Cataracta diabetica. Retinopathia diabetica I. 15.8.1962: Keine Blutungen mehr nachweisbar.

Fall 5: Patient Nr. 244/55, geb. 1907.
Stationäre Behandlung vom 5.5.1955 bis 29.5.1956. Diabetes- und Tbk-Feststellung mit 48 Jahren. Adipöse Frau mit akromegaloiden Zeichen (154 cm, 73,0 kg). RR 170/75 Torr. Urin: Alb. +. Gegenregulationsdiabetes mit schlechter Dauerführung. 1804 Kal., 20 BE, 30 E Insulin/die. Kavernöse Oberlappentuberkulose. BKS: 6/15 mm (n.W.). Diabetesdauer bis zur Operation: 10 Monate. 28.11.1955 kombinierte Resektion (re. OL + ML). Glatter postoperativer Verlauf. TB früher und präsent Ø.
Augenbefund: 2.8.1955: beginnende Cataracta coronaria. Beginnende Retinopathia diabetica. 15.2.1956: Katarakt unverändert. Retinopathie mit weißlichen Herdchen, ohne Blutungen.

Fall 6: Patient Nr. 659/61, geb. 1920.
Stationäre Behandlung vom 12.9.1961 bis jetzt. Diabetesmanifestation im 32., Tbk-Feststellung im 35. Lebensjahr. Normalgewichtiger Mann (168 cm, 58,0 kg) mit Zeichen vegetativer Labilität. RR 125/95 Torr. Urin: Alb. Ø. Labiler Insulinmangeldiabetes mit unbefriedigender Dauerführung. 1984 Kal., 18 BE und 52 E Altinsulin/die. Kavernöse Oberlappentuberkulose rechts. TB-Kultur (Sput.): +. BKS: 38/65 mm (n.W.). Diabetesdauer bis zur Operation: 10 Jahre. 6.6.1962 Segmentektomie rechts (1. + 2.). 3.7.1962 Zirkumzision wegen entzündlicher Phimose. Im übrigen sonst bisher glatter Verlauf.
Augenbefund: (Institut für Diabetes in Karlsburg): Cataracta diabetica, diabetische Retinopathie mittelschweren Grades. 10.1.1962: im wesentlichen unverändert. 26.4.1962: keine neuen Blutungen, sonst kaum verändert. 29.5.1962: im wesentlichen unverändert. 1.8.1962: geringe Besserung.

Fall 7: Patient Nr. 198/54, geb. 1904.
Stationäre Behandlung vom 9.9.1954 bis 19.7.1955. Feststellung des Diabetes mellitus und eines Tuberkuloms im rechten Lungen-Oberlappen im 50. Lebensjahr. Athletischer Mann mit akromegaloiden Zügen (163 cm, 64,0 kg) RR 145/110 Torr. Urin: Alb. Ø. TB-Tierversuch: +. Gegenregulationsdiabetes mit befriedigender Dauerführung des Stoffwechsels. 2200 Kal., 20 BE und 20 E. Altinsulin/die. BKS: 15/21 (n.W.). 27.1.1955 Segmentektomie rechts (1. Segm.) und glatter postoperativer Verlauf. Geringe Gewichtszunahme von 3,6 kg. Vor der Entlassung nur 8 E Altinsulin.
Augenbefund: 29.9.1954: Linse zeigt verbreiterte Wasserspalten und vakuolige Trübungen. Beginnende Retinopathia diabetica beiderseits. 10.7.1955: Befund im wesentlichen unverändert.

V e r s c h l e c h t e r u n g d e r d i a b e t i s c h e n R e t i n o p a t h i e weisen die folgenden 3 Kranken mit einem hyperaktiven Interrenalorgan auf: 2 Kranke sind übergewichtig, eine Kranke befindet sich in einer dystrophischen Situation.

Fall 8: Patientin Nr. 119/53, geb. 1925.
Stationäre Behandlung vom 4.3. bis 13.12.1954. Diabetesmanifestation im 20., Tbk-Feststellung im 27. Lebensjahr. Pyknische Frau (153 cm, 70,0 kg). RR 130/85 Torr. Urin: Alb. Spuren+. Insulinmangeldiabetes vom Cushing-Typ. Schlechte Dauerführung des Stoffwechsels. 2304 Kal., 23 BE, 34 E. Altinsulin/die. Tuberkulom im rechten Oberlappen und kleiner knotiger Herd im linken Oberlappen.

BKS: 20/50 (n.W.). Diabetesdauer bis zur Operation: 9 Jahre. TB-Kultur (Sput.) +. 29.6.1954 Segmentektomie rechts (2. Segment). Postoperativ glatter Verlauf. Zunahme des Körpergewichtes um 4,8 kg.
Augenbefund: 20.5.1953: Trübungen der hinteren Linsenschale. Fundus o.B. 7.4.1954: Fundus o.B. 29.9.1954: Linsenbefund unverändert. Beginnende Retinopathia diabetica.

Fall 9: Patient Nr. 696/62, geb. 1900.
Stationäre Behandlung vom 18.1.1962 bis jetzt. Simultane Feststellung des Diabetes und der Tbk. im 61. Lebensjahr. Biologisch erheblich vorgealterte Frau in einem dystrophischen Zustand (145 cm, 46,0 kg.). RR 195/95 Torr. Urin: Alb. ∅. TB-Kultur (nach Trachealspülung): +. Altersdiabetes mit schlechter Dauerführung des Stoffwechsels. 1670 Kal., 15 BE, 34 E. Altinsulin/die. Tuberkulom im linken Oberlappen. BKS: 21/39 mm (n.W.). Diabetesdauer bis zur Operation: 1 Jahr. 27.2.1962 Lobektomie linker Oberlappen. Postoperativ in bezug auf die Lunge glatter Verlauf. In 5 Monaten Gewichtszunahme von 2,7 kg. Kein Insulin mehr, Umstellung auf Orabet möglich.
Augenbefund: 6.2.1962: verstärkter vorderer Schalenreflex. Retinopathia diabetica I. 12.7.1962: Blutungen im Fundus rechts stärker, neben gelblichweißen Degenerationsherden. Retinopathie verschlechtert.

Fall 10: Patient Nr. 194/54, geb. 1921.
Stationäre Behandlung vom 26.4.1954 bis 30.8.1955. Diabetesmanifestation im 20., Tbk-Feststellung im 32. Lebensjahr. Säurefeste Stäbchen (im Magensaft):+; TB-Kultur: ∅. Pyknoathletischer Mann (168 cm, 77,5 kg). RR 190/130 Torr. Urin: Alb. Spuren +. Insulinmangeldiabetes vom Cushing-Typ. Sehr schlechte Dauerführung des Stoffwechsels. 2020 Kal., 20 BE, 68 E. Altinsulin/die. Tuberkulom im linken Oberlappen. BKS: 22/52 mm (n.W.). Diabetesdauer bis zur Operation: 14 Jahre. 28.2.1955 Segmentektomie links (1.+2.+6.). Glatter postoperativer Verlauf in bezug auf die Lungen.
Augenbefund: 25.8.1954: speicherförmige Trübungen der vorderen und hinteren Linsenschale, verbreiterte Wasserspalten. Fundus o.B. - Astigmatismus mixtus. August 1955: Linsenbefund im wesentlichen unverändert. Retinopathia diabetica I mit kleinfleckigen Blutungen rechts und kleinen weißlichen Herdchen links.

Das folgende Beispiel zeigt, wie sich bei einer jugendlichen Diabetikerin mit interrenalen Zügen postoperativ eine Verschlechterung des Augenbefundes einstellt: zu einer diabetischen Katarakt gesellt sich noch eine diabetische Retinopathie.

Fall 11: Patientin Nr. 681/61, geb. 1935.
Stationäre Behandlung vom 3.10.1961 bis jetzt. Diabetesmanifestation im 19., erstmalige Feststellung einer "kleinen Lungenspitzentbk. links" im 5. Lebensjahr. Im Juli 1961 Reaktivierung mit Tuberkulombildung und Kavernisierung. TB-Kultur: +.Normalgewichtige Frau mit erheblichen interrenalen Zügen (155 cm, 54,0 kg.). Urin: Alb. ∅. Schlechte Dauerführung des diabetischen Stoffwechsels. 1885 Kal., 20 BE, 26 E PZ-Insulin BC. Chemotherapie mit INH, PAS und SM. Diabetesdauer bis zur Operation: 8 Jahre. Am 6.3.1962 Lobektomie des linken Oberlappens. Bisher glatter Verlauf in bezug auf die Lunge. (TB-Kultur aus dem Resektionsmaterial: +).
Augenbefund: 14.11.1961: angeborene Amblyopie links. Strabismus convergens. Cataracta coronaria rechts. Fundus o.B. 14.7.1962: Cataracta diabetica rechts. Im Fundus flohstichartige Blutungen und feine Degenerationsherde im Sinne einer Retinopathia diabetica I. - Deshalb Fruktosebehandlung. 1.8.1962: Rückbildungen der Blutungen.

Wie die folgenden 3 Beispiele zeigen, kann es bei guter Dauerführung des diabetischen Stoffwechsels und nach Resektionsbehandlung wegen Lungentuberkulose auch zu R e g r e s s i o n e n d i a b e t i s c h e r K a t a r a k t e kommen.

Fall 12: Patient Nr. 576/60, geb. 1938.
Stationäre Behandlung vom 15.12.1960 bis 3.10.1961. Bei dem 23jährigen und schlankwüchsigen Mann (183 cm, 61,0 kg) besteht seit 2 Jahren ein labiler Diabetes mellitus. Im 22. Lebensjahr wurde ein Tuberkulom im rechten Unterlappen festgestellt. TB-Kultur: +. Während im Dezember 1960 im Institut für Diabetes

in Karlsburg noch ein normaler Augenbefund erhoben wird, finden wir bereits 2 Monate später eine beginnende diabetische Katarakt. Nach Lobektomie des rechten Unterlappens Besserung des diabetischen Stoffwechsels mit geringerem Insulinbedarf (vor der Operation 54 E, nachher 34 E.)TB Ø. Zunahme des Körpergewichtes um 7 kg. Regression der Katarakt.

Fall 13: Patient Nr. 416/58, geb. 1921.
Stationäre Behandlung vom 1o.7.1958 bis 16.2.196o und vom 21.4.196o bis 12.7.6o. Seit dem 31. Lebensjahr stoffwechsellabiler Diabetes. Mit 38 Jahren wird eine knotige Tbk. rechts, bei ruhenden tuberkulösen Herden links, festgestellt. Ophthalmologisch finden sich kristallinische Einlagerungen der Augenlinsen. Schon während der antituberkulösen Chemotherapie Besserung des Linsenbefundes. Am 18.8.1959 Segmentektomie rechts (1.+2.+6.). Im April 196o Reaktivierung der tuberkulösen Herde links und Nachweis von Tuberkelbazillen. Deshalb auch noch Lobektomie links (1o. 11.196o). Die Augenlinsen erweisen sich auch bei Kontrollen als o.B., nur die Fundusarterien sind vermehrt geschlängelt. - Nach 2. Resektion TB-Kulturen (nach Trachealspülung): Ø.

Fall 14: Patientin Nr. 252/55, geb. 1919.
Stationäre Behandlung vom 13.5.1957 bis 25.3.1958. Diabetesmanifestation im 18. Lebensjahr, Feststellung der Tuberkulose im 36. Lebensjahr. Nachweis säurefester Stäbchen. TB-Kultur: Ø. Schlankwüchsige Frau (172 cm, 6o,o kg) mit hyperthyreotischen Zeichen. Nach einer Diabetesdauer von 2o Jahren erfolgt am 1o.9.1957 die Segmentektomie der Lungensegmente 1 + 2 links. Gute Dauerführung des diabetischen Stoffwechsels. Während sich vor der Resektionsbehandlung (5.6.1957 Universitäts-Augenklinik Leipzig) außer einer peripapillären Aderhautatrophie kein krankhafter Befund zeigt, findet sich 4 Monate nach der Operation (23.1.58) zunächst eine geringe vordere Schalentrübung, nach weiteren 3 Monaten aber ein völlig normaler Linsenbefund. Fundi waren stets unauffällig.

13 Kranke mit diabetischen Katarakten zeigen aber auch nach antituberkulöser Chemotherapie und Resektionsbehandlung keine Änderung der Linsenbefunde.

V. VERHALTEN DIABETISCHER RETINOPATHIEN UND KATARAKTE BEI REIN KONSERVATIVER ANTITUBERKULÖSER BEHANDLUNG.

85 diabetische Kranke, die mit konservativen Mitteln, ohne thoraxchirurgischen Eingriff, behandelt wurden, werden in bezug auf die Art der Lungentuberkulose und auf den ophthalmologischen Ausgangsbefund untersucht; es handelt sich um 58 männliche und 27 weibliche Kranke. Aus den verschiedensten Gründen (Lungenbefund, Verschwartungen, höheres Alter, funktionelle Verhältnisse u.a.) war eine Resektionsbehandlung nicht möglich oder wurde von den Kranken verweigert.

Wie Tab. 5 zeigt, finden sich 13 Kranke mit diabetischen Retinopathien, entsprechend 15,3 %. 22 Kranke, das sind 25,9 % der Kranken, zeigen Lentopathien und 37 Kranke, das sind 43,5 %, sind frei von diabetischen Augenveränderungen.

Wie Tab. 6 zeigt, werden nur 2 von 13 diabetischen Retinopathien gebessert, 8 bleiben unverändert und 4 verschlechtern sich.

Bei den Regressionen handelt es sich um eine knotig-käsige Tuberkulose bei einem akromegaloiden Langzeitdiabetiker (Pat. Nr. 7o2/6o) und um einen asthenischen Mann mit einem Insulinmangeldiabetes und einer kavernösen Tbk. (Patient Nr. 136/58).

Bei den Progressionen der diabetischen Retinopathie handelt es sich um 3 Kranke mit Übergewicht (Pat.Nr. 287/59, 836/58 und 879/57) und hyperaktivem Interrenalorgan sowie um einen Langzeitdiabetiker in einer Ansatzphase (Pat. Nr. 625/56).

Regressionen diabetischer Retinopathien finden sich unter 1o optimal behandelten Kranken (antituberkulöse Chemotherapie und Resektion tuberkulös erkrankter Lungenteile) 3mal, unter nur mit antituberkulösen Mitteln, ohne Resektion, behandelten 13 Kranken 2mal.

VI. DISKUSSION. Über die Frage des Verhaltens diabetischer Retinopathien und Katarakte bei Lungentuberkulose bestehen bisher in der Literatur keine einheitlichen Auffassungen.

Dieses Verhalten ist deshalb schwer zu beurteilen, weil ausgedehnte und/oder exsudative Lungentuberkulosen bei Diabetikern heute - dank der staatlichen Verhütungs- und Bekämpfungsmaßnahmen der Tuberkulose und des Diabetes mellitus - kaum noch längere Zeit unerkannt und unbehandelt bleiben. Außerdem werden Tuberkulose und Diabetes in der Klinik gleichermaßen optimal behandelt; es können somit Veränderungen diabetischer Ophthalmopathien nicht allein auf die Tuberkulose bezogen werden. Dazu kommt, daß solche Kranke das Heilverfahren mitunter bereits vorbehandelt antreten. Abgesehen von der Möglichkeit einer streng vergleichenden Therapie des Kombinationsleidens überhaupt, werden gelegentlich auch spontane Regressionen diabetesspezifischer Veränderungen beobachtet. So wird in jüngster Zeit darauf hingewiesen, daß sich Regressionen nach 5 Jahren bei Kranken in 36 % finden, wenn die Fundusuntersuchung nur Mikroaneurysmen ohne Blutungen ergibt. Die Regressionsrate vermindert sich aber auf 27 %, wenn die Fundi Hämorrhagien und/oder Exsudate zeigen (24). Andererseits sehen wir nach Lungenresektion bei diabetischen Tuberkulösen Besserungen der diabetischen Stoffwechsellage und eine signifikante Verminderung des postoperativen Insulinbedarfes. Ein gewisser Einfluß der Lungentuberkulose auf die diabetische Kapillaropathie ist aus diesem Grunde zu erwarten. Wir glauben, daß es deshalb von Interesse ist, das Verhalten diabetischer Augenschäden bei Lungenresezierten zu studieren, weil durch die operative Beseitigung tuberkulös erkrankter Lungenteile Einwirkungen der Tuberkulose auf den Diabetes ausgeschaltet werden und dadurch am ehesten eventuelle Beziehungen zwischen Lungentuberkulose einerseits und diabetischer Kapillaropathie andererseits aufgedeckt werden können.

Es bleibt abzuwarten, ob die Behandlung der diabetischen Retinopathie mit anabolen Steroiden einen Fortschritt bedeutet.

Nach optimaler Therapie der Lungentuberkulose werden Regressionen diabetischer Retinopathien bei 3 von 10 Kranken beobachtet (Patienten Nr. 283/56, 310/57, 530/60), Regressionen diabetischer Katarakte zeigen sich bei 3 Kranken (Patienten Nr. 252/55, 416/58, 576/60).

Bei 4 operierten Kranken bleibt die Retinopathie unbeeinflußt. Bei 3 weiteren Kranken finden sich sogar progressive Veränderungen. Die diabetische Katarakt einer anderen Kranken verschlechtert sich, und eine diabetische Retinopathie tritt auf.

Eigenartigerweise zeigen sich keine Progressionen der Retinopathie bei Kranken mit kavernösen Prozessen. Kranke mit Tuberkulomen weisen andererseits fortschreitende Netzhautveränderungen auf. Von 17 Kranken mit diabetischen Katarakten finden sich post operationem unveränderte Befunde bei 4 Kranken mit kavernösen Prozessen und bei 7 Kranken mit Tuberkulomen. Unter 13 Kranken, die nur konservativ - ohne Resektion - behandelt werden, finden sich Regressionen diabetischer Retinopathien bei knotig-käsigen und sogar kavernösen Tuberkulosen; Progressionen allerdings vor allem bei kavernösen Prozessen. Ohne Änderungen des Retinopathieverhaltens bleiben 3 Kranke mit kavernösen und knotig-käsigen Tuberkulosen.

Das Verhalten diabetischer Ophthalmopathien wird heute primär nicht durch die Art der Lungentuberkulose und ihre Behandlung, sondern durch den Diabetes mellitus selbst bestimmt, wie wir das am klinisch-funktionellen Typ und an der Qualität der Dauerführung des Stoffwechsels zeigen können. So stellen wir Regressionen diabetischer Retinopathien bei somatisch indifferenten und vegetativ-labilen Kranken mit guter Dauerführung fest, wobei es sich um beginnende und noch reversible Netzhautveränderungen handelt. Unbeeinflußt bleiben Retinopathien bei akromegaloiden Diabetikern und bei vegetativ-labilen Kranken mit schlechter Dauerführung des Stoffwechsels, wozu auch ein Kranker mit einer geringeren Albuminurie gehört. Kranke mit Neigung zum Fettansatz und/oder einem hyperaktiven Interrenalorgan sowie in einer dystrophischen Phase zeigen aber schon während der antituberkulösen Chemotherapie Verschlechterungen der Retinopathien; bei diesen Fällen überwiegen anscheinend die im Diabetes selbst gelegenen angiopathischen Tendenzen den durch die Lungenresektion beseitigten "diabetógenen Tuberkulosefaktor". Bei nur konservativ Behandelten sind die Ergebnisse noch bescheidener als bei Resezierten. Wir vermuten, daß die Entwicklung diabetischer Retinopathien bei normalgewichtigen und/oder mageren Kranken mit einem überwiegend absoluten Insulinmangel durch die antituberkulöse Behandlung gehemmt, mindestens aber die Neigung zur Rückbildung unterstützt werden kann. Bei Kranken mit Neigung zum Fettansatz und/oder einem hyperaktiven Interrenalorgan verlaufen diabetische Ophthalmopathien - auch bei optimaler Behandlung der Lungentuberkulose - bisher schicksalsmäßig progredient.

Wir können der Feststellung, daß "die Resektionsbehandlung bei sorgfältig ausgewählten Kranken einen Hoffnungsstrahl für solche Diabetiker bedeutet, bei denen sich eine Lungentuberkulose entwickelt" (26), deshalb nur mit entsprechenden Einschränkungen zustimmen. Bei guter Zusammenarbeit der einzelnen Fachärzte kann die Gesamtprognose des Kombinationsleidens richtig eingeschätzt, die drohende diabetische Kapillaropathie verhütet oder die beginnende rechtzeitig behandelt werden (27, 28).

## L i t e r a t u r


( 1) BARTELHEIMER, H. u. H. SAUER: Med. Klin. 57, 759 (1962)

( 2) ANSTETT, F. u. H. LAWONN : Die chirurgische Behandlung der Diabetestuberkulose. Vortrag anläßlich des Fortbildungskurses über die Therapie der Lungenkrankheiten in Berlin-Lichtenberg 1959 (Im Druck).

( 3) LAWONN, H.: Verhandlungsbericht der Deutschen Tuberkulosetagung 1960, 271(1961)

( 4) LAWONN, H.: Z. Tuberk. 111, 173 (1958)

( 5) KONO, S. u. K. HASHIMOTO : Sci. Rep. Res. Inst. Tôhoku Univ. Ser. C 9, Nr. 2 (1960)

( 6) JANERT, H., G. MOHNIKE u. L. GÜNTHER : Klin. Wschr. 34, 742 (1956)

( 7) JANERT, H., G. MOHNIKE u. L. GÜNTHER : Klin. Wschr. 34, 807 (1956)

( 8) JANERT, H., G. MOHNIKE u. P. GEORGI : Klin. Wschr. 35, 110 (1957)

( 9) SCHLIACK, V. u. R. PFAFFENBERG : Med. Mschr. 9, 257 (1955)

(10) PFAFFENBERG, R.: Über die Lungentuberkulose als Komplikation des Diabetes mellitus. Leipzig 1959.

(11) AXENFELD, T.: Lehrbuch und Atlas der Augenheilkunde. 10. Aufl. Jena 1958

(12) AMSLER, M., A. BRÜCKNER, A. FRANCESCHETTI, H. GOLDMANN, E.B. STREIFF: Lehrbuch der Augenheilkunde. Basel, Freiberg i. Br., New York 1961
(13) LARSEN, H.-W.: Acta ophthal. (Kbh.) Suppl. 6o, (196o)
(14) VELHAGEN, K.: Der Augenarzt 3, Leipzig 196o
(15) THIEL, R.: Kongr. Internat. Diabetes Fed. Düsseldorf 3, 212 (1958) Stuttgart 1959.
(16) ALAERTS, L.: Kongr. Internat. Diabetes Fed. Düsseldorf 3, 22o (1958) Stuttgart 1959
(17) EMMRICH, R.: Chronische Krankheiten des Bindegewebes. 2. Aufl. Leipzig 1961
(18) LICHTWITZ, L. in: Kurzes Handbuch der Ophthalmologie Bd. 7, Berlin 1932
(19) MOHNIKE, G.: Wiss. Z. Martin-Luther-Universität Halle-Wittenberg. Math. naturwiss. Reihe 3, 381 (1953/54)
(2o) GOODMAN, J.I.: Arch. Ophthalm. 52, 1o8 (1954)
(21) MARTON, S., I. UNGÁR u. E. LACZKÓ : Beitr. Klin. Tuberk. 124, 333 (1961)
(22) MARTON, S., I. UNGÁR u. E. LACZKÓ : Beitr. Klin. Tuberk. 124, 348 (1961)
(23) PFAFFENBERG, R. u. H. JÄHLER : Beitr. Klin. Tuberk. 122, 314 (196o)
(24) CAIRD, F.J. a. C.J. GARRETT : Proc. roy. Soc. Med. 55, 477 (1962)
(25) OTTO, J.: Klin. Mbl. Augenhk. 137, 176 (196o)
(26) ROOT, H.F. a. R. DICKSON in: E.P. JOSLIN, H.F. ROOT, P. WHITE and A. MARBLE: The Treatment of Diabetes mellitus. 9. ed. Philadelphia 1952
(27) WOLLHEIM, E. u. J. ZISSLER in : Handbuch der inneren Medizin. 4. Aufl. Bd. 9 Berlin, Göttingen, Heidelberg 196o
(28) JAEGER, W.: Ber. Dtsch. Ophthalm. Ges. 63, (196o) München 1961

Tab. 1

| Art der Lungen-Tbk. (pathol.-anatomisch) | Zahl der Kranken ges. | Davon Kranke mit : | | | | | |
|---|---|---|---|---|---|---|---|
| | | R.d. | R.a. | C.d. | C.s. | k.o.U. | o.B. |
| Knotig-käsig | 28 | 1 | 2 | 4+) | ∅ | 1 | 21 |
| Tuberkulom | 32 | 5 | 1 | 9 | 2 | 2 | 14 |
| Kavernös | 36 | 4 | 2 | 4 | 2 | 2 | 2o |
| Destroyed lung or lobe | 3 | ∅ | ∅ | ∅ | ∅ | ∅ | 3 |
| Zusammen | 99 | 1o | 5 | 17 | 4 | 5 | 58 |

Tab. 1 : Art der Lungen-Tbk. und ophthalmologischer Befund bei 99 diabetischen Tuberkulösen vor 1oo Lungenresektionen (1954 bis 3o.6.1962 in Zschadraß).
+) (Patient Nr. 416/58: Segmentresektion rechts; 15 Monate später wegen Reaktivierung links auch Oberlappenresektion links).

Tab. 2

| Art der Tbk. (pathologisch-anatomisch) | Zahl vor Oper. | Retinopathia diabetica Nach Chemotherapie und Resektion | | | Zahl vor Oper. | Cataracta diabetica Nach Chemotherapie und Resektion | | |
|---|---|---|---|---|---|---|---|---|
| | | regressiv | unverändert | progressiv | | regressiv | unverändert | progressiv |
| Knotig-käsig | 1 | 1 | - | - | 4 | 2 | 2 | - |
| Tuberkulom | 5 | 1 | 1 | 3 | 9 | 1 | 7 | 1 |
| Kavernös | 4 | 1 | 3 | - | 4 | - | 4 | - |
| Zusammen | 1o | 3 | 4 | 3 | 17 | 3 | 13 | 1+) |

Tab. 2 : Verhalten diabetischer Retinopathien und Katarakte nach optimaler Behandlung (Chemotherapie und Lungenresektion) bei 27 Kranken (1954 bis 3o.6.1962 in Zschadraß), bezogen auf die Art der Lungentuberkulose.
+) (Patient Nr. 681/61: zu einer diabetischen Katarakt tritt postoperativ eine diabetische Retinopathie).

Tab. 3

| Nr. | Ge-schl. | K.G. | Diabetes mellitus: Alter in J. bei Festst. | Klin.-funkt. Typ | Qualität d.Stoffwechselführung | T B K: Diab. Dauer b.zur Oper. | Alter in J. bei Festst. | Art der Tbk. | Art d. Resektion | Verh. der R.d. |
|---|---|---|---|---|---|---|---|---|---|---|
| 1 | w. | norm. | 52 | veget. labil | gut | 5 | 52 | kavern. | komb. | regressiv |
| 2 | m. | norm. | 14 | veget. labil | gut | 27 | 41 | Tuberkulom | Segm. Ektom. | regressiv |
| 3 | w. | norm. | 16 | veget. labil | gut | 6 | 22 | knotig-käsig | komb. | regressiv |
| 4 | m. | mager | 3o | veget. labil | schl. | 12 | 42 | kavern. | Lobektomie | unverändert |
| 5 | w. | fetts. | 48 | akromegal. | schl. | 1o/12 | 48 | kavern. | komb. | unverändert |
| 6 | m. | norm. | 32 | veget. labil | schl. | 1o | 35 | Tuberkulom | Segm. Ektom. | unverändert |
| 7 | m. | norm. | 5o | akromegal. | gut | 6/12 | 5o | Tuberkulom | Segm. Ektom. | unverändert |
| 8 | w. | fetts. | 2o | interrenal | schl. | 9 | 27 | Tuberkulom | Segm. Ektom. | progressiv |
| 9 | w. | mager | 61 | dystr. | schl. | 9/12 | 61 | Tuberkulom | Lobektomie | progressiv |
| 1o | m. | fetts. | 2o | interrenal | schl. | 14 | 32 | Tuberkulom | Segm. Ektom. | progressiv |
| 11 | w. | norm. | 19 | interrenal | schl. | 8 | 26 | Tuberkulom | Lobektomie+) | progressiv |

Tab. 3: Verhalten diabetischer Retinopathien nach optimaler Behandlung der Lungentuberkulose (Chemotherapie und Lungenresektion) bei 11 Kranken, bezogen auf den klinisch-funktionellen Diabetestyp und die Dauerführung des Stoffwechsels (1954 bis 3o.6.62, Zschadraß).

+)(Patient Nr. 681/61: postoperativ Entwicklung einer diabetischen Retinopathie).

Tab. 4

| Nr. | Ge-schl. | K.G. | Diabetes mellitus | | | | T B K | | | Verh. der C.d. |
|---|---|---|---|---|---|---|---|---|---|---|
| | | | Alter in J. bei Festst. | Klin.-funkt. Typ | Qualität d.Stoff-wechsel-führung | Diab. Dauer b.zur Oper. | Alter in J. bei Festst. | Art der Tbk | Art der Resek-tion | |
| 12 | m. | mager | 21 | veget. labil | schl. | 2 | 22 | Tuber-kulom | Lobek-tomie | regres-siv |
| 13 | m. | norm. | 31 | veget. labil | schl. | 7 | 38 | knotig-käsig | Segm. u.Lob-ektom. | regres-siv |
| 14 | w. | mager | 18 | veget. labil | gut | 2o | 36 | knotig-käsig | Lobek-tomie | regres-siv |

Tab. 4 : Regressionen diabetischer Katarakte nach optimaler Behandlung (Chemotherapie und Lungenresektion) bei 3 Kranken, bezogen auf den klinisch-funktionellen Diabetestyp und die Qualität der Dauerführung des Stoffwechsels (1954 bis 3o.6.1962 in Zschadraß).

Tab. 5

| Art der Lungen-Tbk. | Zahl der Kranken | Kranke mit : | | | | |
|---|---|---|---|---|---|---|
| | | R.d. | C.d. | R.a. | k.o.U. | o.B. |
| Knotig-käsig | 56 | 5 | 17 | 1 | 4 | 29 |
| Tuberkulom | 12 | 1 | 4 | - | 1 | 6 |
| Kavernös | 17 | 7 | 1 | - | 7 | 2 |
| Zusammen | 85 | 13 | 22 | 1 | 12 | 37 |

Tab. 5 : Art der Lungentuberkulose und ophthalmologischer Befund bei 85 diabetischen Tuberkulösen, die nur mit antituberkulösen Mitteln und ohne Resektion behandelt wurden. ( 1954 bis 3o.6.1962 in Zschadraß).

Tab. 6

| Art der Lungen-Tbk. | Retinopathia diabetica | | | |
|---|---|---|---|---|
| | zu Beginn des Heilverfahrens | nach konservativer Behandlung der Tbk. | | |
| | | regressiv | unverändert | progressiv |
| Knotig-käsig | 5 | 1 | 3 | 1 |
| Tuberkulom | 1 | - | 1 | - |
| Kavernös | 7 | 1 | 3 | 3 |
| Zusammen | 13 | 2 | 7 | 4 |

Tab. 6 : Verhalten diabetischer Retinopathien bei 13 Kranken nach optimaler antituberkulöser Behandlung ohne thoraxchirurgischen Eingriff (1954 bis 30.6.1962 in Zschadraß), bezogen auf die Art der Lungentuberkulose.

Abkürzungen : R.d. = Retinopathia diabetica
R.a. = Retinopathia angiospastica
C.d. = Cataracta diabetica
C.s. = Cataracta senilis
k.o.U. = Keine ophthalmologischen Untersuchungen

## DISKUSSION

M o h n i k e , Karlsburg :
Herr L a w o n n hat aus seinen eigenen sehr großen Erfahrungen mit der Kombinationskrankheit Diabetes-Tuberkulose berichtet. Damit möchte ich die Diskussion eröffnen und habe Herrn L a w o n n 2 Fragen zu stellen. Die 1. Frage ist die, ob Sie Differenzen nach Art der Chemotherapie finden, d.h., ob das INH sich nicht vielleicht ungünstiger auswirkt als Streptomycin beispielsweise und zweitens, ob Sie bestätigen können, wie wir es früher schon einmal beschrieben haben, daß exsudative Tuberkuloseformen ganz besonders dazu prädestinieren, eine Retinopathie auftreten zu lassen oder einen akuten Schub auszulösen. Ich bitte um weitere Diskussionsmeldungen.

K l e m m , Berlin :
Da es sich bei der Arbeit von Herrn H e i k um eine vorzugsweise statistische Arbeit handelt, fühle ich mich kompetent, auch etwas dazu zu sagen. Aus der Todesursachenstatistik, die wir gesehen haben, und aus der Angabe von Todesursachen wie: "Ungeklärte Todesursache - Diabetes mellitus" erhellt ja wohl, daß durchaus nicht alle Todesursachen durch Sektionen bestätigt sind. Ich weiß auch nicht, wie groß der Anteil der Sektionen überhaupt war. Nun ist es aber in der Sozialhygiene und in der Todesursachenstatistik eine unmittelbar einleuchtende und immer wieder bestätigte Tatsache, daß Todesursachen um so seltener auftauchen, je schwieriger sie zu diagnostizieren sind, und daß es in dem Maße, wie die diagnostischen Schwierigkeiten anwachsen, gewissermaßen zu Rückgriffen auf andere, bequemere Todesursachen, zu künstlichen Häufungen in bestimmten Bereichen der Todesursachen kommt. Und unter diesem Aspekt möchte ich doch zu bedenken geben, ob sich nicht die - gegenüber anderen Statistiken - so auffällig geringe Anzahl von Nephrosklerosen als Todesursache vielleicht daraus erklärt, daß es sich um unsauber angestellte Ermittlungen der Todesursachen handelt, daß das also nicht unmittelbar - oder zumindest nicht mit Sicherheit - auf die veränderte Behandlungsweise dieser Kranken zurückgeführt werden kann. Denn wir wissen doch, daß an sich Todesursachen nur dann als wirklich zuverlässig gelten können, wenn sie vom Pathologen festgestellt sind. Vor allem nach 1945 - und darauf bezieht sich ein Teil der Angaben - waren die Verhältnisse so, daß wir noch heute den Mortalitätsstatistiken aus diesen Jahren gegenüber in der Sozialhygiene äußerst skeptisch sind. Daraus nun Zahlen anzuführen, die auch noch auf Umwegen zusammengetragen worden sind, scheint mir dubiös, und sie sind wohl zumindest mit einem Fragezeichen zu versehen, wenn sich daraus auffällige Unterschiede zu anderen bestätigten internationalen Statistiken ergeben.

K o p e r a , Oss/Holland :
An Herrn B a r t a : Es würde mich interessieren, ob er neben seinen Untersuchungen über Erweiterung des Lumens der Kapillaren auch der Kapillarwandfestigkeit einige Aufmerksamkeit geschenkt hat ?

M e n z e l , Karlsburg :
Herr H e i k führt in einer Tabelle diabetische Kinder an, die im Alter von 1o bis 14 Jahren an Uraemie gestorben sind. Nach den bisherigen Erfahrungen muß man annehmen, daß die diabetische Angiopathie schon einige Jahre vorher bestand. Handelt es sich hier um eine Fehldiagnose der Todesursache, oder müssen wir die in unserem Hause gültige Ansicht, daß eine diabetische Angiopathie frühestens im Alter von 13 bis 15 Jahren beobachtet wird, revidieren ?

K a e d i n g , Rostock :
Herr H e i k hat auch die Beziehungen zur Heredität aufgeführt bei den verstorbenen Kindern und bei den Nachuntersuchten. Und ich hätte nun die Frage, ob er die Beobachtungen JOSLINS und auch Beobachtungen von uns bestätigen kann, daß mit der zunehmenden Diabetesdauer die Hereditätsquote dieses Krankengutes angestiegen ist.

H e i k , Garz :
Die Todesursachenstatistik habe ich in meinem Vortrage nur zur Vervollständigung angeführt. Da die Patienten fast ausnahmslos außerhalb unseres Institutes verstorben sind, müssen wir uns auf die Angaben auf dem Totenschein verlassen. Aus dem gleichen Grunde sind auch nur in relativ wenigen Fällen Sektionen durchgeführt worden. Wie problematisch die auf den Totenscheinen angegebenen Todesursachen sind, beschreiben u. a. LOMBARD und JOSLIN in ihrer Untersuchung zur 6. Revision der Internationalen Klassifikation der Krankheiten und Todesursachen. Dabei wurde festgestellt,

daß bei 1000 Patienten, bei denen in der Joslin-Klinik früher ein Diabetes festgestellt worden ist und die in den 5oiger Jahren verstorben sind, nur in 33 % der Fälle der Diabetes als Todesursache auf dem Totenschein vermerkt war. So sind die Angaben über Todesursachen unserer Patienten auf den Totenscheinen mitunter recht spärlich. So ist es auch - um damit auch gleich die Frage von Fräulein M e n z e l zu beantworten - mit der Urämie. Ich kann nicht sagen, ob es sich wirklich um eine Urämie gehandelt hat oder nicht. Man muß sich auf die uns mitgeteilten Angaben verlassen.

Zur Frage nach der Hereditätsquote: Sie ist im Ansteigen begriffen, d.h. bei Erstaufnahmen eines Kindes sind oft noch keine weiteren Fälle von Diabetes in der Familie bekannt; wenn dieser Patient nach einigen Jahren wieder bei uns stationär kontrolliert wird, wird dann oft die Angabe gemacht, daß weitere Familienmitglieder an einem Diabetes erkrankt sind. Die Hereditätsquote der in meinem Vortrag berücksichtigten nachuntersuchten Patienten beläuft sich auf rund 35 %.

B a r t a , Budapest :

Meine Antwort an Herrn K o p e r a : nur die Blutströmung und die Erweiterung des Kapillarschaltstückes haben wir untersucht, nichts weiter.

L a w o n n , Zschadraß :

Zur 1. Frage von Herrn Prof. M o h n i k e : Differentialtherapie der Tuberkulose bei Diabetikern mit Sekundärschäden. Grundsätzliche Unterschiede der Tuberkulosetherapie mit chemischen und antibiotischen Mitteln bei Nichtdiabetikern und Diabetikern ohne Gefäßschäden bestehen nicht. Bei Sekundärschäden muß man im Einzelfall differenzieren. Mit der Verordnung von Paraaminosalizylsäure, besonders in Form des Natriumsalzes, wird man bei diabetischen Retino- und/oder Nephropathien vorsichtig sein. Bei intravenösen Infusionen von Natrium paraaminosalicylicum kann es zu Hypernatriämien und relativen Hypokaliämien kommen; solche Transmineralisationen können bei Diabetikern mit Gefäßschäden gefährlich werden. Die PAS-Behandlung per os kann aber auch bei Diabetikern mit Gefäßschäden versucht werden, wenn keine Magen-Darmbeschwerden bestehen.

Zum Isonikotinsäurehydrazid: Das INH kann bei langdauernder und hochdosierter Behandlung zu Störungen der hormonalen Korrelation führen, das Hypophysen-Nebennieren-System kann stimuliert werden, und cushing-artige Bilder können auftreten. Bei Kranken, die klinisch-funktionell das Bild eines Cushing-Diabetes bieten, empfiehlt sich eine besonders aufmerksame klinische Beobachtung. In solchen Fällen scheint das Glukose-INH besonders gut verträglich zu sein.

Das Streptomycin ist eines der wirksamsten Mittel, wenn die Resistenzprüfung der Tuberkulosebakterien noch entsprechende Empfindlichkeit ergibt. Bei thoraxchirurgischen Eingriffen ist es nicht zu entbehren. Eine längerdauernde Streptomycinbehandlung kann zu Hör- und/oder Gleichgewichtsstörungen führen. Darauf wird man achten und sich audiometrischer Kontrollen bedienen. Der Einsatz von Mitteln der 2. Reihe, wie Viomycin, Pyrazinamid u.a.m., muß wegen möglicher nephro- und hepatotoxischer Wirkungen sorgfältig erwogen und gegebenenfalls gesteuert werden.

Zur 2. Frage von Herrn Prof. M o h n i k e : Es ist eine bekannte Tatsache, daß diabetische Retinopathien durch exsudative Tuberkulosen ungünstig beeinflußt werden. Ob aber diabetische Tuberkulöse besonders zu Angiopathien disponieren, können wir jetzt schwer feststellen. Wie ich in unserem Referat bereits betonte, bleibt kein Diabetiker mit einer exsudativen Tuberkulose heute längere Zeit unerkannt und unbehandelt. Entsprechende Erfahrungen liegen aber vor, und darüber gibt es, wie ich annehmen möchte, keine Diskussion.

Aus der III. Medizinischen Klinik der Medizinischen Akademie Warschau
(Direktor: Prof. Dr. E. K o d e j s z k o )

# THERAPEUTISCHE PROBLEME DER DIABETISCHEN ANGIOPATHIE

Von E. K o d e j s z k o und A. C z y z y k

Die Ätiologie der diabetischen Angiopathie ist noch nicht bekannt. Wir kennen nur die Faktoren, welche das Auftreten dieser gefährlichen Diabetes-Komplikation beschleunigen bzw. ihre Manifestation verstärken.

1. DAUER DES DIABETES: Im eigenen Krankengut betrug die Frequenz der diabetischen Kapillaropathie 32 %, die der Atherosklerose der größeren Gefäße 52 % (Tab.1). Wir fanden jedoch die Gefäßveränderungen bei mehr als 9o % der Patienten mit einer Krankheitsdauer über 15 Jahre. Wenn dabei die Häufigkeit der Kapillaropathie nur eine Korrelation zur Krankheitsdauer aufwies, so konnte eine direkte Beziehung der Frequenz der Atherosklerose zur Krankheitsdauer und zum Manifestationsalter festgestellt werden (Abb. 1 und 2).

2. FETTSUCHT: Im eigenen Krankengut fanden wir die diabetische Angiopathie 2 mal häufiger bei übergewichtigen Patienten als bei normal- bzw. untergewichtigen (Tab. 2). Die Funktionsprüfung der Nebennierenrinde (ACTH-Test) ergab bei übergewichtigen Patienten eine höhere Ausscheidung von 17-Ketosteroiden und von 17-Hydroxykortikosteroiden als in der Kontrollgruppe (Abb. 3).

3. GÜTE DER STOFFWECHSELFÜHRUNG: Nach Angaben der Literatur tritt die diabetische Angiopathie 3 mal seltener bei gut kontrollierten Diabetikern als bei schlecht kontrollierten auf. Wir finden jedoch auch bei optimaler Stoffwechselführung immer noch etwa 15 % der Patienten mit Gefäßkomplikationen (14). Bei unseren Kranken hatten wir gewisse Schwierigkeiten bei der Bestimmung der Güte der Stoffwechselführung. Es ergab sich bei der genauen Aufnahme der Anamnese, daß mehrere unserer Patienten die verordnete Kost ungenau einhielten. Außerdem haben sich in Polen in den letzten 3o Jahren 2 große Schulen der diätetischen Behandlung des Diabetes mellitus entwickelt, von denen jede eine große Population von Zuckerkranken umfaßt. Es handelt sich um die klassische Diät, sowie um die fettarme, kohlehydratreiche Kost (etwa 4oo g KH). Der Vergleich der beiden Krankengruppen ist schwierig, da viele Patienten im Laufe der Krankheit die Diät wechselten. Wir möchten jedoch betonen, daß sich zwischen diesen beiden Krankengruppen kein wesentlicher Unterschied in der Frequenz der diabetischen Angiopathie feststellen

ließ: etwa 40 % bei Patienten mit einer Krankheitsdauer über 1 Jahr. Wir glauben auch, daß für die korrekte Stoffwechselführung des Diabetes mellitus die Gesamtzahl der zugeführten Kalorien und die Einschränkung in dieser Hinsicht von größerer Bedeutung sind als die Art der Nahrung.

4. HORMONE DER NEBENNIERENRINDE (Cortisol) und des Hypophysenvorderlappens (ACTH, Wachstumshormon ?). Dies erklärt die Verschlechterung der diabetischen Angiopathie während der Schwangerschaft, das Zurücktreten im Sheehan'schen Syndrom (15).

5. CHRONISCHE ENTZÜNDUNGSPROZESSE. Der schädliche Einfluß von Infekten auf die Entwicklung der diabetischen Angiopathie beruht wahrscheinlich auf der Stimulation der Nebennierenrinde; er kann aber auch im Zusammenhang mit gewissen Störungen im Eiweißstoffwechsel stehen ( Erhöhung der $\alpha_2$- und der $\beta_2$-Makroglobuline im Plasma), was auf eine Analogie zur Amyloidose hinweisen könnte. Die beste Prophylaxe der diabetischen Angiopathie wäre die Diabetes-Prophylaxe. Das steht im Zusammenhang mit den Reihenuntersuchungen großer Bevölkerungsgruppen zur Feststellung der Zuckerkrankheit. Bei diesen Untersuchungen, die auch in Polen durchgeführt wurden, wurden durchschnittlich auf jeden Fall eines bekannten Diabetes mellitus ein unbekannter und 2 Fälle einer prädiabetischen Stoffwechselstörung gefunden. Praktisch ist die Prophylaxe der diabetischen Angiopathie auf eine gute Stoffwechselführung begrenzt. Dazu gehören auch die Prophylaxe der Infekte und die kontrollierte Führung der Schwangerschaft.

Bei fortgeschrittenen vaskulären Komplikationen besteht die Behandlung in der Hemmung der Nebennierenrindenfunktion bzw. des Hypophysenvorderlappens, eventuell durch chirurgische Ausschaltung dieser Drüsen. Gegenwärtig werden folgende Behandlungsmethoden befürwortet:
1. Funktionshemmung der Nebennierenrinde mit Metopiron (3).
2. Funktionshemmung der Adenohypophyse mit Geschlechtshormonen, bzw. mit ihren Derivaten ohne hormonale (periphere) Wirkung (9).
3. Chirurgische Epinephrektomie (1, 6, 8, 13, 16, 17).
4. Chirurgische Hypophysektomie (5, 7, 10, 12) bzw. die Ausschaltung dieser Drüse mit radioaktiven Substanzen (2, 3).

Eigene Beobachtungen über den Einfluß der Metopiron-Behandlung auf die diabetischen Spätschäden umfassen nur einzelne Fälle. Die tägliche Dosis von Metopiron betrug 1,0 g, die Behandlungsdauer 20 Tage. Wir gaben gleichzeitig kleine Mengen von Prednison (10 - 15 mg/die), um die Sekretion des endogenen ACTH und des 11-Desoxycorticosteron zu hemmen. Die Beobachtungsperiode erstreckte sich auf 2 bis 6 Monate. Bei keinem Diabetiker wurde eine Änderung des KH-Stoffwechsels, eine Besserung der Nierenfunktion und ein Zurückgehen der Netzhautveränderungen festgestellt. Bei einer Patientin traten neue Blutungen am Augenhintergrund auf, bei einer anderen fand eine deutliche Verschlechterung der Nierenfunktion statt. Die Metopiron-Prednison-Behandlung war von einer mäßigen Steigerung der Diurese begleitet (Mittelwert vor der Behandlung 1400 ml, Mittelwert unter der Behandlung 2000 ml), welche aber zu keinem nennenswerten Gewichtsverlust führte.

Auf Grund unserer Beobachtungen glauben wir nicht, daß Metopiron Anwendung in der Behandlung der diabetischen Angiopathie finden könnte. Es sei aber betont, daß gerade von den modernen Nebennierenrindenblockern noch vieles für die Therapie der diabetischen Gefäßkomplikationen zu erwarten ist.

In bezug auf die c h i r u r g i s c h e Behandlung der diabetischen Angiopathie betreffen eigene Beobachtungen einen Fall von Epinephrektomie, sowie 2 Fälle mit subtotaler Hypophysenausschaltung mit radioaktivem Yttrium ($Y^{90}$). Die Zusammenfassung dieser Beobachtungen ist in der Tab. 3 und 4 dargestellt.

Nach der E p i n e p h r e k t o m i e , welche in 2 Sitzungen durchgeführt wurde, betrug die minimale Substitutionsdosis von Prednison 1o - 15 mg/die. Bei dieser Behandlung fanden wir keine Besserung der diabetischen Stoffwechsellage: der tägliche Insulinbedarf blieb nach der Operation unverändert. Während der jährlichen Beobachtungsperiode fanden wir auch keine Besserung der Indices der Nierenfunktion. Am Augenhintergrund war dagegen eine deutliche Verschlechterung feststellbar: in kurzer Zeit nach jedem chirurgischen Eingriff fand eine massive Blutung in den Glaskörper statt. Dieses führte natürlich zum beträchtlichen Nachlassen des Sehvermögens. In 2 Fällen, in welchen wir die Zerstörung der H y p o p h y s e mit $Y^{90}$ durchgeführt hatten, wollten wir nur eine subtotale Ausschaltung dieser Drüse erreichen, damit die spätere Substitutionstherapie auf das notwendige Minimum beschränkt werden konnte. Die Dosis des applizierten $Y^{90}$ betrug 6 $\mu$C. Es zeigte sich, daß es bei dieser Dosierung zu einem deutlichen Ausfall der Hypophysenfunktion kam. Auf Abb. 4 ist der Verlauf des Metopiron-Testes vor und nach der Zerstörung der Hypophyse mit $Y^{90}$ dargestellt, wobei sich eine sichere Verminderung der Hypophysenreserve des ACTH erkennen läßt. Bei der gleichen Patientin machen die Symptome des Diabetes insipidus eine Vasopressin-Behandlung unerläßlich. Bei dem anderen Patienten war eine Substitutions-Therapie mit 1o mg Prednison/die notwendig. In beiden berichteten Fällen gab es keine Komplikationen bei der intrasellären Implantation der radioaktiven Substanz. Bei diesen beiden Patienten fanden wir eine deutliche Verminderung des täglichen Insulinbedarfs (Tab. 3). Dagegen konnten wir während der 4 Monate der Nachbeobachtungsperiode keine Besserung der Netzhautveränderungen feststellen; in einem Fall traten neue punktförmige Blutungen auf. Die Funktionsprüfung der Nieren ließ ebenfalls keine Besserung erkennen.

Die Beobachtungsperiode der epinephrektomierten Patientin betrug 1 Jahr, die der Patienten mit radioaktiver Hypophysenausschaltung 4 Monate. Diese Zeit ist sicher noch zu kurz für die endgültige Beurteilung der Ergebnisse der durchgeführten Behandlung. Andererseits haben wir für die Therapie Diabetiker mit weit fortgeschrittenen Gefäßveränderungen am Augenhintergrund (Retinitis proliferans) sowie an den Nieren, also Patienten mit sonst sicher schlechter Prognose, ausgewählt. Es ist möglich, daß in einem früheren Stadium der Krankheit bessere Resultate auf diesem Wege zu erreichen sind.

Zuletzt möchten wir darauf hinweisen, daß der Eingriff der intrasellären Implantation von $Y^{90}$ ein wesentlich geringeres Trauma für den Patienten bildet als die Epinephrektomie. Auch die Nachbehandlung und die Substitutions-Therapie sind leichter bei den Patienten nach der subtotalen Hypophysektomie als nach totaler beiderseitiger Epinephrektomie.

Literatur

( 1) BASTENIE, P.: Cortico-surrénale et diabète, Paris 1956
( 2) BERINGER, A., K. BURIAN, H. ELLENGAST, R.G. FREY, H. FRISCHAUF u. J. ZEITLHOFER : Wien. klin. Wschr. 72, 861 (1960)
( 3) BERINGER, A., K. BURIAN u. G. GEYER : Congr. Féd. Int. Diabète, Genève 4, 1961,I, 86 (1961)
( 4) CZYŻYK, A. u. K. ORŁOWSKA : Polskie Arch. Med. Wewnet. 29, 351 (1959)
( 5) FIELD, R.A., W.A. HALL, J.S. CONTRERAS a. W.H. SWEET: New England J. Med. 264, 689 (1961)
( 6) FLEMMING, F.: Dtsch. Ges. Wes. 15, 1349 (1960)
( 7) GEORAS, C.S., G.F. MEISSNER, J.A. DILLON a. D.G. CANDELA : New England J. Med. 263, 374 (1960)
( 8) GREEN, D.M., J.N. NELSEN, G.A. DOODS a. R.E. SMALLEY : J. Amer. Med. Ass. 144, 439 (1950)
( 9) HOUTSMULLER, A.J., H.E. HENKES a. L.A. VAN POPPEL : Congr. Féd. Int. Diabète, Genève 4, 1961,I, 542 (1961)
(10) JAVID, M., E.S. GORDON a. T.C. ERICKSON : J. Neurosurg. 15, 504 (1958)
(11) KODEJSZKO, E. a. J. TATOŃ : Congr. Féd. Int. Diabète, Genève 4, 1961,I, 93 (1961)
(12) LUFT, R., H. OLIVECRONA, D. IKKOS, T. KORNERUP a. H. LJUGGREN : Brit. Med. J. 1955,II, 752
(13) MALINS, J.M.: Lancet 1956,I, 530
(14) MOHNIKE, G.: Medizinische 1959, Nr. 1, 32
(15) POULSEN, J.E.: Diabetes 2, 7 (1953)
(16) SYLLABA, J., M. LOCHAR, J. MISAK, B. SKAMENOVA u. V. VOJTISEK : Cas. Lek. Cesk. 97, 977 (1958)
(17) WORTHAM, J.T. a. J.W. HEADSTREAM : Diabetes 3, 367 (1954)

Tab. 1

| Art der Gefäßveränderungen | Männer | Frauen | Gesamt |
|---|---|---|---|
| Zahl der Untersuchten | 222 | 221 | 443 |
| Diabetische Kapillaropathie | | | |
| Diabetische Retinopathie | 28,4 % | 36,2 % | 31,9 % |
| Diabetische Nephropathie | 5,8 % | 13,3 % | 9,7 % |
| Gesamt | 28,7 % | 37,2 % | 32,9 % |
| Diabetische Neuropathie | 44,9 % | 36,2 % | 40,6 % |
| Atherosklerose der größeren Gefäße | | | |
| Gehirn | 13,0 % | 14,9 % | 14,0 % |
| Herz und Aorta | 40,5 % | 52,0 % | 46,4 % |
| Extremitäten | 23,8 % | 14,9 % | 19,4 % |
| Gesamt | 46,4 % | 57,2 % | 52,0 % |

Tab. 2

| Ernährung | Atherosklerose | Diabetische Kapillaropathie | Diabetische Neuropathie |
|---|---|---|---|
| Übergewichtige Diabetiker (über 3 kg) | 52,0 % | 58,0 % | 49,2 % |
| Normalgewichtige Diabetiker (± 3 kg) | 21,0 % | 20,4 % | 19,3 % |
| Untergewichtige Diabetiker (unter 3 kg) | 27,0 % | 21,6 % | 31,5 % |
| Gesamt | 100,0 % | 100,0 % | 100,0 % |

Tab. 3

| Nr. | Pat. | Art der Behandlung | Manifestationsalter d. D.m. | Dauer des Diab. mell. | Insulinbedarf vor Operation | Insulinbedarf nach Operation | 24-Std.-Zukkerausscheid. vor Operation g | 24-Std.-Zukkerausscheid. nach Operation g | Mittelwert des Blutzuckers im Tagesprofil vor Operation mg% | Mittelwert des Blutzuckers im Tagesprofil nach Operation mg% | Substitutionsbehandlung |
|---|---|---|---|---|---|---|---|---|---|---|---|
| 1 | G.E. ♀ 31 J | Epinephrektomie | 16 L.J. | 15 J | 7o E | 92 E | 11-46 | 6-23 | 212 (131-356) | 198 (134-28o) | 1o mg Prednison tgl. |
| 2 | K.M. ♀ 66 J | Hypophysenausschaltung mit $Y^{90}$ | 45 L.J. | 21 J | 2o E | 0 | o-1o | o- 8 | 191 (13o-274) | 131 (1oo-2o2) | Tonephin |
| 3 | C.B. ♂ 36 J | Hypophysenausschaltung mit $Y^{90}$ | 2o L.J. | 16 J | 32 E | 6 E | o- 5 | o | 149 (13o-168) | 123 ( 74-182) | 1o mg Prednison tgl. |

Tab. 3 : Die Beeinflussung des KH-Stoffwechsels durch die Epinephrektomie und durch die Hypophysenausschaltung mit $Y^{90}$.

Tab. 4

| | | Behandlung | Retinopathie: Subj. Sehvermögen n. d. Op. | Retinopathie: Augenhintergrund vor Op. | Augenhintergrund nach Op. | Nephropathie: Proteinurie vor Op. ‰ | Proteinurie nach Op. ‰ | Serumharnst. vor Op. mg% | Serumharnst. nach Op. mg% | Serum-Kreatinin vor Op. mg% | Serum-Kreatinin nach Op. mg% | Renale Kreatinin-Clearance vor Op. ml/Min | Renale Kreatinin-Clearance nach Op. ml/Min |
|---|---|---|---|---|---|---|---|---|---|---|---|---|---|
| 1 | G.E. ♀ 31 J | Epinephrektomie | verschl. | III | Mass.Glaskörp.blut. | 6,6 | 4,1 | 26 | 36 | 1,1 | 1,6 | $F_D$-76 – | $F_D$-32 $F_N$-5o |
| 2 | K.M. ♀ 66 J | Hypophys. ausschalt. mit $Y^{90}$ | verschl. | II | neue punktförm.Blut. | 8,8 | 4,4 | 64 | 5o | 2,2 | 1,3 | $F_D$-15 $F_N$-59 | $F_D$-47 $F_N$-1o |
| 3 | C.B. ♂ 36 J | Hypophys. ausschalt. mit $Y^{90}$ | unverändert | III | unverändert | 6,6 | 4,1 | 62 | 67 | 1,3 | 1,6 | $F_D$-25 $F_N$-43 | $F_D$-69 $F_N$-54 |

Tab. 4 : Die Beeinflussung der diabetischen Gefäßveränderungen durch die Epinephrektomie und die Hypophysenausschaltung mit $Y^{90}$.

Abkürzungen : II = Retinitis haemorrhagica et exsudativa

III = Retinitis proliferans

Aus der Medizinischen Universitätsklinik Leipzig
(Direktor: Prof. Dr. R. Emmrich)
und der Universitätsaugenklinik Leipzig
(Direktor: Prof. Dr. R. Sachsenweger)

# VERLAUF DER DIABETISCHEN ANGIOPATHIE UNTER VERSCHIEDENEN THERAPIEBEDINGUNGEN

Von K. Seige, G. Blatz, H. Schmiedel, G. Schröfel und W. Riemer

Die diabetische Angiopathie ist nach Einführung des Insulins in die Therapie des Diabetes mellitus durch die Verlängerung der Überlebenszeit nach Diabetesmanifestation die gefährlichste Komplikation geworden (JOSLIN, BÜRGER (4, 1) u.a.). Über ihren Entstehungsmechanismus wissen wir im Grunde recht wenig, jedoch ist ihr Auftreten offenbar an einen bestimmten Zeitfaktor des Bestehens des Diabetes gebunden. Ihre Manifestation ist nach den Untersuchungen von MOHNIKE (5), ROOT (4) und anderen Autoren anscheinend auch von der Güte der Stoffwechselführung während der ganzen Dauer des Bestehens des Diabetes abhängig. Zahlreiche Untersuchungen existieren über Auftreten und Verlauf aus dem Zeitraum, da die Therapie des Diabetes im wesentlichen durch Diät und Insulin bestritten wurde. Die von FRANKE und FUCHS (2) in die Therapie des Diabetes eingeführten oralen Antidiabetika haben etwa für ein Drittel aller Zuckerkranken die Möglichkeit geschaffen, sie für einen individuell unterschiedlich langen Zeitraum mit Tabletten statt mit Insulin zu behandeln (SEIGE (6, 7) u.a.). Die Toxizität dieser Präparate, von denen jetzt fast ausschließlich die Sulfonylharnstoffe verwandt werden ist,was die übliche Empfindlichkeit von Leber, Nieren, Gehirn, Nerven und anderen Teilen des menschlichen Organismus betrifft, offenbar auch bei Daueranwendung sehr gering (SEIGE (6, 7) u.a.). Bei dem ganz beträchtlichen Umfang, den die orale Diabetestherapie einnimmt, erscheint uns eine sehr wichtige Frage zu sein zu ergründen,welchen Einfluß diese Therapie auf Auftreten und Verlauf der diabetischen Angiopathie hat. Unseres Wissens liegen hierüber nur Einzelbeobachtungen (FREY (3)) und keine größeren systematischen Untersuchungen vor, so daß wir uns der Prüfung dieser Frage zugewandt haben.

Aus dem großen material der Leipziger Diabetesambulanz wurden etwa 8o Zukkerkranke, zur Hälfte Männer, zur Hälfte Frauen, ausgewählt, die folgende Voraussetzungen erfüllten:

1. Lebensalter zwischen 4o und 6o Jahren.
2. Dauer des Diabetes mellitus zwischen 3 und 8 Jahren.
3. Etwa normales Körpergewicht, etwa normale Blutdruckverhältnisse.
4. Fehlen sonstiger Komplikationen.

Je ein Drittel dieser Patienten befanden sich praktisch seit Manifestation des Diabetes unter einer Therapie, die entweder nur aus Diät oder aus Diät und Insulin oder aus Diät und Sulfonylharnstoffen bestand. Somit sind bei Geschlechtertrennung 6 etwa gleichgroße statistisch verwertbare Gruppen vorhanden. Diese Patienten wurden einer Reihe von Untersuchungen unterzogen, die Einblick in den Funktionszustand der Kapillaren in den beim Diabetes wichtigen Bereichen, nämlich der Körperperipherie, der Nieren und der Augen, gewährleisten. Die Untersuchungen wurden nach 6 und 12 Monaten wiederholt und die Ergebnisse miteinander verglichen. Die Untersuchungsreihe ist noch nicht abgeschlossen, so daß der heutige Vortrag den Charakter einer v o r l ä u f i g e n Mitteilung hat.

Die p e r i p h e r e K a p i l l a r f u n k t i o n wurde vermittels der G e w e b s c l e a r a n c e mit $J^{131}$ geprüft, wobei den Probanden 5 $\mu$c $J^{131}$-Lösung subkutan an der Innenseite des Unterschenkels injiziert und die Abwanderungsgeschwindigkeit dieser radioaktiven Substanz mit dem Szintillationszähler gemessen wurde. In Abbildung 1 wird der Vergleich dieser Gruppen dargestellt, wobei es sich zeigt, daß insgesamt der Zirkulationsindex als Ausdruck der Abwanderungsgeschwindigkeit bei allen Patienten im Verlauf der Beobachtung abnimmt. Die Patienten mit Sulfonylharnstoffen zeigen die relativ höchste Gewebsclearance, während sie bei den Insulinpatienten am niedrigsten liegt. Die diätetisch geführten Kranken bewegen sich dazwischen (Abb. 1).

Durch Verwendung der K a p i l l a r r e s i s t o m e t r i e nach BOBELY versuchten wir, einen Einblick in die mechanische Kapillarresistenz der Kranken zu gewinnen. Es wurde der Saugdruck in mm Hg bestimmt, bei dem im infraclaviculären Bereich etwa 2 bis 3 petechiale Blutungen auftraten.

In Abb. 2 sind die Ergebnisse dieser Messungen festgehalten, wobei die Unterschiede offenbar zugunsten der Gruppe mit Insulin liegen, die den höchsten Saugdruck zur notwendigen Kapillarläsion benötigt. Im zeitlichen Verlauf ist eher eine Zunahme der notwendigen Saugdrucke zu beobachten, zumindest bei den Gruppen, die diätetisch oder mit Insulin behandelt werden. Die Gruppe der Sulfonylharnstoffpatienten zeigt eine geringe Abnahme.

Besonders schwierig gestaltet sich eine exakte Überprüfung der g l o m e r u l ä r e n N i e r e n f u n k t i o n durch die K r e a t i n i n c l e a r a n c e bei dem ausschließlich ambulanten Krankengut. So sind hier die relativ größten Fehler möglich, und die Befunde müssen mit entsprechendem Vorbehalt interpretiert werden. Die gewonnenen Ergebnisse sind aus Abb. 3 zu entnehmen.

Die Gruppe der Sulfonylharnstoffpatienten zeigt die relativ höchsten Werte für das Glomerulumfiltrat, die Gruppe der diätetisch geführten Kranken das niedrigste, während die insulinpflichtigen Patienten dazwischen rangieren. Die Verlaufsbeurteilung weist unter Berücksichtigung der großen Streuung der Einzelwerte bei Diät eine abnehmende Tendenz, bei Insulin und Sulfonylharnstoffen einen mäßigen Anstieg auf.

Um einen zahlenmäßig verwertbaren Überblick über die Veränderungen am A u g e n h i n t e r g r u n d zu gewinnen, wurden die Blutungs- und Degenerationsherde an der Retina ausgezählt und die Befunde bei Untersuchungsbeginn und nach 6 und 12 Monaten miteinander verglichen, wie Abb. 4 bringt.

Für die Sanguinationen ist zu entnehmen, daß bei rein diätetischer Therapie und bei Sulfonylharnstoffbehandlung eine Zunahme erfolgt, während ihre Zahl unter Insulintherapie annähernd gleich bleibt. Die Degenerationen zeigen besonders in der Gruppe der Sulfonylharnstoffpatienten eine eindeutige Vermehrung, während unter Diät- und Insulintherapie keine eindrucksvollen Wechsel bestehen.

Bei der kritischen Betrachtung der Resultate ist im Grunde nicht zu trennen, welche Befunde man rein zu Lasten der angewandten Therapie legen soll und welche Befunde man in Zusammenhang bringen muß mit der jeweiligen Ausdrucksform der Zuckerkrankheit, die ihrerseits wieder eine der zuvor erwähnten Therapieformen erfordert. Somit fehlen weitere Vergleichskriterien, die darin beständen, daß man insulin- und sulfonylharnstoffpflichtige Patienten ohne diese Therapie ließe. Die Veränderungen der feinen Kapillaren beim Diabetes mellitus verlaufen in den verschiedenen Gefäßprovinzen des Organismus wahrscheinlich unterschiedlich schnell und in verschiedener Form. Dabei kommt es, wie am histologischen Bild der Glomeruli eindrucksvoll sichtbar ist, zu intramuralen Ablagerungen bestimmter Substanzen. Dies bedingt einerseits eine zunehmende Kapillarwanddichte und somit Schwierigkeiten in der durch sie laufenden Diffusionsvorgänge. Andererseits ist sehr wahrscheinlich damit ein Elastizitätsverlust verbunden, der ihre Fragilität und Lädierbarkeit erhöht.

Nur bei Berücksichtigung dieser und anderer patho-physiologischer Mechanismen ist eine I n t e r p r e t a t i o n unserer Befunde möglich.

Bei der G e w e b s c l e a r a n c e zeigt die Gruppe der mit exogenem Insulin behandelten Kranken die niedrigsten Zirkulationsindices, was eventuell damit zusammenhängt, daß hier die Gruppe der schwerer Zuckerkranken erfaßt wird. Bemerkenswerterweise liegt die Sulfonylharnstoffkurve eindeutig den Stoffwechselgesunden am nächsten. Hier erfolgt - nach den derzeit geltenden Vorstellungen und Ergebnissen - die Behandlung mit endogenem Insulin. In der Beobachtungsperiode von 12 Monaten kommt es in allen 3 Gruppen zu einer Abnahme des Zirkulationsindexes. Als weiterer bemerkenswerter Befund ist festzuhalten, daß Sanguinationen und Degenerationen am häufigsten an den A u g e n h i n t e r g r ü n d e n der Sulfonylharnstoffpatienten zu finden sind und daß sie auch hier eindeutig zunehmen. Die weitere Beobachtung muß zeigen, ob diese Tendenz gleichartig ist. Die K a p i l l a r r e s i s t e n z ist für die Sulfonylharnstoffgruppe sicher niedriger als bei der Insulingruppe, während das G l o m e r u l u m f i l t r a t bei diätetisch geführten Kranken eher abnimmt als in den anderen beiden Gruppen. Bei diesen beiden letzten Untersuchungsverfahren ist offenbar sowohl die Empfindlichkeit der angewandten Methode als auch der Untersuchungszeitraum für die Fragestellung noch nicht adäquat genug, um zu Aussagen zu kommen.

Die G ü t e der S t o f f w e c h s e l f ü h r u n g nimmt aber nach unseren Befunden gerade in der Langzeitbeobachtung einen offenbar sehr maßgeblichen Einfluß auf die Progredienz der Angiopathie. In Abb. 5 findet man eine S y n o p s i s, wobei alle Einzelbefunde nach bestimmten Kriterien "gut", "mäßig" und "schlecht" geordnet sind. Hier zeigt sich sowohl bei der Gewebsclearance als auch bei der Kreatininclearance als auch bei den Augenbefunden, daß bei den Patienten mit guter Stoffwechsellage Gewebs- und Kreatininclearance am günstigsten liegen, die Zahl der Augenveränderungen dort am geringsten ist. Die Kranken mit schlechter Stoffwechselführung neigen zu einem deutlich höheren Prozentsatz zu einem pathologischen Ausfall der Kapillarfunktionsproben und -untersuchungen in der Peripherie, an der Niere und am Auge. Ausführungen über eine statistische Sicherung aller Angaben erfolgen anderenorts nach Abschluß der Arbeiten.

Z u s a m m e n g e f a ß t muß man als ein vorläufiges Ergebnis unserer Untersuchungsreihen sagen, daß die diabetische Angiopathie unter den verschiedenen Therapiebedingungen offenbar unterschiedlich schnell verläuft, wobei den Befunden am Auge unter Sulfonylharnstofftherapie besondere Beachtung zu schenken ist. Mit Sicherheit nimmt eine ständige schlechte Stoffwechsellage einen fördernden Einfluß auf Auftreten und Verlauf der diabetischen Angiopathie.

## L i t e r a t u r

(1) BÜRGER, M.: Angiopathia diabetica, Stuttgart 1954
(2) FRANKE, H. u. K.J. FUCHS : Dtsch. med. Wschr. 80, 1449 (1955)
(3) FREY, N.: Schweiz. med. Wschr. 89, 933 (1959)
(4) JOSLIN, E.P., H.F. ROOT, P. WHITE a. A. MARBLE : The Treatment of Diabetes mellitus, 10. ed. Philadelphia 1959
(5) MOHNIKE, G.: Dtsch. med. Wschr. 87, 1904 (1957)
(6) SEIGE, K., V. THIERBACH, H. HARTMANN u. H. MATZKOWSKI : Med. Welt 1960, 2471
(7) SEIGE, K., E. LUSCHNITZ, B. DIECKMANN, H. HARTMANN u. H. MATZKOWSKI : Ther. Umsch. 18, 484 (1961)

## DISKUSSION

M o h n i k e , Karlsburg :
Ich darf aus den Vorträgen der Vortage wie auch aus dem jetzt gehaltenen einige Thesen zusammenzustellen mich bemühen, die wir als eine Art Diskussionsgrundlage benutzen wollen.

1. Die diabetische Angiopathie muß geteilt werden - zumindest descriptiv - in 2 Gruppen: die Mikroangiopathie und die Makroangiopathie.

2. Die diabetische Mikroangiopathie beschränkt sich nicht nur auf die bekannten Stellen im Bereich der Retina und der Niere, sondern sie ist offenbar ein ubiquitäres Ereignis. Gewisse quantitative und auch qualitative Unterschiede in der Ausprägung sind bereits zwischen Retina und Niere möglich, aber auch zwischen den anderen Lokalisationspunkten.

3. Natürlich kann zunächst der Prozeß im gewissen Umfange reversibel sein. Wenn gröbere anatomische Läsionen bzw. Degenerationen, Bindegewebsbildungen usw. vorliegen, ist mit einer Besserung des klinischen Krankheitsbildes freilich nicht zu rechnen. Mit evtl. therapeutischen Bemühungen, worüber wir später noch einiges hören werden, kann dann kein Effekt erzielt werden.

4. Der Diabetes mellitus ist, von einigen ganz wenigen - hier jedoch nicht demonstrierbaren - Ausnahmen abgesehen, conditio sine qua non für das Zustandekommen einer diabetischen Mikroangiopathie, während dies für die atheromatösen bzw. arteriosklerotischen Veränderungen beim Diabetes nicht gilt.

5. Die diabetische Mikroangiopathie ist mit Fug und Recht als Spätsyndrom des Diabetes aufzufassen, wobei es unerheblich ist, ob es in Einzelfällen auch sehr früh eine diabetische Retinopathie gibt.

6. Für die klinische Beurteilung, Diagnosestellung und Einschätzung des Verlaufs ist die ophthalmologische Kontrolle die einfachste und aufschlußreichste Methode. Wir sehen das anatomische Substrat gewissermaßen in vitro. Die hier ja ebenfalls referierten Punktionsbiopsien der Niere sind natürlich für die Diagnose ebenfalls ausschlaggebend. Diese Biopsien können wir, abgesehen von einer Beschränkung auf entsprechende Fachkliniken, ohnehin nicht in engen Zeitabständen durchführen. Für die Praxis sollte man daher empfehlen, daß jeder Diabetiker in Abständen von 1 Jahr und bei deutlichen Degenerationen in engermaschigen Zeitabständen ophthalmologisch kontrolliert wird.

7. Wie Herr K o d e j s z k o ausführte und wie ich ebenfalls betonte, ist zusammenfassend zu fordern, daß die beste Prophylaxe der diabetischen Angiopathie die Diabetesprophylaxe darstellt, ohne daß wir hier - wenn nicht ganz spezielle Zusätze gewünscht sind - die Fragen der Diabetes-Prophylaxe diskutieren wollen. Es spielt also für Schweregrad und Ausprägung der diabetischen Angiopathie zweifelsohne die Dauer der Zuckerstoffwechselstörung eine Rolle. Unter diesem Gesichtspunkt kommt der Diabetesprophylaxe eine besondere Bedeutung zu.

Auf der anderen Seite sind wir wohl alle darüber einig, und es tut mir leid, daß Herr C o n s t a m aus Zürich nicht kommen konnte, der dies in einem Vortrag noch untermauern wollte, daß die Güte der Stoffwechselführung zwar nicht das allein Ausschlaggebende ist, aber das allein oder praktisch allein Ausschlaggebende, was wir selber in der Hand haben. Wir haben beispielsweise bei gut geführten Diabetikern aller Diabetesdauern insgesamt in etwa 2o % eine Retinopathie und bei schlechtgeführten in etwa 6o % gesehen. Ähnliche Zahlen hatten ja auch die Herren S e i g e und K o d e j s z k o , so daß hieraus die Forderung abzuleiten ist:

a) den aufgetretenen Diabetes so früh wie möglich zu diagnostizieren. Dem dienen die Reihenuntersuchungen, die Herr K o d e j s z k o erwähnte und
b) den Diabetes nach Feststellung so optimal wie möglich zu behandeln.

Was nun die Diabetestherapie angeht, so finden sich bisher keine eindeutigen Hinweise, daß irgendeine Therapieform besonders günstig oder ungünstig sei. Ich habe schon während dieser Tagung zweimal erwähnt, daß THIEL dem Insulin oder Eiweißbeimischungen des Insulins eine besondere Bedeutung beimißt, was aber nicht ohne weiteres von uns bestätigt werden kann. Weil die Wirksamkeit der Sulfonylharnstoffe sehr stark gebunden ist an den Diabetestyp, und der Kompensationsgrad der tablettenbehandelten Patienten in der Praxis meist schlechter ist als bei insulinierten Kranken, wird es sehr interessant sein zu wissen, auf welchen dieser Umstände die Differenzen, die Herr S e i g e hier berichtet hat, zurückzuführen sind. Fernerhin ist es an sich so, daß fettleibige Diabetiker einerseits eher mit Sulfonylharnstoffen erfolgreich einzustellen sind und andererseits auch eher zur Angiopathie neigen, wie auch Herr K o d e j s z k o ausführte. Eine Differenzierung dürfte also sehr schwer zu treffen sein. Wir sind auf Grund unseres Beobachtungsmaterials nicht in der Lage zu sagen, daß die Sulfonylharnstofftherapie die Entstehung oder Progredienz der diabetischen Angiopathie fördere. Es ist fernerhin anzuführen, daß Patienten, die auf Sulfonylharnstoffe erfolgreich einstellbar sind - abgesehen vom Körpergewicht - nicht in die Gruppe der besonders angiopathiegefährdeten Patienten gehören, schon deshalb, weil sie sich meist in höherem Lebensalter befinden.

Eine Frage, die wir in diesem Jahr meiner Meinung nach noch nicht diskutieren können ist die, ob die Guanidinderivate, die doch in wesentlichen Punkten nicht insulinähnlich wirken - wenn auch nach unseren Untersuchungen nicht so grundsätzlich, wie wir erst geglaubt haben - degenerative Schäden vielleicht doch früher oder später auftreten lassen als andere Therapieformen. Wir selbst können zu dieser Frage noch gar nichts sagen.

Ich möchte Sie bitten, zu den beiden Vorträgen und zu den von mir gewissermaßen als Thesen ganz improvisiert gebrachten Sätzen Stellung zu nehmen. Ich bitte, lediglich bei der Diskussion auf die Ausführungen von Herrn K o d e j s z k o zur Hypophysen- und Nebennierenbehandlung nicht einzugehen, weil wir das nachher in den entsprechenden Spezialvorträgen lieber kombinieren wollen.

S a u e r , Hamburg :
Ich möchte zu dem Vortrag von Herrn S e i g e einen Vorschlag machen. Es ist ja wirklich schwierig zu sagen, welche Rolle der Diabetes spielt. Könnte man nicht eine Gruppe von Sulfonylharnstoffbehandelten über 1 - 2 Jahre für solche Zwecke insulinieren, dann würde ja der Diabetestyp nicht in dem Maße eine Rolle spielen, als wenn man Patienten vergleicht, die auf der einen Seite insulinbedürftig sind und solche Patienten, die auf der anderen Seite mit Sulfonylharnstoffen behandelt werden können.

M o h n i k e , Karlsburg :
Herr O t t o ist ja bekanntlich ein Schüler von Herrn B e r t r a m , also einer der ersten, der mit Sulfonylharnstoffen gearbeitet hat und auch sehr große Erfahrungen aufweist. Haben Sie den Eindruck, daß unter Sulfonylharnstoffen die Angiopathiefrequenz oder der Schweregrad übeler oder günstiger oder genau so sei wie bei den sonstigen Therapien. Sie brauchen nur ja oder nein zu sagen.

O t t o , Münster :
Da muß ich "nein" sagen.
Meine Frau und ich haben, wie einigen von Ihnen vielleicht bekannt ist, nach den Vorversuchen von FRANKE und FUCHS Gelegenheit gehabt, 1955 in Hamburg zusammen mit unserem verehrten, so früh verstorbenen Lehrer Prof. B e r t r a m als erste die Sulfonylharnstoffe systematisch bei Diabetikern anzuwenden. Leider überblicken wir das große, peroral behandelte Krankengut der B e r t r a m 'schen Klinik nur von 1955 bis 1958, weil wir 1958 aus Hamburg weggegangen sind. Aus der reichhaltigen Erfahrung dieser Hamburger Jahre kann ich aber sagen, daß uns - obwohl wir sehr sorgfältig darauf geachtet haben - ein Einfluß der Sulfonylharnstoffmedikation auf die Frequenz oder Progredienz der diabetischen Spätkomplikationen nicht aufgefallen ist. Wir haben dieserhalb ständig mit der Augenklinik in Hamburg-Barmbek unter Prof. M y l i u s zusammengearbeitet. Dort hat man anfangs wohl auch gelegentlich Befunde erhoben, wie sie Herr S e i g e hier erwähnt hat - Manifestation oder Verschlimmerung einer Retinopathie unter Sulfonylharnstoffbehandlung - ; MYLIUS hat in der entsprechenden Publikation (zusammen mit STARK und SALOMON, Ber. Dtsch. Ophth. Ges. 60, 186 (1956) ) aber sofort auf das Kommen und Gehen der Netzhautveränderungen im Beginn einer Retinopathie hingewiesen und aus den mitgeteilten Befunden ausdrücklich noch keine Rückschlüsse auf eine ursächliche Verknüpfung mit der oralen Therapie gezogen. Die weitere, langfristige Nachbeobachtung eines größeren Krankengutes hat dann auch tatsächlich ergeben, daß die Sulfonylharnstoffe keinen unmittelbaren Einfluß auf die Retinopathie ausüben.

C z y z y k , Warschau :
Ich möchte zum Begriff der Stoffwechselführung in bezug auf die diätetische Behandlung zurückkehren. In Polen, wie auch in anderen Ländern, haben sich mehrere

"Schulen" der diätetischen Behandlung des Diabetes in den letzten Jahren entwickelt. Wir waren in der Lage, 2 solche großen "Schulen" (Behandlung mit klassischer Diät und mit KH-reicher Diät) zu vergleichen, wobei es sich gezeigt hat, daß beim genauen Einhalten der Diät in jeder Gruppe die Frequenz der diabetischen Angiopathie gleich war; sie lag auch niedriger als in der Gruppe der sog. "freien Kost". Man muß also annehmen, daß bei korrekter Stoffwechselführung in bezug auf die Diät die Kalorienzufuhr und die eventuelle Einschränkung von Kalorien die wichtigste Rolle spielen - wichtigere vielleicht als die Qualität der Nahrung. Was den 2. Punkt betrifft, d.h. den Einfluß von Sulfonylharnstoffen auf die Frequenz der diabetischen Angiopathie, so haben wir auch den Eindruck, daß es sich hier um die fettsüchtigen Diabetiker handelt, bei welchen einerseits die Kapillaropathie 2 mal öfter als bei den normal- und untergewichtigen Patienten vorkommt, und bei welchen andererseits mit dem ACTH-Test eine deutliche Erhöhung der Cortison-Reserve in der Nebennierenrinde nachzuweisen ist.

M o h n i k e , Karlsburg :
Herr C z y z y k bringt einen weiteren Punkt, welcher der Diskussion würdig ist, und den ich nochmals kurz zusammenfassen darf. Das ist die Frage der Diätetik. Auch wir stehen auf dem Standpunkt, daß im Vordergrund der Diätetik die Kalorienrestriktion, d.h. die Bekämpfung der Fettleibigkeit stehen soll. Was die Zusammensetzung der Diät angeht, so hat sich uns eine relativ kohlenhydratreiche Kost bewährt. Wesentlich erscheint mir, daß die Diät auch reich an tierischem Eiweiß sei. Das lehren uns unsere Erfahrungen aus den eiweißarmen Nachkriegsjahren, wo wir - verbunden mit Dystrophiesymptomen - oft eine schubweise fortschreitende Angiopathie sahen, und das scheinen uns auch die Erfahrungen von FANCONI aus der Schweiz zu bestätigen, der bei seinen mit tierischem Eiweiß knapp ernährten Kindern - wie Herr H e i k gestern schon erwähnte - sehr schlechte Dauererfolge hatte. In bezug auf Fett sind wir schon aus kalorischen Gründen für eine Beschränkung, während wir über unmittelbare schädliche Folgen des Fettes oder bestimmter Lipoide nichts aussagen können.

A n d r e e v , Sofia :
An Herrn S e i g e habe ich eine Frage: Ob bei dem Vergleich zwischen den Ergebnissen für die mit Insulin und für die mit Sulfonylharnstoffderivaten behandelten Patienten der Typus des Diabetes berücksichtigt ist. Es ist bekannt, daß die Patienten, die auf perorale Behandlung gut ansprechen, einem Diabetes-Typ angehören, der stärker zu Gefäßkomplikationen neigt als der Diabetestyp, der für Insulintherapie geeignet ist. In einer Gruppe von 9o Patienten, die über 3 Jahre beobachtet wurden, haben wir nicht eine ausdrückliche Progredienz der Gefäßveränderungen gesehen. Obwohl wir keine vergleichenden Untersuchungen unternommen haben, haben wir nicht den Eindruck, daß die Sulfonylharnstoffderivate die Gefäßveränderungen verschlechtern, wenn der Patient für eine solche Therapie geeignet ist.
Bezüglich der Thesen, die Prof. M o h n i k e vorgetragen hat, will ich unterstreichen, daß die Rolle der Prophylaxe der diabetischen Angiopathie in der Frühentdeckung des Diabetes in den Thesen betont werden muß. In diesem Sinne müssen wir unseren Ministerien einen Vorschlag machen, das nächste Diabetes-Symposion über das Thema "Frühentdeckung des Diabetes und Prädiabetes" zu veranstalten.

S c h l i a c k , Berlin :
Man kann doch relativ leicht an Diät-, Sulfonylharnstoffpatienten und Insulinspritzern durch Gruppenvergleich prüfen, ob bei Sulfonylharnstoffen die Retinopathie oder die Gefäßkomplikationen früher auftreten. Die meisten Fälle werden ja nach einiger Zeit sowieso umgestellt auf Insulin. Man sollte auch einmal die Frage der Progredienz zur Diskussion stellen und dann in der Insulinperiode nachprüfen, wie weit die Progredienz, die man hier zu beobachten glaubte, noch anhält.

Dann möchte ich selbst noch eine andere Beobachtung zur Frage der Ausheilbarkeit einer Retinitis und gleichzeitig zum Problem der Konstitution bei dieser Fragestellung schildern. Ich habe sie in Weimar vor einigen Jahren bereits vorgetragen anläßlich der Prognosebeurteilung des Diabetes. Bei einer unserer Karlsburger Patientinnen, die seinerzeit als Bankangestellte tätig war und mit etwa 23 Jahren relativ starken Ansatz hatte - sie war nicht ausgesprochen fettleibig - stellten wir eine Retinitis proliferans fest. Wir rieten ihr zu einem Berufswechsel von der sitzenden Tätigkeit zu einem Beruf mit körperlicher Ausarbeitung. Sie hat das durchgeführt und wurde Heilgymnastin; ihr Fettansatz wandelte sich weitgehend in Muskelgewebe um. Sie war sehr konsequent in ihrer körperlichen Ausarbeitung. Die Proliferansveränderungen bildeten sich weitgehend zurück. Der nachuntersuchende Augenarzt glaubte zunächst gar nicht die Anfangsbefunde seines Vorgängers und ließ sich erst durch sehr genaues Studium der Vorbefunde überzeugen, daß diese Proliferans früher auch mit Recht diagnostiziert worden war. Die Befunde sind dann weitgehend stationär geblieben, auch später. Die letzten Nachuntersuchungen auch der Clearance haben den Stillstand bestätigt. Hier scheint mir doch die Bezeichnung Konstitution und Prognose einmal recht deutlich sich zu demonstrieren. Ich glaube, daß wir noch mehr Möglichkeiten der Behandlung haben als die bisher hier angeschnittenen.

M a g y a r , Budapest :
Wir haben vor mehreren Jahren Tierexperimente durchgeführt, um den Effekt des Blutzuckers auf die arteriosklerotischen Veränderungen zu untersuchen. Wir haben bei Kaninchen mit Dextrose und mit zu nicht entsprechender Zeit angewandtem Insulin große Schwankungen des Blutzuckers hervorgerufen. Dabei beobachteten wir eine schwere Arteriosklerose der großen Gefäße. Die schwersten Veränderungen fanden wir bei alloxandiabetischen Kaninchen. Die Veränderungen entsprechen selbstverständlich nicht der menschlichen Angiopathie der kleinen Gefäße. Da wir mit Dibenamin das Zustandekommen der Gefäßveränderungen verhindern konnten, glaubten wir, daß die sehr großen Blutzuckerschwankungen durch eine Adrenalinausschüttung die Arteriosklerose hervorgerufen haben. Es ist leicht annehmbar, daß Adrenalin eine vermehrte Produktion der Hypophysen-Nebennierenrinden-Hormone verursacht und infolgedessen nach einer längeren Zeit auch die Veränderungen der Kapillaren zustande kommen können. Auf Grund dieser Experimente glauben wir, daß die Schwankungen des Blutzuckers eine große Rolle in der Angiopathia diabetica spielen, und deshalb halten wir für am wichtigsten bei der Behandlung der diabetischen Angiopathie, daß große Blutzuckerschwankungen verhindert werden sollen.

C o s s e l , Leipzig :
Herr S e i g e hat durch seine Untersuchungsergebnisse, die er mit klinischen funktionellen Methoden erzielte, darauf hingewiesen, daß die diabetische Angiopathie in verschiedenen Kapillargebieten unterschiedlich abläuft. Ich möchte dies noch einmal vom Morphologischen her bestätigen. Die verschiedenen Kapillargebiete sind auch morphologisch unterschiedlich befallen und offensichtlich ist die Ausprägung der diabetischen Angiopathie abhängig von der funktionellen Belastung der Kapillaren. - Ich darf Ihnen eine kurze vorläufige graduelle Einteilung des Befalles verschiedener Kapillargebiete bei diabetischer Angiopathie, besonders auf Grund elektronenmikroskopischer Befunde, geben: Am stärksten befallen sind die Kapillaren der Glomerula in der Niere, danach kämen die Kapillaren in der Retina, dann die Muskelkapillaren der Extremitäten, danach die weiteren Kapillaren in der Niere außerhalb der Glomerula und schließlich die Muskelkapillaren in den Bauchdecken. Außerdem wissen wir auf Grund ausgedehnter elektronenmikroskopischer Untersuchungen noch, daß die Kapillaren in der Leber mit Sicherheit nie befallen sind.

M o h n i k e , Karlsburg:
Ich darf hier einen Appendix anfügen in bezug auf die funktionelle Belastung, die Herr C o s s e l erwähnte. Vielleicht hat irgend jemand eine ähnliche Beobachtung gemacht. Wir haben unter unseren Patienten eine Augenärztin, welche auf dem Auge, mit dem sie spiegelt, eine sehr schwere Retinopathie bekommen hat, während das andere Auge vor 2 Jahren nur geringgradige Veränderungen aufwies. Heute hat sie an beiden Augen nahezu den gleichen Befund, wobei das primär betroffene Auge praktisch amaurotisch ist.

C s a p ó , Szeged :
Ich möchte nur eine kleine Bemerkung sagen zum interessanten Vortrag von Herrn S e i g e . Wir sahen in Zusammenarbeit mit der ophthalmologischen Klinik in Szeged in mehreren Fällen nach langdauernder Gabe von großen Mengen des Sulfonylharnstoffes auch die Schädigung des N. opticus. Soweit meine Bemerkung.

M o h n i k e , Karlsburg :
Ich darf hierzu noch etwas sagen. Es handelt sich um ein doppelschichtiges Problem. Das eine ist die Frage der Blutzuckerschwankungen, die gewissermaßen beim sog. brittle-Diabetes genuin sind, und ich glaube, die meisten Anwesenden waren sich darüber einig, daß der brittle-Diabetes an sich günstiger ist in bezug auf die Komplikationsprognose als der stabile Diabetes. Das andere ist die Frage der Überinsulinierung. Ich möchte die permanente Überinsulinierung für schädlicher halten als durch relative Überinsulinierung provozierte Schwankungen der Glykämie. Wir wollen auf die hormonalen Gesichtspunkte später eingehen. Ich möchte Ihnen nur folgendes kurz sagen: Es gelang uns, einen Hund mit Insulin diabetisch zu machen, der im Bereiche der Nieren eine sehr hochgradige Mesangiumsklerose sowie diffuse Hyalinosen, jedoch keine nodulären Veränderungen aufwies. Unter der Insulintherapie solcher Hunde steigt die Glukocorticoidausscheidung an. Die Katecholaminausscheidung ist nur vorübergehend vermehrt und später niedrig, wie man auch histologisch ent-

sprechende Veränderungen an Nierenmark und Nebennierenrinde ablesen kann.

C z y z y k , Warschau :
Zu den Thesen, die von Herrn Prof. M o h n i k e vorgeschlagen sind, hätte ich noch einen Punkt, der in der Literatur ziemlich wenig bearbeitet ist, hinzuzufügen. Es handelt sich um den Einfluß von Entzündungsprozessen auf die Entwicklung der diabetischen Angiopathie. Eigentlich kenne ich keine ausführliche Arbeit über den Einfluß der Entzündungsprozesse auf die Entwicklung der diabetischen Gefäßveränderungen, in welcher das statistisch gesichert ist. Die ärztliche Praxis sagt uns aber, daß bei Patienten mit einer Lungentuberkulose bzw. mit irgendwelchen Infektionsprozessen die diabetischen Kapillarschäden oft stärker ausgeprägt sind. Die Erklärung dieses Phänomens bleibt noch hypothetisch. Es kann sich um die Verschlechterung der Stoffwechsellage handeln; wir wissen, daß ganz geringe Infektionsprozesse an den Zähnen, in der Gallenblase, die Pyelonephritis, die Stoffwechselführung des Diabetes wesentlich beeinträchtigen können. Es kann sich auch um die Stimulation der Nebennierenrinde handeln. Es kann zuletzt vielleicht noch ein anderer Faktor in Betracht kommen - nämlich die Störung des Eiweißstoffwechsels während der Entzündung. Es ist bekannt, daß bei chronischen Entzündungsprozessen das Auftreten von Makroglobulinen der Gruppe $\alpha_2$ und $\beta_2$ im Serum beobachtet wird, und gerade das gleiche finden wir bei der diabetischen Angiopathie. Über eine Analogie mit der Amyloidose zu sprechen, ist vielleicht zu viel, doch verdienen die erwähnten Störungen im Eiweißhaushalt gewisse Aufmerksamkeit.

M o h n i k e , Karlsburg :
Ich möchte folgendes einschieben: Es ist eine Erfahrung, daß nach entzündlichen Erkrankungen, je schwerer bzw. exsudativer - letzteres bezieht sich auf die Lungentuberkulose - sie ablaufen, schubähnlich Angiopathien auftreten oder sich verschlechtern können. Die Möglichkeiten des pathogenetischen Mechanismus hat Herr C z y z y k dankenswerterweise schon aufgezählt. Dabei ist zu unterscheiden zwischen Entzündungen, die nur indirekt wirken, wie die Lungentuberkulose, und den bereits erwähnten ascendierenden Pyelonephritiden, die vor allem bei weiblichen Diabetikern außerordentlich häufig sind und mit allen Mitteln, wie natürlich auch jede andere Entzündung beim Diabetiker, saniert werden müssen, weil sie die Prognose ganz erheblich verschlechtern.

S e i g e , Leipzig :
Ich möchte versuchen, die an mich speziell gerichteten Fragen zu beantworten.
Zu der Frage von Herrn S a u e r : Natürlich kann man sulfonylharnstoffbehandelte Patienten insulinieren und dann diese Funktionsprüfungen vornehmen. Davon haben wir aber bislang abgesehen, um den Patienten eine von der Krankheit her nicht notwendige Insulintherapie zu ersparen.
Herrn A n d r e e v möchte ich antworten, daß wir versucht haben, die Diabetestypen insofern zu berücksichtigen, als wir die Probanden nach Kriterien aussuchten. Ich habe gesagt, daß wir die Männer und Frauen in gleicher Anzahl zwischen 4o und 6o Jahren benutzten, deren Diabetesdauer zwischen 3 und 5 Jahren lag. Das Körpergewicht mußte etwa der Norm entsprechen. Blutdruckabweichungen durften nicht vorliegen. Die Therapieformen waren in gleicher Häufigkeit vertreten. Wir glauben so ein verwertbares, homogenes Gut von Kranken vor uns zu haben.

Die Umstellungsfälle von Herrn S c h l i a c k nachzuprüfen, haben wir nicht als günstig erachtet, sondern wir haben Patienten benutzt, die von vornherein nur mit einer Therapieform behandelt wurden. Zu Herrn C o s s e l wollte ich sagen, daß wir versuchten, die periphere Angiopathie des Diabetes von der gestörten Funktion her zu erfassen. Die angewandten Untersuchungsmethoden haben einen unterschiedlichen Aussagebereich. Die Gewebsclearance sagt etwas über das Permeationsvermögen, während die Kapillarresistenzprüfung die mechanische Irritierbarkeit untersucht. Es ist natürlich manches Gemeinsame und manches Differierende hier erfaßt.
Von der Mitteilung von Herrn C s a p ó , daß er Opticusatrophien gesehen hat, sind wir sehr berührt. Herr B l a t z , Oberarzt der Leipziger Universitäts-Augenklinik, hat mir gerade gestern wörtlich anläßlich des Vortrages von Herrn F e u d e l l mitgeteilt, daß es doch merkwürdig sei, daß er bei seinen rund 1o ooo Untersuchungen des Augenhintergrundes bei Diabetikern keine Opticusatrophien gesehen hat.

Zu dem Thema von Herrn C z y z y k "Entzündung und Progredienz der Angiopathie" darf ich auf Untersuchungen von Herrn Prof. E m m r i c h hinweisen, die er vor einer Reihe von Jahren durchführte. Sie behandeln die Beziehungen zwischen diabetischer Nephropathie und chronischem Infekt. Dies erfolgte am Beispiel der Pyelonephritis,was natürlich in diesem Zusammenhang sehr interessant ist.

Zusammenfassend darf ich vielleicht zu unseren Untersuchungen sagen, daß wir sie nur als vorläufiges Ergebnis zur Diskussion stellen. Wenn wir in der Welt Millionen von Diabetikern mit Sulfonylharnstoffen behandeln und den Eindruck haben, daß die diabetische Angiopathie davon nicht beeinflußt wird, so ist es für den Naturwissenschaftler von Interesse, diese Dinge mit Maß und Zahl nachzuprüfen. Nicht selten ergibt sich dann doch etwas anderes, als wenn nur der Eindruck waltet. Wir wollen ja nicht etwas beweisen, sondern einen Sachverhalt ergründen. Wir haben auch nicht gewußt, daß das so aussehen wird. Wir wollen versuchen, die Untersuchungsreihen nach 24, und wenn möglich nach 36 Monaten, zu wiederholen, um dann nachzuprüfen,ob sich statistische Signifikanzen ergeben, die auch strengen Maßstäben standhalten.

K o d e j s z k o , Warschau :

Ich bin Herrn Prof. M o h n i k e dankbar für die Ergänzung meines Referats. Ich möchte nur noch einmal unterstreichen, daß unsere bisherige Erfahrung mit der Hypophysektomie beim Diabetes mellitus z.Zt. nur auf 2 Fälle beschränkt ist. Wir hoffen, bessere Ergebnisse zu erreichen, wenn wir diesen Eingriff bei Patienten mit nicht so weit fortgeschrittenen Kapillarschäden, wie es hier dargestellt wurde, durchführen werden.

Aus dem Institut für Diabetes - Forschung und Behandlung - "Gerhardt Katsch"
Karlsburg (Direktor: Prof. Dr. G. Mohnike)
und der Abteilung für klinische Endokrinologie, Gastroenterologie
und Stoffwechselkrankheiten (Leiter: Prof. Dr. G. Mohnike)
der I. Medizinischen Universitätsklinik der Charité, Berlin
(Direktor: Prof. Dr. F. H. Schulz)

# EPINEPHREKTOMIE BEI DIABETISCHER ANGIOPATHIE

Von G. Lisewski

Die echte therapeutische Beeinflussung einer diabetischen Mikroangiopathie gehört zu den schwierigsten Problemen der modernen Diabetesforschung. Bei kritischer Betrachtung muß zugegeben werden, daß trotz intensiver Bemühungen bestenfalls geringe therapeutische Effekte zu erzielen sind. Unter dem Eindruck, daß einmal vorhandene diabetesspezifische Gefäßveränderungen praktisch irreversibel sind, mündet das therapeutische Bemühen zwangsläufig in der Prophylaxe. Hiernach müßten alle bekannten ungünstigen Faktoren möglichst vollständig eliminiert werden, um die Entstehung oder die Weiterentwicklung einer schon vorhandenen Mikroangiopathie zu verhindern bzw. zu behindern. Aber auch diese Maßnahmen schützen im Einzelfall nicht sicher vor dem Auftreten und der Weiterentwicklung des diabetischen Blutgefäßleidens. Deshalb erregte die Mitteilung von POULSEN (1953), daß eine intradiabetisch eingetretene postpartale Hypophysenvorderlappeninsuffizienz einen Rückgang der diabetischen Retinopathie zur Folge hatte, das berechtigte Interesse der Diabetologen. In der Zwischenzeit wurde deshalb in einigen Arbeitskreisen die Hypophysektomie zur Behandlung der diabetischen Mikroangiopathie eingesetzt. Der Wirkungsmechanismus eines solchen Eingriffes ist nicht sicher bekannt. (Beeinflussung des diabetischen Gefäßprozesses durch Schwankungen des Blutzuckerspiegels, Störungen der Osmolarität durch Einwirkung des somatotropen Hormons und der Glukokortikoide nach KINSELL). Allerdings wird seit einigen Jahren von der klinisch-experimentellen Forschung z. T. die Annahme vertreten, daß die diabetische Mikroangiopathie zu der Nebennierenrindenfunktion eine enge Beziehung aufweise.

Die Gegenargumente, auch von klinischer Seite, sind nicht von der Hand zu weisen. Immerhin erschien die Unterbrechung der Hypophysen-Nebennierenrinden-Achse durch eine totale beidseitige Epinephrektomie - ebenso wie das durch die Hypophysektomie erfolgt - geeignet, zur Behandlung eingesetzt zu werdeh. Unter dieser Zielsetzung sind solche Eingriffe in den letzten Jahren auch durchgeführt worden. BASTENIE und Mitarbeiter stellten 1958 insgesamt 21 Fälle (1949 bis 1958) aus der Weltliteratur zusammen. Die Beurteilung des therapeutischen Effektes ist naturgemäß problematisch; doch wird in 16 Fällen von einer "Besserung" des Augenbefundes und in 4 Fällen von einer "Besserung" der Nephropathie (Harnbefunde) gesprochen.

1957/58 entschlossen wir uns, auch bei unseren Patienten die doppelseitige totale Epinephrektomie therapeutisch einzusetzen. Die Initiative ging dabei von Herrn Prof. M o h n i k e aus. Die Operationen wurden von Herrn Prof. Dr. S e r f l i n g (damals Direktor der Chirurgischen Universitäts-Klinik Greifswald) und Herrn Prof. Dr. F l e m m i n g ausgeführt. Die Zusammenarbeit bezüglich der pathologisch-anatomischen Fragen erfolgte über Herrn Dr. med. habil. C o s s e l (damls Pathologisches Institut der Universität Greifswald; damaliger Direktor: Prof. Dr. H o l l e ). Die augenärztlichen Kontrollen wurden von Oberärzten und Assistenten der Universitäts-Augenklinik Greifswald (Direktor: Prof. Dr. G ü n t h e r ) durchgeführt. Außerdem war an der Betreuung dieser Patienten die Mehrzahl der Assistenten dieser Klinik beteiligt.

Die Tab. 1 und 2 zeigen die wichtigsten präoperativen Daten der ersten 4 Patienten (nach COSSEL, LISEWSKI und MOHNIKE). 2 weitere männliche Patienten, die operiert wurden, werden nicht weiter aufgeführt. Der eine verstarb unmittelbar nach der 2. Epinephrektomie im akutem Lungenödem, bei dem 2. wurde nur eine einseitige Epinephrektomie ausgeführt. Bei diesem Patienten bestand schon präoperativ eine deutliche Retention harnpflichtiger Substanzen infolge einer fortgeschrittenen Nephropathie. Der 2. Eingriff konnte nicht mehr gewagt werden. Der Patient verstarb 1959 an einer Urämie. Die Verlaufsbeobachtung gestattet die Annahme, daß die Entfernung der einen Nebenniere per se keinen sicheren Einfluß auf die Verschlechterung gehabt habe (sehr wahrscheinlich aber die Belastung durch die Operation). Hier hat es sich um die Entwicklung zum terminalen Stadium gehandelt, in dem gerade die 1. Operation ausgeführt wurde.

Ergänzend zu den Tab. 1 und 2 sei angeführt, daß bei allen Patienten eine proliferierende Retinopathie seit 2 bis mindestens 5 Jahren vor Operation nachgewiesen werden konnte. Bei den Patienten 1 bis 3 war eine Erblindung infolge rezidivierender Glaskörperblutungen zu befürchten; das Sehvermögen war schon präoperativ erheblich eingeschränkt. Bei der 4. Patientin war insbesondere die beginnende Niereninsuffizienz der letzte Anlaß zur Operation, die hier noch als möglicher Eingriff zum Stop der Progredienz angesehen wurde. Es handelte sich insgesamt um Patienten, die durch die diabetische Angiopathie bereits erhebliche Schäden aufwiesen.

Die Operation wurde zweizeitig durchgeführt; zwischen der 1. und 2. Epinephrektomie lag ein Zeitraum von rund 2 Monaten. Die Substitutionsbehandlung wurde mit Prednison und Desoxycorticosteronacetat durchgeführt; durchschnittliche Dauerdosierung bis 1o mg Prednison tägl. und 1o mg Desoxycorticosteronacetat alle 4 Tage. Ein Hormonmehrbedarf ergab sich immer bei Infektionen, auch bei ganz banalen, außerdem durch vermehrte körperliche Tätigkeit. In der letzten Zeit erhielten die Patienten auch anabole Steroide.

Die Mortalität wurde bereits kurz erwähnt: 1 Patient verstarb unmittelbar im Anschluß an die 2. Epinephrektomie. Aus dieser hier näher besprochenen Serie von 4 Patienten verstarb die 4. Patientin 2 Monate nach der 2. Epinephrektomie infolge einer therapieresistenten Sepsis, die von einem Karbunkel ausging. Die 3. Patientin verstarb zu Hause etwa 14 Monate nach der 2. Epinephrektomie in einer Addison-Krise, die durch einen hypoglykämischen Schock überdeckt wurde. Die Zufuhr von Nebennierenrindenhormonen erfolgte zu spät. Die Patienten 1 und 2 weisen eine postoperative Beobachtungszeit von 56 und 52 Monaten auf.

Die exakte Beurteilung des Operationseffektes ist schwierig. Zunächst konnte festgestellt werden (objektiv durch den Augenarzt und subjektiv durch den Patienten), daß sich die Frequenz der Glaskörperblutungen vermindert habe. Die drohende Erblindung konnte sehr wahrscheinlich hinausgezögert werden. Der Vergleich der Harnbefunde zur Beurteilung der Nephropathie war insofern nicht sehr aufschlußreich, als bei den Patienten 1 bis 3 die präoperativen Befunde nur geringfügig ausgeprägt waren. Die Nierenfunktionen konnten aber durch fortlaufende Clearance-Untersuchungen verfolgt werden. Insgesamt ergab sich zunächst eine "Besserung" oder ein Gleichbleiben der Clearance-Werte für Inulin und PAH. Inwieweit hier echte Besserungen vorliegen, kann nicht sicher beurteilt werden. Auch unter der Annahme von erheblichen intraindividuellen Schwankungen ist mindestens der Schluß berechtigt, daß in den ersten 12 Monaten keine Verschlechterung eingetreten ist. Bei der Verlaufsbetrachtung ist der 1. Patient von großem Interesse. Tab. 3 zeigt die Befunde. In Übereinstimmung mit der Verminderung der Inulin-Clearance (1960) trat 1961/62 klinisch eine deutliche nephrotische Komponente mehr und mehr in den Vordergrund, verbunden mit beginnender Retention harnpflichtiger Substanzen und zunehmender Blutdrucksteigerung. Bei der 2. Patientin blieb der Clearance-Befund konstant; 1962 konnte sogar noch eine Besserung nachgewiesen werden.

Die vorliegenden Behandlungsversuche gestatten folgende summarische Aussagen:
1. Durch die beidseitige totale Epinephrektomie konnte zwar eine Verzögerung in der Entwicklung der Mikroangiopathie erzielt werden, nicht aber eine sichere Regression.
2. Sind bereits Glaskörperblutungen eingetreten (eventuell schon verbunden mit einer Ablatio retinae) sind entscheidende Besserungen durch Epinephrektomie nicht mehr zu erwarten.
3. Patienten mit beginnender Niereninsuffizienz sind für diese Behandlung nicht geeignet, da auch hier der Therapieeffekt nicht mehr im Sinne einer Regression einsetzen kann. Die Epinephrektomie hat in einem Fall die Weiterentwicklung der diabetischen Nephropathie etwa 2 Jahre nach Operation nicht verhindern können.
4. Wenn diese Eingriffe weiter durchgeführt werden sollen, dann vorwiegend an solchen Patienten, bei denen eine Progredienz einer noch nicht zu weit fortgeschrittenen Mikroangiopathie zu befürchten und nahezu sicher zu vermuten ist. Die Indikationsentscheidung muß sehr sorgfältig abgewogen werden, da die Hormonsubstitution das ganze Leben durchgeführt werden muß und der Therapieeffekt nicht immer sicher vorausgesagt werden kann.
5. Der Wirkungsmechanismus muß genauer erforscht werden. Durch vergleichende Untersuchungen müßte geklärt werden, ob zwischen dem therapeutischen Effekt der Hypophysektomie und der Epinephrektomie ein wesentlicher Unterschied besteht.

Tab. 1

| Nr. | Geschlecht | Lebensalter Jahre | Manifestationsalter des Diabetes Jahre | Diabetesdauer Jahre |
|---|---|---|---|---|
| 1 | ♂ | 3o | 16 | 14 |
| 2 | ♀ | 55 | 24 | 31 |
| 3 | ♀ | 51 | 19 | 32 |
| 4 | ♀ | 31 | 23 | 8 |

Tab. 2

| Nr. | I-Cl ml/min. | PAH-Cl ml/min. | FF in % | Rest N mg% | Proteinurie +) | Urinsediment | Blutdruck ++) mm Hg | EKG | Röntgenolog. nachweisbare periphere Gefäßverkalkungen | Ödeme | BSG | Lichtopt. Nierenbefunde |
|---|---|---|---|---|---|---|---|---|---|---|---|---|
| 1 | 67 | 288 | 23 | 39,2 | 0,9 ‰ | vereinz. Erythrocyten u. Leukocyten | 15o/8o | o.B. | o | (+) | 19/5o | Kein lichtopt.Bef. da zu wenig Gewebsmaterial |
| 2 | 45 | 235 | 19 | 33,6 | negat. Schleier Spur 2,3) | o. B. | 17o/8o | Myokardsch. | +++ | (+) | 5o/8o | Mäßige diff. Glomeruloskl.m.selt. nodulären Veränderung. |
| 3 | 5o | 263 | 19 | 35,o | negat. Schleier Spur 2, 3) | o. B. | 145/8o | Coronar Insuff. | + | o | 11/25 | Mittelgrad. vorwieg.diff. Glomeruloskl.m.gering. nodul.Veränderungen.Mittelgrad.Arterioloskl. |
| 4 | 12 | 249 | 5 | 5o,4 1) | 6,8 ‰ | Erythrocyten u. Leukocyten,hyaline u. granul. Zylinder | 14o/9o 4) | Myokardsch. | Allgem. Atheromatose stenos.Lipoidsklerose d. Coronararterien 5) | + | 112/15o | Hochgrad. fortgeschr. diff.u.noduläre Glomeruloskl. m. Arteriolosklerose |

1) Bei eingeschränkter Eiweißzufuhr (etwa 5o g tierisches und pflanzliches Eiweiß p.d.), normochrome Anämie, Hb = 9,4 g% nach Sahli.
2) Mit der Sulfosalicyl-Probe.
3) In den Jahren 1956/57 Eiweißausscheidung bis o,2 ‰.
4) Nach Therapie, sonst bis max. 19o/1oo.
5) Sektionsbefund (Patientin verstarb 2 Monate nach der 2. Epinephrektomie an therapeutisch nicht zu beeinflussender Sepsis).
+) Nach Esbach
++) Nach Riva-Rocci

Tab. 3

| Pat. Nr. 644 (= Pat. 3 d. Tab. 1 u. 2) | Inulin Clearance ml/min | PAH-Clearance ml/min | Filtrations-Fraktion |
|---|---|---|---|
| 13.12.57 (präoperativ) | 67 | 288 | 23 % |
| 6. 2.58 (6 Wochen nach 1. Epinephrektomie) | 92 | 312 | 29 % |
| 6. 3.59 (1 Jahr nach 2. Epinephrektomie ) | 96 | 406 | 23 % |
| 4. 3.60 (2 Jahre nach 2.Epinephrektomie) | 45 | 356 | 13 % |

Abkürzungen :

I-Cl = Inulin Clearance
PAH-Cl = PAH-Clearance
FF = Filtrationsfraktion
BSG = Blutkörperchensenkungsgeschwindigkeit

Aus der I. Medizinischen Universitätsklinik und Augenklinik, Szeged

# RÖNTGENBESTRAHLUNG DER HYPOPHYSENGEGEND BEI DIABETISCHER RETINOPATHIE

Von S. Szücs, A. Kahân, G. Csapó und E. Sövényi

POULSEN berichtete vor 9 Jahren über die Heilung einer schweren diabetischen Retinopathie während der Entwicklung einer Simonds'schen Krankheit. Diese Beobachtung war wegweisend für die Therapie, welche eine günstige Beeinflussung der diabetischen Angiopathie durch operative Entfernung oder Zerstörung der Hypophyse mit $^{90}Y$-Implantation sich zum Ziel setzte und z. T. auch erreichte, allerdings mit der Entwicklung eines Panhypopituitarismus verbunden. Erst in jüngster Zeit konnten vielleicht noch bessere Erfolge, mit viel milderen endokrinen Ausfallerscheinungen, mittels Durchtrennung des Hypophysenstieles erreicht werden.

Da die benachbarten Nervenstrukturen mehr röntgenstrahlenempfindlich sind als die Hypophyse selbst und mit Gesamtdosen unter 6ooo r ihre normalen Funktionen nicht, sondern nur ihre Hyperfunktion herabgesetzt werden können, schien uns die Röntgenbestrahlung der Hypophysengegend die Methode der Wahl zu sein.

Von den 31 Patienten, bei welchen die Hypophysengegend bestrahlt wurde, standen 17 vor der Behandlung (im Mittelwert 18 Monate lang) laufend unter ophthalmologischer Kontrolle, und 21 wurden seit Jahren in unserer Diabetes-Ambulanz systematisch beobachtet. Das ganze Krankengut kann nach den Stadien der Retinopathie nach BALLANTYNE in 4 Gruppen geteilt werden.

4 bestrahlte Kranke haben einen labilen und 27 einen stabilen Diabetes. 1 Patient war nur auf Diät, 6 Patienten waren auf Carbutamid und 24 auf Insulin eingestellt. Während der Bestrahlung wurden das Blutbild, die Zuckerausscheidung, das Blutzuckerprofil, die 17-Ketosteroidausscheidung systematisch, in einem Teil der Fälle die Gesamt-Corticoidausscheidung, sowie der Gehalt an serumeiweißgebundenem Jod und der Plasma-Hydrocortisonspiegel kontrolliert.

Es wurden täglich 2oo r Hautdosis abwechselnd, bei den ersten 21 Fällen beiderseits temporal und frontal, bei den letzten 1o Patienten nur temporal eingestrahlt, insgesamt 4ooo- bis 48oo r in Hautdosis gerechnet.

In der Vor- bzw. Nachbestrahlungsperiode wurde 1 - 3 monatlich, und bei Beginn und Ende der Bestrahlung der Augenbefund erhoben: die Sehschärfe, das Gesichtsfeld (mit dem Goldmann-Perimeter) die Verschmelzungsfrequenz von Flimmerlicht und der Augenhintergrund wurde zeichnerisch und zum Teil auch photographisch registriert.

Die Ergebnisse sollen zuerst zusammenfassend, und dann kasuistisch veranschaulicht werden.

Bei der Analyse der Wirkung auf die einzelnen Erscheinungen der Retinopathie ergibt sich, daß am frühesten (schon nach Abschluß der Bestrahlung) und häufigsten (in 2/3 der Fälle) die Grundphänomene der Retinopathie: die Mikroaneurysmen, Blutungen und die Gefäßproliferationen verschwinden. Die letzteren verlieren ihre lockere gefäßreiche Beschaffenheit und ihre enge Verbindung mit der Netzhaut. Auffallend war aber das Zurückbleiben der Sehschärfeverbesserung hinter dem Rückgang der objektiven Augenhintergrunds-Erscheinungen. Eine Ursache dafür ergibt sich aus der Analyse der funktionellen Daten: bei den 21 temporal und frontal bestrahlten Patienten verwies eine pathologische Senkung der Flimmerfrequenz auf eine leichte, nur mit dieser empfindlichen Methode entdeckbare Strahlenschädigung der axialen Sehnervfasern, welche sich unmittelbar vor der Hypophyse kreuzen, und welche durch Weglassen des frontalen Bestrahlungsfeldes bei den nächsten 1o Patienten vermieden werden konnte.

Bei den vorwiegend durch Mikroaneurysmen und Blutungen gekennzeichneten Retinopathien (der 1. Gruppe) nahmen Zahl und Ausdehnung derselben ab, ohne dadurch die auch vorher gute Sehschärfe zu beeinflussen. Desgleichen konnte bei der 2. Gruppe, bei den mit wachsartigen Degenerationsherden gekennzeichneten Fällen, durch Irradiation mit dem späteren Rückgang oder Schwund derselben meistens ein Aufhalten der nicht sehr fortgeschrittenen Sehverschlechterung erreicht werden. Bei der 3. Gruppe, den fast erblindeten Retinitis proliferans-Fällen o h n e Arteriosklerose mit frühem Diabetesbeginn, wurde eine Besserung in fast allen Fällen, auch der Sehschärfe, erreicht. Nach mehrjähriger praktischer Blindheit konnten die größten Buchstaben der Optotypentafel gelesen und diese Fähigkeit jahrelang beibehalten werden. Die 4. Gruppe, die alten Arteriosklerotiker, haben oft infolge seniler Entartung der Netzhautmitte die vorher leidliche Sehschärfe eingebüßt.

Es sollen zuletzt 2 Beispiele zur Bestrahlungswirkung bei Retinitis proliferans kasuistisch behandelt werden.

Fall 1 : 55 Jahre alter Mann; Diabetesbeginn im Alter von 46 Jahren. 1956 beginnende Retinitis proliferans des rechten und Rubeosis iridis mit Sekundärglaukom des linken Auges; seit 1957 Sehschärfe des rechten Auges o,o6 wegen Progression der Proliferationen mit Netzhautablösung, spärlichen Degenerationsherden und einer präretinalen Blutung (Abb. 1). Zu diesem Zeitpunkt Irradiation. Bei Beendigung der Bestrahlung ist die Sehschärfe o,15, außer dem Schwund der Blutungen und Degenerationsherde ist eine Vernarbung und Verkleinerung der Proliferationserscheinungen zu verzeichnen, die ihren Zusammenhang mit der Netzhaut z. T. verloren haben und als eine gitterartige Verdickung der abgehobenen Glaskörpergrenzmembran erscheinen. Keine Ablation der Netzhaut, die entsprechenden Gesichtsfeldausfälle verschwinden. Ein Erhaltenbleiben der Funktionen und eine weitere Regression der Retinopathie wurde bis 1961 festgestellt.

Fall 2 : Bei einer 51 Jahre alten Frau (Diabetesbeginn mit 4o Jahren) haben wir die Augenhintergrundsveränderungen photographisch verfolgt. Sehschärfe vor der Bestrahlung 1,o und o,2 (wegen einer präretinalen Blutung der linken Netzhautmitte), die bis zum Beginn der Irradiation auf o,8 und o,o2 sank. Augenhintergrund zu diesem Zeitpunkt: Mikroaneurysmen, von Gürteln fettiger Degenerationsherde umgeben, r. Au.: Exsudate nasal der Papille, l. Au.: präretinale Blutung vor der Macula. Beim Abschluß der Bestrahlung waren bereits einige Mikroaneurysmen und Blutungen verschwunden; ebenso die Exsudate. Aus der präretinalen Blutung entwickelte sich eine Retinitis proliferans mit Ablation, welche sich bis zum 13.3.1962 verkleinert hatte; keine Ablation.

In einem Falle mußte die Bestrahlung wegen Absinken der Leukozytenzahl nach 24oo r unterbrochen werden. Bei den übrigen Kranken war das Blutbild weder qualitativ noch quantitativ verändert. Die 17-Ketosteroidausscheidung war in 1/3 der Fälle nach der Bestrahlung mäßig herabgesetzt, bei 2/3 kamen keine merkbaren Veränderungen zustande. Bei dem kleineren Teil unserer Kranken erfolgte auch die Bestimmung der Gesamt-Corticoidausscheidung und des Plasma-Hydrocortisonspiegels. Die Werte waren praktisch unverändert. Die von der Sella turcica-Gegend angefertigten Rtg-Aufnahmen zeigten in keinem einzigen Falle eine Veränderung.

Der Insulinbedarf wurde nach der Bestrahlung bei 8 Kranken geringer, und in einem Falle konnte das Insulin weggelassen werden. In den übrigen Fällen blieb er unverändert. Die Dosis der 6 auf Carbutamid eingestellten Kranken blieb die gleiche. Hier sei aber bemerkt, daß wir unsere Patienten nur dann mit Carbutamid behandeln, wenn ihr Diabetes mit kleinen Dosen beeinflußbar ist. Eine Funktionsminderung des Hypophysen-Nebennieren-Systems nach der Bestrahlung ist mit den uns zur Verfügung stehenden Methoden nicht nachweisbar. Es ist aber möglich, daß die in einigen Fällen beobaehtete Verminderung des Insulinbedarfes sowie in einigen Fällen eine gewisse Stabilisierung des Diabetes, wie auch die abfallende Tendenz des intraokularen Druckes als Ausdruck der herabgesetzten hypophysären Funktion gewertet werden können. Doch ist auch die Möglichkeit nicht völlig auszuschließen, daß die erzielten ophthalmologischen Erfolge nicht auf endokrinem Wege, sondern infolge einer unspezifischen Wirkung der Bestrahlung zustande kamen. Die zum Ziel gesetzte ophthalmologische Wirkung der Bestrahlung auf die Retinopathie liegt in den Ergebnissen nicht hinter jenen der operativen Eingriffe zurück. Mit der Bestrahlung wurde bei 57 % der Fälle eine Besserung, bei 17 % eine Konstanthaltung der Sehschärfe erzielt, und das ophthalmoskopische Bild änderte sich noch vorteilhafter.

Nach der Wirksamkeit, die gleich zu sein scheint mit der Hypophysektomie und der Hypophysenstieldurchtrennung, sollen die Gefahren und Nachteile der beiden Verfahren verglichen werden. Die Irradiation hat keine Mortalität. Die erfolgreichen Hypophysektomien erfordern eine lebenslängliche Substitutionstherapie mit mehreren Hormonen, und auch die Stielresektion mit einem, dem Cortison. Die Bestrahlung hat in keinem Falle manifeste endokrine Ausfallserscheinungen zutage gefördert. Bei den Hypophysektomien kommen operative Verletzungen der Sehnerven vor, desgleichen verursacht die Yttrium-Implantation eine Strahlenschädigung des Sehnerven. Demgegenüber steht die leichte Röntgenschädigung des axialen Sehnervenbündels, die meist nur mit der empfindlichen Methode der Flimmerfrequenzbestimmung erkennbar wird und durch Vermeidung der frontalen Einstrahlung anscheinend eliminiert werden kann.

Aus diesen Überlegungen und den bei den einzelnen Krankheitsgruppen erreichten Ergebnissen ergeben sich Indikationen und Kontraindikationen der Bestrahlungstherapie:

1. So augenfällig und prinzipiell wichtig es auch ist, daß die Mikroaneurysmen auf die Irradiation ansprechen, wird dadurch die Sehschärfe nicht beeinflußt. Die Retinitis proliferans-Fälle alter Arteriosklerotiker reagieren ungünstig.
2. Bei den von fettigen Degenerationsherden beherrschten Retinopathien alter Diabetiker kann mit der Irradiation die bis dahin ständige Progression aufgehalten werden.
3. Die Bestrahlung ist besonders bei Retinitis proliferans-Fällen ohne Arteriosklerose, deren Diabetes in einem verhältnismäßig frühen Alter begann, die Methode der Wahl.

Aus der Medizinischen Universitätspoliklinik (Direktor: Prof. Dr. F. R e u b i )
der Universitätsklinik für Ohren-Nasen-Halskrankheiten
(Direktor: Prof. Dr. F. E s c h e r ),
der Universitätsaugenklinik (Direktor: Prof. Dr. H. G o l d m a n n )
Bern und der Universitätskinderklinik Basel
(Direktor: Prof. Dr. A. H o t t i n g e r )

# HORMONALE UND KLINISCHE ASPEKTE DER TRANSSPHENOIDALEN HYPOPHYSEKTOMIE BEI DER BEHANDLUNG DER DIABETISCHEN ANGIOPATHIE

Von A. T e u s c h e r , F. E s c h e r , S. F a n k h a u s e r ,
F. R e u b i , H. G o l d m a n n und J. G i r a r d

HOUSSAY (14) zeigte, daß beim pankreatektomierten Tier die Schwere des Diabetes mellitus durch eine Hypophysektomie (HE) gemildert wird. Durch den Eingriff resultierte eine erhöhte Empfindlichkeit auf exogenes Insulin. Hypophysenextrakte verschlechterten den Diabetes wieder. So war es naheliegend, in der Hypophyse ein diabetogenes Prinzip zu vermuten, durch dessen Eliminierung ein Diabetes gebessert werden konnte. CHABANIER et al. (5) scheinen 1936 die ersten gewesen zu sein, die eine chirurgische Hypophysektomie mit der Absicht ausführten, einen schweren Diabetes mellitus leichter zu machen. In der Folge wurde versucht, auf unblutigem Wege mit der Röntgenbestrahlung die Hypophyse auszuschalten. Diese Maßnahme führte nicht zum gewünschten Erfolg. Die nächsten Versuche, auf chirurgischem Weg den Diabetes zu beeinflussen, wurden erst wieder 1953 durch LUFT und OLIVECRONA (19) aufgenommen: Der Fall POULSENs (23) stimulierte die Versuche, die Angiopathie bei Diabetes mellitus durch eine Resektion der Hypophyse zur Regression zu bringen. Seither sind in der Literatur 28 Fälle (9) von spontaner Hypophysennekrose mitgeteilt worden, bei denen eine Besserung des Kohlenhydratstoffwechsels oder eine Beeinflussung der diabetischen Retinopathie verzeichnet wurde. Es besteht kein Zweifel, daß bei gewissen Patienten mit diabetischer Retinopathie durch eine Hypophysektomie eine Besserung des Gefäßprozesses in der Folge eintrat. Bei den gleichen Patienten gelang es, durch Behandlung mit menschlichem Wachstumshormon wieder eine akute Verschlechterung des diabetischen Stoffwechsels zu erzeugen und so eindrücklich die ausgesprochene diabetogene Wirkung dieses Hormons zu belegen (2o, 12, 15).

Die Probleme des neurochirurgischen Eingriffes bestanden in der großen Mortalität (1o - 2o %), in der Verletzung des N. opticus (2o %), neurologischen Komplikationen wie vorübergehender Aphasie, epileptischen Anfällen, Hemiparesen (1o %), intrakraniellen Thrombosen (19, 11, 16, 22). Die Versuche, die Hypophyse auf transfrontalem Weg "total" zu entfernen, wurden wegen der hohen Mortalität und Morbidität zu riskant. Andererseits wurde die Frage aufgeworfen, ob die Hypophysektomie wirklich "total" sein müsse, um die Retinopathie zu beeinflussen. Einfachere operative Verfahren rückten deshalb in den Vordergrund: die verschiedenen Modifikationen des transsphenoidalen Verfahrens (1, 8, 1o), die Spickung der Hypophyse mit radioaktivem Gold und Yttrium (2), sowie die Resektion des Hypophysenstieles (8, 21, 16). Das letztere Verfahren soll wesentliche Unterschiede im Ausmaß der Nekrose des Hypophysenvorderlappens ergeben.

Das Ziel unserer Arbeit ist, die endokrinen Ausfälle mit einem extrakraniellen Verfahren bei Diabetikern unterschiedlichen Alters (23 - 72 Jahre), Schwere und Typus der Stoffwechselstörung zu untersuchen, die Änderungen des Kohlenhydratstoffwechsels zu verfolgen und schließlich die Beeinflussung der diabetischen Retino- und Nephropathie mit diesen Befunden zu korrelieren. Die Auswahl der Patienten für die HE läßt erkennen, daß die Untersuchung der Beeinflussung der Retinopathie wegen der häufig sehr fortgeschrittenen Stadien nicht ein primäres Ziel unserer Arbeit sein kann.

1. OPERATIVES VERFAHREN. Wegen der praktisch fehlenden Mortalität bei der Behandlung des metastasierenden Mamma-Karzinoms (7o Fälle) wählten wir die trans-ethmoido-sphenoidale Methode (8), um zu untersuchen, wie sich eine HE auf den Verlauf der Angiopathie auswirken würde.

Von einem Bogenschnitt am hinteren Augenwinkel links gelangt man durch das Ethmoid und die Keilbeinhöhle an die Sellavorderfläche. Nach Resektion der Vorderwand und Basis wird die Dura eingeschnitten und die Hypophyse instrumentell herausgebracht.

2. KRANKENGUT. Die transsphenoidale Resektion der Hypophyse wurde bei 8 Diabetikern wegen meist schwerer diabetischer Retinopathie geplant (Tab. 1 und 2). Der erste Versuch bei einem 52-jährigen Diabetiker mit rasch progressiver Retinopathie mißlang, da nach Eröffnung der Sella keine Hypophyse gefunden werden konnte, obgleich funktionsmäßig vor der Operation keine Anhaltspunkte für eine hypophysäre Insuffizienz bestanden. Es handelte sich in diesem Fall nicht um das Bild der "empty sella" (26) mit Kompression der Adenohypophyse durch eine Zyste, sondern - soweit bei der Exploration beurteilbar war - um eine anatomisch tatsächlich leere Sella. RASMUSSEN (24) erwähnt, daß die Hypophysengröße bei Männern mittleren und höheren Alters beträchtlich abnehmen könne und zwar auf Kosten des eigentlichen Vorderlappens. Eine weitere Erklärung für das Fehlen der Hypophyse an typischer Stelle ohne Zeichen einer HVL-Insuffizienz könnte in der atypischen Lage von HVL-Gewebe im naso-pharyngealen Bereich oder im Sinus sphenoidalis liegen. PEARSON (22) erwähnt das Vorkommen von azidophilen, basophilen und chromophoben Zellen mit dieser Lokalisation. Der Befund einer naso-pharyngealen Hypophyse, die immerhin ein Organ von 6 - 8 mm Länge und 1 mm Durchmesser aufweisen soll, könnte vor allem dann bedeutungsvoll sein, wenn nach einer chirurgisch totalen HE keine endokrinen Ausfälle des HVL auftreten oder sich solche wieder zurückbilden.

Bei einem 2. Patienten mußte die Operation aus Sicherheitsgründen abgebrochen werden, da starke Gefäßzüge in der Hypophysenkapsel zu ungewöhnlicher Blutung bei den Inzisionsversuchen führten.

Die 6 hypophysektomierten Patienten lassen sich in 2 verschiedene Gruppen einteilen: 3 Patientinnen im Alter von 53 bis 72 Jahren mit dem Typus des stabilen, nicht ketotischen Diabetes mellitus. 2 Patienten wiesen bereits eine fortgeschrittene proliferierende Retinopathie auf, während bei der dritten eine erstmalige schwere Blutung bei langsam progressiver, nicht proliferierender Retinopathie die Indikation zur HE war. Die 2. Gruppe umfaßt drei 23 bis 32-jährige Patienten mit dem juvenilen, zu Ketonämie neigenden Typus, mit Beginn des Diabetes vor dem 15. Lebensjahr. Bei diesen 3 Fällen bildeten progressive oder fortgeschrittene Proliferation die Indikation zur HE. Bei 5 Fällen lag die Nierenfunktion im Normbereich für Nichtdiabetiker. Die 72-jährige Patientin wies auf ein Drittel reduzierte Clearancewerte auf. Sie war die einzige mit einer mäßig schweren Hypertonie (241/117).

3. POSTOPERATIVER UND WEITERER VERLAUF. Die operative Mortalität war null. Im weiteren Verlauf ereigneten sich keine Todesfälle. Bei 4 Fällen hatte man den Eindruck, daß die Hypophyse vollständig ausgeräumt werden konnte, bei den 2 übrigen weitgehend. Bei der Operation hemmten vor allem Blutungen aus Cavernosusästen die Beurteilung, ob die Hypophyse vollständig entfernt wurde. Postoperativ traten bei den 3 juvenilen Diabetikern Liquorfisteln auf, die während einiger Wochen persistierten, aber zu keiner meningealen Infektion führten. Im Gegensatz zum neurochirurgischen Vorgehen verblieben die Patienten sofort im Anschluß an die Operation bei gutem Allgemeinzustand. In der ersten postoperativen Periode ereigneten sich bei den 3 juvenilen Patienten schwerere Schockzustände, die einmal durch eine akute Pyelonephritis, bei einem andern Fall durch eine wahrscheinliche Penicillinallergie ausgelöst wurden. Der weitere Verlauf war bei den 3 älteren Patientinnen komplikationslos. Klinisch wiesen sie höchstens diskrete Vorderlappeninsuffizienzzeichen auf. Eine Substitutionstherapie war deshalb nicht nötig. Bei den 3 juvenilen Patienten mußte eine übliche Substitutionstherapie mit 25 - 5o mg Cortison, o,1 - o,2 mg Na-L-Thyroxin sowie Sexualhormonen nach Bedarf durchgeführt werden. Gelegentlich mußten wir wegen orthostatischem Blutdruckabfall zusätzlich o,1 mg 9-α-Fluorohydrocortison zugeben. Bei einem juvenilen Patienten fielen im Anschluß an die Operation psychische Änderungen wie Psycholabilität, Reizbarkeit und Tendenz zu Depressionen auf.

Von den 8 für die transethmoido-sphenoidale HE ausgelesenen Patienten gehörten 5 zum ketotischen Typus. Die meisten waren schlecht bis unbefriedigend mit Insulin eingestellt. In einem Fall war ein blutzuckermäßig nur sehr leichter Fall von Diabetes vorhanden: die Nüchternblutzuckerwerte überstiegen nur sporadisch Werte von 1oo mg%, die Glykämie während des Tages betrug 118 - 18o mg% (Fingerblut, enzymatisch). Trotzdem fanden sich diabetische Komplikationen erheblichen Ausmaßes.

Bemerkenswert ist der sehr günstige Verlauf während der postoperativen Periode im Gegensatz zu den HE durch Kraniotomie. Zerebrale Reizerscheinungen fehlten. Als Komplikation trat einzig eine länger dauernde Liquorrhoe bei 3 Fällen auf, die aber jedesmal spontan sistierte, im Gegensatz zu den Liquorfisteln, wie sie bei der Isotopenspickung der Hypophyse infolge Strahlennekrose auftreten. Schwere Komplikationen scheinen sich vor allem dann zu ergeben, wenn bei akuten Infekten die Steroiderhaltungsdosis nicht genügt.

4. RETINOPATHIE. Die Beurteilung des Erfolges der HE auf die Retinopathie wird bei unseren Patienten dadurch erschwert, daß die mit der längeren Beobachtungsperiode (8 bis 14 Monate) klinisch keine ins Gewicht fallenden HVL-Ausfälle aufweisen und in 2 Fällen schon sehr fortgeschrittene Fundusveränderungen vorhanden waren. Bei der 63-jährigen Patientin war aber eine nicht rasch progrediente Form der Retinopathie ohne Proliferation vorhanden. Die HE ergab hier nur eine mäßige Beeinflussung der Insulinempfindlichkeit und nur eine vorübergehende Verminderung des Insulinbedarfes. Trotz der Möglichkeit einer "verminderten" ACTH-Reserve bei diesem Fall glauben wir nicht, daß diese Patientin vom endokrinen Standpunkt aus hypophysektomiert ist. Der Verlauf ihrer Retinopathie würde also dem "natürlichen" entsprechen. Das Fundusbild zeigt nun Besserung und Verschlechterung je nach Zeitpunkt der Untersuchung (Abb. 1). (Wir müssen beifügen, daß die Patientin zwischen dem 7. bis 11. Monat nach Operation 4 Injektionen zu 5o mg Decadurabolin erhalten hat. Wir nehmen keine Beeinflussung der Retinopathie durch diese geringe Menge an.) Da unseres Wis-

sens nicht genügend Verläufe von unbehandelten Kontrollen aufgezeichnet sind, kann die Beurteilung im einzelnen Fall sehr schwer sein. Bei den 3 juvenilen Patienten mit Beobachtungsperioden von 1 bis 6 Monaten hat sich keine weitere Verschlechterung der Retinopathie ergeben. Ob dieser Verlauf der HE zuzuschreiben ist, bleibt abzuwarten. Immerhin war im Fall 5 trotz fast vollständiger Amaurose subjektiv eine deutliche Besserung zu verzeichnen (vermehrte Sicherheit beim Gehen) sowie objektiv ein größeres Gesichtsfeld und keine weiteren Gefäßneubildungen im Bereich einer sekundären Katarakt (Tab. 3).

5. NEPHROPATHIE. Für die Beurteilung der Nierenfunktion nach HE gelten ähnliche Überlegungen wie für die Retinopathie, indem der natürliche Verlauf derselben beim Diabetiker berücksichtigt werden muß. Wir wissen, daß der Diabetiker im Beginn eine im Vergleich zum Nichtdiabetiker erhöhte Nierenfunktion aufweisen kann. So können also für diesen noch normale Clearancewerte für jenen bereits einen signifikanten Funktionsausfall darstellen. Die Diagnose eines Kimmelstiel-Wilson-Syndroms kann in diesem Stadium nur mit der Nierenbiopsie gestellt werden. Dies gilt bei 2 unserer hypophysektomierten Fälle. Wir haben alle Patienten vor und nach Operation mit der Clearance-Technik untersucht (Abb. 2). Bei allen Fällen kam es während der ersten 6 Monate zu einem Abfall des Glomerulumfiltrates ($C_T$) und der renalen Plasmadurchströmung ($C_{PAH}$). Da letztere in jedem Fall überwiegt, steigt die FF an, was bei im wesentlichen unverändertem Blutdruck auf einen erhöhten Widerstand im Bereich der Vasa efferentia hinweist. Von den 3 juvenilen Patienten mit totalem bis subtotalem HVL-Ausfall konnten bisher 2 nachkontrolliert werden. Sie wiesen 3 resp. 6 Monate nach HE einen Abfall des Glomerulumfiltrates um 4o % und der renalen Plasmadurchströmung um 5o % auf. Bei beiden fand sich postoperativ ein verminderter Wachstumshormonspiegel. Es ist ersichtlich, daß bei tieferen Ausgangswerten der Clearance im Anschluß an eine totale HE eine Niereninsuffizienz auftreten kann. Nach unseren Beobachtungen spricht ein fehlender oder nur geringer Abfall der Clearancewerte nach HE gegen eine endokrin wirksame Hypophysektomie, ein Befund, wie ihn unsere 3 hypophysektomierten Altersdiabetiker aufweisen. Nach WHITE, HEINBECKER und ROLF (28) sinken beim Hund die Inulin- und Diodrastclearance nach HE auf etwa 5o % der Ausgangswerte. Durch Verabreichung von Wachstumshormon kann die Nierenatrophie und die Abnahme der Clearancewerte beim Hund rückgängig gemacht werden. Die anderen tropen Hormone (ACTH, TSH, FSH) weisen keine ähnliche Wirkung auf. Beim Menschen führt der Ausfall der endokrinen Erfolgsorgane zu einem verminderten Herzminutenvolumen (3). Gleichzeitig dürfte für die Reduktion der Nierenfunktion auch beim Menschen der Ausfall des STH die hauptsächliche Rolle spielen. CORVILAIN und ABRAMOW (6) zeigten bei Hypophysektomierten unter STH-Behandlung eine Zunahme der glomerulären Filtration, der renalen Plasmadurchströmung sowie der Phosphatrückresorption ($T_mPO4$). Es ist möglich, daß sich die beim Diabetiker gefundene Empfindlichkeit auf Wachstumshormon bei Stoffwechseluntersuchungen auch entsprechend an der Nierenfunktion vermehrt auswirken kann. Es bleibt nun zu zeigen, daß sich nach dem akuten Abfall der Nierenfunktion durch die Hypophysektomie eine Besserung der Angiopathie im Bereich der Niere in stabilen oder besseren Clearancewerten auswirkt. Der Verlauf der Albuminurie ist kein Gradmesser für die Nierenfunktion, wie dies andere Autoren (1, 11) für ihre Fälle annehmen. In einem unserer Fälle verschwand praktisch die Albuminurie, ob-

wohl sich die Clearance eher verminderte. Eine vermehrte Infektionstendenz könnte durch häufigere und schwerere Schübe von Pyelonephritis die Nierenfunktion weiter nachteilig beeinflussen.

6. BLUTDRUCK. Abgesehen von den akuten Blutdruckabfällen bis zum Schock, die bei den 3 juvenilen Patienten während der unmittelbaren postoperativen Periode auftraten, waren die Blutdruckänderungen uncharakteristisch. Nach LUFT (19) soll es zur Normalisierung eines erhöhten Blutdruckes kommen. Die einzige Patientin mit einer mittelschweren Hypertonie (241/117) zeigte eine nur geringe Abnahme des Liegenddruckes. In diesem Fall war aber die HE vom endokrinen Standpunkt aus minimal. Ein orthostatischer Abfall des Blutdruckes nach HE kann Ausdruck einer ungenügenden Substitution sein. Beim Diabetiker kann es sich aber zusätzlich um die bekannte Vasomotoreninsuffizienz handeln.

7. ENDOKRINE ASPEKTE. Am Beispiel eines endokrin wahrscheinlich total hypophysektomierten juvenilen Patienten möchten wir die prä- und postoperative Untersuchungstechnik sowie die endokrinen Ausfallserscheinungen besprechen (Abb. 3 und 4).

a) Präoperative Befunde:

N e b e n n i e r e n r i n d e n f u n k t i o n (NNR). Wir bestimmten die Ausscheidung der 17-Hydroxycorticosteroide (17-OHCS) (NORYMBERSKI) und 17-Ketosteroide (DREKTER) sowie zur Feststellung der "ACTH-Reserve" die 17-Hydroxycorticosteroidausscheidung nach Blockierung der 11- $\beta$ -Hydroxylase durch Metopiron, (18). In allen Fällen war die NNR-Funktion normal.

Die Untersuchung der S c h i l d d r ü s e erfolgte in klassischer Weise und mit $^{131}$Iod. Auffallend ist die Schilddrüsenfunktion bei 3 der 6 Diabetiker mit schweren vaskulären Komplikationen. Diese wiesen bereits vor HE Anhaltspunkte für reduzierte Funktion auf: eine deutlich herabgesetzte Umwandlungsrate von 1 - 6 % (Normwert: 15 - 5o %), ein erniedrigtes PB$^{131}$I 24 Std. nach einer Spürdosis $^{131}$I von o,o2 - o,o4 (Normwert: o,o5 - o,5 ), subnormale oder tiefnormale Jodspeicherung und in einem Fall eine Verzögerung des Achillessehnenreflexes auf o,36 Sek. (Normwert: bis o,32 Sek.) (4). In einem 4. Fall fehlte bei sonst normaler Schilddrüsenfunktion das Rebound bei der Jodspeicherung nach vorheriger Behandlung mit Carbimazol (TSH-Reservetest nach STUDER und WYSS (27). Bei 4 von 6 Patienten mit schwerer Angiopathie fanden sich also schon p r ä o p e r a t i v Anhaltspunkte für eine reduzierte Funktion des TSH-Thyroxin-Reglerkreises.

Auf die Besprechung der G o n a d o t r o p i n w e r t e möchten wir nicht weiter eingehen, da bei dieser biologischen Methode schon erniedrigte FSH-Werte vor und falsch positive nach der HE gefunden werden können.

Interessanter ist die Bestimmung der W a c h s t u m s h o r m o n a k t i v i t ä t, seitdem die Methode nach READ (passive Hämagglutinationshemmung) zur Verfügung steht (25). EHRLICH und RANDLE (7) fanden bei 8 von 17 Fällen mit Retinopathie erhöhte STH-Titer. Bei 4 unserer HE-Fälle fand sich mit 34 $\mu$g % (Normwerte nach GIRARD (9 a) 26 $\pm$ 6 $\mu$g %) ein leicht erhöhter und 3mal mit 32 $\mu$g % ein hochnormaler Wert. Die geringe Zahl der Untersuchungen gestattet keine statistische Besprechung.

Die Insulinempfindlichkeit wurde nach verschiedenen Methoden dem jeweiligen Diabetes entsprechend geprüft: Insulintoleranz, Insulinentzug unter Verfolgung des Anstieges von Blutzucker (enzymatisch), freien Fettsäuren (nach DOLE) und Ketonkörpern (nach BLOOM und LYON), Ansprechen auf Tolbutamid sowie der Vergleich der Blutzuckerkurve bei Glukosebelastung und kombinierter Glukose-Insulinbelastung (Test nach HIMSWORTH (13) ). Der Insulinbedarf als alleiniger Parameter für die Beurteilung des Kohlenhydratstoffwechsels scheint uns unzuverlässig.

b) Postoperative Befunde:
Auf Abb. 3 und 4 können die endokrinen Ausfälle sowie die Insulinempfindlichkeit bei einem juvenilen Diabetiker verfolgt werden. Wegen der hohen Steroiddosen während und im Anschluß an die Operation können endokrine Funktionsprüfungen erst während der zweiten postoperativen Woche vorgenommen werden.

N N R : Zu diesem Zeitpunkt finden sich (unter Substitution mit o,5 - 1,o mg Dexamethason) noch normale 17-Hydroxy- und Ketosteroide im 24-Stunden-Urin. Der negative Metopirontest läßt in diesem Fall bereits ein Fehlen der "ACTH-Reserve" vermuten. Später fallen die Urinsteroide auf subnormale Werte ab. Ein fehlender Anstieg auf Metopiron könnte aber auch Ausdruck einer durch die vorhergehende hochdosierte Steroidtherapie erfolgten Blockierung von ACTH sein. Ebenso ist ein negativer Metopirontest nach HE nur verwertbar, wenn dieser vor HE positiv war, da bei Diabetikern häufig ein Anstieg der 17-OHCS von weniger als 5o % gefunden wird (17). Bei einem Fall war die Steroidausscheidung nach 5 und 6 Monaten noch normal, eine vermehrte Ausscheidung von 17-OHCS nach Metopiron fehlte aber. Zusammen mit dem klinischen Befund einer adrenalen Insuffizienz (schwerer Schock im Anschluß an Zahnextraktion) dürfte dies Ausdruck einer minimalen ACTH-Sekretion sein, die für eine normale Basalsekretion der Corticoide noch genügt. Bei Stress-Situationen kann aber nicht mehr ACTH sezerniert werden, um einem erhöhten Corticoidbedarf zu genügen.

Ausfälle der Schilddrüsenfunktion fanden sich nur bei den 3 juvenilen Diabetikern. Bei unserem abgebildeten Fall entwickelte sich bereits in der 3. Woche eine klinisch manifeste Hypothyreose mit einem PBI-Abfall von 1,1 $\gamma$ %. Bei den 3 von uns als subtotal bis total befundenen Hypophysektomien war die Jodspeicherung bereits in der 4. Woche deutlich herabgesetzt. Bei den 2 mit Carbimazol behandelten Fällen fehlte das Reboundphänomen der Jodspeicherung, was mit fehlender "TSH-Reserve" vereinbar sein kann. Diese Interpretation bei diesen 2 Fällen ist aber insofern unsicher, als in einem Fall der Reboundeffekt schon präoperativ nicht vorhanden war und im andern vorher nicht gemessen wurde.

Der Wachstumshormonspiegel war bei den 3 Altersdiabetikern, die klinisch keine sicheren endokrinen Ausfälle aufwiesen, normal. Der bisher bei nur 2 juvenilen Diabetikern gemessene STH-Wert war entsprechend dem endokrinen klinischen Bild subnormal.

Ein Diabetes insipidus als Ausdruck eines ADH-Mangels war in jedem Fall vorhanden, immerhin bei der 72-jährigen Patientin nur wenig ausgesprochen. Bei den übrigen Fällen betrug die Polyurie 4 - 8ooo ml/die. Diese dauerte meist einige

Monate an, war aber bis jetzt nach dem 4. Monat nicht mehr nachweisbar. In den 2 untersuchten Fällen ließ sich die Polyurie mit 1 mg Cyclopenthiazid oder 75 mg Hydrochlorothiazid um 3o - 5o % senken.

Im Laufe unserer Serie nahm die Insulinempfindlichkeit nach HE zu. Es gelang bereits bei den 3 ersten Fällen, ausgiebig Hypophysenmaterial zu entnehmen. Trotzdem blieben die endokrinen Ausfälle bescheiden (Abb. 5). In der Folge wurde versucht, die Sella noch weiter zu eröffnen, um mit noch größerer Wahrscheinlichkeit eine totale Hypophysenausräumung zu erreichen. Bei den 3 so operierten juvenilen Diabetikern (Fall 3 bis 6) ließen sich nun deutliche endokrine Ausfälle feststellen. Wir wissen nicht, ob die chirurgische Methode oder das Krankengut für die unterschiedlichen Resultate verantwortlich ist. Parallel zur Hypophyseninsuffizienz stieg die Empfindlichkeit auf exogenes Insulin an, so daß 25 - 5o % der Insulindosis vor Operation genügten, um den Diabetes zu kontrollieren. Mit "vermehrter endogener Insulinempfindlichkeit" nach HE (Abb. 5) möchten wir nur ausdrücken, daß bei Insulinentzug der Blutzucker weniger anstieg und auf Tolbutamid ein verstärkter Abfall erfolgte, wohl wissend, daß damit nicht die insulinähnliche Aktivität des Plasmas erfaßt wurde, sondern nur die Bilanz von Blutzucker erhöhenden und senkenden Faktoren. Wenn die Regulation des Diabetes bei Insulinentzug gestört wird, erfolgt eine verminderte Glukoseverwertung mit Anstieg der Ketonkörper und freien Fettsäuren im Blut. Nach HE bleibt dieses Phänomen aus und kann auch durch Fasten nicht ausgelöst werden (Abb. 4). Klinisch äußerte sich dies bei unseren 3 juvenilen Diabetikern in einer fehlenden Ketonurie trotz Hyperglykämie.

Zusammenfassend stellen wir fest, daß bei Diabetikern mit Angiopathie mit der transethmoido-sphenoidalen Hypophysektomie endokrine und klinische Veränderungen wie nach Hypophysektomie durch Kraniotomie erzeugt werden können. Bei fehlender Mortalität und geringer Morbidität scheint das extrakranielle Verfahren die gleichen Auswirkungen auf den Diabetes mit Angiopathie ausüben zu können. Dies scheint uns bemerkenswert, um so mehr als auch nach dem traumatisierenden neurochirurgischen Eingriff in 6o - 7o % bei Serienschnitten des Sellainhaltes von Hypophysektomierten mehr als eine Zellage Hypophysengewebe gefunden wurde (22). Die transethmoido-sphenoidale Methode der Hypophysektomie kann deshalb als experimentelles Verfahren zur Behandlung schwerer Formen von diabetischer Retinopathie und möglicherweise mäßig schwerer Fälle von Glomerulosklerose benützt werden. Ob hierzu eine partielle bis subtotale Ausschaltung der Hypophyse erforderlich ist, muß noch gezeigt werden.

Literatur

( 1) BERINGER, A., K. BURIAN, H. ELLEGAST, R.G. FREY u. H. FRISCHAUF : Wien.klin. Wschr. 72, 119 (196o)
( 2) BERINGER, A., K. BURIAN, H. ELLEGAST u. H. FRISCHAUF : Mschr. Ohrenheilk. und Laryngo-Rhin. 96, 161 (1962)
( 3) BOJS, G., T. FALKHEDEN, B. SJÖGREN a. E. VARNAUSKAS : Acta Endocr. (Kbh.) 39, 3o8 (1962)
( 4) BINSWANGER, J., H. STUDER a. F. WYSS : Helv. med. Acta 28, 482 (1961)
( 5) CHABANIER, H., P. PUECH, C. LOBO-ONELL et E. LELU : Presse méd. 44, 986 (1936)
( 6) CORVILAIN, J. a. M. ABRAMOW : J. clin. Invest. 41, 123o (1962)
( 7) EHRLICH, R.M. a. J.P. RANDLE : Lancet 1961,II, 233
( 8) FIELD, R.A., A.W. HALL, H.W. BAKER a. D. SOSA : Diabetes 1o, 11o (1961)
( 9) GEORAS, C., G.F. MEISSNER, J.A. DILLON a. D.G. CALENDA : New England J. Med. 263, 374 (196o)
(9a) GIRARD, J., M. VEST a. N. ROTH : Nature 192, 1o51 (1961)
(1o) HAMBERGER, C.A., G. HAMMER, G. NORLEN a. B. SJÖGREN: J. clin. Endocr. 19, 15oo (1959)
(11) HERNBERG, C.A., G. OF BJÖRGESTEN a. S. VANNAS : Acta Endocr. (Kbh.) 31, 241 (1959)
(12) HERNBERG, C.A.: Acta Endocr. (Kbh.) 33, 559 (196o)
(13) HIMSWORTH, H.P.: Lancet 1932,II, 1o25
(14) HOUSSAY, B.A. a. A. BIASOTTI : Pflüg. Arch. ges. Physiol. 227, 664 (1931)
(15) IKKOS, D. a. R. LUFT : Lancet 196o,II, 897
(16) JAVID, M., E.S. GORDON a. T.C. ERICKSON : J. Neurosurg. 15, 5o4 (1958)
(17) JERSILD, M. a. S.G. JOHNSON: 4. Congr. Féd. internat. du Diabète, Genf, 1961,88
(18) LIDDLE, G.W., D. ISLAND, E.M. LANCE a. P. HARRIS : J. clin. Endocr. 18, 9o6 (1958)
(19) LUFT, R., H. OLIVECRONA a. B. SJÖGREN : J. clin. Endocr. 15, 391 (1955)
(2o) LUFT, R., D. IKKOS, C.A. GUNZELL a. H. OLIVECRONA : Acta Endocr. (Kbh.) 32, 33o (1959)
(21) LUNDBAEK, K., R. MALMROS a. E.F. MOGENSEN : Acta med. Scand. 166, 9 (196o)
(22) PEARSON, O.H.: Hypophysectomy. Springfield/Ill. 1957
(23) POULSEN, J.E.: Diabetes 2, 7 (1953)
(24) RASMUSSEN, A.T.: Ass. Res. nerv. Dis. Proc. 17, 118 (1938)
(25) READ, C.H. a. G.I. BRYAN : Clinical Endocrinology 1, 598 New York 196o
(26) SIEBENMANN, R.E.: New England J. Med. 261, 7o9 (1959)
(27) STUDER, H. u. F. WYSS : Schweiz. med. Wschr. 91, 1536 (1961)
(28) WHITE, A.L., P. HEINBECKER a. D. ROLF : Amer. J. Physiol. 165, 442 (1951)

Tab. 1

| Fall Nr. | Jahrg. | Geschl. | Beginn d. Diabetes (Alter) | Dauer d. Diabetes | Diabetes-Typus | Insulin Dosis (E) | Dauer d. Insulin-therapie (Jahre) | Kontrolle |
|---|---|---|---|---|---|---|---|---|
| 1 | 1898 | ♀ | 49 | 14 | nicht ketot. stab. | 36-64 | 8 | schlecht |
| 2 | 19o8 | ♀ | 32 | 21 | ketot. stab. | 48-6o | 21 | schlecht |
| 3 | 1889 | ♀ | 62 | 1o | Glukose-toleranz-diabetes | 0 | 0 | "gut" |
| 4 | 1936 | ♀ | 1o | 16 | ketot. stab. | 68-92 | 16 | mäßig be-friedigend |
| 5 | 193o | ♂ | 12 | 2o | ketot. stab. | 64 | 2o | schlecht |
| 6 | 1939 | ♀ | 11 | 12 | ketot. stab. | 56-64 | 12 | mäßig be-friedigend |

Tab. 1 : Klinische Daten zum Diabetes mellitus.

Tab. 2

| Fall Nr. | Typus der Retinopathie | Visus | Indikation zur HE | Alter bei HE | Clearance $C_T$ ml/min | $C_{PAH}$ ml/min | FF | Nieren-biopsie | Blut-druck (im Liegen) |
|---|---|---|---|---|---|---|---|---|---|
| 1 | OD: Hämorrhagien + Exsudate langsam progressiv<br>OS: Hämorrhagien + Exsudate langsam progressiv | o,7<br>o,15 | schwere Blutung OS | 63 | 1o4 | 58o | o,18o | K.W.-Syndr. | 191/8o |
| 2 | OD: Fortgeschr.Prolif. totale Ablatio<br>OS: Fortgeschr.Prolif. partielle Ablatio | o,2<br>Licht-empfind. | progr. Prolif. | 53 | 133 | 69o | o,193 | | 155/91 |
| 3 | OD: Fortgeschr.Prolif.<br>OS: Fortgeschr.Prolif. | o,15<br>Fing. zähl. 2o cm | progr. Prolif. | 72 | 39 | 249 | o,157 | K.W.-Syndr. | 241/117 |
| 4 | OD: Progr. Prolif.<br>OS: Katarakt | o,7<br>o,1 | Blutung u.progr. Prolif. | 26 | 93 | 56o | o,166 | K.W.-Syndr. | 156/89 |
| 5 | OD: Phtisis bulbi<br>OS: Fortgeschr.Prolif. | Amaurose<br>Fing. zähl. 2o cm | progr. Prolif. | 32 | 1o8 | 56o | o,193 | | 161/82 |
| 6 | OD: Progr. Prolif.<br>OS: Progr. Prolif. | o,7<br>Fing. zähl. 2 m | rasch progr. Prolif. | 23 | 141 | 587 | o,23o | | 111/72 |

**Tab. 2 : Retinopathie, Nephropathie und Blutdruck vor Hypophysektomie**

Tab. 3

| Fall Nr. | Indikation zur HE | Progredienz vor HE | Monate nach HE | Resultat |
|---|---|---|---|---|
| 1 | Hämorrhagie | mäßig | 14 | "natürlicher Verlauf" |
| 2 | Fortgeschrittene Proliferation | terminal | 9 | stationär |
| 3 | Fortgeschrittene Proliferation | terminal | 8 | progressiv |
| 4 | beginnende Proliferation + Hämorrhagie | deutlich | 6 | stationär |
| 5 | Fortgeschrittene Proliferation | terminal | 3 | gebessert ? |
| 6 | Progressive Proliferation | rasch | 1 | stationär |

Tab. 3 : Fundusveränderungen nach Hypophysektomie.

## DISKUSSION

M o h n i k e , Karlsburg :
Wir danken Herrn T e u s c h e r für seine außerordentlich interessanten Untersuchungen. Zur Diskussion tauchen folgende Fragen auf:

Frage 1 : Was die Hypophysektomie angeht, ist die Wirkung dieses Eingriffes nur via Besserung des Diabetes zu erklären ? Hat die Hypophysektomie in bezug auf die Beeinflussung der Angiopathie einen über den ACTH-Mangel hinausgehenden Effekt durch STH-Mangel ? Anders herum ausgedrückt: Gibt es sichere Hinweise, daß das somatotrope Hormon zu den die diabetische Angiopathie fördernden Faktoren gehört, was mir nicht bekannt ist ?

Frage 2 : Diese Frage gilt einerseits für die Beeinflussung der ACTH-Produktion durch die Hypophysektomie und andererseits für die Epinephrektomie. Finden wir wirklich einen Anhalt dafür, daß irgendwelche Nebennierenrindenhormone pathogenetisch von Bedeutung sind ? Die Glukocorticoide haben hier in der Literatur eine für mich etwas übergewichtige Rolle gespielt, weil Zustände mit einer isolierten Mehrproduktion von Glukocorticoiden, wie das Cushing-Syndrom, bekanntlich keine Angiopathie aufweisen oder, wenn dieses Syndrom mit einem Diabetes vergesellschaftet ist, höchstens eine leichte und nur ausnahmsweise eine schwere Angiopathie. Sie haben den Vortrag von Herrn B ä h n e r gehört, nach welchem sich das Interesse hier auf die Mineralocorticoide verlagert, denen vielleicht eine aktive Rolle bei der Genese der diabetischen Angiopathie zukommt.

Was die Hypophysektomie angeht, so muß noch hinzugefügt werden, daß neben dem Ausfall von ACTH auch der schon gestreifte Ausfall von somatotropem Hormon resultiert. Letzteres ist sicher verantwortlich für die gesteigerte Insulinempfindlichkeit hypophysektomierter Patienten. In der Zusammenstellung von HERENBERG sind ja auch eine Reihe von Todesfällen in der Hypoglykämie unter therapeutisch verabfolgtem Insulin beschrieben worden.

Dazu kommt noch, daß ein Mangel an thyreotropem Hormon eintritt. Nach unseren klinischen Erfahrungen, über die ich schon kurz berichtete, sind Diabetiker mit einer Hyperthyreose oder zumindest einer gut funktionierenden Schilddrüse in bezug auf die Angiopathie prognostisch günstiger als solche mit einer nicht gut funktionierenden. Ich verweise in diesem Zusammenhang auf die Ergebnisse mit dem TSH-Reservetest, woraus die Notwendigkeit einer besonders scharfen Substitution resultiert, was subjektiv häufig nicht gut vertragen wird.
Dann kommt die Frage des Gonadotropinmangels hinzu. Wir haben schon gehört, daß Diabetiker mit einem Gonadotropinmangel bzw. einem Hypogonadismus, der meist primär bedingt ist oder doch ohne eine Steigerung der hypophysären Produktion an Gonadotropin abläuft, in bezug auf die Entstehung der Angiopathie eine ungünstige Situation schaffen. Dies wäre ein weiteres Negativum der Hypophysektomie.

Diese Fragen bitte ich Herrn T e u s c h e r zu beantworten.

An Frau S z ü c z noch die Frage, ob bei ihren Bestrahlungen wirklich nur die Hypophyse getroffen wurde oder ob die Effekte, die sie an der Retina gesehen hat, Folgen einer Bestrahlung des bulbus oculi oder des retrobulbären Areals sind. Das ist mir nicht klar geworden.

An Herrn L i s e w s k i habe ich die Frage, was er de facto darüber weiß, daß Gluko- oder Mineralocorticoide bzw. beide wirklich in bezug auf die Angiopathieentstehung von Bedeutung seien.

S y l l a b a , Prag :
Wir ließen 8 von unseren Diabetikern operieren, allerdings nur 3 aus Gründen einer diabetischen Angiopathie mit fortgeschrittenem Kimmelstiel-Wilson'schem Syndrom (die übrigen waren Steroid-Diabetiker). Alle 3 waren Männer, ca. 40 Jahre alt, mit jugendlich manifestiertem Diabetes, fast blind. Einer ist nach einer Hypophysektomie gestorben; der zweite, der an Retinopathia proliferans litt, lebt noch: nach beiderseitiger Epinephrektomie trat keine Änderung ein; der dritte ist einige Monate nach beiderseitiger Epinephrektomie an einer kardiorenalen Insuffizienz gestorben.
In diesen 3 eben erwähnten Fällen haben wir also bis jetzt keinen Erfolg gesehen. Die Schwierigkeit liegt darin, daß die Indikation zur Operation nicht zu früh, aber auch nicht zu spät gestellt werden soll.

Weil die bisherigen Erfahrungen auf der ganzen Welt noch relativ gering sind, glaube ich, es wäre wünschenswert, wenn wir alle auf diesem Kongreß demonstrierten Fälle nach Hypophysektomie und Epinephrektomie sammeln und etwaige Erfolge einheitlich und nach bestimmten Kriterien kritisch beurteilen sollten, um ein größeres Material zu gewinnen. Wir sollten dann entscheiden, wann solche anspruchsvollen Operationen durchgeführt werden sollen.

C z y z y k , Warschau :

Meine 1. Bemerkung betrifft die Objektivierung der Zerstörung der Adenohypophyse. So, wie wir es gehört haben, kann die Zerstörung der Adenohypophyse nur durch die Feststellung der funktionellen Ausschaltung dieser Drüse objektiviert werden. Die alleinige Bestimmung der Ausscheidung von Hydroxycorticoiden und des Insulinbedarfs scheint sicher ungenügend, wie es sehr schön Herr T e u s c h e r dargestellt hat. Allerdings genügen den klinischen Anforderungen, glaube ich, nur einige Funktionsprüfungen. Dazu gehören: die Bestimmung der Radiojodaufnahme durch die Schilddrüse, die Bestimmung des Insulinbedarfs und der Ausscheidung von Gonadotropinen sowie der Metopiron-Test. Was den Metopiron-Test betrifft, so dürfen wir nicht vergessen, daß bei einer Hypothyreose und bei einer Hypofunktion der Nebennierenrinden der Ausfall dieses Testes falsch gedeutet werden kann. In solchen Fällen ist eine Vorbehandlung mit ACTH notwendig, um die Regeneration der Nebennierenrinde zu erreichen. Erst dann kann der Metopiron-Test durchgeführt werden. Das ist von besonders großer Bedeutung bei der Kontrolle der Zerstörung der Adenohypophyse mit radioaktiven Substanzen. Wir verfügen über mäßige Erfahrungen über die Zerstörung der Hypophyse mit $Y^{9o}$ bei metastasierendem Mammacarcinom. Wir applizierten meistens 12 micro-Curie intrasellar. In einzelnen Fällen fanden wir, daß es sogar bei einer so hohen Dosis von Radioaktivität nicht immer zur völligen Ausschaltung der Adenohypophyse gekommen ist. Ich kenne auch die Mitteilungen von BERINGER aus Wien, dem auch nicht immer gelungen ist, die Adenohypophyse mit radioaktiven Substanzen vollkommen auszuschalten; in einem der berichteten Fälle wurde sogar nachher eine chirurgische Hypophysektomie durchgeführt.

Die 2. Bemerkung betrifft die Prozentzahl der Verbesserung der Veränderungen am Augenhintergrund, die von ungarischen Kollegen mitgeteilt wurde: sie haben eine Verbesserung in etwa 55 % erreicht. Das ist eine ziemlich hohe Ziffer; in der Literatur werden etwa 7o Fälle der chirurgischen Hypophysektomie beim Diabetes mellitus mitgeteilt und im Gesamtmaterial, das ich übersehe, konnte nur in etwa 3o - 4o % eine sichere Besserung festgestellt werden.

Das 3. Problem, welches ich hier erörtern möchte, ist das Verhalten des Insulinbedarfs nach der Epinephrektomie, wo es sich verschieden verhält und nach der Hypophysektomie, wo es nach einer sicheren Zerstörung der Adenohypophyse immer zu einem deutlichen Abfall des Insulinbedarfs kommt. Wie das zu erklären ist, bleibt noch offen. Vielleicht spielt hier gerade das Wachstumshormon eine prinzipielle Rolle.

L e i t e s , Moskau :

Ich möchte einige Worte über die patho-physiologischen Gründe des Effekts der Epinephrektomie und der Hypophysektomie sagen.
Wie Herr Prof. M o h n i k e sagte, sehen wir nach Hypophysektomie gewöhnlich 2 Ausfallserscheinungen der Mineralo- und Glukocorticoide. Was die Mineralocorticoide anbetrifft, so wissen wir, daß sie und Aldosteron einen unmittelbaren Einfluß auf die Angiopathie ausüben. Wir haben Ratten mit Alloxandiabetes untersucht, denen wir Desoxycorticosteronazetat gespritzt haben. Wir sahen bei diesen Ratten schwere morphologische Veränderungen der Nierengefäße und der Aorta. - Was die Glukocorticoide betrifft, so spielen sie eine begrenzte Rolle. D.h. beim Ausfall der Glukocorticoide bewirkt Noradrenalin fast keine Reizung der sympathischen Nerven. Wir haben auch an alloxandiabetischen Ratten gezeigt, daß nach Epinephrektomie, obwohl Noradrenalin ausgeschüttet wird, kein Effekt auf einen Reiz der sympathischen Nerven erfolgt. Wenn wir aber den Ratten eine kleine Dosis Cortison spritzten, wirkten Nervenreizung und Noradrenalinausschüttung wie bei normalen Tieren. - Von diesem Standpunkt aus ist die Hypophysektomie nicht so wirkungsvoll wie die Epinephrektomie. Denn wir wissen, daß nach Hypophysektomie die Aldosteronsekretion bleibt; zwar etwas weniger als 3o %, aber sie bleibt. Die Hypophysektomie wird beim experimentellen Diabetes nicht die Aldosteronsekretion ausschalten und wirkt deshalb etwas schwächer auf die angiopathischen Erscheinungen bei Alloxandiabetes.

Ich möchte auch fragen, ob die Röntgenbestrahlung der Hypophysengegend vielleicht nicht nur die Hypophyse beeinflußt sondern auch die Wirkung von subkomissuralen Zonen herabsetzt, die adrenoglomerulotrope Substanzen sezernieren, die die Aldosteronsekretion stimulieren.

C h l e b o w s k i , Białystok :
Was ich jetzt sagen will, ist mehr eine Frage als ein Diskussionsbeitrag. Wir wissen nämlich bis heute nicht genau, worin die pathogenetische Seite der Gefäßveränderungen besteht. Es ist mir also nicht genügend verständlich, wie das gute Resultat der Epinephrektomie wie auch der Hypophysektomie zu erklären ist. Die sehr schönen Referate, die wir gehört haben, ließen diese Frage unentschieden. In seinem glänzenden Vortrage hat Herr T e u s c h e r vorgestellt, daß man nach der Operation allerlei substitutionelle Hypophysenextrakte spritzen muß. Aber dann bringen wir dem Organismus wieder dieselben Substanzen, die vorher gewirkt haben, und wir haben wieder dieselbe Lage wie vor der Hypophysektomie. Es scheint mir das punctum saliens darin zu bestehen, wie zu bestimmen sei, welche Teile der Hypophyse oder der Nebenniere zu stark arbeiten und erst dann könnten wir eine Hypophysektomie oder eine Epinephrektomie vornehmen.

L i s e w s k i , Berlin :
Die Frage von Herrn Prof. M o h n i k e berührt ein sehr komplexes Problem, welches der Gegenstand eines erneuten Symposions sein könnte. Die an diabetischen und auch an nichtdiabetischen Tieren durchgeführten morphologischen Untersuchungen über den Einfluß von Glukocorticoiden auf die Entstehung einer diabetischen Mikroangiopathie ergaben letztlich doch nur Veränderungen, die den diabetesspezifischen zwar sehr ähnelten, jedoch nicht identisch waren. Was den Einfluß von Mineralocorticoiden anbelangt, so sind die Verhältnisse noch unübersichtlicher. Daß offenbar bestimmte Effekte vorhanden sind, hat Herr B ä h n e r an seinen schönen Untersuchungen zeigen können. Völlig unklar ist aber, inwieweit Mineralocorticoide tatsächlich für die Entstehung der Mikroangiopathie verantwortlich gemacht werden können. Möglicherweise sind sie, wie sich Herr Prof. M o h n i k e in einem anderen Zusammenhang ausdrückte, ebenfalls ein Glied in der Schadenskette. Sicherlich sind von der modernen Hypertonie-Forschung noch einige Anregungen gerade in dieser Richtung zu erwarten. Das vorher gestreifte Problem leitet über zu den noch recht hypothetischen Anschauungen über den Wirkungsmechanismus der therapeutischen Eingriffe, wie Hypophysektomie und Epinephrektomie. Es ist bereits in der Diskussion erwähnt worden, daß die Aldosteronsekretion nicht von einem bestimmten Stimulator der Hypophyse gesteuert wird. Das ACTH hat beim Menschen nur einen flüchtigen initialen Effekt auf die Aldosteronsekretion. Die Existenz eines solchen Stimulators für die Aldosteronsekretion wird von FARRELL in der Epiphyse vermutet. Wenn also dem Aldosteron wirklich eine primäre entscheidende Rolle für die Entstehung und Entwicklung der diabetischen Mikroangiopathie zukommen sollte, dürfte der Hypophysektomie kein sehr wesentlicher therapeutischer Wert zukommen. Das ist aber offenbar nicht der Fall.

Nun zu der durchaus berechtigten Frage, inwieweit mit der lebensnotwendigen Substitution bei epinephrektomierten Patienten der ursprüngliche Zustand wie vor Epinephrektomie wieder hergestellt wird. Die anatomische Unterbrechung der Hypophysen-Nebennierenrinden-Achse durch eine Epinephrektomie unterbindet auch bei Substitution jede Aktivierung durch eine wie auch geartete Stress-Situation. Der leider verstorbene Kollege LENGYEL hat bei den Patienten dieses Institutes fortlaufend Porter-Silber-Chromogene im Harn bestimmt; immer wieder konnten z. B. bei akuten Infekten erhebliche Steigerungen in der Ausscheidung beobachtet werden. Eine derartige Aktivitätssteigerung unterbleibt bei epinephrektomierten Patienten. Der Mehrbedarf muß zwar bei einem Infekt in der Substitution berücksichtigt werden, doch wird gewöhnlich die zugeführte Menge an der unteren Grenze des lebensnotwendigen Bedarfs stehen und die genuin produzierten Steroidmengen nicht erreichen. Das gilt ganz besonders für die sehr häufigen geringfügigen Stress-Situationen.

S z ü c s , Szeged :
Auf die Frage von Herrn Prof. M o h n i k e möchte ich antworten, daß wir anfangs die Augen bestrahlt haben. Man hat darüber berichtet, daß die Retinopathie auf Röntgenbestrahlung der hinteren Bulbus-Hälfte günstig anspricht. Damit hatten wir aber keine guten Ergebnisse. Dann sind wir auf den Gedanken gekommen, daß vielleicht die Bestrahlung der Hypophysengegend etwas hilft. Damit können wir zwar nicht die Möglichkeit ausschalten, daß der Bulbus auch einen kleinen Bruchteil der Strahlendosis bekommt, aber ich meine nicht, daß der therapeutische Effekt dessen Folge wäre, da die frühere Bulbus-Bestrahlung bei denselben Patienten wirkungslos blieb. Die Zentrierung der Bestrahlung auf die Hypophyse geht ziemlich genau. Wie ich schon erwähnt habe, als wir die Bestrahlung temporal und frontal gegeben haben, wurden die Sehnervenfasern leicht geschädigt, aber seit wir nur temporal bestrahlt haben, sehen wir das nicht.

Auf die andere Frage möchte ich antworten, daß es ja sehr schön klingt, daß die Mikroaneurysmen in einer so großen Zahl von Patienten verschwinden, aber das bedeutet für den Patienten nicht viel, weil diejenigen Patienten, die nur Mikroaneurysmen hatten, eine gute Sehschärfe besaßen. Wir meinen, daß es nur theoretisch interessant ist, daß auf die Bestrahlung hin die Mikroaneurysmen verschwinden. Anfangs haben wir Retinopathien aller 4 Stadien bestrahlt, damit wir sehen sollten, welches Stadium die Indikation bildet. Das Resultat war, wie schon gesagt, daß besonders die Retinitis proliferans ohne oder mit milder Arteriosklerose auf die Bestrahlung günstig, mit Sehschärfen-Verbesserung, anspricht.

T e u s c h e r , Bern :
Ich möchte gleich an Frau S z ü c s anknüpfen. Ich bin sicher, daß ihre Methode etwas anderes erzeugt als die chirurgische Entfernung der Hypophyse. Ich bin auch sicher, daß sie das Houssay- oder auch das Poulsen-Phänomen mit ihrer Methode nicht erzeugen kann. Aber trotzdem sind ihre Resultate erstaunlich. Bemerkenswert scheint mir, daß Mikroaneurysmen, d. h. die eigentliche p r i m ä r e Läsion der Retinopathie, in jedem Fall zurückgehen und sogar verschwinden können. Mit der chirurgischen Hypophysektomie versuchen wir vor allem, s e k u n d ä r e Veränderungen wie Blutungen, Exsudate, Proliferationen zu beeinflussen. Nun zur Frage, warum überhaupt eine Hypophysektomie ausgeführt werde, wenn doch die Patienten wieder mit Cortison usw. substituiert werden müssen. Die chirurgische Hypophysektomie ergab sich als Folge der Beobachtungen, daß nach s p o n t a n e r Hypophysennekrose Besserungen der diabetischen Retinopathie auftraten. Die pathogenetischen Zusammenhänge sind daher aber noch nicht aufgeklärt. Immerhin erscheint doch bemerkenswert, daß bei indirekten Bestimmungen von ACTH, TSH und FSH bei diabetischer Retinopathie eher erniedrigte Werte gefunden wurden, so daß die Hormonproduktion der betreffenden Erfolgsorgane eigentlich theoretisch für die Entstehung der diabetischen Gefäßkomplikation nicht von Bedeutung sein sollte. Andererseits ist es aber doch auffällig, daß EHRLICH und RANDLE erhöhte Werte für Wachstumshormon im Serum gefunden haben. Der Wegfall von STH könnte also die Elimination eines Faktors für die Entstehung der diabetischen Retinopathie bedeuten. Wachstumshormon wird ja postoperativ nicht substituiert. Die Auffassung, daß die Ausschaltung der Nebennierenrindenhormone von unwesentlicher Bedeutung für die Besserung einer diabetischen Retinopathie ist, dokumentiert der von LOURIE, MOSES und LLOYD (New England J. Med. 267, 924 (1962) beschriebene Fall, bei welchem trotz beidseitiger Epinephrektomie eine Verschlechterung der diabetischen Retinopathie zu verzeichnen war. Nach einer chirurgischen Durchtrennung des Hypophysenstieles kam es aber zu einer raschen Besserung der Veränderungen des Augenhintergrundes. Wir müssen nicht Angst vor der endokrinen Substitution haben, wir müssen nur die Krankheit des akuten hypophysären Ausfalles beim Diabetiker kennen und entsprechend behandeln. Folgenschwere hypoglykämische Zwischenfälle sollten sich durch tadellose Überwachung und entsprechende Instruktion des Patienten vermeiden lassen. Einen Abfall der Nierenfunktion nach Hypophysektomie muß man in Kauf nehmen, in der Hoffnung, daß sich diese dafür stabilisieren oder vielleicht sogar später wieder verbessern läßt. Wenn wir nichts machen, wird sich eben die Nierenfunktion langsam progressiv verschlechtern. Prof. S y l l a b a möchte ich antworten, daß der Erfolg einer Hypophysektomie nach dem Ausfall der tropen Hormone der Hypophyse abgeschätzt werden sollte. Wir müssen uns deshalb bemühen, mit allen uns zur Verfügung stehenden Untersuchungsmöglichkeiten diese Ausfälle prä- und postoperativ zu bestimmen. Nur so werden wir erkennen, welcher hormonale Ausfall mit der Besserung der Angiopathie nach Hypophysektomie korreliert. Es scheint, daß bei vielen chirurgisch hypophysektomierten Patienten wohl anatomisch etwas an der Hypophyse gemacht wurde, diese aber funktionsmäßig nicht hypophysektomiert wurden. Häufig sind zu ungenügend funktionelle Untersuchungen gemacht worden, so daß man nicht entscheiden kann, ob wirklich eine endokrin wirksame Hypophysektomie vorgenommen worden ist. Zur Frage von Prof. L e i t e s möchte ich sagen, daß die Gruppe von THORN doch gezeigt hat, daß nach Hypophysektomie die Aldosteronsekretion nur sehr wenig verändert ist. Für normale Zwecke genügt sie. Es ist keine Substitution erforderlich. Unter Stress-Situation kann die Aldosteronsekretion nicht genügend ansteigen. Im wesentlichen ist sie aber ACTH-unabhängig. Die Hypophysektomie richtet sich ja nicht nach der Ausschaltung von Aldosteron. Fälle von Hyperaldosteronismus sind nicht Fälle, die eine diabetische Angiopathie aufweisen.

M o h n i k e , Karlsburg :
Sie haben gesehen, wie vielschichtig und in wieviel Punkten die Situation noch unklar ist.
Ich habe vor ein paar Jahren auf dem Düsseldorfer Diabetes-Kongreß die Frage der NNR so beurteilt, daß eine funktionstüchtige NNR zur Entstehung einer Angiopathie zwar notwendig ist, daß wir aber ihre Stellung in der Pathogenese der Angiopathie noch nicht im einzelnen kennen. Ich glaube, daß wir zu einem ähnlichen Urteil in bezug auf die Hypophyse kommen müssen.

Ich möchte nun noch schnell 2 Dinge sagen. Einmal der Vorschlag von Herrn S y l l a b a , daß die entsprechend Interessierten nach gemeinsamen Gesichtspunkten arbeiten. Denn wir wissen ja, wie wir auch im weiteren Verlauf des Tages sehen werden, nicht sehr viel, was wir gegen die Angiopathie unternehmen können. Ich möchte bitten, daß Herr S y l l a b a federführend ist und daß sich alle Interessierten auf diesem Gebiet bei Herrn S y l l a b a persönlich melden. Ich hoffe, daß wir in absehbarer Zeit in Prag, wohin ich sehr gern kommen würde, darüber sprechen. Ich darf mich hiermit als erstes Mitglied dafür anmelden. Herr S y l l a b a hat das dankenswerterweise angeregt. Es handelt sich um eine Lebensfrage für eine nicht ganz kleine Gruppe von Kranken, denen wir bisher ziemlich hilflos gegenüberstehen und nur durch Kollektiverfahrungen über Hypophysektomien, Adrenalektomien oder Bestrahlungen - es handelt sich hierbei stets um nicht indifferente Eingriffe - können wir hier weiterkommen. Ich möchte noch vorschlagen, daß wir auch Herrn B e r i n g e r dazu einladen, auch wenn ich die Einwände, die Herr T e u s c h e r gebracht hat, durchaus anerkennen muß.

Dann noch zurückkommend auf Herrn A n d r e e v . Ich habe vor, daß wir etwa in einem Jahr und etwa im gleichen Rahmen wieder hier tagen und damit wiederum nur ein Thema aus dem Problemkomplex des Diabetes herausstellen. Einmal käme hierfür in Betracht die Frage der Diabetesmorbidität, Früherkrankung und alles das, was Herr Andreev nannte und als 2. Komplex, der bis dahin wahrscheinlich der Klärung etwas näher gekommen sein wird, Fragen der oralen Therapie. Einerseits Ergänzungen über die Sulfonylharnstoffe, wie Spätversager bzw. Dauererfolge, und andererseits als wesentlichstes die Guanidin-Derivate, die nun in ihrer Wirksamkeit ein brennendes Problem geworden sind, welches sich vielleicht auch in bezug auf die Theorie des Diabetes ähnlich fruchtbar auswirken wird, wie es die Studien über die Sulfonylharnstoffe waren. Ich möchte Sie bitten, sich diese Fragen durch den Kopf gehen zu lassen, und wir werden sie dann am Schluß der Tagung zur Diskussion stellen.

Aus der Klinischen Forschungsabteilung der N. V. Organon, Oss/Holland

# ÜBER THERAPEUTISCHE VERSUCHE MIT ANABOLEN STEROIDEN BEI DIABETISCHER RETINOPATHIE

Von H. Kopera

Eine Durchsicht der Literatur über die Behandlung der diabetischen Mikroangiopathie im allgemeinen und der diabetischen Retinopathie im speziellen führt zu sehr entmutigenden Ergebnissen. Die große Zahl der angepriesenen Mittel und Verfahren steht in krassem Gegensatz zur verschwindend kleinen Zahl unangezweifelter Erfolge (1, 16). Gewiß, eine gute Diabetes-Einstellung ist Vorbedingung für jeden Versuch einer wirksamen Bekämpfung des diabetischen Spätschadens. Nach den bisher mitgeteilten Erfahrungen reicht sie als alleinige therapeutische oder prophylaktische Maßnahme jedoch nicht aus. Die operativen Eingriffe der Hypophysektomie und bilateralen Adrenalektomie, die Hypophysenausschaltung auf nicht chirurgischem Wege, sowie die Hypophysenstieldurchtrennung haben nach Angaben verschiedener Untersucher bei einem gewissen Prozentsatz der Behandelten zu Besserungen geführt, aber die Anwendbarkeit dieser Therapien wird beschränkt bleiben müssen; sie werden stets besonders geschulten Fachleuten vorbehalten sein und stellen außerdem schwere, bleibende Eingriffe ins Endokrinium dar, die teilweise mit erschreckend hoher Mortalität belastet sind (3). Und schließlich die Vielzahl der konservativen, pharmakotherapeutischen Versuche, die bis heute zur Behandlung der diabetischen Angiopathie vorgeschlagen wurden: sie hielten kritischen Prüfungen in keinem Falle stand und werden allesamt als unzureichend beschrieben (1).

Die Hoffnungslosigkeit der therapeutischen Situation wird aber in den letzten Dezennien immer beklemmender, da die Morbiditätsziffern der diabetischen Mikroangiopathie relativ und offensichtlich auch absolut steigen. Schon allein deshalb ist jeder Bericht über einen angeblichen Erfolg, namentlich wenn er auf konservativem Wege erzielt wurde, einer Überprüfung wert.

VALK berichtete Ende 1958 über erste Erfahrungen mit Nadrolonphenylpropionat (Durabolin) bei diabetischer Retinopathie (21, 22, 23). Da dieselben bemerkenswert gut zu sein schienen, entschlossen wir uns zum eingehenderen Studium dieser interessanten Beobachtung.

Unser Interesse traf sich mit dem verschiedener Kliniker, so daß vor nunmehr über 3 Jahren Untersuchungen in mehreren Zentren Europas vereinbart werden konnten, die derzeit noch im Gange sind. Das Referat ist ein Zwischenbericht von den wesentlichsten Ergebnissen dieser laufenden Versuche; sie wurden teilweise bereits in

Publikationen mitgeteilt (2 - 14, 18, 2o). Auf die Veröffentlichungen anderer Untersucher (15, 17, 24, 25) wird in diesem "Arbeitsbericht" nicht eingegangen. Wir möchten jedoch darauf hinweisen, daß sie zum Teil Ergebnisse und Schlußfolgerungen enthalten, die mit den hier zu besprechenden nicht übereinstimmen.

VERSUCHSPLANUNG. Jeder Versuch, den therapeutischen Wert eines Medikamentes bei diabetischer Retinopathie zu ergründen, stößt auf viele bekannte Schwierigkeiten. Eine der größten ist unser mangelhaftes Wissen um verläßliche Verlaufskriterien. Selbst eine peinlich genaue Fundus- und Visuskontrolle ist mit großer Streuung behaftet, die Fundusphotographie liefert oft wenig aufschlußreiche Bilder und die Elektroretinographie eignet sich kaum für laufende Kontrollen größerer Patientenreihen; die Elektrooculographie scheint hierfür viel eher brauchbar zu sein. Da bereits vieles über Stoffwechseländerungen beim Diabetiker bekannt ist, und ein möglicher Zusammenhang zwischen diesen Störungen und dem pathologischen Zustand des Gefäßsystems beim diabetischen Spätsyndrom seit längerem diskutiert wird, wurden die Untersuchungen auf möglichst breite, auch bio-chemische Basis gestellt. Leider fehlten überzeugende Argumente für die Selektion bestimmter Verlaufskriterien, so daß in manche Untersuchung sicher mehr einbezogen wurde als zu einem späteren Zeitpunkt notwendig erscheinen wird.

Soweit dies möglich war, wurden die Versuche in den verschiedenen Ländern einander angeglichen. Begreiflicherweise konnte eine Uniformität wohl angestrebt (19), aber nie erreicht werden. Prinzipielle Gegensätzlichkeiten, die eine zusammenfassende Beurteilung a priori vereitelt hätten, wurden tunlichst vermieden.

Das Krankengut bestand bisher aus Patienten mit diabetischer Retinopathie aller Schweregrade. Erst in letzter Zeit konzentrierte sich die Prüfung mehr auf die Frühstadien der Erkrankung. Juvenile Diabetiker sind noch nicht lange genug in die Experimente einbezogen, um in dieser Zusammenstellung berücksichtigt werden zu können. Unter den Kranken überwogen bei weitem die Frauen. Wegen der bekannten Spontanschwankungen, die - namentlich in den frühen Stadien - für die sichtbaren Anzeichen der diabetischen Retinopathie so charakteristisch sind, wurde von vornherein eine lange Versuchsdauer geplant. Die Patienten standen während dieser ganzen Zeit unter der fortlaufenden und ausschließlichen Behandlung mit dem gleichen Präparat; sie wurden von denselben Ärzten in regelmäßigen Abständen kontrolliert und beurteilt, und sie blieben völlig unabhängig davon in Behandlung ihres sie bereits früher betreuenden Internisten (Diabetes-Einstellung). Auf diese Weise sollte der "persönliche Fehler" so klein wie möglich gehalten und jeder Einfluß einer prinzipiell geänderten Diabetesbehandlung ausgeschaltet werden. Die Behandlung der Patienten erfolgte erst mit Nandrolonphenylpropionat, meist 25 mg (i. m.) pro Woche. Sehr bald wurden aber alle Experimente mit dem noch länger wirkenden Decanoat des Nandrolons (Deca-Durabolin) fortgesetzt; die Dosierung betrug 5o mg (i. m.) alle 3 Wochen. Seit einem Jahr laufen zusätzlich Versuche mit einem oral wirksamen anabolen Stoff, dem Äthylöstrenol (Durabolin-O, Orgabolin) wovon täglich 4 - 6 mg gegeben werden. Eine Beurteilung des Effektes dieser letztgenannten Verbindung ist wegen der relativ kurzen Versuchsdauer noch nicht möglich. An kleineren Patientengruppen werden Vergleichsuntersuchungen mit einem Placebo ausgeführt (Doppelblindteste).

Die in regelmäßigen Abständen gemachten Kontrollen umfaßten gezielte internistische, biochemische und ophthalmologische Untersuchungen. Sie sind im einzelnen bereits in den entsprechenden Publikationen beschrieben. Die wesentlichsten Interessen, die dabei verfolgt wurden, sind auch aus der Besprechung der Ergebnisse zu entnehmen.

ERGEBNISSE. Der Bericht über die bislang erhaltenen Resultate beschränkt sich auf eine Beschreibung der markantesten Beobachtungen.

1. Allgemeinwirkungen. Die Mehrzahl der Patienten fühlte sich unter der anabolen Therapie wohler und leistungsfähiger. Appetitsteigerung und Gewichtszunahmen wurden beobachtet ohne je ein Ausmaß zu erreichen, das sie medizinisch bedenklich werden ließ.

2. S t o f f w e c h s e l w i r k u n g e n. In zahllosen Arbeiten wurden Veränderungen des Kohlehydrat-, Eiweiß- und Fettstoffwechsels Zuckerkranker mit und ohne Retinopathie beschrieben. Durch allerlei Umstände, nicht zuletzt methodische Unterschiede, sind die Ergebnisse oft uneinheitlich und gar nicht selten widersprechend. Als typisch für Patienten mit diabetischer Retinopathie werden jedoch im allgemeinen neben der charakteristischen Störung des Kohlehydratstoffwechsels folgende Befunde im Serum anerkannt: erniedrigte Albuminwerte, Vermehrung der $\alpha_2$, $\beta$ - und $\gamma$-Globuline, der Hexosamine, $\beta$-Lipoproteine, Mucopolysaccharide und der Gesamtlipide. Von vielen Untersuchern wird auch mit größerer Wahrscheinlichkeit eine Erhöhung des Gesamtcholesterins, der Phospholipide und der Glycoproteine angenommen. HOUTSMULLER (13) hat erst jüngst einige dieser Werte bei Gesunden, bei Diabetikern mit kurzer oder längerer Krankheitsdauer und bei Patienten mit diabetischer Retinopathie untersucht. Die Ergebnisse, die sehr gut mit dem oben Gesagten übereinstimmen, sind in Tab. 1 wiedergegeben. Sie beweisen eindeutig, daß mit zunehmender Dauer der Krankheit die Störungen des Fett- und Eiweißstoffwechsels ausgeprägter werden; das diabetische Spätsyndrom ist also durch eindrucksvolle Veränderungen des gesamten Stoffwechsels charakterisiert. Eine Therapie, mit der versucht werden soll, eine der Äußerungen dieser komplexen Störung, die diabetische Retinopathie, grundlegend zu beeinflussen, sollte daher auch korrigierend auf die metabolischen Abweichungen wirken. Nandrolondecanoat scheint diese Forderung zu erfüllen. Die von einander unabhängigen Untersucher fanden in weitgehender Übereinstimmung nach 1 Jahr oder länger durchgeführter Behandlung mit diesem Präparat folgende Effekte:

a) Die Störung des K o h l e h y d r a t stoffwechsels wird günstig beeinflußt. Es kommt bei 2o - 3o % der Behandelten zu einer Verminderung des Insulinbedarfs, der manchmal ein unerwartetes Ausmaß annimmt; hieraus ergibt sich die Notwendigkeit, zu Beginn der Therapie mit eiweißanabolen Verbindungen die Stoffwechsellage sorgfältig zu überwachen bzw. eine neue Diabeteseinstellung vorzunehmen. HOUTSMULLER (9) beobachtete in mehreren Fällen eine dramatische Besserung der Glukosetoleranz, die vereinzelt sogar so weit ging, daß die Glukosebelastung kaum mehr pathologische Werte ergab. HOFMANN (8) fand in 13 von 15 Fällen einen hochsignifikanten Abfall der pathologisch hohen Mucopolysaccharidwerte im Blut.
b) Pathologische Verschiebungen im E i w e i ß spektrum werden bei mehr als der Hälfte der Patienten weitgehend, teilweise sogar gänzlich korrigiert. Die Hypalbuminämie wird meist beseitigt und die erhöhten $\alpha_2$, - und -Globulinwerte werden normalisiert oder der Norm angenähert.
c) Es ist noch zu früh, Definitives über den Einfluß einer anabolen Therapie auf den gestörten F e t t stoffwechsel auszusagen. Rezente Beobachtungen sprechen jedoch dafür, daß auch diese Abweichung bei einem Teil der Patienten günstig beeinflußt wird; wiederholt wurde eine Verminderung der Gesamtlipide, des Gesamtcholesterins und der Phosphatide gefunden.

Die Erfahrungen an der Rotterdamer Augenklinik (13), die an über 1oo Patienten gewonnen wurden, welche 1 Jahr lang Nandrolondecanoat injiziert bekamen, sind in Abb. 1 zusammengestellt. Diese Befunde berechtigen zur Aussage, daß Nandrolondecanoat bei der Mehrzahl der Diabetiker mit Zeichen des Spätsyndroms zur Besserung der schwer gestörten Stoffwechsellage führt.

3. W i r k u n g a u f d i e K a p i l l a r e n . Aus der Ansicht, daß die diabetische Retinopathie der organspezifische Ausdruck einer Mikroangiopathie ist, kann zwanglos gefolgert werden, daß beim Vorhandensein ersterer auch eine Störung eines großen Teiles des übrigen Kapillarnetzes vorhanden sein müsse. Die Prüfung der Kapillarresistenz hat die Richtigkeit dieser Annahme bestätigt. Mit zunehmender Diabetesdauer verstärkt sich der Kapillarwandschaden und die Kapillarresistenz sinkt bzw. die Kapillarfragilität steigt. HOUTSMULLER (13) hat den Einfluß von Nandrolondecanoat auf die Kapillarresistenz (in der Ellenbeuge und subclavicular) bei über 1oo Patienten geprüft. Die meisten von ihnen hatten zu Behandlungsbeginn eine hochgradig herabgesetzte Kapillarresistenz. Nach 2 Jahren Behandlung fand er bei über 7o % der Fälle eine mehr als 5o %-ige Besserung der Kapillarwandfestigkeit.

4. W i r k u n g e n a u f d i e A u g e n v e r ä n d e r u n g e n . Das Thema des ganzen Untersuchungsprojektes kennzeichnet unser primäres Interesse. Es sollte in erster Linie geprüft werden, ob die eiweißanabolen Steroide tatsächlich einen therapeutischen Einfluß auf die Veränderungen des Augenhintergrundes ausüben. Jedermann war sich von vornherein der Schwierigkeiten dieser Untersuchung, sowie der oft nur schlechten Deutbarkeit einzelner Befunde bewußt; deshalb will auch niemand die Aussagekraft der Resultate überwerten. Trotz dieser Zurückhaltung glauben wir aber aus den bisherigen Ergebnissen folgendes schließen zu dürfen :
Nandrolondecanoat vermag in Einzelfällen aufsehenerregende Besserungen zu bewirken. Entsprechende Beobachtungen wurden uns aus verschiedenen Ländern mitgeteilt. Bei der Mehrzahl der Behandelten wird der Zustand des Fundus mäßig gebessert oder es geht der früher progressive Charakter der Erkrankung für längere Zeit verloren, d.h. der Prozeß kommt zum Stillstand. Ein Teil der Patienten bleibt jedoch völlig unbeeinflußt.
Man gewann den Eindruck, daß frühe Stadien der diabetischen Retinopathie am ehesten auf die anabole Therapie ansprechen. Zweifellos wird ein nennenswerter Rückgang proliferativer Veränderungen nicht erwartet werden dürfen, wenngleich auch diese Patienten von den günstigen Stoffwechselwirkungen der Therapie profitieren können. In Tab. 2 (2, 8, 13) sind die Ergebnisse dargestellt, wie sie an völlig gemischtem Krankengut - alle Stadien der Augenerkrankung - erzielt wurden.
Vergleicht man hiermit die meist sehr wenig überzeugenden Resultate mit herkömmlicher Behandlung (14) und bedenkt man die für alle Fälle erwiesene - wenn auch mit wechselnder Geschwindigkeit erfolgende - Progression des Leidens, wird der Wert einer langfristigen Gabe von Nandrolondecanoat augenscheinlich.

BESPRECHUNG DER ERGEBNISSE. Biochemische Untersuchungen und die Prüfung der Kapillarresistenz ergaben, daß mit zunehmender Dauer des Diabetes mellitus eine fortschreitende Verschlechterung des Kohlehydrat-, Eiweiß- und Fettstoffwechsels sowie eine pathologische Veränderung der Kapillarwand einhergehen. Es ist durchaus denkbar, wenngleich noch nicht erwiesen, daß dieser Kapillarwandschaden auf die Stoffwechselstörungen zurückzuführen ist. Falls diese Annahme zu Recht besteht, müßte der Therapeut versuchen, dem Entstehen oder wenigstens der Weiterentwicklung dieser metabolischen Entgleisungen entgegenzuwirken. Dabei ist in erster Linie an den t h e r a p e u t i s c h e n Einsatz eventuell aussichtsreicher Medikamente zu denken, also an deren frühzeitige Verwendung bei bereits bestehenden Veränderungen. Gleichzeitig wäre aber auch der prophylaktische Gebrauch entsprechender Stoffe zu diskutieren, die vielleicht in der Lage sind, die Entwicklung der weitverzweigten Störungen zu verhindern oder zumindest langfristig zu verzögern (13).

Seit über 3 Jahren laufende klinische Untersuchungen über den Wert von Nandrolondecanoat für die Behandlung der diabetischen Retinopathie haben zu folgenden vorläufigen Ergebnissen geführt :

Eine Langzeitbehandlung mit 5o mg pro 3 Wochen bewirkt

1) eindeutige Besserung des bei diesen Patienten gestörten Kohlehydrat-, Eiweiß- und Fettstoffwechsels.
2) Sie verbessert die herabgesetzte Kapillarresistenz in eindrucksvoller Weise.
3) Sie vermag bei einem beachtlichen Prozentsatz die Progression der Augenveränderungen aufzuhalten und kann in Einzelfällen dramatische Besserungen hervorrufen.

Das Risiko einer solchen Behandlung ist im Vergleich zu dem einer chirurgischen Therapie (Adrenalektomie, Hypophysektomie) verschwindend klein. Es beschränkt sich auf das Auftreten von androgenen Effekten bei hierfür empfindlichen Frauen nach längerer Behandlungsdauer (Menstruationsstörungen, Bartwuchs, Stimmveränderungen). Da somit bemerkenswerte Wirksamkeit und weitestgehende Ungefährlichkeit gegeben sind, sollte man unseres Erachtens bei jedem Patienten, der an einer diabetischen Retinopathie leidet oder die für das diabetische Spätsyndrom typischen Veränderungen zeigt, den Versuch einer Behandlung mit Nandrolonestern unternehmen. Die rasche Beseitigung eines Zustandes, dessen Entwicklung meist viele Jahre in Anspruch nimmt, darf man wohl kaum fordern. Deshalb muß die einmal begonnene Behandlung über längere Zeit fortgesetzt werden, ehe ihr Wert beurteilt werden sollte. Sicherlich sind noch länger dauernde und vielleicht auch ausgedehntere Untersuchungen nötig, um ein endgültiges Wort über die Auswirkungen und den therapeutischen Nutzen der Behandlung des diabetischen Spätsyndroms mit Nandrolondecanoat sagen zu können. Ich glaube und hoffe aber, die vorläufigen und heute mitgeteilten Resultate sind dazu angetan, das Interesse weiterer Kreise zu wecken und das Vertrauen in diesbezügliche therapeutische und vielleicht auch prophylaktische Versuche zu stärken.

Literatur

( 1) DARDENNE, U.: Arzneimittel-Forsch. 9, 672 (1959)
( 2) DARDENNE, U.: Vortrag vor der Ges. f. Augenärzte, Zürich 1961
( 3) DARDENNE, U.: Acta endocr. (Kbh.) Suppl. 63, 143 (1962)
( 4) DARDENNE, U. u. O. RÖSCH : Ber. dtsch. ophthal. Ges. 63, 62 (1961)
( 5) HENKES, H.E., VAN BALEN, A.T.M. u. A.J. HOUTSMULLER : Ber. dtsch. ophthal. Ges. 63, 75 (1961)
( 6) HENKES, H.E., VAN BALEN, A.T.M. u. A.J. HOUTSMULLER : Ned. T. Geneesk. 1o6, 1569 (1962)
( 7) HOFMANN, H.: Ber. dtsch. ophthal. Ges. 63, 94 (1961)
( 8) HOFMANN, H.: Persönl. Mitt., wird ausführlich publiziert.
( 9) HOUTSMULLER, A.J.: Acta endocr. (Kbh.) Suppl. 63, 154 (1962)
(1o) HOUTSMULLER, A.J. u. H.E. HENKES : Ber. dtsch. ophthal. Ges. 63, 57 (1961)
(11) HOUTSMULLER, A.J., HENKES, H.E. u. A.L.A. V.POPPEL : Ned. T. Geneesk. 1o6, 1264 (1962)
(12) HOUTSMULLER, A.J., HENKES, H.E. u. A.L.A. V.POPPEL : Ned. T. Geneesk. 1o6, 1568 (1962)
(13) HOUTSMULLER, A.J. u. A.L.A. V.POPPEL : Acta ophthal. (Kbh.), im Druck.
(14) KOPERA, H.: Vortrag vor dem Int. Congr. on Hormonal Steroids, Mailand 1962. (New York im Druck)
(15) NØRSKOV, K.: Acta ophthal. (Kbh.) 39, 18 (1961)
(16) OOSTERHUIS, J.A.: Retinopathia diabetica. Thesis Amsterdam 196o.
(17) OOSTERHUIS, J.A. u. D.H. LOEWER-SIEGER : Ned. T. Geneesk. 1o6, 1574 (1962)
(18) V.POPPEL, A.L.A.: Ber. dtsch. ophthal. Ges. 63, 94 (1961)
(19) V.POPPEL, A.L.A. u. A. DELVER : Ophthalmologica, im Druck.
(2o) TAUSK, M.: Journées ann. Diabèt. Hôtel-Dieu 3, 53 (1962)
(21) VALK, L.E.M.: Bull. Soc. Ophthal. 72, 596 (1959)
(22) VALK, L.E.M.: Ber. dtsch. ophthal. Ges. 63, 93 (1961)
(23) VALK, L.E.M.: Ned. T. Geneesk. 1o5, 75o (1959)
(24) WEISSEL, W.: Wien. med. Wschr. 111, 833 (1961)
(25) WEISSEL, W.: Wien. klin. Wschr. 74, 234 (1962)

Tab. 1

| | Gesunde | Diabetiker seit | | |
|---|---|---|---|---|
| | | bis zu 1 Jahr | 5 - 1o Jahren | durchschn. 14 J. |
| | | ohne diabetische Retinop. | | mit diab. Ret. |
| Zahl d.Untersuchten | 25 | 2o | 18 | 41 |
| Alter (Jahre) | 43 ( 19 - 63) | 49 (28 - 61) | 47 (23 - 68) | 55 (24 - 72) |
| Gesamtlipide (mg %) | 8oo (647 - 1o66) | 923 ( 795 - 121o) | 1215 (925 - 157o) | 1328 (88o - 3557) |
| Gesamtcholesterin (mg %) | 214 (152 - 286) | 244 ( 165 - 318) | 296 (23o - 35o) | 285 (175 - 686) |
| Phosphatide (mg %) | 211 (146 - 299) | 213 ( 167 - 338) | 278 (234 - 3o7) | 281 (19o - 393) |
| Jodzahl (Serumlipide) | 79 ( 67 - 95) | 71 ( 53 - 86) | 69 ( 55 - 77) | 65 ( 42 - 8o) |
| Gesamteiweiß (g %) | 7,1 | 7,1 | 6,9 | 7,o |
| Albumine (%) | 64,4 | 62,5 | 53,1 | 5o,2 |
| Globuline (%) $alpha_1$ | 4,3 | 4,4 | 6,o | 4,6 |
| $alpha_2$ | 9,1 | 8,9 | 12,5 | 14,2 |
| $beta_1$ | 8,3 | 8,5 | 8,7 | 1o,2 |
| $beta_2$ | 2,5 | 2,4 | 3,5 | 3,9 |
| gamma | 11,4 | 13,3 | 16,2 | 16,9 |

Tab. 1 : Biochemische Veränderungen bei Diabetikern mit verschiedener Krankheitsdauer im Vergleich zu Durchschnittswerten bei Gesunden (nach HOUTSMULLER und V.POPPEL, 1962)(13).

Tab. 2

| Untersucher | Behandlungsdauer (Monate) | Zahl der Fälle | Gebessert V | F | ERG | Unverändert V | F | ERG | Verschlechtert V | F | ERG |
|---|---|---|---|---|---|---|---|---|---|---|---|
| Henkes u. v.Poppel (Holland) | 24 | 2o | 1 | 2 | 2 | 14 | 11 | 3 | 5 | 7 | 15 |
| Dardenne (Deutschland) | 24 - 36 | 43 | | 7 | | | 21 | | | 15 | |
| Hofmann (Österreich) | max. 1o | 47 | 14 | 21 | | 32 | 25 | | 1 | 1 | |

Tab. 2 : Ergebnisse von Behandlungsversuchen mit Nandrolondecanoat (5o mg/3 Wochen) bei diabetischer Retinopathie (2, 8, 13 ).

V = Visus
F = Fundus
ERG = Elektroretinogramm

Aus dem Institut für Diabetes - Forschung und Behandlung - "Gerhardt Katsch" Karlsburg (Direktor: Prof. Dr. G. Mohnike)

# ÜBER DIE ERFAHRUNGEN MIT ANABOLEN STEROIDEN BEI DIABETISCHER ANGIOPATHIE

Von R. Menzel

195o begann man in unserem Institut mit der Anwendung von kombinierten Sexualhormonen bei der diabetischen Angiopathie.

Mit anabolen Steroiden, und zwar mit den Präparaten der Firma Organon, Durabolin und Deca-Durabolin arbeiten wir bei einzelnen Patienten seit 1959.
Eine größere Anzahl von Patienten können wir erst seit Frühjahr 1962 mit anabolen Steroiden behandeln, da erst seit dieser Zeit die Produktion von 4-Chlortestosteronacetat (Turinabol) in der DDR angelaufen ist.

Alle Untersuchungen wurden stationär durchgeführt.

Kombinierte Sexualhormone : Die Dosierung betrug bei männlichen Patienten 2o mg Testoviron und 2o mg Oestrasid/die, bei Frauen 5 mg Testoviron und 2o mg Oestrasid/die bei einer Anwendungsdauer von 14 bis 28 Tagen. Insgesamt erhielten 172 männliche und weibliche Patienten diese Behandlung.

ERGEBNISSE. Das Allgemeinbefinden besserte sich meist.
Unter gleichbleibender Insulinmenge und Kost kam es zu einer minimalen Erhöhung der Glykosurie. Bei Durchsicht der Fälle hatten wir den Eindruck, daß es eher bei den Frauen zu einer Erhöhung der Glykosurie kam.
Die Ausscheidung von nicht eiweißgebundenem Stickstoff im Urin nahm minimal ab. Einschränkend muß bemerkt werden, daß die Stickstoffausscheidung in den Faeces nicht untersucht wurde.
(Die Auswertung der ophthalmologischen Befunde findet am Schluß des Erfahrungsberichtes statt).

4-Chlortestosteronacetat (Turinabol) : In der Regel wurden 1oo mg pro Woche 1 bis 4 Monate lang gegeben. Insgesamt erhielten 64 Patienten das Medikament.

Subjektiv kam es zu einer Besserung des Allgemeinbefindens, besonders bei älteren Männern. Der Appetit war in den meisten Fällen deutlich gesteigert. Nebenwirkungen in Form von Virilisierungserscheinungen wurden bei Frauen nach diesem kurzen Zeitraum nicht beobachtet. Der Menstruationszyklus wurde nicht beeinflußt.

Eine deutliche Beeinflussung des Kohlehydratstoffwechsels und der nicht eiweißgebundenen Stickstoffausscheidung im Urin wurde nicht gesehen. Bei gleichbleibender

Kost und Insulinmenge beobachteten wir durchschnittlich eine minimale Abnahme der Glykosurie. Bei einigen Fällen kam es zu einer Erhöhung, bei einigen zu einer Verminderung der Glykosurie. 4 Fälle wurden mit einer Dosis von 4o mg/die behandelt. Hier beobachteten wir eine deutliche Glykosurieabnahme. Die Wirksamkeit der anabolen Steroide auf den Kohlehydratstoffwechsel scheint daher dosisabhängig zu sein. Die nicht eiweißgebundene Stickstoffausscheidung nahm minimal ab. Die Stickstoffausscheidung in den Faeces wurde nicht untersucht.

Die Calciumausscheidung im Urin nahm unter der Behandlung deutlich ab.

S e r u m u n t e r s u c h u n g e n . Im Papierelektropherogramm kam es während der Behandlung im Durchschnitt zu einer Vermehrung der Albumine unter Verminderung der übrigen Fraktionen, insbesondere der $alpha_2$- und beta-Globuline. Einzelne Patienten zeigten eine Verminderung der Albumine mit entsprechend gegensinnigem Verhalten der übrigen Fraktionen. Cholesterin und Gesamteiweiß blieben im Durchschnitt unverändert.

Die Hexosamine und die eiweißgebundenen Hexosen hatten nach der Behandlung deutlich abgenommen. An dieser Stelle möchte ich noch einmal auf die Untersuchungen von B ä h n e r (1) hinweisen, der nach Anwendung von anabolen Steroiden das zeitweise Verschwinden des von ihm entdeckten beta-gamma-Paragradienten sah.

Der Reststickstoff im Serum war im Durchschnitt vermindert. In Einzelfällen konnten wir jedoch nach 4monatiger ambulanter Behandlung ein Ansteigen des Rest-Stickstoffes gegenüber der Voruntersuchung beobachten. Zu erklären wäre dieses Verhalten durch ein Fortschreiten der Niereninsuffizienz oder durch den erhöhten Eiweißkonsum zu Hause.

VERHALTEN DER RETINOPATHIA DIABETICA.

R e t i n o p a t h i a d i a b e t i c a o h n e B e e i n f l u s s u n g d u r c h M e d i k a m e n t e . Um das spontane Verhalten der diabetischen Angiopathie festzustellen, wurden die Augenbefunde +) von 1oo Patienten, die innerhalb von 4 Jahren mehrfach in unserer Behandlung waren, ausgewertet. Da sich Männer und Frauen etwa gleich verhielten, wurde auf die graphische Darstellung der männlichen Befunde verzichtet. Erwartungsgemäß nehmen mit dem Abstand zur Erstuntersuchung die Fälle mit fortgeschrittener Retinopathia diabetica zu. Es zeigt sich jedoch, daß 4 Jahre nach der Erstuntersuchung immer noch viele Fundusveränderungen stationär geblieben sind.

Besonders häufig beobachteten wir ein plötzliches Fortschreiten der Retinopathia diabetica in der Folge von Gewichtszunahme, Infektionskrankheiten und Schwangerschaft, nachdem jahrelang vorher wiederholt das gleiche Bild beschrieben wurde.

R e t i n o p a t h i a d i a b e t i c a n a c h A n w e n d u n g v o n k o m b i n i e r t e n S e x u a l h o r m o n e n . +) Beim Vergleich mit der ersten Darstellung fällt auf, daß bei dieser Patientengruppe die Retinopathia diabetica im gleichen Zeitraum schneller fortgeschritten ist. Es ist nicht anzunehmen, daß sich eine 14tägige kombinierte Sexualhormonbehandlung noch nach 4 Jahren ver-

+) Die ophthalmologischen Untersuchungen wurden dankenswerterweise von den Herren Dr. J a n e r t , Dr. K r ü g e r und Dr. D o l é n e k von der Universitätsaugenklinik Greifswald durchgeführt.

schlechternd auswirkt, obwohl an dieser Stelle auf die Beobachtung von JANERT, MOHNIKE und WORM (4) hingewiesen werden muß, die bei 3 Diabetikerinnen unter der Behandlung mit Sexualhormonen eine deutliche Verschlechterung der Retinopathia diabetica sahen.
Wir nehmen eher an, daß die Auswahl der Patienten eine andere ist, obwohl auf gleiche Zusammensetzung bezüglich Alter und Diabetesdauer geachtet wurde.

R e t i n o p a t h i a d i a b e t i c a n a c h A n w e n d u n g v o n 4 - C h l o r t e s t o s t e r o n a c e t a t . Ein Urteil über die Wirksamkeit der anabolen Steroide bei diabetischer Retinopathie können wir uns nach der kurzen Anwendungsdauer nicht erlauben. Es muß jedoch erwähnt werden, daß die Behandlung nicht das Fortschreiten der Retinopathia diabetica verhindern konnte. Wir sahen sogar in 2 Fällen eine Retinopathia proliferans entstehen. Auch bei unseren Einzelfällen, die wir mit Durabolin und Deca-Durabolin behandelten, kam es unter der Einwirkung des Medikamentes zu praeretinalen und Glaskörpereinblutungen.

Obwohl die Dauer der Anwendung zu kurz und die Zahl der Patienten zu gering ist, um ein definitives Urteil über die Wirksamkeit der anabolen Steroide bei diabetischer Angiopathie abgeben zu können, möchten wir unsere Meinung wie folgt zusammenfassen:

1. Die Verbesserung des beim Diabetiker, besonders beim Diabetiker mit Angiopathie gestörten Eiweißstoffwechsels steht außer Zweifel.
   Deshalb lohnt eine weitere Anwendung und Beobachtung, obwohl noch nicht entschieden ist, ob es sich bei den Veränderungen des Elektropherogramms, der Hexosamine und der eiweißgebundenen Hexosen um primäre oder sekundäre Störungen handelt.
2. Das von uns beobachtete Fortschreiten der Retinopathia diabetica und das Entstehen von Proliferationen unter der Behandlung sowie die aus experimentellen Untersuchungen bekannte Tatsache, daß anabole Steroide die Gewebsneubildungen anregen, veranlassen uns letztlich zu der Meinung, daß anabole Steroide kaum eine kausale Therapie der Angiopathia diabetica darstellen können.

## L i t e r a t u r


(1) BÄHNER, K.J.: Z. ges. inn. Med. 17, 519, 849 (1962) (Weiteres im Druck)
(2) DARDENNE, U.: Acta endocr. (Kbh.) 39, Suppl. 63, 143 (1962)
(3) HOUTSMULLER, I.J.: Acta endocr. (Kbh.) 39, Suppl. 63, 154 (1962)
(4) JANERT, H., MOHNIKE, G. und M. WORM : Z. klin. Med. 151, 46o (1954)
(5) SASKIN, E., WALDMAN, S. and L. PELNER : Amer. J. Ophthalm. 34, 613 (1951)

Aus der Medizinischen Universitätsklinik Leipzig
(Direktor: Prof. Dr. R. Emmrich)

# SPÄTERGEBNISSE DER INSULIN-KOHLENHYDRATTHERAPIE NACH BÜRGER BEI DIABETISCHER ANGIOPATHIE

Von K. Seige, P. Hultsch und G. Reinhold

Im Jahre 1954 legte M. BÜRGER (4) ein umfangreiches Material von experimentellen und klinischen Untersuchungen und Ergebnissen zu dem Thema einer konservativen Behandlung des Zuckerbrandes vor. Mit dem damals geschilderten konservativen Vorgehen bei manifesten diabetischen Durchblutungsstörungen und trockenen und feuchten Gangränerkrankungen wurde insofern ein revolutionärer Schritt getan, als bis dahin bereits kleine gangränöse Prozesse an Zehen und Füßen der Diabetiker Indikationen für Internisten und Chirurgen waren, eine Oberschenkelamputation vorzunehmen (KATZSCHMANN (8)). Anhand seines großen Materials, das von chirurgischer Seite durch die Berichte von MÖRL, BECKER (9, 1, 2) u.a. ergänzt wurde, konnte BÜRGER überzeugend darlegen, daß die Absetzung ganzer Extremitäten von Zuckerkranken in einzelnen chirurgischen Kliniken über 5o % tödliche Folgen hatte, während nach seinen Vorschlägen mehr als 5o % der Gangränkranken ohne Amputation geheilt worden waren.

Unter den von ihm angewandten konservativen Maßnahmen spielte die Diät mit relativ hohen Kohlenhydratmengen insofern eine besondere Rolle, als bis in das Ende der 3oer Jahre hinein die Kohlenhydrate in der Diät des unkomplizierten Diabetes mellitus einen nur geringen Umfang einnahmen. Bei Auftreten von Komplikationen wurden sie dann noch weiter reduziert. Überlegungen und klinische Erfahrungen führten BÜRGER bereits 1937 dazu, die Kohlenhydrate innerhalb der verschiedenen Kostformen des Diabetes unter dem Schutz des Insulins als Hauptkalorienträger zu empfehlen (3). Die Kriegs- und Nachkriegsjahre haben dann in dem Massenexperiment der Umstellung der Volksernährung gezeigt, daß eine solche zwangsläufige Verwendung der Kohlenhydrate in der Diabetesdiät durchaus möglich und verträglich ist (WEHR und KNICK (12)). Begünstigend für all diese Bemühungen kam sicher hinzu, daß im gleichen Zeitraum eine Verbesserung der verfügbaren Insuline eintrat und die Entdeckung der Chemotherapie und Antibiotika einen wesentlichen Beitrag zur Chemotherapie bakterieller Infektionen leisteten. Ferner spielte in zunehmendem Umfang die Verwendung vasoaktiver, gefässerweiternder Pharmaka eine Rolle, die sich bei intraarterieller Anwendung als besonders wirksam erwiesen (EMMRICH (5)). Aus ärztlicher

Verantwortung wurden all diese therapeutischen Maßnahmen je nach Lage des Falles auch in die Therapie der diabetischen Gangränbehandlung eingebaut, da es nicht tragbar gewesen wäre, eine Behandlung mit Insulin und größeren Mengen Kohlenhydraten an einem größeren Patientengut allein um des Beweises der Wirksamkeit durchzuführen und dabei so günstige Hilfen wie die Antibiotika zu vernachlässigen.

Dem verschiedenenorts erhobenen Einwand, daß die Verwendung übergroßer Kohlenhydratmengen zu einer Mast und damit zu einer Verschlechterung der Prognose führe, kommt nur insofern eine Berechtigung zu, wenn es sich wirklich um übergroße Kohlenhydratmengen handelt. Unter Zugrundelegung der bis vor 2 Jahrzehnten geltenden diätetischen Maßstäbe mit einer stärkeren Kohlenhydratrestriktion in der Diabetesdiät, würden wir bei einer Verwendung von mehr als etwa 25o bis 28o g Kohlenhydraten/die unter Insulinabdeckung bis zur Aglukosurie bei einem bettlägerigen Kranken von einer Kohlenhydrat-Insulintherapie sprechen. Das vermehrte Angebot von reagiblen Kohlenhydraten unter gleichzeitiger ausgiebiger Insulinwirkung führt zu einer Permeation der Zucker in die Zellen und regt somit oxydative und regenerative Prozesse auch im durchblutungsgestörten Gebiet an. Daß dadurch allerdings einmal erfolgte intramurale Ablagerungen der Kapillarwände nicht beeinflußt werden, ist wohl kaum die Frage.

Im Zuge der Diskussionen um Wert und Unwert derartiger therapeutischer Vorgehen erschien es uns, nunmehr 8 Jahre nach dem Erscheinen der Monographie BÜRGERs (4), von großem Interesse, die in den letzten 2o Jahren (1941 - 196o) an der Leipziger Klinik erfolgten Beobachtungen von Durchblutungsstörungen bei Diabetes mellitus anhand noch vorhandener Unterlagen und Nachuntersuchungen zusammenzutragen :

| | | |
|---|---|---|
| Beobachtungen davon | 388 | |
| Erstmanifestation → konservative Therapie (KH-Insulin-Zulagen) → klinische Besserung | | 189 |
| Erstmanifestation → operative Therapie | | 35 |
| verstorben → progredienter Angiopathie | | 61 |
| ↘ interkurrenten Erkrankungen | | 29 |
| konservative Therapie ohne KH-Insulin-Zulage | | 38 |
| Verlauf ungewiß | | 36 |

Bei dem jetzigen katamnestischen Vorgehen wurden 388 Patienten mit Durchblutungsstörungen bei Diabetes mellitus der Jahre 1941 bis 196o gezählt, von denen bemerkenswerterweise nahezu die Hälfte (48,7 %) durch eine konservative Therapie einer klinischen Besserung und Heilung zugeführt werden konnten. Sofort mußten 35 Kranke (9 %) operiert werden, während etwa ein Viertel der Patienten (23,9 %) verstorben sind, davon 61 (= 15,7 %) an progredienter Angiopathie.

Die altersmäßige Aufschlüsselung des Krankengutes erfolgt in Abb. 1, wobei nach klinischen Kriterien zwischen überwiegend diabetischen, überwiegend arteriosklerotischen und mischförmigen Durchblutungsstörungen getrennt wird. Von überwiegend diabetischen Durchblutungsstörungen an den unteren Extremitäten kann man sprechen, wenn bei manifesten Durchblutungsstörungen die Fußpulse tastbar und Gefäßverkalkungen kaum oder nicht röntgenologisch nachzuweisen sind. Das entspricht dem peripheren Typ der Durchblutungsstörungen. Daneben sollen Zeichen einer Nephro- oder Retinopathie vorhanden sein; eine Diabetesdauer von mehr als 5 Jahren ist zu fordern. Von überwiegend arteriosklerotischen Durchblutungsstörungen ist zu sprechen, wenn eine kurze Diabetesdauer vorhanden ist und sich röntgenologisch ausgedehnte Gefäßverkalkungen nachweisen lassen. Von mischförmigen Durchblutungsstörungen muß man sprechen in den übrigen Fällen, wo es zu einer Überschneidung der Befunde kommt. Aus Abb. 1 geht klar hervor, daß die letzte Gruppe die größte ist. Ferner ist zu entnehmen, daß sich die überwiegende Zahl der Kranken im 6. und 7. Dezennium des Lebens befand.

Ort und Art der Durchblutungsstörungen sind anschließend festgehalten, wobei man sehen kann, daß sich nahezu 9o % der Erkrankungen mit überwiegend konservativer Behandlung auf Zehen- und Fußbereich erstreckten. Mehr als die Hälfte der Fälle wiesen eine feuchte Gangrän auf, ein Drittel der Kranken hatte eine trockene Gangrän. Allein die Tatsache, daß 51,7 % der Durchblutungsgestörten eine feuchte Gangrän hatten, die mit konservativen Maßnahmen beherrscht werden konnte, dürfte hinreichend das Vorgehen rechtfertigen.

| Ort | |
|---|---|
| Zehen | 1o9 = 61,6 % |
| Ferse | 29 = 16,4 % |
| Fuß | 21 = 11,9 % |
| Fußsohle | 1o = 5,6 % |
| Knöchel | 5 = 2,8 % |
| Finger | 3 = 1,7 % |
| Ferner mehrorts | 9 |

| Art | |
|---|---|
| Feuchte Gangraen | 93 = 51,7 % |
| Trockene Gangraen | 61 = 33,9 % |
| Phlegmone | 8 = 4,4 % |
| Ulcus | 8 = 4,4 % |
| Claudicatio intermittens | 1o = 5,6 % |

Die im jetzigen Bericht vorgelegten Patientenzahlen erscheinen aus äußeren Gründen kleiner gegenüber früheren Publikationen (BÜRGER, KATZSCHMANN (4, 8)), da sich einerseits ein Teil des Untersuchungsgutes der katamnestischen Betrachtung aus äußeren Gründen entzog und andererseits damals Rezidiverkrankungen in die Gesamtfallzahl als Einzelerkrankungen einbezogen wurden, während sie jetzt getrennt als Rezidive geführt werden. Die Verlaufsbeobachtungen ergaben, daß es nach Erstmanifestation einer diabetischen Angiopathie mit ihren verschiedenen Ausdrucksformen in vielen Fällen zu Rezidiven kam. In Abb. 2 sind Erstmanifestationen und Rezidive bei rein konservativer und konservativ-operativer Behandlung zusammengefaßt.
Unter konservativ-operativer Behandlung verstehen wir zögernd erfolgte Amputationen, die sich auf den nur unbedingt notwendigen, dem eigentlichen Erkrankungsgebiet unmittelbar benachbarten Bereich erstreckten, ein Vorgehen, über das MÖRL, BECKER (9, 1, 2) u.a. berichtet haben. Ferner gehören hier ausgiebige Inzisionen im Wundgebiet her. So weist Abb. 2 aus, daß selbst nach mehreren Rezidiven mit konservativem Vorgehen klinische Besserungen und Heilungen erzielt werden konnten.
Der Operationsort war in mehr als der Hälfte der Fälle auf die Zehen beschränkt. Unter 57 konservativ-operativen Behandlungen bei Rezidiven wurden schließlich nur 3 Oberschenkelamputationen notwendig. Insgesamt wurden Amputationen durchgeführt an Zehen (29mal), Vorfuß ( 4mal), Unterschenkel (6mal) und Oberschenkel (3mal), außerdem 15 Inzisionen an verschiedenen Stellen.

Die rückläufige Betrachtung des nahezu 2 Jahrzehnte umfassenden Krankengutes von Patienten mit klinischer Besserung unter konservativer Therapie nach Erstmanifestation und Rezidiven der Durchblutungsstörungen ergab, daß inzwischen eine ganze Anzahl von Patienten, mehr oder minder schicksalsmäßig, verstorben war.
Die Versuche einer katamnestischen Aufklärung der Todesursachen ergaben folgendes. Unter 73 feststellbaren Todesfällen wurde in 2o Fällen eine Gangränprogredienz bei einem Rezidiv für den letalen Ausgang verantwortlich gemacht.
Die übrigen Todesursachen stehen zum Krankheitsbild der diabetischen Angiopathie nur in sehr lockerer oder keiner Beziehung und müssen in Erinnerung an Abb. 1 mit der Altersverteilung der Beobachtungen gewertet werden.

| | |
|---|---|
| Gangränprogredienz bei einem Rezidiv | 2o Pat. |
| Apoplexie | 8 " |
| Myocardinfarkt | 8 " |
| Nephropathie ⟶ Uraemie | 3 " |
| Kreislaufinsuffizienz | 8 " |
| Sonstige Erkrankungen (Pneumonie, Herzdekompensation, Leberschäden, Infekte) | 26 " |

Wir haben uns ferner bemüht, möglichst viele Kranke einer Nachuntersuchung zugängig zu machen. Dies war im Hinblick auf teilweise weiter entfernte oder unbekannte Wohnsitze nur sehr bedingt möglich und gelang nur etwa in einem Viertel der Fälle (52 von 189), zumal ja eine Reihe Patienten auch interkurrent verstorben waren. Immerhin wurden 26 von den 52 nachuntersuchten Kranken klinisch erscheinungsfrei gefunden, während 16 eine Verschlechterung im Vergleich mit dem Entlassungsbefund aufwiesen (davon 12 mit verschlechterter Gehstrecke und 4 mit verschlechtertem Allgemeinzustand). Unter 5 prothetisch versorgten Kranken waren 2 Erfolge zu verzeichnen, während 3 weitere Patienten die Prothese nicht trugen.

Der Versuch einer kritischen Würdigung der hier vorgelegten Untersuchungen über die Spätergebnisse der Insulin-Kohlenhydrattherapie nach BÜRGER bei diabetischen Angiopathien muß davon ausgehen, daß es das entscheidende Verdienst BÜRGERs ist, Internisten und Chirurgen durch seine ausgedehnten experimentellen und klinischen Untersuchungen und Behandlungserfolge veranlaßt zu haben, sich von einer früher rein operativen und damit häufig infausten Therapie einem konservativen Vorgehen zuzuwenden. Aus physiologischen und patho-physiologischen Gesichtspunkten wurde bei diesem Vorgehen entgegen der früher üblichen Restriktion der Kohlenhydrate bei Diabeteskomplikationen eine Steigerung der täglichen Kohlenhydratmenge trotz manifester Durchblutungsstörungen bei gleichzeitiger reichlicher Insulingabe, möglichst unter Anstreben einer Aglukosurie und Normoglykämie, vorgenommen. Die vorgelegten Zahlen dürften die früher bereits erwiesenen günstigen Erfolge der in den Thesen beinhalteten Grundsätze unterstreichen. Sie sind allerdings, und darauf haben BÜRGER und KATZSCHMANN auch stets hingewiesen, keinesfalls als ausschließliche Maßnahme zu verstehen, sondern als Prinzipien der Ordnung der metabolischen Seite des krankhaften

Geschehens. Daneben finden vasoaktive Substanzen, Chemotherapeutika, Antibiotika, physikalische Maßnahmen und in der weiteren Diät reichliche Verwendung vitaminreicher Frischgemüse als Träger entzündungshemmender Substanzen ihre Anwendung. Der von STÖTTER (6) und Mitarbeitern empfohlenen Benutzung von Corticosteroiden können wir kaum das Wort reden (SEIGE, MATZKOWSKI und WEGNER (11)). Als wesentlichster therapeutischer Gesichtspunkt einer diabetischen Angiopathie muß allerdings heute das Bemühen um eine Prophylaxe gelten, die in einer möglichst guten Dauerführung des Stoffwechsels beruhen muß.

L i t e r a t u r

( 1) BECKER, Th.: Z. Altersforsch. 1o, 222 (1957)
( 2) BECKER, Th.: Chirurg 27, 537 (1956)
( 3) BÜRGER, M.: Verh. Dtsch. Ges. inn. Med. 49, 23 B (1937)
( 4) BÜRGER, M.: Angiopathia diabetica. Stuttgart 1954
( 5) EMMRICH, R. in: Gefäßwand und Blutplasma. Jena 1961
( 6) ENGELHART, G., B. HÜLSEMANN, I. SEIDLER u. G. STÖTTER: Dtsch. med. Wschr. 85, 1969 (196o)
( 7) HULTSCH, P.: Med. Diss. Leipzig 1962 (im Druck)
( 8) KATZSCHMANN, R.: Therapiewoche 8, 354 (1958)
( 9) MÖRL, F. u. T. HÄRING : Dtsch. Z. Verdau. u. Stoffwechselkr. 19, 87 (1959)
(1o) REINHOLD, G.: Med. Diss. Leipzig 1962 (im Druck)
(11) SEIGE, K., H. MATZKOWSKI u. H. WEGNER : Dtsch. Ges.-Wesen 16, 995 (1961)
(12) WEHR, J. u. B. KNICK : Dtsch. Z. Verdau. u. Stoffwechselkr. 9, 257 (1949)

Aus dem Städtischen Krankenhaus, Péterfy S.u., Budapest

# ÜBEB DIE URSACHE DER BESSERUNG DER DIABETISCHEN STOFFWECHSELSTÖRUNG BEIM KIMMELSTIEL - WILSON SYNDROM

Von I. B a c h , S. B r a u n und K. K o m o r

Während der Behandlung der von KIMMELSTIEL und WILSON (5) beschriebenen interkapillären Glomerulosklerose beobachteten einige Autoren die Besserung des Diabetes. ZUBROD und Mitarbeiter (7) stellten bei mehreren am Kimmelstiel-Wilson (K-W)-Syndrom leidenden Patienten fest, daß, parallel mit der Verschlechterung des renalen Status, eine Besserung der Zuckertoleranz und Abnahme des Insulinbedarfes zustande kommt. Sie bemerkten, daß Acidose selten in diesen Fällen vorkommt und gelangten zur Schlußfolgerung, daß die Stoffwechselstörung beim K-W-Syndrom andersartig ist als bei den übrigen Diabetikern.

Wir selbst beobachteten seit 195o bei 4 Diabetikern mit K-W-Syndrom eine weitgehende Besserung des Zuckerstoffwechsels. In 3 von diesen Fällen konnte die Diagnose auch durch Obduktion bestätigt werden. Wir halten die Beschreibung dieser Fälle für interessant, weil bei ihnen in den N e b e n n i e r e n V e r ä n d e r u n g e n g e f u n d e n w u r d e n , d i e m i t d e r B e s s e r u n g d e s D i a - b e t e s i n Z u s a m m e n h a n g g e b r a c h t w e r d e n k o n n t e n.

Nachstehend geben wir eine kurze Beschreibung der Krankheitsgeschichten der 3 erwähnten Fälle.

Fall 1 : Frau M.B. war zur Zeit ihrer ersten Hospitalisierung (im August 195o) 65-jährig. Wir erfuhren von der Patientin, daß sie seit 1o Jahren an Diabetes und seit einigen Jahren auch an Hypertonie leidet. Vor einem Jahr benötigte sie noch 6o - 8o E Insulin, in letzter Zeit nahm jedoch ihr Insulinbedarf ab. Während der stationären Behandlung setzten wir das Insulin ab, und die Kranke schied auch bei einer Kohlenhydratzufuhr von täglich 15o g keinen Zucker aus. Der Blutzuckerspiegel lag damals bei 14o - 16o mg%, die Tension betrug 2oo/9o mm Hg. In den folgenden Jahren kehrte die Kranke mehrmals in unsere Abteilung zurück; die Zuckertoleranz besserte sich laufend, während sich der Zustand der Nieren und die Hypertonie verschlechterten. Im März 1951 schied sie auch bei freier Kost keinen Zucker aus, der Blutzucker war normal, manchmal sogar niedrig (7o mg%). Die Belastungs-Blutzuckerkurve zeigte am 12.4.1954 nach Verabreichung von 5o g Dextrose in Zeitabständen von 3o Min. folgende Werte: 1oo, 124, 132, 154 und 8o mg%. Gleichzeitig sank die endogene Kreatinin-Clearance auf 12 ml und an der Netzhaut konnten außerordentlich stark gewundene Gefäße, Venen mit schwankendem Kaliber und Arterien mit scharfen Reflexen beobachtet werden. Entlang der V. temp. sup. d. zeigte sich neben dem Papillenrand eine fleckige Hämorrhagie. Der Serum-RN-Wert betrug 75 mg%, das Serumcholesterin 32o mg%, der Harn wurde stark albuminurisch und isostenurisch; es traten ausgedehnte Oedeme auf. Am 6.2.1955 kam die Kranke unter den Symptomen von Herz- und Niereninsuffizienz ad Exitum.

Die beiden anderen sezierten Fälle, bei denen sich der Kohlenhydrat-Stoffwechsel während der Krankheit gleichfalls besserte, nahmen einen sehr ähnlichen Verlauf. Es werden daher hier nur die wichtigsten Angaben aufgeführt.

Fall 2 : Frau L.K. - 7o-jährig - wußte seit 5 Jahren von ihrem Diabetes. Seit dieser Zeit erhielt sie 6o E Insulin/die. Ihre Aufnahme im Krankenhaus wurde infolge zeitweise auftretender hypoglykämischer Anfälle notwendig. Während der stationären Behandlung wurde die Insulinverabreichung eingestellt; trotzdem trat keine Glykosurie auf und auch der Blutzuckerspiegel blieb niedrig (68 mg%). Der Harn enthielt reichlich Eiweiß und viele granulierte Zylinder. Der Serumcholesterinspiegel war hoch (3oo mg%). Augenhintergrund : Retinale Mikroaneurysmen. Die Kranke starb nach 3-wöchiger Anstaltsbehandlung infolge Herzinsuffizienz.

Fall 3 : Herr E.K. 68-jähriger Arzt. Die Zuckerkrankheit des Patienten war mit 3o - 5o E Insulin/die bei einer streng gehaltenen Diät mehrere Jahre hindurch vollständig kompensiert. Im Jahre 1954 begann der Insulinbedarf abzunehmen und später war auch ohne Insulin und bei freier Kost keine Glykosurie vorhanden. Der Kranke wurde am 2.7.1955 mit schwerer kardialer Dekompensation auf unserer Abteilung aufgenommen. Der Blutzuckerwert betrug damals bei völlig freier Diät 14o mg%, der Harn enthielt keinen Zucker. Der Exitus trat unter den Symptomen kardialer Dekompensation ein.

Bei allen 3 Patienten konnten die charakteristischen Symptome des K-W-Syndroms festgestellt werden. Bei allen fanden wir Hypertonie, Albuminurie, Azotämie, Oedeme, hohe Serumcholesterinwerte und Retinopathie. Die Sektion bestätigte bei sämtlichen Fällen die Diagnose der interkapillären Glomerulosklerose.

Beim K-W-Syndrom beobachteten mehrere Autoren das Aufhören der Glykosurie. Dieses Symptom ist jedoch noch kein eindeutiges Zeichen einer Besserung des Zuckerstoffwechsels. Im Falle von diabetischer Nephropathie nimmt mit abnehmender Glomerulus-Filtration auch die absolute Menge des in die Tubuli gelangenden Zuckers ab, und diese verminderte Zuckermenge kann dann von den Nierenkanälchen eventuell quantitativ rückresorbiert werden. In diesem Fall ändert sich die Hyperglykämie des Kranken selbstverständlich nicht. Bei unseren Patienten hörte jedoch nicht nur die Glykosurie, sondern auch die Hyperglykämie vollständig auf (Fall 1 und 2) bzw. im 3. Fall nahm sie nur ab.

Für die Erklärung dieser Erscheinung lieferte uns die histologische Untersuchung der Nebennieren der mit K-W-Syndrom verstorbenen Kranken wertvolle Anhaltspunkte.

Abb. 1 und 2 zeigen Mikrophotogramme aus der Niere und Nebenniere des Falles 1.

Die N i e r e n zeigen das typische Bild der nodulären interkapillären Glomerulosklerose. An den N e b e n n i e r e n fällt auf, daß neben einer ausgesprochenen hypertrophischen Zona glomerulosa die Zona fasciculata vollkommen atrophisch und lipoidarm ist.

Der Zusammenhang zwischen Nebennierenrinde und Diabetes wurde durch LONG und Mitarbeiter in Tierversuchen bereits vor mehr als 2o Jahren (194o) nachgewiesen. Neuere Untersuchungen an Tieren und Menschen berechtigen zur Annahme, daß die auf den Zuckerstoffwechsel wirkenden Hormone der NNR in der Zona fasciculata produziert werden. Die Exstirpation der Nebennieren führt in einigen Fällen zur Besserung des Diabetes (GREEN und Mitarbeiter (2)), während die Dosierung von Glucocorticoiden die Hyperglykämie steigert. Bekanntlich bessert sich gleichfalls die Zuckertoleranz der Diabetiker bei der Entwicklung der Addisonschen Krankheit. An dieser Stelle sei noch bemerkt, daß die Adrenalektomie die diabetische Angiopathie nur in einem Fall von MALINS's (6) 6 operierten Fällen besserte.

Wahrscheinlich wurde die weitgehende Besserung des Diabetes bei unseren Fällen durch die partielle, sich nur auf die Zona fasciculata beschränkende Atrophie verursacht. Die Ursache des Auftretens dieses partiellen Schwundes ist noch unklar. Möglicherweise ist die Atrophie der Zona fasciculata die Folge einer Läsion der Hypophyse, die beim Diabetes bekanntlich nicht selten ist. BRENNAN und Mitarbeiter (1) fanden bei den Sektionen von Diabetikern 11mal mehr atrophische Hypophysen als bei denen, die an irgendeiner anderen Krankheit gestorben sind. (In unseren Fällen konnten wir leider die Untersuchung der Hypophysen nicht durchführen). In den Fällen von K-W-Syndrom, bei denen sich der Zuckerstoffwechsel nicht besserte, war das histologische Bild der Nebennieren normal. ZUBROD und Mitarbeiter (7) bemerken, daß die Hypophysen in ihren Fällen normal waren, die Nebennieren erwähnen sie jedoch nicht.

Im Gegensatz zu ZUBROD und Mitarbeitern (7) beobachteten mehrere Autoren keine Besserung der Kohlenhydrat-Toleranz bei an K-W-Syndrom leidenden Diabetikern. So sind z. B. HENNIGAR und Mitarbeiter (3) der Ansicht, daß in Fällen von interkapillärer Glomerulosklerose der Diabetes sich nicht bessert.

Die Angaben über die NNR-Funktion bei K-W-Syndrom widersprechen einander gleichfalls. JAKOBSON (4) behandelt eingehend diese Frage. Er fand auf dem Gebiete der Corticoid-Ausscheidung keinen wesentlichen Unterschied zwischen den an diabetischer Angiopathie Leidenden und den übrigen Diabetikern sowie gesunden Personen.

Auf Grund unserer eigenen Untersuchungen sind wir der Ansicht, daß die Besserung des diabetischen Zustandes in unseren Fällen mit der in den Nebennieren beobachteten partiellen Atrophie erklärt werden kann.

## Literatur

(1) BRENNAN, C.F., MALONE, R.G.S., J.A. WEAVER : Lancet II, 12 (1956)
(2) GREEN, D.M., NELSON, J.N., DODDS, G.A., R.E. SMALLEY : J. Amer. Med. Ass. 144, 439 (1950)
(3) HENNIGAR, G.R., COHEN, R.J., H.P. KATZ : Amer. J. Med. Sci. 241, 89 (1961)
(4) JAKOBSON, T.: Acta endocr. (Kbh.) Suppl. 41 (1958)
(5) KIMMELSTIEL, P., C. WILSON : Amer. J. Path. 12, 83 (1936)
(6) MALINS, J.M. : Lancet I, 530 (1956)
(7) ZUBROD, C.G., EVERSOLE, S.L., G.W. DANA : New England J. Med. 245, 518 (1951)

Aus der Blutspenderzentrale der Hauptstadt Praha (Vorstand : Dr. J. M ě š t ă n)
und der II. Medizinischen Klinik der Hygienischen Fakultät in Praha
(Direktor: Prof. Dr. J. S y l l a b a)

# DIE BLUTGRUPPEN UND -MERKMALE UND DIE AUSSCHEIDUNG DER BLUTGRUPPENSUBSTANZEN IM SPEICHEL BEI DIABETIKERN UND OBESEN +)

Von A. M i l u n i č o v á und B. S k a m e n o v á

Im Zeitalter, wo eine besondere Aufmerksamkeit der präventiven Behandlung des Diabetes mellitus und seiner Komplikationen gewidmet wird, suchen wir neue Untersuchungsmethoden, welche uns eine aktive Depistage der gefährdeten Personen ermöglichen könnten.

Die verschiedenen Belastungstests zur Entdeckung prädiabetischer Zustände oder Störungen im Metabolismus der Glycide, worüber viele Forscher berichteten, haben, auch wenn sie einen bedeutenden Beitrag zur Diagnostik dieser Zustände darstellen, eine Reihe von Nachteilen: ihre Durchführung ist technisch und zeitlich anspruchsvoll, in der Interpretierung der Ergebnisse sind bedeutende Differenzen und ihre Verläßlichkeit versagt besonders bei jungen Menschen.

Der Zweck unserer Arbeit war, neue Möglichkeiten bei der Lösung dieses so bedeutenden Problems in einem anderen Gebiet zu suchen. Ausgehend von der bekannten Tatsache, daß Diabetes mellitus häufiger in Diabetikerfamilien und bei obesen Personen vorkommt, stellten wir uns die Aufgabe, die antigenen Eigenschaften der roten Blutkörperchen im System ABO, Rh/Hr und M/N zu verfolgen, gegebenenfalls auch die Ausscheidung der Blutgruppensubstanzen im Speichel bei Diabetikern, bei Mitgliedern ihrer Familien und bei obesen Personen zu untersuchen.

Zu dieser Untersuchung haben wir uns deshalb entschlossen, weil es sich um erbliche Eigenschaften handelt, welche unverändert das ganze Leben dauern und praktisch von der Geburt an nachweisbar sind. Die Vererbung dieser Eigenschaften ist verläßlich bestätigt und deren prozentuelles Auftreten in unserer Bevölkerung ist genauestens überprüft.

Von den ersten Arbeiten, welche die Beziehungen zwischen einigen Erkrankungen und den Blutgruppen ABO verfolgt haben und vor 3o Jahren veröffentlicht wurden, wurde zu diesem Thema viel Hilfsmaterial angesammelt (3, 8, 1o, 13, 14, 21). Aber erst vom Jahre 1953 an, als AIRD und Mitarbeiter nachwiesen, daß bei Personen der Blutgruppe A eine ungefähr um 2o % größere Wahrscheinlichkeit für die Erkrankung an einem Magenkarzinom als bei Personen der Gruppe 0 da ist, er-

+) Vortrag wurde verlesen.

wachte wieder das Interesse für die Beziehung zwischen Blutgruppen und verschiedenen Krankheiten. Durch neueste Forschungen wurde nachgewiesen, daß hingegen die Magen- und Zwölffingerdarmgeschwüre viel öfter bei Personen der Gruppe 0 vorkommen, usw. (2, 5, 6, 14).

Außer dem System ABO wurde bei verschiedenen Erkrankungen auch die Verteilung im System Rh/Hr verfolgt, wobei allerdings zwischen diesem System und verschiedenen Erkrankungen keine Verbindung festgestellt wurde (2, 7, 11, 12, 16).

Die Blutgruppen ABO bei Diabetikern untersuchten CRAIG u. McCONNELL und stellten bei diesen Kranken ein schwaches Überwiegen der Gruppe A bei Männern fest. Die Untersuchung im System Rh/Hr und M/N wurde nur bei einem Teil ihrer Kranken vorgenommen, und es wurden auch keine statistisch bedeutenden Abweichungen festgestellt.

Trotzdem alle diese Arbeiten bestimmte Beziehungen zwischen den Erkrankungen und den Blutgruppen aufklärten, ist die wahre Bedeutung dieser Beziehungen unklar geblieben. Die ursächliche Abhängigkeit ist bisher nur hypothetisch (7).

Wenn wir aber bei einigen Krankheitszuständen mit bedeutendem erblichen Einschlag ein Überwiegen bestimmter Blutgruppen oder anderer Blutmerkmale feststellten, kann uns diese Tatsache sowohl beim Studium erblich belasteter Familien als auch beim Vergleich der Krankheiten, bei welchen die erblichen Faktoren eine wichtige Rolle spielen, wie z.B. beim Diabetes-mellitus und Fettsucht, behilflich sein.

MATERIAL UND METHODEN.

1. Bei 2o5 Diabetikern - 1o2 Frauen und 1o3 Männern - haben wir die antigenen Eigenschaften der roten Blutkörperchen im System ABO, Rh/Hr und M/N untersucht. In der zweiten Gruppe waren 11o nichtdiabetische obese Frauen, welche nach dem Fettverteilungstyp in 2 Gruppen geteilt wurden. In die Gruppe A wurden Frauen mit sog. Spinnenfettsucht (17), bei welchen eine besondere Disposition zu Diabetes mellitus nachweisbar ist, eingereiht, in die Gruppe B Frauen mit gewöhnlicher diffuser Fettsucht.
Die Untersuchung wurde im System ABO und M/N mit standardisierten diagnostischen Sera und häufig gebrauchten Methoden in isoserologischen Laboratorien durchgeführt. Die Untersuchung im System Rh/Hr haben wir mit Anti-Rh/D-Serum durchgeführt.

2. Eine weitere Untersuchung umfaßte 65 Diabetiker, bei welchen wir außer der Blutgruppe, den Merkmalen M und N und des Rh/D-Faktors auch die Ausscheidung der Blutgruppensubstanzen im Speichel mittels Inhibitionstestes mit Hilfe standardisierter diagnostischer Sera untersuchten.
3. Dieselben Untersuchungen wie in der Gruppe 2 haben wir bei 15 Diabetikerfamilien durchgeführt.

ERGEBNISSE. Die Ergebnisse der unter 1 angeführten Untersuchungen sind in der Tab. 1 angeführt. In Tab. 2 sind dieselben Ergebnisse in Prozenten dargestellt. Zum Vergleich ist hier die Verteilung der Blutgruppen ABO und des Systems Rh/Hr in der ČSSR angegeben, wie sie VIČKOVÁ und Mitarbeiter in ihrer Arbeit anführten (2o). Beim System M/N, wo nicht so große Statistiken unserer Bevölkerung wie im System ABO und Rh/Hr zur Verfügung stehen, haben wir zum Vergleich den arithmetrischen Durchschnitt aus Werten, welche für bereits untersuchte Gruppen in der ČSSR festgestellt wurden, benutzt (9, 15, 18).

Aus Tab. 2 ist ersichtlich, daß in der Verteilung der Gruppen ABO sowohl diabetische Frauen als auch obese Frauen beider Typen ein bestimmtes Überwiegen der Blutgruppe A zeigen, wenn auch diese Abweichung statistisch nicht bedeutsam ist.

Dadurch unterscheiden sich unsere Befunde von den Befunden CRAIGS und McCONNELLS

(12), welche im Gegenteil ein Überwiegen der Blutgruppe A nur bei Männern mit Diabetes feststellten.

An der Verteilung der Rh/D-positiven und Rh/D-negativen Personen ist die Übereinstimmung zwischen den Männern mit Diabetes und obesen Frauen des Typus A auffallend, wobei bei beiden Gruppen der Prozentsatz der Rh/D-negativen Personen bedeutend erhöht ist (31,07 % und 29,10 % gegenüber dem staatlichen Durchschnitt, 17,07 %).

Was die Verteilung im System M/N anbetrifft, wie sie aus Tab. 2 ersichtlich ist, ist bei diabetischen und obesen Frauen ein Überwiegen der Heterozygote MN auf Kosten der Homozygote M vorhanden.
Bei obesen Frauen beider Typen ist dies eine statistisch bedeutende Abweichung.

Bei diabetischen Männern, wo die Zahl der Heterozygote MN nicht den staatlichen Durchschnitt erreicht, ist der Prozentsatz der Homozygote N statistisch bedeutend erhöht (36,89 % gegenüber 20 %), und das ebenfalls hauptsächlich auf Kosten der Homozygote M.
Die statistische Bearbeitung +) wurde bei 5 % der Irrtumswahrscheinlichkeit durchgeführt.

Die Untersuchung der Ausscheidung der Blutgruppensubstanzen im Speichel zeigte, daß unter den Diabetikern die Zahl der Ausscheider bedeutend erhöht ist. Von der Gesamtzahl der untersuchten 65 Diabetiker waren 62 Ausscheider und nur 3 Nichtausscheider - darunter 2 Männer und 1 Frau - . Der Prozentsatz der Ausscheider zwischen den von uns untersuchten Diabetikern war also 96 % gegenüber 78 % Ausscheidern in der gesamten Bevölkerung (14).

Die Untersuchungen der 15 Diabetikerfamilien umfaßten bis jetzt zu wenig Personen, um statistisch verarbeitet werden zu können. Im folgenden sind nur einige illustrative Beispiele dieser Untersuchungen dargestellt.

1. Fall

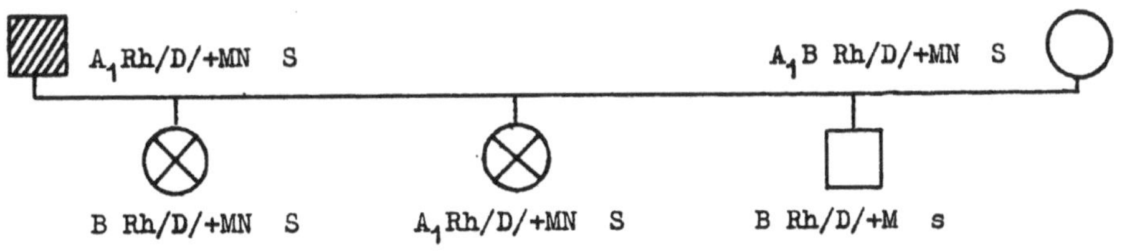


Die beiden obesen Töchter sind Ausscheider und Heterozygote MN, sowie der Vater Diabetiker. Der Sohn ist normosomatisch, Nichtausscheider und Homozygot M, d. h. er hat keine der Merkmale, die bei den Diabetikern öfters vorkommen.

+) Für die statistische Verarbeitung danken wir dem prom. Mathematiker Herrn Vl. E n g l e r aus der Abteilung für Gesundheitswesen der Hygienischen Fakultät.

2. Fall

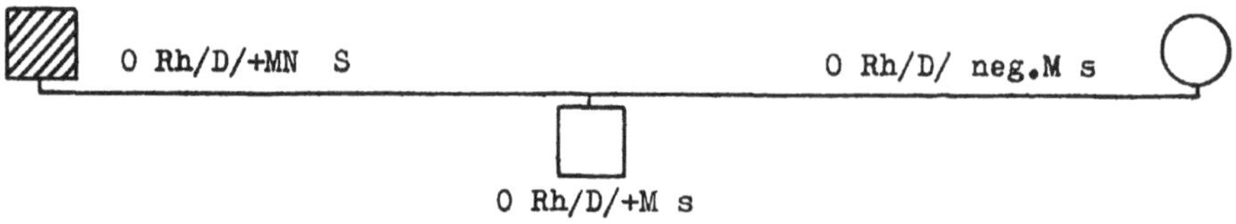


Der einzige Sohn hat von dem Vater (Diabetiker) keines der Merkmale, die bei den Diabetikern oft vorkommen, geerbt. Der Knabe ist normosomatisch.

3. Fall

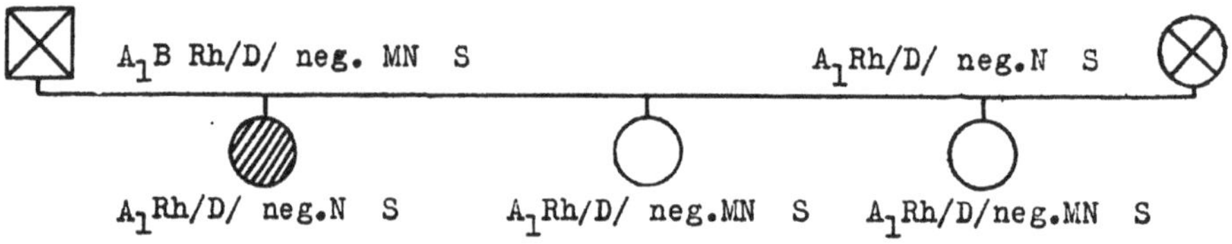


Die beiden Eltern sind obes, die eine Tochter leidet an Diabetes, die zweite an Paradentose und die dritte ist stark kurzsichtig. Bei allen Familiengliedern kommen die Merkmale vor, die oft mit den metabolischen Störungen einhergehen.

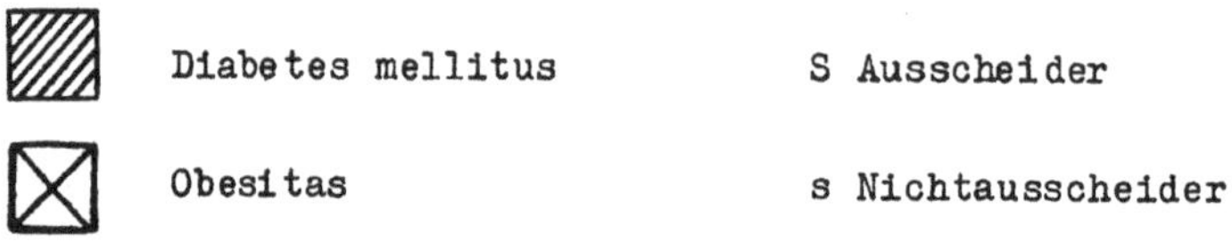


DISKUSSION. Obwohl uns wegen der kleinen Anzahl der Fälle die Ergebnisse unserer Untersuchungen vorderhand zu keinen definitiven Ansichten berechtigen, nehmen wir an, daß Abweichungen in der Verteilung der Blutgruppen und Blutmerkmale, welche wir bei unseren Patienten feststellten,sich soweit vom ganzstaatlichen Durchschnitt unterscheiden, daß sie eine gründliche Bearbeitung verdienen.

Der bedeutend erhöhte Prozentsatz der Rh/D-negativen Personen unter den obesen Frauen des Typus A, die mit dem androinen Typus der Fettsucht VAGUES identisch sind, und den diabetischen Männern bestätigt die gegenseitige Beziehung dieser zwei genetisch fixierten metabolischen Störungen ebenso wie der auffallend niedrige Prozentsatz der Homozygote M bei diabetischen Frauen, den diabetischen Männern und obesen Frauen beider Typen. (Gegenüber dem Durchschnitt von 3o % fanden wir bei unseren Kranken 17,65 %, 19,42 %, 7,27 % und 14,55 %).

Die Tatsache, daß bei Diabetikern die Blutgruppensubstanzen auffallend oft in wasserlöslicher Form vorkommen,erlaubt die Annahme, daß ein weiteres Studium der Ausscheidung in diabetischen Familien vielleicht einige neue Beziehungen zwischen der Störung im Metabolismus der Kohlenhydrate und der erblichen Fähigkeit, die Blutgruppensubstanz im Speichel und in Sekreten auszuscheiden, aufdecken könnte. Soweit uns bekannt ist, wurde die Untersuchung der Ausscheidung bei Diabetikern in der Literatur nicht beschrieben.

Sollten wir bei Fettleibigen eine ähnliche statistisch so hoch bedeutende Abweichung von der Norm in der Zahl der Ausscheider feststellen, würde dies ein weiterer Beweis für die nahen gegenseitigen Beziehungen dieser zwei Erkrankungen sein (4).

Nach Überprüfung unserer Resultate an einem größeren Material wird es notwendig sein, in ausgewählten Fällen die bisherigen Untersuchungen durch Bestimmung weiterer erblicher Eigenschaften der roten Blutkörperchen wie durch den Rh-Genotyp, die antigenen Eigenschaften in den Systemen Kell, Cellano, Kidd, Duffy, Lewis usw., den PTC-Geschmackstest und ähnliches zu ergänzen.

Der gegenseitige Vergleich der Ergebnisse dieser Untersuchungen bei Diabetikern und ihren Kindern - sowohl gesunden als auch diabetischen - könnte eine bestimmte Übereinstimmung in der antigenen Struktur der roten Blutkörperchen des erkrankten Elternteils und der erkrankten Nachkommen aufdecken, was eine praktische Bedeutung für die aktive Depistage bei durch Diabetes erblich Belasteten (Kindern und Jugendlichen)haben könnte.

## Literatur


( 1) AIRD, I., BENTALL, H.H. u. R.J.A. FRASER: Brit. med. J. 1953,I, 799
( 2) AIRD, I., BENTALL, H.H., MEHIGAN, M.B. u. R.J.A. FRASER: Brit. med. J. 1954,II, 315
( 3) Brit. med. J. 1954,II, 347
( 4) GÜNTHER, O.: Zur Ätiologie des Diabetes mellitus. Berlin 1961
( 5) HELMBOLD, W.: Blut 5, 7 (1959)
( 6) HELMBOLD, W. et al.: Acta genet. (Basel) 11, 29 (1961)
( 7) HELMBOLD, W. Blut 5, 141 (1959)
( 8) HIRSZFELDOWA, H.: Grupy krwi, Państwowy zaklad wyd. lek., Warszawa 1958
( 9) KOUT, M.: Blut 5, 2o5 (1959)
(1o) MAC LEOD, K.I.E.: Brit. med. J. 1954,II, 754
(11) McCONELL , R.B., CLARKE, C.A. u. F. DOWNTON: Brit. med. J. 1954,II, 323
(12) McCONELL, R.B., PYKE, D.A. u. R.J.A. FRASER: Brit. med. J. 1956,I, 772
(13) PIKE, L.A. u. A.M. DICKINS : Brit. med. J. 1954,II, 321
(14) RACE, R.R. u. R. SANGER: Blood Groups in Man. Oxford 1958
(15) RAŠKA, K., SANGER, R., LAWLER, S. u. R.R. RACE: Čas lék. čes. 87, 658 (1948)
(16) RICHARDSON, J.A. u. L. KANER: Vox sanguinis 6, 11o (1961)
(17) SKAMENOVÁ, B. u. J. PAŘÍZKOVÁ: Čas. lék. čes. im Druck
(18) STOLZOVÁ-SUTURIUSOVÁ, M.: Čas. lék. čes. 86, 26 (1947)
(19) VERSCHUER, O.: Genetik des Menschen. München 1959
(2o) VLČKOVÁ, M. u. J. VLČEK: Blood groups of the ABO and Rh systems in Czechoslovakia J.A.A.I., London im Druck
(21) WALLACE, J.: Brit. med. J. 1954,II, 754

Tab. 1

| Blutgruppen und -merkmale | Diabetiker Frauen | Diabetiker Männer | Obese Frauen Typ A | Obese Frauen Typ B |
|---|---|---|---|---|
| 0 | 28 | 33 | 15 | 21 |
| A | 5o | 43 | 27 | 27 |
| B | 14 | 21 | 9 | 4 |
| AB | 1o | 6 | 4 | 3 |
| insgesamt | 1o2 | 1o3 | 55 | 55 |
| Rh/D/positiv | 85 | 71 | 39 | 45 |
| Rh/D/negativ | 17 | 32 | 16 | 1o |
| insgesamt | 1o2 | 1o3 | 55 | 55 |
| MN | 61 | 45 | 45 | 35 |
| M | 18 | 2o | 4 | 8 |
| N | 23 | 38 | 6 | 12 |
| insgesamt | 1o2 | 1o3 | 55 | 55 |

Tab. 1 : Ergebnisse der Untersuchung der Blutgruppen und -merkmale bei Diabetikern und Obesen /in absoluten Zahlen/.

Tab. 2

| Blutgruppen und -merkmale | Verteilung in der ČSSR in % | Diabetiker Frauen in % | Diabetiker Männer in % | Obese Frauen Typ A in % | Obese Frauen Typ B in % |
|---|---|---|---|---|---|
| 0 | 33,25 | 27,45 | 32,o4 | 27,27 | 38,18 |
| A | 4o,79 | 42,o2 | 41,75 | 49,o9 | 49,o9 |
| B | 17,27 | 13,73 | 2o,39 | 16,36 | 7,27 |
| AB | 8,o9 | 9,8o | 5,82 | 7,28 | 5,46 |
| insgesamt | 1oo,oo | 1oo,oo | 1oo,oo | 1oo,oo | 1oo,oo |
| Rh/D/positiv | 82,93 | 83,33 | 68,93 | 7o,9o | 81,82 |
| Rh/D/negativ | 17,o7 | 16,67 | 31,o7 | 29,1o | 18,18 |
| insgesamt | 1oo,oo | 1oo,oo | 1oo,oo | 1oo,oo | 1oo,oo |
| MN | 5o,oo | 59,8o | 43,69 | 81,81 | 63,64 |
| M | 3o,oo | 17,65 | 19,42 | 7,27 | 14,55 |
| N | 2o,oo | 22,55 | 36,89 | 1o,91 | 21,81 |
| insgesamt | 1oo,oo | 1oo,oo | 1oo,oo | 1oo,oo | 1oo,oo |

Tab. 2 : Die Verteilung der Blutgruppen und -merkmale bei Diabetikern und Obesen.

Clinique des Maladies de la Nutrition et Diététique, Hôpital Cantacuzino
(Directeur: Prof. Dr. I. P a v e l )

# LES RELATIONS ENTRE LE DIABÈTE RÉNAL ET LE DIABÈTE SUCRÉ +)

Par I. P a v e l , R. P i e p t e a et D. C o v a n o v

Les rapports pouvant exister entre le diabète rénal et le diabète sucré sont particoulierement interressants autant du point de vue doctrinal que du point de vue pratique. Cependant les auteurs ne sont pas d'accord s'il s'agit de deux entidés différentes ou s'il existe une parenté entre ces deux maladies. Du point de vue génétique, pathogénique, clinique et prophylactique la parenté entre ces deux états aurait une grosse importance.

Des formes intermédiaires entre la glucosurie rénale et le diabète sucré ont été décrites depuis longtemps par v. NOORDEN, par RATHERY, LABBÉ, FALTA, DEPISCH et plus récemment par DÉROT, DEUIL, JUSTIN BESANÇON et coll., MOHNIKE. Cependant dans le dernier temps on a observé une tendance à considérer ces affections comme étant totalement indépendantes (KLEMPERER,GOWAERTS, MONASTERIE, GÜNTHER, etc.). Ce dernier dans un travail tout récent quoique ayant des observations tres suggestives contre la tendance ci-dessus, considère qu'il s'agit de 2 affections indépendantes. Il serait question, selon cet auteur, d'une coincidence fortuite entre ces deux affections. Pour atayer cette hypothèse, cet auteur prend comme argument la rareté de cas de diabète rénal par rapport aux cas de diabète sucré.

Personnellement nous ne sommes pas de cet avis et avons considéré depuis longtemps que le diabète rénal n'est qu'une forme de prediabète sucré. Dans ce qui suit nous allons analyser successivement 4 aspects cliniques - dont un est inédit - susceptibles de contribuer à élucider ce problème et a justifier notre point de vue.

1.- Tout d'abord il y a les cas présentants dans l'arbre généalogique à côté d'un diabète rénal des cas de diabète sucré. Ces observations ne sont pas rares et nous en possédons 8 observations. En voici un :

C. Rich, garcon 3 ans, légèrement en retard sur le developpement normal, présente un diabète rénal. La grand'mère et le frère du grand père maternel ont eu le diabète sucré. Une tante maternelle a un diabète rénal. Il s'agit donc d'une famille avec deux cas de diabète rénal dans deux générations consécutives avec en ontre des antecedents diabétiques de type diabète sucré chez deux aieuls maternels.

+) Vortrag wurde nicht gehalten.

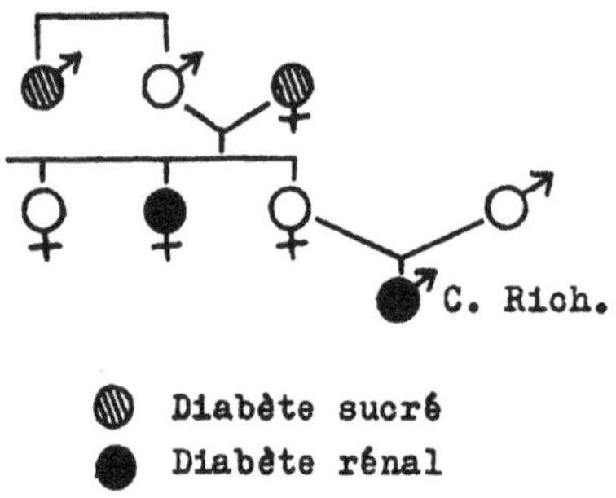


La coincidence dans un même arbre de ces deux affections est sans doute significative pour leur parenté. Le degré de parenté est très variable. Tantôt il s'agit de parents et enfants, tantôt le degré de parenté est plus eloigné. L'âge d'apparition de la glycosurie "renale" dans les familles des diabétiques est de même très variable; première enfance, adolescence ou age adulte. Le nombre des cas de diabète rénal dans un arbre généalogique est différent. Tantôt apparait un seul cas parmi plusieurs cas de diabète sucré, tantôt plusieurs dans une même génération ou dans plusieurs générations. Il est bien peu probable que ces faits puissent être le fruit du seul hasard. Souvent après un petit nombre d'années ces cas de diabète rénal égarés en quelque sorte, dans un arbre généalogique avec diabète sucré se transforment en diabète sucré, confirmant ainsi la parenté entre ces états.

2.- Il y a des cas de diabète rénal isolé sans antécédents diabétiques qui se transforment en diabète sucré. Ces cas passent longtemps inaperçus puisqu'ils ne s'accompagnent pas de phénomènes généraux. La découverte du stade rénal est due a une analyse d'urine de routine ou faite pour une toute autre cause.

Bob. Alex. homme 4o ans. A l'âge de 27 ans on découvre une glycosurie avec glycémie normale. L'hyperglycémie provoquée (DUNCAN) explorée à 37 ans montre le résultat suivant: 1,15; 1,54; 1,53 avec glycosurie 6 g‰.
Trois ans plus tard l'évolution vers le diabète sucré est non douteuse: o,93; 1,57; 1,69 avec glycosurie 5,2o g‰.

Ces cas montrent donc après un temps plus ou moins long la transformation en diabète sucré, transformation qui est découverte par les analyses de sang répétées au cours des années. Nous avons qu'il y a des cas qui restent à l'état rénal très longtemps. Nous avons une observation où il est resté comme tel 47 ans. Le fait même que ces cas sont mentionnés démontre qu'ils restent exceptionnels et qu'ordinairement la transformation a lieu dans un délai plus ou moins bref.

Le nombre de ces cas doit être jugé assez important si on se rapporte à l'exploration systématique que nous avons entrepris dans 2 circonscriptions de Bucarest. Nous avons été assez surpris de trouver au cours de cette exploration portant sur une population de 7427 habitants qu'il y avait pour 51 cas de diabète sucré, 6 cas (11,9 %) de diabète rénal. Nul doute que, sauf exception ces cas n'auraient pas été découverts que lorsque le diabète sucré s'étant instalé, les symptômes généraux auraient fait leur apparition. Cela explique aussi pourquoi dans une statistique faite dans un centre antidiabétique habituel (GÜNTHER) le pourcentage du diabète rénal par rapport au diabète sucré était infime.

3.- L'association du diabète sucré et du diabète rénal chez un même malade c'est une autre forme assez fréquente de relation entre ces deux affections. Au cours d'une récente recherche nous avons réuni 110 observations. Il s'agissait de cas de diabète sucré récents présentant une participation rénale, c'est à dire que la glycosurie était beaucoup plus importante que ne la justifiait l'hyperglycémie existente. L'exploration fonctionnelle du rein, ainsi qu'il résulte de nos recherches, montre que dans ces cas les résultats sont généralement les suivants.

La filtration glomérulaire est normale.

La réabsorption tubulaire de l'eau est réduite.

La capacité maximale d'absorbtion tubulaire de glucose est réduite.

Le seuil moyen de saturation de la fonction d'absorption tubulaire du glucose est réduit.

Le coefficient d'absorption tubulaire pour le glucose est réduit.

La diminution de la fonction de réabsorption tubulaire du glucose peut atteindre des chifres extrêmes et être réduite à un 1/3 de la valeur normale.

4.- Enfin une dernière forme de relation, à notre connaissance inédite c'est le cas du diabète rénal permanent avec des poussées de diabète sucré épisodiques. Voici deux exemples:

B. David, homme, 62 ans a eu dans ses antécédents héréditaires le diabète sucré. A 28 ans on découvre chez le malade un diabète rénal. A 45 ans le malade fait une scarlatine au cours de laquelle la glycémie monte à 2,20 ‰ et se maintient autour de même taux pendant un mois, après quoi la glycémie maintes fois répétée pendant 2 ans, reste au taux normal. A 50 ans pendant un mois la glycémie controlée 3 fois a de nouveau augmentée autour de 2 ‰. A 59 ans, interné dans notre service, l'hyperglycémie provoquée (DUNCAN) a été de 1,50 ‰; 2,19 ‰; 2,50 ‰.
Au cours de son séjour à l'hôpital et 3 mois après pour un régime contenant 150 gr. glucose, le malade avait besoin de 20 unités d'insuline pour maintenir son équilibre glycémique . Ensuite le malade n'a plus eu besoin d'insuline. Au mois de mai 1962 c'est à dire à 62 ans, l'hyperglycémie provoquée est de nouveau trouvée normale 1 gr ‰; 1,36 ‰; 1,27 ‰; et la glycosurie pendant le jour de l'épreuve était de 4,8 ‰.

Il s'agit donc d'un cas de diabète rénal qui apparaît dans une famille avec des cas de diabète sucré et qui présente au cours de sa longue évolution des poussées passagères de diabète sucré authentique. L'explication de la première poussée de diabète sucré peut être trouvée dans la scarlatine, infection pancréatotrope par excellence. Le diabète sucré aigu post scarlatineux convenablement soigné a pu guérie complètement. Il est plus difficile d'expliquer la seconde poussée de diabète sucré: s'agirait-il d'une insuffisance fonctionnelle passagère de l'endopancréas ou plutôt d'une hyperactivité hypophysaire ayant débordé la capacité fonctionnelle du pancréas etat comparable à celui que nous rencontrons aujourd'hui au cours du traitement cortisonique ?

L'observation suivante démontre cette derniere eventualité

G. Maria 53 ans. A 27 ans à l'occasion d'une grossesse la malade a une glycosurie transitoire. A 40 ans lors des préparatifs pour une opération (périnéoraphie) on lui découvre une glycosurie isolée. Depuis lors la glycosurie est permanente et la glycémie normale. Au mois de mai 1960 très gros ennuis familiaux. En ce moment l'epreuve d'hyperglycémie provoquée (DUNCAN) a été de 1,49 - 2,02 - 2,10 - 1,68, la glycosurie étant à 16,5 ‰. Aujourd'hui 3.8.1962 la même épreuve est normale : 0,81; 1,25 - 0,93 - 0,85 la glycosurie étant à 26 ‰.

Ces 2 observations montrent de manière très démonstrative la réalité des relations qui existent entre ces 2 affections, c'est à dire que le diabète rénal est un état prédiabétique. Il suffit que sur cet état intervienne une affection pancréatotrope (oreillon etc.) ou une hyperactivité par surmenage cortical pour que le diabète rénal devienne diabète sucré. La réversibilité entre ces deux états est fonction de la durée de l'intervention du facteur exogène, du traitement apliqué et peut-être de la résistance primitive du pancréas. La transformation dans les deux sens de ces deux affections comme dans les deux observations ci-dessus est la meilleure démonstration de la relation étroite qui existe entre elles.

Si maintenant nous essayons d'interpréter des relations il faut rappeler que le diabète, maladie endocrinienne entraine aussi des modifications enzymatiques à la périphérie. Tant que le vice métabolique est compensé, le trouble rénal reste sur le premier plan. A ce stade la glycosurie, vice biologique tissulaire au niveau du rein, reste le symptôme majeur. L'aggravation progressive du vice métabolique fait apparaître le diabète sucré éclipsant du même coup le composant rénal de la glycosurie. Cependant cette aggravation peut être épisodique somme dans les deux dernières observations, et alors le diabète sucré disparaît pour faire place à nouveau au diabète rénal pur. Le fait que la transformation du diabète rénal en diabète sucré est tantôt rapide, tantôt tardive n'est qu'une question de degré due autant à la susceptibilité de l'endopancréas qu'à l'accumulation des facteurs exogènes diabétogènes. Cependant les explications morphologiques dont la grande inégalité des néphrons ou la dysplasie tubulaire au niveau du segment contort proximal de MONASTERIO n'ont pas été confirmés et d'ailleurs ne peuvent préjuger de leur capacité fonctionnelle.

L'explication doit être plutôt physiologique et physiopathologique. La glycosurie rénale traduirait une capacité de phosphorilation réduite des cellules tubulaires, signe tissulaire périphérique des déréglements centraux et peut être humoraux. Le mécanisme rappelle la glucosurie au cours de la grossesse, état caractérisé par l'hyperfonction hypophysaire. Les deux observations ci-dessus avec apparition épisodique du diabète sucré rappelle au moins partiellement, le même mécanisme. D'autre part ainsi que l'a montré FRANKSON et coll. l'hormone de croissance hypophysaire réduit la vitesse de captation du glucose par les cellules produisant ainsi un effet diabétogène. Ainsi les circonstances d'apparition clinique et l'evolution montrent que dans la grande majorité des cas le diabète rénal ainsi que le diabète sucré qui lui suit doivent être considérés comme étant primitivement d'origine hypophysaire.

Le diabète rénal et le diabète sucré apparaissent ainsi comme deux étapes différentes d'un même processus morbide, d'origine hypophysaire, le premier étant le stade prémonitoire du second.

Cette interprétation suggère des mesures prophylactiques à instituer chez les diabétiques rénaux pour éviter sa transformation en diabète sucré. Le diabète rénal ne doit plus être considéré i n o c e n s et minimalisé, mais bien comme un état prédiabétique devant être surveillé et controlé périodiquement. JUSTIN-BESANCON et DEUIL préconisent d'éviter les excés gluoidiques et de faire le contrôle annuel par l'épreuve de l'hyperglycémie provoquée.

En ce qui nous concerne, considérant depuis longtemps le diabète rénal comme un état prédiabétique il a fait l'objet au Centre Antidiabétique de Bucarest d'un travail d'éducation sanitaire spécial. Celui-ci vise par éducation générale ou par réorientation profesionelle à éviter la tension nerveuse susceptible d'accentuer l'hyperactivité hypophysaire qui freine par ses hormones et notamment par le STH et l'ACTH, la phosphorylation et donc la réabsorption tubulaire du glucose. En même temps on recommande un régime pauvre en sucreries. Les professions sédendaires, l'obésité, les infections pancréatotropes doivent être évitées. Si toutefois ces dernières surviennent, une attention toute spéciale devra être accordée à l'alimentation pendant la période d'état et dans la convalescence pour éviter le surmenage de l'endopancréas. Les facteurs exogènes sont bien connus aujourd'hui quant à leur action diabétogène par épuisement secondaire de la capacité fonctionnelle de l'endopancréas. Ils sont susceptibles de transformer en diabète sucré un diabète rénal.

CONCLUSIONS. Pour saisir les relations qui existent entre le diabète rénal et le diabète sucré nous avons étudié 4 éventualités cliniques qui attestent la parenté entre ces deux affections.

a) Le diabète rénal apparaît dans les familles avec diabète sucré.

b) Le diabète rénal évolue vers le diabète sucré. La frequence de cette eventualité a été explorée par un sondage systématique dans la population concernant autant le diabète sucré que le diabète rénal. Il y aurait 11,9 cas de diabète rénal pour 100 cas de diabète sucré.

c) Le diabète sucré peut évoluer avec un seuil réduit pour le glucose.

d) Le diabète rénal peut évoluer longtemps comme tel, mais parfois avec des poussées évolutives épisodiques et totalement reversibles de diabète sucré dues soit à l'exaltation de la sécrétion hypophysaire soit à la diminution épisodique de la sécrétion de l'endopancréas. Deux observations très démonstratives sont apportée.

En ce qui concerne la statistique invoquée par certains auteurs pour contester les relations entre le diabète rénal et le diabète sucré, elle ne peut être valable que si elle prend comme point de départ le diabète rénal.

Le diabète rénal doit être considéré comme un état prédiabétique. L'étude clinique de ces cas et leur interprétation physio-pathologique suggèrent une origine hypophysaire. Cette interprétation conduit à des mesures spéciales de prophylaxie, que les auteurs exposent à la fin.

## DISKUSSION

M o h n i k e , Karlsburg :

Wir haben uns vor einigen Jahren mit einem Detail der Blutgruppenfragen bei Diabetikern befaßt, und zwar mit dem Rh/rh-System. Unsere Fragestellung war, ob die Embryopathia diabetica nicht teilweise oder ganz Ausdruck einer Rh-Inkompatibilität sei. Wir fanden jedoch keine Abweichungen gegenüber der normalen Bevölkerung.

Zum Vortrag von Herrn K o p e r a möchte ich sagen - und Herr K o p e r a deutete dies selbst an - daß es natürlich außerordentlich schwer ist, zu Verlaufsbeurteilungen zu kommen.
Die Dosen, die Herr K o p e r a in der Dauertherapie angewandt hat, erscheinen mir etwas zu hoch. Ich habe in einigen Fällen doch bei einer entsprechenden Applikation über ein Jahr oder länger Virilisierungserscheinungen gesehen. In einem besonders ungünstigen Fall kam es bei einer Sängerin zur Entwicklung einer tiefen Stimmlage.

Zum Vortrag von Fräulein M e n z e l möchte ich sagen, daß es heute keine Veranlassung mehr dazu gibt, daran zu glauben, daß es - jetzt abgesehen von extremen Ausnahmefällen - gekreuzte Inhibitionen gibt. Z. B. ist kein Beweis dafür erbracht worden, daß man mit Sexualhormonen die ACTH-Produktion hemmen könne.

Zum Vortrag von Herrn S e i g e möchte ich anführen, daß die konservative Therapie der Gangrän, die ohnehin nach seiner Meinung in 5o und nach unserer Meinung in 75 % der Fälle zur Ausheilung führt, zu bevorzugen ist. Einseitige Amputation zieht nahezu schicksalsmäßig eine Gangrän des anderen, mehrbelasteten Beines nach sich. Herr S e i g e deutete dies auch an.

Wir haben zur Frage der Besserung des Diabetes bei einer sich entwickelnden und progredienten Kimmelstiel-Wilson-Erkrankung auch einige Vorträge gehört. Wir haben aus unserem Arbeitskreis die Verkleinerung des Extrazellularraums bzw. des Glukose-Spaces und damit des Glukose-Pools funktionell, und wie wir glauben, durch Herrn F u c h s auch pathologisch-anatomisch nachweisen können. Dann erwähnten wir schon neulich die Untersuchungen von Herrn CREUTZFELDT, die eine 2. Theorie aufstellen. Die Mitteilung von Herrn B a c h liefert eine 3. Theorie, und es ist möglich, daß im Ablauf dieses Symposions noch weiter^ Theorien entwickelt werden.

T e u s c h e r , Bern :

Es ist seit langer Zeit bekannt, daß ein Diabetes mellitus bei Auftreten einer Niereninsuffizienz leichter verlaufen kann. Schon 19o6 berichtete NAUNYN über solche Fälle: "So kann es auch nicht überraschen, wenn in solchen Fällen der Diabetes sich dauernd verliert, während die Albuminurie bleiben wird und mehr und mehr die Szene zu beherrschen beginnt". Es wurde damals angenommen, daß ein Verschwinden der Glukosurie bei Auftreten einer Nephropathie das Zeichen für die Besserung der Kohlenhydratstoffwechselstörung sei. Heute wissen wir, daß diese Auffassung falsch ist, da bei abnehmendem Glomerulumfiltrat die filtrierte Glukosemenge abnimmt, während die Rückresorption im proximalen Tubulus relativ lange gut erhalten bleibt. In den letzten Jahren sind wieder vermehrt Fälle von Besserung des Diabetes bei Auftreten von Nierenkomplikationen mitgeteilt worden. Mit Besserung wird bei diesen Fällen ganz allgemein eine Verminderung des Insulinbedarfes bezeichnet. ZUBROD, den Herr B a c h zitiert, hat als erster 1952 eine Reihe solcher Fälle publiziert. Man muß darauf hinweisen, daß bei diesen Fällen der Insulinbedarf sich aber nur um einige wenige Einheiten reduzierte. Es scheint aber etwas riskant, nur aus einem geringgradig verminderten Insulinbedarf auf eine Besserung der Stoffwechselstörung zu schließen, umso mehr, als die Insulinempfindlichkeit in der Urämie, wie wir weiter unten zeigen werden, vermindert ist. Von späteren Untersuchern wurde auch darauf hingewiesen, daß eine Verminderung des Insulinbedarfes nicht vom histologischen Befund der Nephropathie abhängig ist. Das Gemeinsame bei diesen Fällen scheint im Auftreten einer Niereninsuffizienz zu liegen.

Als Erklärung für die Besserung des Diabetes bei Niereninsuffizienz wurden folgende Hypothesen vorgebracht: verminderter Insulinbedarf infolge verminderter Nahrungszufuhr bei fortgeschrittener Nierenkrankheit; verlangsamte Degradierung von Insulin in der Niere; leichteres Permeieren der Glukose durch ödematöse Zellmembranen bei Vorliegen eines nephrotischen Syndromes; Anhäufung von schwefelhaltigen Harnstoffverbindungen, die wie Sulfonylharnstoff blutzuckersenkend wirken könnten; Verkleinerung des Glukosespace wie von L ü d t k e an diesem Symposion vorgetragen wurde; Herr B a c h vertritt die Ansicht, daß ein Hypocorticismus die Ursache des verminderten Insulinbedarfes sein könnte. Bei chronischen Urämien kommt es sicher in gewissen Fällen zu einer Atrophie der Nebennierenrinde, was zu einer erhöhten Insulinempfindlichkeit führen kann. Eine verminderte Urinsteroidausscheidung darf unseres Erachtens nicht als Beweis für einen Hypocorticismus angeführt werden, da die Elimination der Corticoide bei Nierenversagen ohnehin stark reduziert ist.

Wenn die Niereninsuffizienz das Gemeinsame der Fälle mit Besserung des Diabetes mellitus ist, müßten wir eigentlich bei nichtdiabetischen Individuen mit Azotämie eine erhöhte Glukosetoleranz sowie eine vermehrte Insulinempfindlichkeit nachweisen können. Bei der Untersuchung von fast 400 Patienten mit akutem oder chronischem Nierenversagen haben wir gegenteilige Befunde erhoben. Bei der Untersuchung von 100 Fällen, die während der 12 der Blutentnahme vorangegangenen Stunden weder Glukose resp. Lävuloseinfusionen noch Insulin erhalten haben, fanden wir, trotz großer Streuung der Werte, eine signifikante Korrelation zwischen Höhe des Rest-N und des Blutzuckers, der enzymatisch gemessen wurde (Abb. 1). Der wahre Blutzuckergehalt ist also bei Niereninsuffizienz höher als bei Nierengesunden. Wir haben dann bei einer Gruppe von 11 Patienten mit deutlich erhöhtem Rest-N Glukosebelastungen durchgeführt und diese mit einer Gruppe von Nierengesunden verglichen. Die Abb. 2 zeigt, daß bei den Fällen mit Niereninsuffizienz der Blutzucker höher ansteigt und gegenüber den Normalen verzögert abfällt. Wir möchten darauf hinweisen, daß wir nur Patienten, die an den 3 vorangehenden Tagen mindestens 250 g Kohlenhydrate erhielten, für die Glukosebelastung auswählten, so daß eine verminderte Glukosetoleranz infolge verminderter Kohlenhydratzufuhr nicht anzunehmen ist. Bei der kombinierten Glukose-Insulin-Belastung, die wir nach der Vorschrift von HIMSWORTH durchführten, ergab sich eine verminderte Empfindlichkeit auf exogenes Insulin. Die Abb. 3 zeigt, daß die die Insulinempfindlichkeit messende Fläche (I) gegenüber dem Normalen nur die Hälfte beträgt. Es resultiert ein Quotient von I/G von 0,49 statt wie beim Normalen von ungefähr 1,0. Wenn die in der Peripherie gemessene Wirkung von exogenem Insulin derjenigen von endogenem gleichgesetzt wird, kann dieser Befund dahin interpretiert werden, daß bei Azotämie die Hyperglykämie auf einer verminderten Insulinempfindlichkeit und weniger auf einer Verminderung der endogenen Insulinmenge beruhen kann. Bei einigen Patienten haben wir vor und nach Hämodialyse Insulinbelastungen allein ausgeführt. Solange der Rest-N erhöht war, fanden wir einen verzögerten, aber gegenüber dem Normalen prolongierten, Abfall des Blutzuckers. Unsere Untersuchungen zeigen, ähnlich wie diejenigen von Perkoff eine Verminderung der Glukose- und Insulin-Toleranz bei Fällen mit vorgeschrittener Niereninsuffizienz. Wir würden also sagen, daß nach unseren Untersuchungen ein Diabetes im Stadium der Niereninsuffizienz nicht "besser" sondern "schlechter" werden sollte. Da sich aber gleichzeitig gegenüber dem Normalen ein prolongierter Abfall des Blutzuckers nach intravenösem Insulin ergibt, scheint es trotzdem möglich, daß durch eine Verlängerung der biologischen Halbwertszeit infolge der Urämie die injizierte Insulinmenge beim Diabetiker eine prolongierte Wirkung haben kann, was sich wohl in einer Verminderung des Insulinbedarfes auswirken könnte. Prinzipiell würde aber ein Nierenversagen doch zu einer verminderten Kohlenhydrattoleranz und nicht zu einer Besserung derselben führen. Wir glauben, daß dieser renal bedingte Mechanismus auch für den Diabetiker mit Niereninsuffizienz seine Gültigkeit haben muß.

F l e m m i n g , Berlin :

Wie die vorangegangenen Beiträge zeigten, sind wir als Chirurgen durchaus in der Lage, im Falle einer diabetischen Angiopathie zu helfen. Man kann sogar bei der Hypophysektomie oder Epinephrektomie von einer kausalen Therapie sprechen. Vom chirurgisch-technischen Standpunkt her muß man wohl der Epinephrektomie den Vorzug geben. Denn nach der Hypophysektomie ist man nie ganz sicher, daß man dieses Organ vollständig entfernt hat, worauf bereits Herr T e u s c h e r hinwies. Unsere eigenen Erfahrungen entsprechen dieser Feststellung. Da man intra operationem die Sella nicht immer ganz genau überblickt, vermögen leicht Teile dieser endokrinen Drüse zurückzubleiben und somit den gewünschten therapeutischen Erfolg in Frage zu stellen. In gleicher Weise gilt dies für die Spickung mit Radium oder Yttrium, denn auch danach weiß man nicht genau, ob ein eventueller therapeutischer Mißerfolg vielleicht auf der Persistenz von hormonproduzierendem Gewebe beruht.

Bei der Epinephrektomie findet sich eine wesentlich günstigere Situation. Wir wissen nach dem Eingriff ganz sicher, daß die Nebennieren entfernt sind. An über 50 Fällen haben wir in den letzten Jahren Erfahrungen mit diesem Eingriff sammeln können. Die von Herrn L i s e w s k i vorhin analysierten Patienten sind in dieser Zahl mit einbegriffen. Überwiegend handelte es sich um Mammakarzinom-Trägerinnen. Wenn später eine Patientin verstarb und seziert wurde, fand der Pathologe in keinem Falle Nebennierenreste oder versprengte Nebennierenteile. Man ist also absolut sicher, daß sich nach der Epinephrektomie das gewünschte Operationsresultat einstellt.

Als genauso vage wie die Hypophysektomie ist die sog. funktionelle Nebennierenausschaltung einzuschätzen. Man versteht darunter die Durchtrennung vom N. splanchnicus major und minor, wie sie beispielsweise von S m i t h w i c k angegeben wurde. Dieser Eingriff sei hier nur deshalb erwähnt, weil die Resektion der Splanchnicusnerven zugleich mit der lumbalen Grenzstrangresektion vorgenommen werden kann, ohne daß das Operationsrisiko wesentlich erhöht wird. Bei entsprechender Lagerung gelingt es ohne weiteres vom Flankenschnitt aus, wie er bei der Grenzstrangresektion üblich ist, anschließend an die Entfernung des lumbalen Symphaticusanteils nach oben weiter präparierend, auch die beiden Splanchnicusstränge darzustellen, zu durchtrennen oder zu resezieren.

Es wundert mich, daß bisher in diesem Gremium leider die lumbale Grenzstrangresektion nicht erwähnt wurde. Erlauben Sie deshalb, daß ich auf diesen Eingriff näher eingehe, der nach eigenen und Schrifttumserfahrungen noch immer z. T. recht günstige Erfolge bei Blutumlaufstörungen der unteren Extremitäten zu bringen vermag. MEIER-BURGDORF legte erst kürzlich eine größere Statistik vor, die zu Gunsten der Grenzstrangresektion auch beim Diabetiker spricht. Stellt man die Indikation hierzu nur bei peripheren, allenfalls bis zur A. poplitea hinaufreichenden Leiden, dann vermag man mit der Grenzstrangresektion zumindest für einige Jahre Besserung zu erzielen. Durch diesen relativ kleinen Eingriff wird der Patient häufig von der lästigen medikamentösen Dauerbehandlung befreit. Selbstverständlich darf man in solchen Fällen das Ganglion L 1 nicht mit exstirpieren; es genügt die Resektion von L 2 abwärts. Die Entfernung von L 1 erscheint gefährlich, ja kontraindiziert, weil der Erfolg der Operation hierdurch in Frage gestellt wird. Die Durchblutung der Extremität kann sich danach sogar verschlechtern. Die Erklärung ist einfach: Bei der Exstirpation auch des Ganglion L 1 werden die Arteriolen und Präkapillaren am Oberschenkel ebenfalls weitgestellt. Demzufolge wird das Blut den mechanischen Gesetzen folgend, hauptsächlich den Oberschenkel besser durchbluten, während das fernabgelegene Gebiet am Fuß nichts profitiert. Bei Veränderungen an der Aorta, A. iliaca communis und externa oder A. femoralis einzeln oder kombiniert, wird man aus den eben angeführten Gründen keine sicheren Erfolge mit der Grenzstrangresektion erwarten dürfen. Allenfalls wird der Umgehungskreislauf über Arteriolen verbessert. A priori ist dies nicht genau vorauszusagen. Wir propagieren die Grenzstrangresektion auch dann noch, wenn der Gefäßprozeß in der Peripherie bereits das Stadium III oder IV nach LERICHE erreicht hat. Wir glauben, die Ausgangsbasis für eine eventuelle Amputation dadurch günstiger zu gestalten.

Ein paar Worte zur Frage der Gefäßtransplantation. Sie hat sich in den letzten Jahren dem chirurgischen Schrifttum nach einen festen Platz erobert. Unsere Erfahrungen bei Stoffwechselgesunden sind bisher damit nicht so ermutigend, als daß wir sie unbedingt auch auf den Diabetiker angewendet wissen möchten. Wir müssen stets bedenken: die diabetische Angiopathie ist ein Allgemeinleiden, welches wir durch einen lokalen Eingriff, also beispielsweise eine Gefäßtransplantation nicht aufzuhalten vermögen. Wir bauen nur eine neue Brücke. Ob sie benutzt werden kann, hängt von den Auffahrten ab. Sind diese nicht intakt, ist das ganze Unternehmen nutzlos. Eine wesentliche Rolle spielt im Hinblick auf die bleibende Durchgängigkeit der Transplantate auch die Aufnahmekapazität der peripheren Gefäße gemäß dem Arndtschen Gesetz. Sind alle Voraussetzungen gegeben, dann tritt für 1 oder 2 Jahre eine Besserung ein. Häufig hält die subjektive Besserung auch dann noch an, wenn die Prothese, durch eine Kontrollaortographie nachgewiesen, wirklich wieder undurchgängig geworden ist. Worauf dies Phänomen beruht, vermag ich nicht sicher zu sagen. Es ist anzunehmen, daß nun Kollateralen für das thrombotisch verschlossene Transplantat kompensierend eintreten, zumindest vorübergehend. Man sollte also, gerade beim Diabetes, mit dem Gefäßersatz sehr vorsichtig und zurückhaltend sein. Die Indikation zu einem solchen Eingriff zu stellen halten wir nur für angebracht, wenn ein eng umschriebener Gefäßprozeß, also ein wirklich lokal umschriebenes Leiden diagnostiziert wurde. Die Frage, ob man hierzu alloplastisches oder homoioplastisches Material benutzen soll, möchte ich im Hinblick auf die fortgeschrittene Zeit nicht weiter erörtern.

Selbstverständlich gehe ich mit Herrn S e i g e und anderen Kollegen völlig konform in der Frage der Behandlung von Zehennekrosen. Es ist immer angebracht, möglichst sparsam zu amputieren, also beispielsweise eine Zehe zu exarticulieren. Ist eine Absetzung oberhalb des Fußes erforderlich, dann propagieren wir die Amputation am Unterschenkel dicht unterhalb des Kniegelenks. Uns hat sich am besten die hohe Unterschenkelamputation nach VISCHER bewährt, bei der die Fibula exstirpiert und die Tibia in Höhe der Tuberositas abgesetzt wird. Diese Amputation wird vom septischen oder stoffwechselgestörten Patienten gut vertragen, weil nur geringe Muskelmassen zu durchtrennen sind. Unseres Erachtens ist die Erhaltung des Kniegelenks in allen Fällen anzustreben, denn hierbei gestaltet sich die prothetische Versorgung wesentlich günstiger. Die Amputation unterhalb des Kniegelenkes wirkt sich kaum oder gar nicht nachteilig auf die meist sowieso schon osteoporotische Wirbelsäule mit ihren spondylotischen Veränderungen aus. Die sparsame Amputation dankt uns auch das erhaltengebliebene Bein, in welchem meist ebenfalls ein latenter Gefäßschaden anzunehmen ist. Erfahrungsgemäß wird er allein schon durch die nach der Amputation unvermeidliche Überlastung der erhaltenen Gliedmaße manifestiert. Durch eine Unterschenkelprothese wird die 2. Extremität weniger strapaziert, weil sie leichter als eine Oberschenkelprothese ist. Sollte wirklich einmal eine Wundheilungsstörung eintreten, ist ohne weiteres, vor allem ohne Risiko quoad vitam, die nachträgliche Absetzung im Bereich des Oberschenkels möglich.

Ich möchte noch auf eine andere Lokalisation der Durchblutungsstörung hinweisen, die uns Chirurgen in zunehmendem Maße differentialdiagnostische Kopfschmerzen bereitet. Ich meine die abdominalen Krisen. Die Zahl stoffwechselmäßig gestörter Diabetiker wird immer größer. Somit kommen auch häufiger Patienten mit akuten abdominalen Beschwerden in die Klinik. Die Überweisungsdiagnose lautet auf Grund des klinischen Erscheinungsbildes im allgemeinen auf Magenperforation, akute Pankreatitis, akute Cholecystitis. Allein in den letzten 2 Jahren sahen wir uns 12-mal vor die schwerwiegende Frage gestellt, chirurgisch intervenieren zu sollen oder abzuwarten. In dieser Zahl sind jene Patienten mit enthalten, die tatsächlich ein der klinischen Symptomatologie entsprechendes organisches Substrat aufweisen, welches sich dann bei der Operation bestätigte. In allen 12 Fällen (Tab.) handelte es sich um wohl eingestellte, gut überwachte Diabetiker, die auch während der stationären oder ambulanten Kontrolle keine abnormen Blutzuckerwerte zeigten. Jeder dieser Patienten war uns unter der angeführten Verdachtsdiagnose überwiesen worden. Es gelangte der gesamte diagnostische Apparat zum Einsatz, ohne daß ein organisches, zur Operation weisendes Leiden nachgewiesen wurde. 9mal imponierten Schmerz und Abwehrspannung im Oberbauch, zum Teil wurde er kolikartig beschrieben, und 3mal hatten die geklagten Beschwerden Ähnlichkeit mit den lanzinierenden Schmerzen der Tabiker. Bis auf Fall 6, 9 und 11 war eine ausgeprägte Bauchdeckenspannung vorhanden und 8mal sistierten Stuhl und Winde. 3mal fand sich Spiegelbildung im Abdomen. Bei 5 Patienten war früher bereits die Amputation einer Extremität erfolgt.

| Name | Geschl. | Alter | Diabetesdauer | Klinisch manifeste periphere Durchblutungsstörung | Überweisungsdiagnose |
|---|---|---|---|---|---|
| B.L. | w | 3o | 14 | keine | akute Galle |
| S.W. | m | 48 | 25 | O.Sch.-Amputation | akutes Abdomen |
| S.E. | w | 56 | 5 | keine | akute Appendicitis |
| G.J. | w | 33 | 24 | Stadium I - II | perforierter Magen |
| G.A. | w | 64 | 2o | O.Sch.-Amputation | Gallenblasenperforation |
| W.H. | m | 7o | 5 | O.Sch.-Amputation | Strangulationsilius |
| F.W. | m | 58 | 21 | keine | akute Pankreatitis |
| K.L. | w | 23 | 5 | keine | akute Appendicitis |
| H.A. | m | 67 | 8 | O.Sch.-Amputation | mechanischer Ilius |
| G.H. | w | 64 | 9 | keine | perforierter Magen |
| B.W. | m | 58 | 31 | O.Sch.-Amputation | perforierter Magen |
| C.H. | m | 59 | 6 | keine | perfor. Appendicitis |
| Durchschnitt | | 52,5 | 14,4 | | |

Wir sind sicher, daß wir bei der Ablehnung einer operativen Intervention keine Fehldiagnose stellten oder ein wesentliches Leiden übersahen, denn 2mal hatten wir Gelegenheit, die Richtigkeit unserer konservativen Einstellung bei der Sektion überprüfen zu können. Ein Patient starb nämlich einen, ein anderer 7 Monate nach der Entlassung aus klinischer Beobachtung. Den Sektionsberichten zufolge fand sich bei beiden an den Abdominalorganen kein Anhalt für einen, den klinischen Aspekten nach evtl. anzunehmenden, abgelaufenen organischen Prozeß. Vielmehr berichtete der Pathologe einmal über eine hochgradige Atherosklerose der Aorta mit ulcerösen Intimadefekten, besonders der Aorta abdominalis. Bei den anderen Patienten mit 16 und 11 Monaten zurückliegender beiderseitiger Oberschenkelamputation wurde eine calcifizierende und ulcerierende Arteriosklerose der Aorta vorwiegend im Bereich der Bauchaorta und ihrer Äste sowie der Aa. iliacae festgestellt. Die derzeitige günstige Entwicklung auf dem Gebiete der Diabetesbehandlung läßt es auf Grund unserer klinischen Erfahrungen berechtigt erscheinen darauf hinzuweisen, daß bei akuten abdominalen Erscheinungen, vor allem älterer, im Stoffwechselgleichgewicht befindlicher Zuckerkranker, nach Ausschluß organischer Ursachen, wie Brucheinklemmung usw., nicht sogleich aktiv chirurgisch interveniert werden sollte. Infusionstherapie und andere konservative Maßnahmen sind besser am Platz und lassen den Patienten risikolos die manchmal bedrohlich erscheinenden Symptome überwinden.

A n d r e e v , Sofia :
Der vorzügliche therapeutische Erfolg, den Herr K o p e r a uns vorgestellt hat, ist hoffnungsvoll. Alle Ärzte und Kranken werden sehr glücklich sein, wenn die Zukunft ihn bestätigt. Leider haben wir keine so große Verbesserung des Kohlenhydratstoffwechsels bei einigen unserer mit Durabolin und Dianabol behandelten Patienten gesehen. Vielleicht waren unsere Dosen im Vergleich mit denen, die Herr K o p e r a benutzt, zu klein. Einmal haben wir unerwartet eine Verschlechterung des Kohlenhydratstoffwechsels gesehen. Ich möchte noch Herrn K o p e r a fragen, was seine Meinung über die Prophylaxe der diabetischen Angiopathie mit den anabolen Steroiden ist und ob er damit Erfahrung hat.

Zu dem Vortrag von Herrn Prof. B a c h will ich eine kleine Bemerkung machen: kann man nicht annehmen, daß die Verbesserung des Kohlenhydratstoffwechsels in diesem Falle mehr auf einem in den Geweben gebildeten Hypoglykämiefaktor beruht? Amerikanische Autoren haben gezeigt, daß bei Gewebshypoxämie ein solcher Faktor den Kohlenhydratstoffwechsel verbessern kann. Dabei kommt die Verbesserung des Kohlenhydratstoffwechsels bei interkapillärer Glomerulosklerose gewöhnlich dann, wenn die Herzinsuffizienz am stärksten ausgeprägt ist und Bedingungen für Gewebshypoxämie geschaffen sind. In diesen Fällen muß man auch die Erweiterung des "Glucose-Space" beachten.

S c h e i b e , Greifswald :
Ich bedaure außerordentlich, daß Frau S k a m e n o v á nicht nach hier kommen konnte und man auf diese Weise nicht die Möglichkeit hat, die Art der Auswahl der Patienten miteinander zu besprechen. Wir haben aus der hiesigen Klinik 387 Patienten untersucht und von diesen, soweit es möglich war, eine vollständige Blutformel aufgestellt. Wir haben auch die Sekretoreigenschaft überprüft und zunächst einmal festgestellt, daß sich die hier gefundenen Zahlen von der Normalverteilung der Blutgruppeneigenschaften im A-B-O-System, im MN-System, im Rhesus-System - wir haben dabei die Rhesus-Untergruppe bestimmt - und im Kell-System nicht signifikant unterschieden. Das hatte Herr Prof. M o h n i k e bereits gesagt. Ich möchte nun unsere Untersuchungsergebnisse erörtern, die wir bei den Sekretoren und Nonsekretoren festgestellt haben. Wir haben insgesamt von der Blutgruppe A 162 Patienten untersucht und fanden 71 % Sekretoren, 29 % Nonsekretoren. Wir haben von der Blutgruppe B 59 Patienten untersucht, dabei 76 % Sekretoren und 24 % Nonsekretoren. Wir haben von der Blutgruppe AB 21 Patienten untersucht, dabei 86 % Sekretoren und 14 % Nonsekretoren. Es sind hier insgesamt nur 21 Fälle, so daß ein Patient mehr oder ein Patient weniger schon einige Prozente ausmacht, so daß ich im Hinblick auf die Verteilung bei der Blutgruppe AB gar keine Schlußfolgerungen ziehen möchte. Bei der Blutgruppe Null hatten wir methodische Schwierigkeiten und zwar war uns ein hier in der Natur zu erntendes Phytagglutinin ausgegangen. Wir mußten also vom Pfaffenhütchen auf Industrieprodukte zurückgreifen und haben dabei festgestellt, daß es nicht möglich war, eindeutig zu unterscheiden, ob es sich um Sekretoren oder Nonsekretoren handelt. Dadurch sind vielleicht unsere Zahlen beeinflußt. Wir haben insgesamt 145 Patienten der Blutgruppe Null untersucht, dabei etwas über 54 % Sekretoren und 42 % Nonsekretoren. Das wäre genau das Gegenteil von dem,was wir aus Prag erfahren, aber ich glaube,hier sind methodische Mängel vorhanden und ich möchte nicht die Schlußfolgerung ziehen, daß nun umgekehrt gerade die Nonsekretoren vom Diabetes besonders bedroht würden. Insgesamt glauben wir, feststellen zu dürfen, daß die Sekretoreigenschaft auch beim Diabetes keine pathogenetische Bedeutung hat. Möglicherweise ist es so, daß nur bestimmte Typen der diabetischen Angiopathie oder daß nur bestimmte Formen des Diabetes von der Sekretor-Nonsekretoreigenschaft abhängen. Um das zu klären, wäre eine Aufgliederung des Materials erforderlich, die wir zunächst noch nicht vorgenommen haben.

L ü d t k e , Karlsburg :
Zum Vortrag von Herrn Prof. B a c h habe ich eine kurze Frage. Mir fiel auf, daß es sich bei den besprochenen Patienten vorwiegend um ältere Menschen handelt. Ich mache auf den Faktor wegen der Niereninsuffizienz und vor allen Dingen wegen der Herzinsuffizienz aufmerksam. Das besonders deshalb, weil wir bei unseren Patienten,

bei denen wir den Thiocyanat- oder Inulin-space bestimmt haben, auch eine 73-jährige Patientin hatten. Sie kam bei uns vorwiegend wegen eines zunehmenden Herzversagens zur Aufnahme. Bei vorhandener mittellanger Diabetesdauer benötigte sie bis vor kurzem noch täglich 20 - 30 E Depot-Insulin. Während der stat. Behandlung bei uns war kein Insulin mehr erforderlich. Wir haben im Vergleich zu vorher durchgeführten Tagesprofilen diesmal Blutzuckertagesprofilwerte gehabt, die sich um 100 mg% bewegten. Die Pat. war hochgradig ödematös, der Thiocyanat-space erwies sich als vergrößert. Ich habe an Herrn Prof. B a c h die Frage, ob er auch der Meinung ist - wie wir es bei der Pat. waren - , daß die Verbesserung des Stoffwechsels auf eine Verminderung der Glukose-Resorption infolge der cardialen Stauung zurückzuführen ist.

P r ó n a y , Trnava :

Herr B a c h und seine Mitarbeiter haben sich in ihrem Vortrag mit der Ursache der Besserung der Stoffwechsellage beim Kimmelstiel-Wilson-Syndrom beschäftigt. Herr Prof. M o h n i k e erwähnte in seiner Einführung, daß es wahrscheinlich durch eine Einengung des Extrazellularraumes zustande kommt. In diesem Zusammenhang möchte ich erwähnen, daß dabei vielleicht funktionell hämodynamische Faktoren mitspielen. Ich tue es an Hand einer eigenen klinischen Beobachtung.

Eine Diabetikerin, die etwa 100 E Insulin täglich benötigte, bekam nach einem Myocardinfarkt eine komplette atrioventriculäre Dissoziation mit einer Pulsrate von 32 Schlägen in der Min. Die Brady-cardie dauerte über 3 Monate, und dann verschwand sie ganz plötzlich wieder wie sie kam. Während der bradycardischen Periode mußten wir das Insulin ganz absetzen; nach Wiederherstellung des Sinusrhythmus mit normaler Frequenz kehrte die alte Glukosetoleranz sofort wieder.

Ich habe heute den Eindruck, daß durch die Erhöhung der peripheren Resistenz während der Bradycardieperiode es zu einem teilweisen Funktionsausfall irgendeines Organs gekommen ist, das für die Größe der Kohlenhydrattoleranz verantwortlich war.

S y l l a b a , Prag :

Ich möchte ganz kurz auf eine andere therapeutische Möglichkeit aufmerksam machen, die Ihnen zwar allen recht bekannt ist, doch hier nicht besprochen wurde.

Bei ca. 10 Patienten mit diabetischer Angiopathie und fortgeschrittenem Kimmelstiel-Wilson'schen Syndrom haben wir auch die Heparintherapie versucht, nämlich 20.000 - 40.000 E täglich, 4 - 8 Wochen i.m., in manchen Fällen mehrmals im Laufe des Jahres. Der Augenhintergrund wurde an farbigen Retinaphotogrammen kontrolliert und die üblichen Laboratoriumsprüfungen wurden periodisch gemacht.

Niemals haben wir bei dieser Therapie unangenehme Seiteneffekte bemerkt, keine neuen Fundusblutungen, im Gegenteil eine mäßige, ja manchmal bedeutende Besserung nach Nachlassen der Netzhautblutungen, Stabilisierung des pathologischen Prozesses und besonders auch ein besseres subjektives Allgemeinbefinden und eine bessere Sehschärfe. Im Gegensatz dazu blieben alle Laboratoriumsbefunde ( der Lipoprotein-Blutplasmaspiegel ausgenommen) fast unverändert und zeigten keine signifikante Besserung. Die günstige Wirkung der Heparin-Therapie auf die atherosklerotischen Gefäßveränderungen ist gut bekannt, es ist nur fraglich, wie weit auch die diabetische Mikroangiopathie dadurch beeinflußt wird.

Die konservative Behandlung der diabetischen Angiopathie ist begreiflich - und aus menschlichen Gründen muß es so sein - . Es ist sehr schwer kritisch den Erfolg e i n e r Komponente genau abzuschätzen bei Anwendung einer komplexen Therapie.

Deshalb betrachte ich unsere Erfolge als provisorisch und diskutierbar und möchte wissen, zu welchen Erfahrungen die anwesenden Kollegen mit einer Heparintherapie gekommen sind.

L a w o n n , Zschadraß :

Wir hörten, daß anabole Steroide einen Anreiz zur Gewebsneubildung bieten. Hierzu eine Frage an Kollegin M e n z e l : Soll man bei tuberkulösen Diabetikern mit Angiopathien mit der Verordnung anaboler Steroide zurückhaltend sein ?

Ich gebe zu bedenken, daß noch progressive tuberkulöse Veränderungen ungünstig beeinflußt werden könnten. Soll man abwarten, bis sich die Tuberkulose durch die antituberkulöse Behandlung fibrös umwandelt oder kann man eine Behandlung mit anabolen Steroiden gerade unter einem ausreichenden antituberkulösen Schutz durchführen ? Hierzu ein Beispiel, wie sich eine solche Krankheitskombination entwickeln kann : Ein jetzt 27 Jahre alter Patient, der seit seinem 7. Lebensjahr insulinspritzender Diabetiker ist, bekommt auswärts 9 Monate lang anabole Steroide, bei uns noch 3 Monate dazu, also insgesamt 12 Monate lang. Er hat ein Tuberkulom, welches größer wird, kavernisiert, und schließlich werden auch Tuberkulosebakterien nachgewiesen. Eine Retinopathia diabetica II entwickelt sich zu einer Proliferans.

Erst nach Beendigung der Behandlung mit anabolen Steroiden und Verabreichung von Fruktoselösung per os zeigt das Augenleiden keine Progression mehr.

C z y z y k , Warschau :
Meine Frage betrifft das Verhalten der Bromsulphaleinprobe während der langen Behandlung mit Durabolin. Es ist bekannt, daß es unter der Behandlung mit anabolen Steroiden zum Auftreten einer intrahepatischen Cholostase kommen kann. Vielleicht steht im Zusammenhang damit die Beobachtung von Herrn K o p e r a über die Steigerung des Serumcholinesterasespiegels nach der Behandlung mit Durabolin.

M o h n i k e , Karlsburg :
Ich möchte noch an Herrn K o p e r a vor seinem Schlußworte eine Frage stellen. Es ist verständlich, daß ein Diabetes in bezug auf seine Kohlenhydrathaushaltsstörung leichter werden kann, wenn ein Anabolicum gegeben wird. Wir haben das jedoch nie sehr sinnfällig gesehen. Es würde mich nun interessieren, ob es hier Differenzen zwischen verschiedenen Diabetikern bzw. Diabetestypen gibt, d.h. ob man vielleicht hiermit diagnostisch Diabetiker erfassen kann, die eine sehr starke Glukoneogenese aufweisen.

K o p e r a , Oss/Holland :
Ich will versuchen, mein Schlußwort so kurz wie möglich zu machen. Zuerst zu Prof. M o h n i k e : Da ich mich keiner tendenziösen Unterlassung schuldig machen wollte, habe ich auf die eventuellen Nebenwirkungen einer Deca-Durabolin-Therapie ausdrücklich hingewiesen. Es verdient hierzu noch vermerkt zu werden, daß von den etwas über 2oo in Behandlung stehenden Patienten, die seit über 1 Jahr genauen Kontrollen unterliegen, kein einziger die Therapie wegen auftretender Nebenwirkungen unterbrochen hat. Wie bereits im Vortrag erwähnt, ist nur bei Frauen mit Nebenerscheinungen zu rechnen. Sie treten in der Regel allein in Fällen mit besonderer Empfindlichkeit für androgene Effekte zutage und beschränken sich auf Stimmveränderungen, akneartige Hauterscheinungen, Neigung zu Bartwuchs und Menstruationsstörungen. Sie sind alle, vielleicht mit Ausnahme der Veränderung der Stimme, ziemlich rasch reversibel. Letztere tritt wohl oft zu allererst auf, wird aber gewöhnlich nur bei Sängerinnen bemerkt, die darunter leiden, daß sie hohe Töne nicht mehr erreichen; die Rückbildung der Stimmveränderung erfolgt mitunter langsam oder nur teilweise.

Bedenkt man, daß alle Nebenerscheinungen erst nach länger dauernder Therapie und allein bei Frauen mit stärkerer Empfindlichkeit für virilisierende Effekte zu erwarten sind, und vergleicht man diese meist völlig reversiblen Störungen mit den oft schwerwiegenden Folgen der nicht konservativen, angeblich wirksamen Therapie-Versuche der diabetischen Retinopathie, so wird man die Nebenwirkungen der Deca-Durabolin-Behandlung ohne Zwang als leicht und relativ bedeutungslos bezeichnen können.

Die 2. Frage von Herrn Prof. M o h n i k e muß ich leider unbeantwortet lassen. Das ganze Krankengut ist noch nicht so weit aufgeschlüsselt, daß etwas über die Diabetestypen und deren Reaktion auf die therapeutischen Bemühungen gesagt werden kann; es wäre sicher interessant, wenn man die diagnostischen Bemühungen ex invantibus unterstützen könnte.

Zu Herrn A n d r e e v : Das Problem einer prophylaktischen Anwendung von Deca-Durabolin bei diabetischer Retinopathie beschäftigt uns begreiflicherweise schon seit längerem. Wir haben darüber bereits mit mehreren Klinikern gesprochen, aber noch niemanden gefunden, der bereit wäre, eine hierfür nötige Untersuchung zu beginnen; das ist nicht verwunderlich, da es sich um eine sehr eingehende und über viele Jahre geführte klinische Studie an einem größeren Krankengut handeln müßte, wofür kaum jemand Zeit und Geduld aufbringt, selbst wenn die anderen Voraussetzungen für eine solche Untersuchung erfüllt wären. Ich kann somit nur sagen: wir sind an einer Antwort auf diese Frage lebhaft interessiert, aber noch weit davon entfernt, sie geben zu können. Vielleicht darf ich in diesem Zusammenhang 2 Diapositive zeigen, die ich der jüngsten Arbeit von HOUTSMULLER und VAN POPPEL (3) entnehme.

Abb. 1 ist eine diagrammatische Darstellung der gefundenen Veränderungen an der Retina, der Kapillarresistenz und des Eiweiß-, Fett-, sowie Kohlehydratstoffwechsels (geschlossen aus Abweichungen von Serumbestandteilen und der Glukosetoleranz) im Laufe des Diabetes. Mit der Höhe der Blöcke soll der Grad der Störung ausgedrückt werden. Man sieht, zu Beginn der Erkrankung ist nahezu ausschließlich der Kohlehydratstoffwechsel gestört. Nach einer Krankheitsdauer von durchschnittlich 14 Jahren findet man hochgradige Störungen am Auge, an den Kapillaren und in allen 3 Stoffwechselbereichen. Beginnt man nun eine Behandlung mit anabolen Steroiden (HOUTSMULLER c.s. verwendeten Deca-Durabolin), so finden sich nach 2 Jahren deutliche Zeichen eines therapeutischen Effektes: Die Kapillarresistenz ist eindrucks-

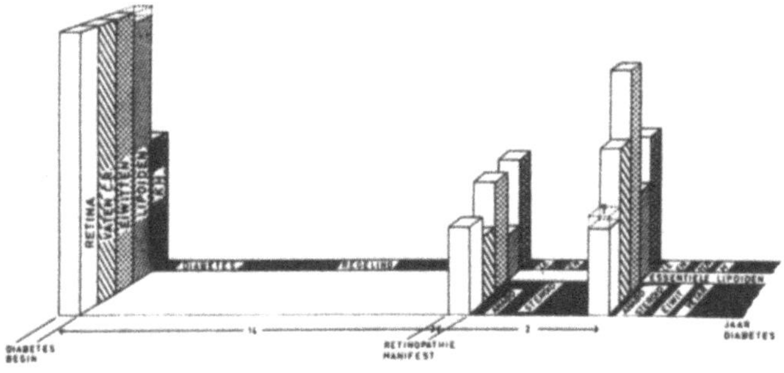
RETINA
DIABETES
BEGIN
14
RETINOPATHIE
MANIFEST
2
ESSENTIELE LIPOIDEN
JAAR
DIABETES

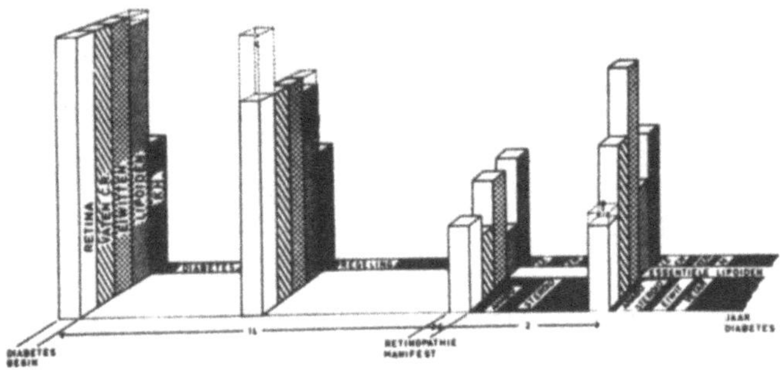
RETINA
DIABETES
BEGIN
14
RETINOPATHIE
MANIFEST
2
ESSENTIELE LIPOIDEN
JAAR
DIABETES

voll verbessert, und die Veränderungen der Plasmaproteinfraktionen sind nahezu vollständig normalisiert; gleichzeitig kam es zu einer Verminderung der Störungen des Kohlehydrat- und des Fettstoffwechsels, und der Zustand der Retina hat sich nicht weiter verschlechtert, sondern eher gebessert. Somit scheint Deca-Durabolin an mehreren Stellen therapeutisch in den Komplex der Veränderungen einzugreifen.

Man weiß derzeit noch viel zu wenig über die Abhängigkeit des Ausmaßes der Veränderungen von der Dauer der Krankheit, namentlich im Zeitraum zwischen Erkrankung und Auftreten der diabetischen Mikroangiopathie. Wie immer aber diese Beziehung sein mag, ob so wie in Abb. 2 angenommen wurde oder anders, in allen Fällen drängt sich die Frage auf, inwieweit man die nach etwa 1o bis 14 Jahren gefundenen Veränderungen durch frühzeitige Gabe von anabolen Steroiden hätte verhindern können. Mit anderen Worten, ob sich diese Medikamente zur Prophylaxe des diabetischen Spätsyndroms eignen. Leider sind unsere Bemühungen noch nicht weit genug vorangetrieben, um darauf eine Antwort zu geben.

Zu Herrn L a w o n n möchte ich mir eine Bemerkung erlauben, obwohl er mich nicht angesprochen hat: Sie fragten, ob es nicht gefährlich sei, anabole Stoffe bei Lungentuberkulose zu verwenden. Wir glauben dies verneinen zu dürfen, obwohl wir keine speziell darauf ausgerichteten Untersuchungen durchführen ließen.

Dafür sprechen auch die publizierten Beobachtungen, in denen von guten therapeutischen Effekten der anabolen Steroide bei Patienten mit Lungentuberkulose berichtet wird (1, 2, 4, 5, 6). Diese wollen wir zwar nicht als Beweis für eine spezifische Wirkung der Anabolica auf den tuberkulösen Gewebszerfall ansehen - wir glauben viel eher, daß es sich um einen unspezifischen, anabolen Allgemeineffekt handelt - sie bestärken uns aber in der Annahme, daß die Tuberkulose wohl nicht als Gegenindikation für die Anwendung von anabolen Steroiden aufgefaßt werden muß. In ziemlich ausgedehnten tierexperimentellen und klinisch-therapeutischen Versuchen konnten wir uns bisher von einer die Neubildung von Granulationsgewebe fördernden Wirkung systemisch und lokal verabfolgter anaboler Stoffe (künstliche, standardisierte Traumen im Tierversuch und Ulcera cruris in der Klinik) nicht überzeugen.

Zu Herrn C z y z y k : Sie meinten, das Auftreten von Leberfunktionsstörungen sei als Nebenerscheinung der anabolen Therapie bekannt. Dies trifft nach Mitteilungen in der Literatur und eigenen Untersuchungen wohl für eine Reihe, aber sicher nicht für alle anabolen Stoffe zu. Wir haben uns mit dieser Frage recht eingehend beschäftigt, da es en vogue war und noch ist, die anabolen Steroide als lebertoxische Substanzen zu diskreditieren. Dies geschieht unseres Erachtens aus zweierlei Gründen zu Unrecht. Erstens dürfte unrichtig sein, was so oft getan wird, nämlich von Hepatotoxizität zu sprechen, wenn allein Störungen empfindlicher Leberfunktionsteste ohne die Zeichen eines klinischen Leberschadens gefunden werden. Zweitens haben wir uns in gründlichen Prüfungen davon überzeugt, daß die Nandrolonester in therapeutischen Dosen weder eine leberschädigende noch eine die Leberfunktion störende Wirkung besitzen. Ich verweise nur auf die Untersuchungen von WERNZE (7, 8), der den Einfluß von 2 oralen anabolen Steroiden (Alkylderivate) und des Nandrolonphenylpropionats (Durabolin) (Ester) auf Bromsulphaleinelimination, alkalische Phosphatase und SGOT (Serum-Glutamin-Oxalessigsäure-Transaminase) an 36 lebergesunden Erwachsenen prüfte. Dabei fand er deutliche Störungen der Leberfunktionsteste nach Gabe der beiden oralen Stoffe, während Verabfolgung von weit über der therapeutischen Dosierung liegenden Mengen Durabolin (5o mg jeden 2. Tag während 3o Tagen !) ohne Einfluß auf die Leberfunktionsproben blieb. Neben diesen an und für sich schon eindeutigen Untersuchungen ist noch viel mehr Material in unserem Besitz, aus dem deutlich hervorgeht, daß Durabolin frei ist von störenden Nebenwirkungen auf die Leberfunktion. Es wird sogar von vielen Ärzten mit Vorteil als zusätzliches Therapeuticum bei chronischen Lebererkrankungen verwendet.

L i t e r a t u r

(1) BELMONTE, C.R., R.N. LOPEZ a. R.M. GUERRERO : J. Philipp. med. Ass. 35, 354 (1959)
(2) FANTOLI, U., BOCCITTO, G. a. L. LORENZETTI : Ann. Ist. Forlanini Nr. 2, 218(1959)
(3) HOUTSMULLER, A.J. a. A.L.A. VAN POPPEL : Acta Ophthalm., im Druck, 1963
(4) MORIN, J.P.: Thèse, Marseille 196o
(5) PAGE, C.W.: Vorgetragen auf dem "Symposium on Anabolic Therapy" Detroit 1962
(6) PEREZ CASTILLO, R.: Pren. méd. mex. 25, 3 (196o)
(7) WERNZE, H. a. H.J. KUSCHKE : Brit. med. J. 196o,I, 1956
(8) WERNZE, H.: Dtsch. med. Wschr. 85, 2237 (196o)

M o h n i k e , Karlsburg :
Wir danken Herrn K o p e r a . Wir haben übrigens auch in Berlin Untersuchungen mit Chlortestosteron durchgeführt, welches nach der Literatur hepatotoxisch wirken kann. Wir haben jedoch nichts gesehen, auch nichts an den Fermenten.

M e n z e l , Karlsburg :
Zur Frage von Herrn L a w o n n : Wir haben keine Erfahrung mit der Anwendung anaboler Steroide bei Tuberkulose. Ich besitze auch keinen Überblick über die entsprechende Literatur.

Da anabole Steroide die Gewebsneubildung fördern, würde ich zunächst von einer Anwendung abraten, wenn die Gefahr von Schwartenbildung und Adhaesionen besteht. Ohne diese Bedenken sind anabole Steroide wegen ihres günstigen Effektes auf Appetit und Ansatz nur zu empfehlen.

B a c h , Budapest :
Es wurden mir einige schwierige Fragen gestellt.

Mit Herrn T e u s c h e r aus Bern kann ich mich leider nicht einverstanden erklären. Seine Fälle beziehen sich nicht auf Diabetiker, und die Insulinempfindlichkeit seiner Nierenkranken ist nicht mit der Reaktion bei Kranken mit diabetischer Glomerulosklerose vergleichbar. In meiner Vorlesung habe ich nicht erwähnt, daß wir 2o Fälle von Kimmelstiel-Wilson-Syndrom hatten, deren diabetische Stoffwechsellage sich nicht besserte. In diesen Fällen haben wir keine Nebennierenatrophie gefunden. Herr T e u s c h e r behauptet auch, daß unsere Patienten vielleicht insulinresistent waren. 2 Patienten waren mehr als 5 Jahre lang in unserer Behandlung. Sie wurden mit bestimmten Mengen von Insulin kompensiert. Diese Menge war nie größer als 5o - 6o Insulineinheiten. Bei Insulinresistenz braucht man mehr.

Auf die Frage von Herrn A n d r e e v kann ich antworten, daß die von uns vorgestellten Fälle alle Zirkulationsstörungen hatten und sicherlich hypoxämisch waren. Aber diejenigen Kranken, bei denen sich der Diabetes nicht gebessert hat, waren auch hypoxämisch und starben an Urämie, doch ihre Nebennieren waren normal.

Herr L ü d t k e erwähnte, daß eine Patientin, die 2o - 3o E. bekam, während einer Dekompensation aglukosurisch wurde und ohne Insulin auskam. Ich beziehe mich auf BÜDINGEN, der vor vielen Jahren (19o9) festgestellt hat, daß bei Herzdekompensation oft eine Hypoglykämie besteht. (Seitdem hat man Tausende von Herzkranken in der ganzen Welt mit hypertonischen Glukoseeinspritzungen behandelt, wo die Behandlung oft harmlos war, aber manchmal den Kranken viel Schaden verursachte.) Im Pathologischen Institut der Universität Szeged hat Herr GERLEI etwa vor 3o Jahren den Inselapparat verstorbener Herzkranker untersucht und festgestellt, daß bei denen im Ductus Wirsungianus eine Stauung und infolgedessen eine Inselhypertrophie zustande kommt, ebenso wie bei den Versuchen von BANTING, der den Pankreasausführungsgang unterbunden hat. Es ist möglich, daß auch bei der Patientin von Herrn L ü d t - k e infolge der Stauung eine Inselhypertrophie zustande kam, was eine Erklärung der Besserung der Zuckertoleranz wäre.

Den von Herrn P r o n a y erwähnten Fall könnte ich nur mit Suppositionen erklären.

AUTORENVERZEICHNIS +)



+) Die unterstrichenen Seitenzahlen beziehen sich auf die Vorträge, die einfachen auf die Diskussionsbeiträge.

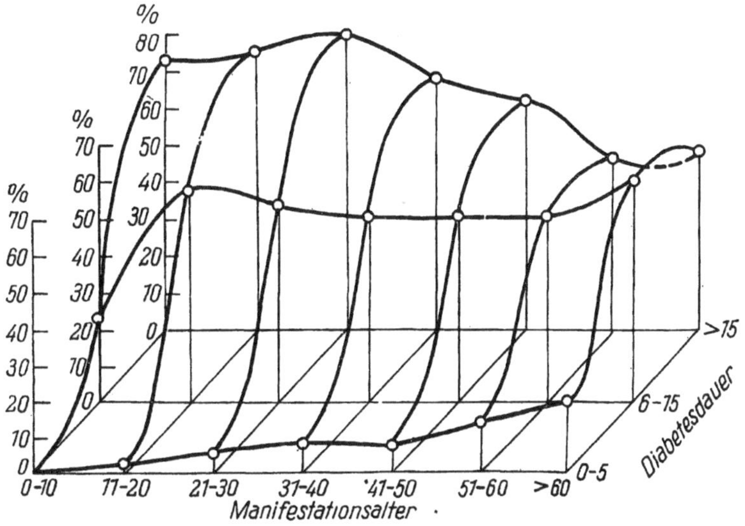


Abb 1 Abszissen. Diabetesdauer (0 – 5, 6 – 15, über 15 Jahre)
Auf der Abszisse aufgetragen das Manifestationsalter
Ordinate Retinopathiefrequenz

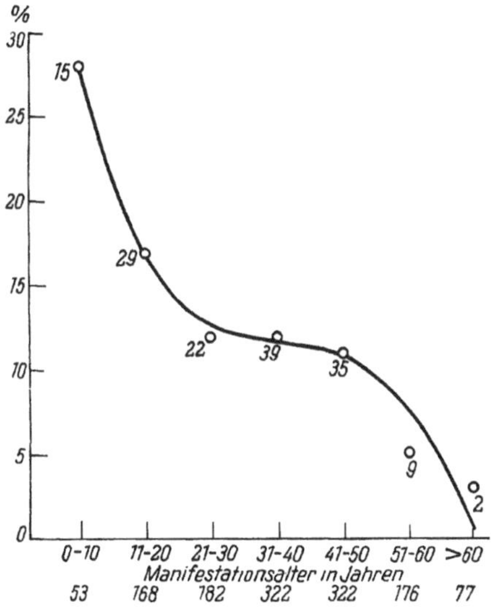


Abb. 2

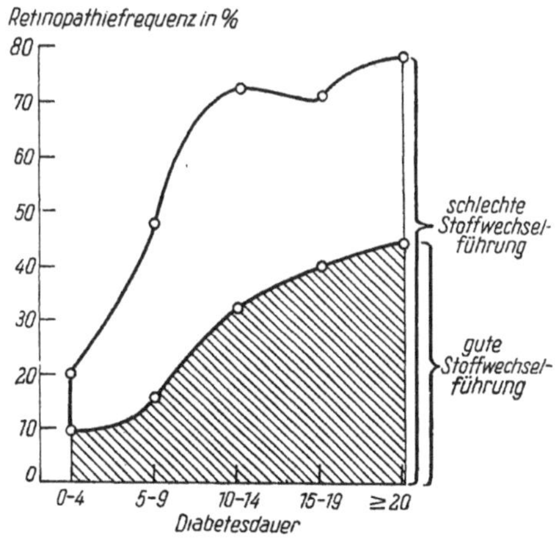


Abb. 3

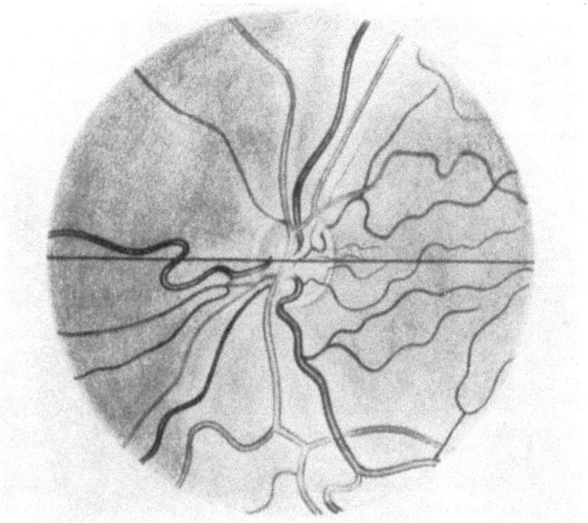

Abb. 1. Bild der Papille und der Halbierungslinie bei richtig auf 0 eingestelltem Meßocular. Papille erscheint kreisrund und wird durch die Schnittlinie bzw. Prismenlinie des Oculars, die als scharfe feine schwarze Linie sichtbar ist, halbiert

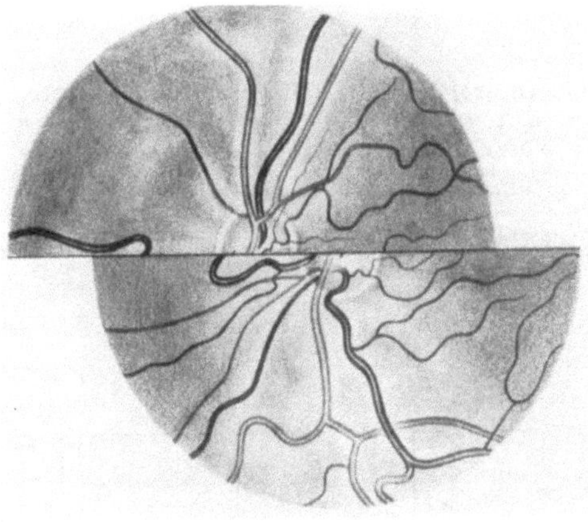

Abb. 2. Messung des Papillendurchmessers durch Gegeneinanderverschieben der beiden Linsenhälften

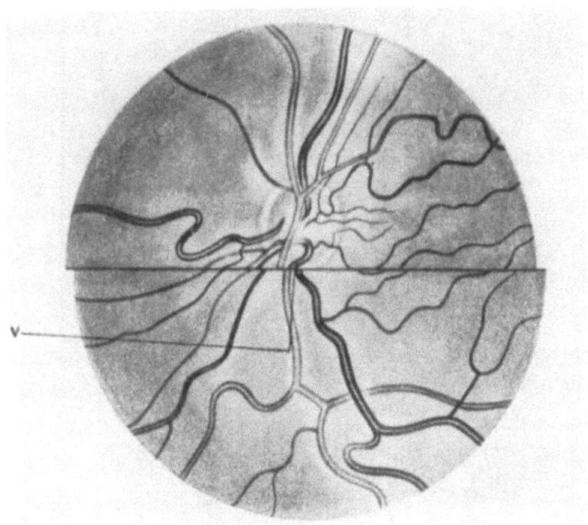


Abb. 3. Messung des Durchmessers einer Netzhautvene (v)

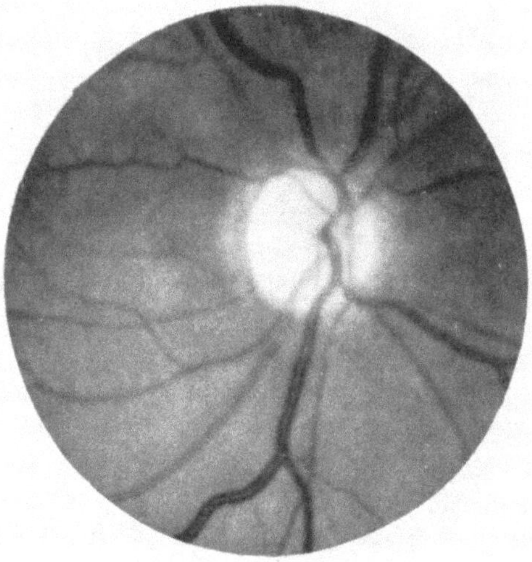

Abb. 4a. 25jähr. Pat., Dauer des Diabetes 6 Jahre. Rechtes Auge: Venen sind um 15,5% gegenüber der Norm erweitert. Arterien weisen normales Kaliber auf

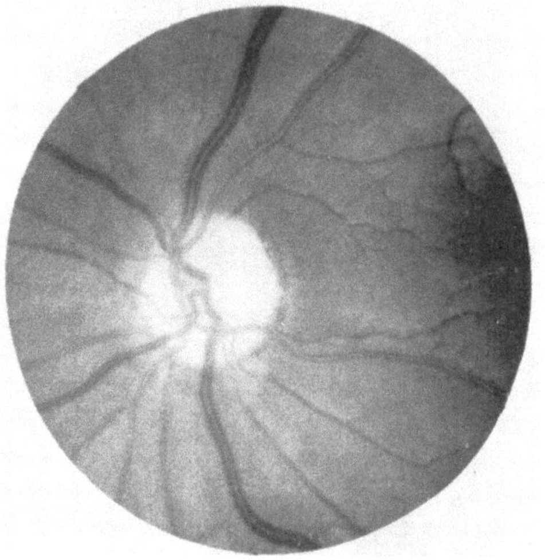

Abb. 4b. 25jähr. Pat., Diabetesdauer 6 Jahre. Linkes Auge: Venen sind um 15,5% gegenüber der Norm erweitert. Arterien weisen normales Kaliber auf

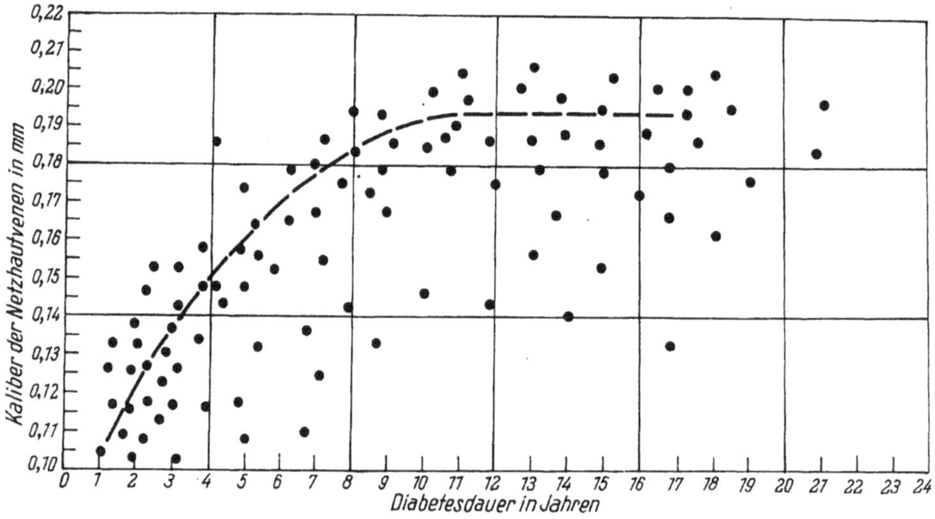


Abb. 5. Abhängigkeit der Weite der Netzhautvenen von der Dauer des Diabetes mellitus

Abbildungen zu **Dolének**, Seite 21

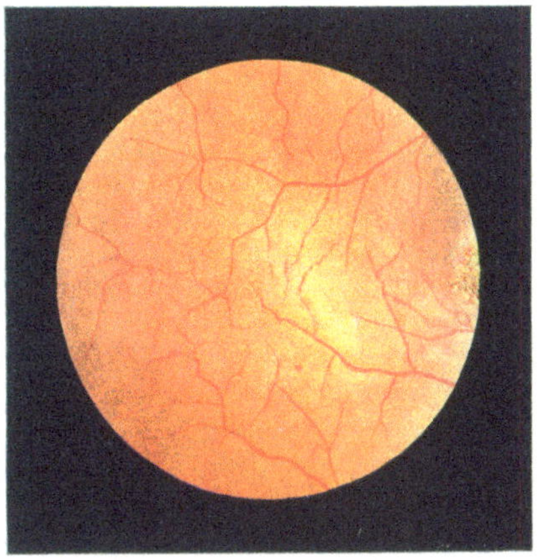

Abb. 1

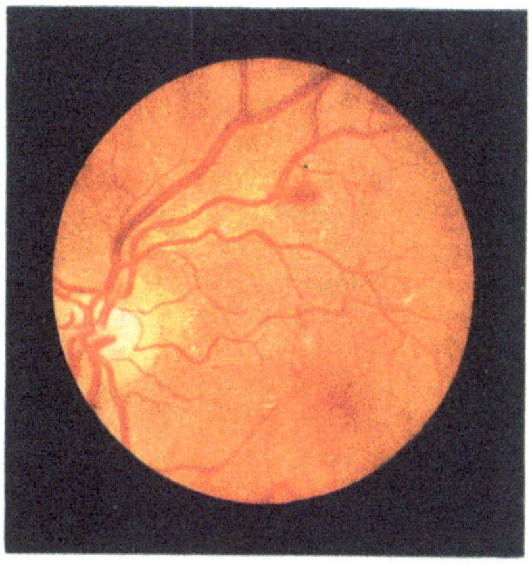

Abb. 2

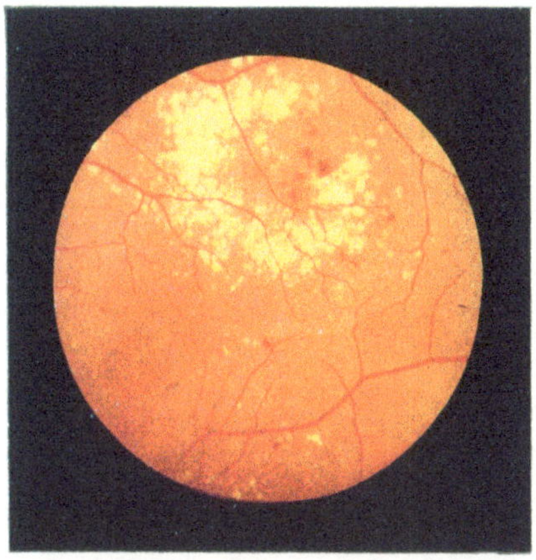

Abb. 3

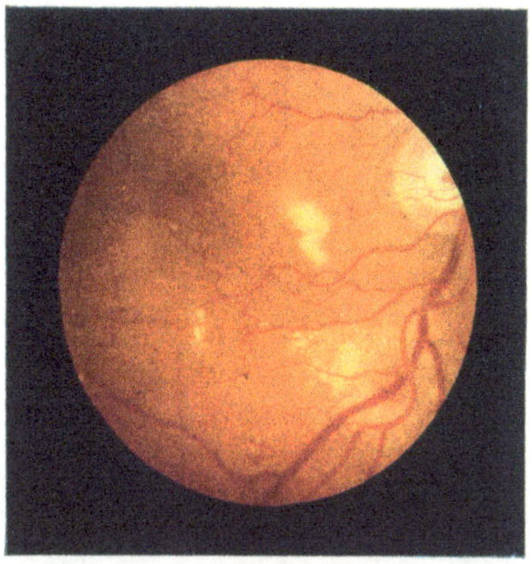

Abb. 4

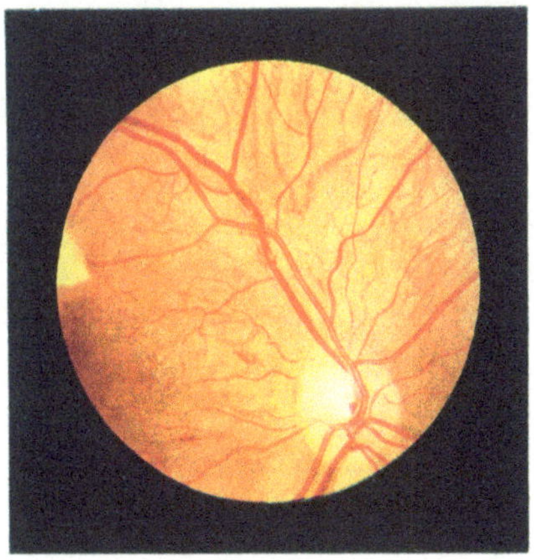

Abb. 5

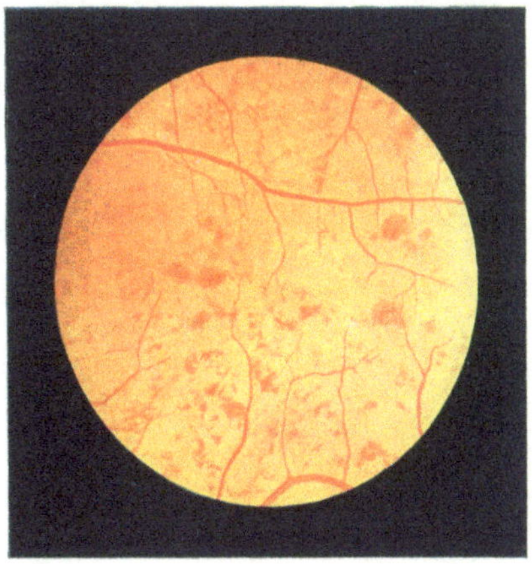

Abb. 6

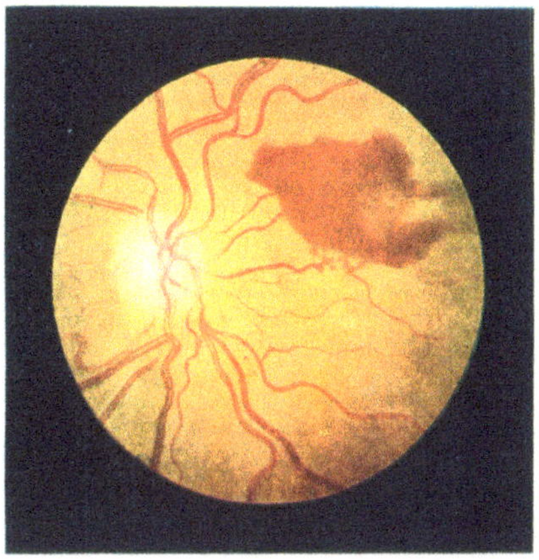

Abb. 7

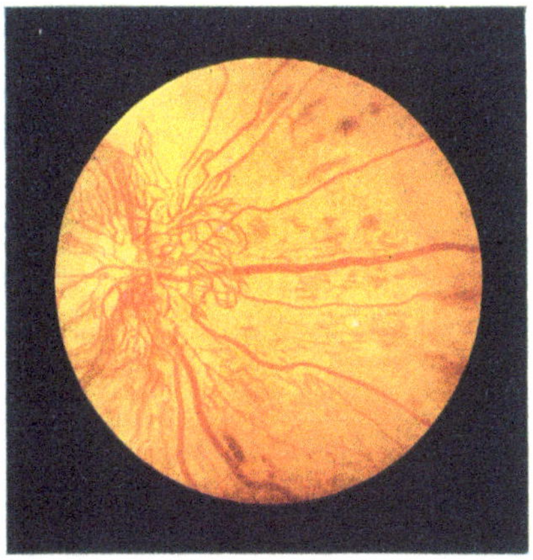

Abb. 8

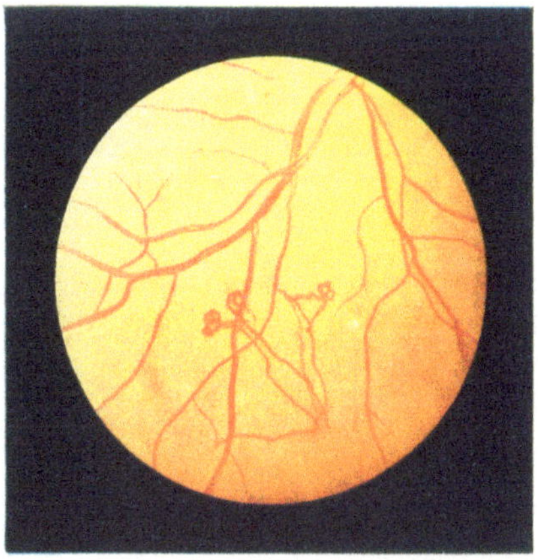

Abb. 9

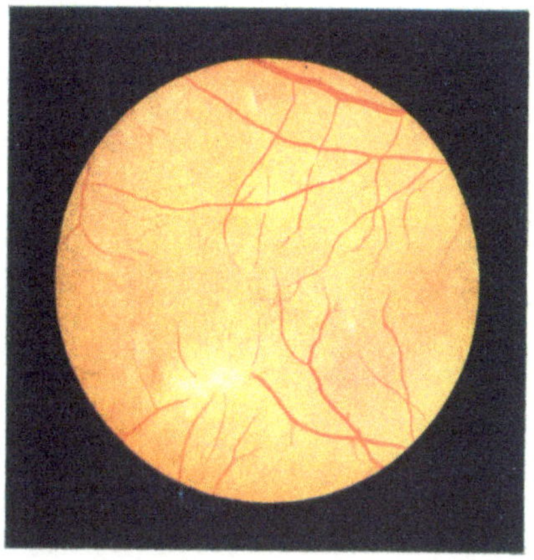

Abb. 10

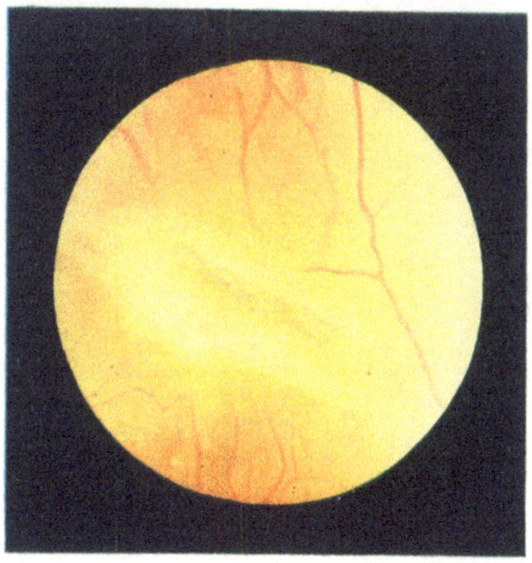

Abb. 11

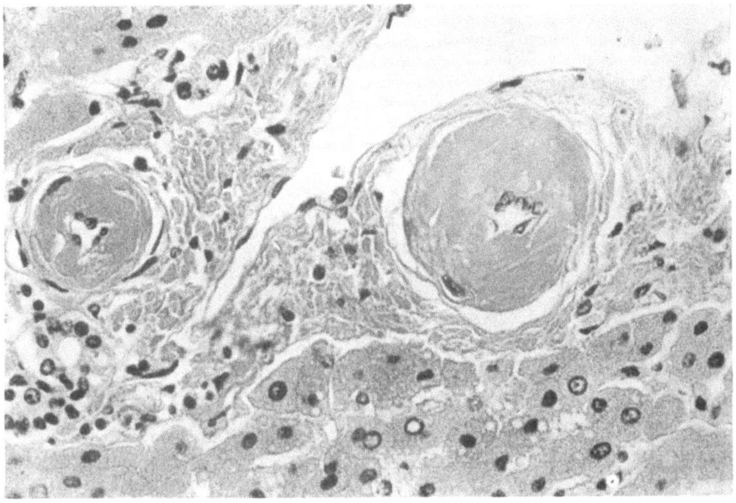

Abb. 1. Vollständige Wandverdickung von Arteriolen in der Leber mit Aufhebung der Faserstruktur und Lichtungseinengung (Hämatoxylin-Eosin, 441fach)

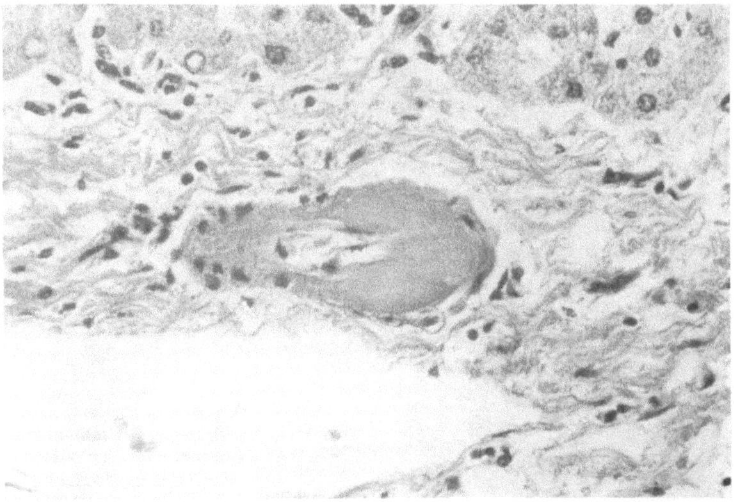

Abb. 2. Partielle Wandverdickung einer Leberarteriole (Hämatoxylin-Eosin, 441fach)

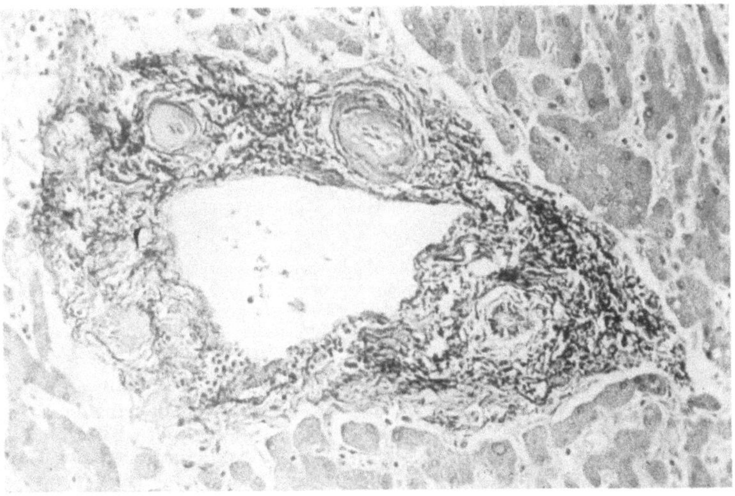

Abb. 3. Schwund der elastischen Fasern in der Gefäßwand (Elastica-van Gieson, 220fach)

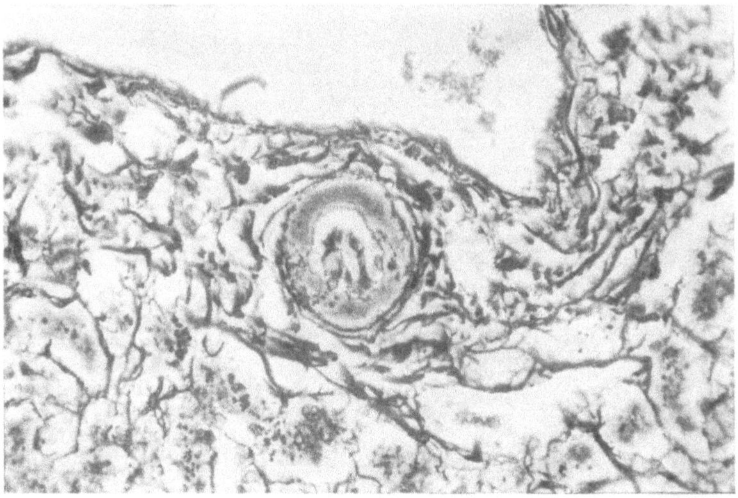

Abb. 4. Fehlen der argyrophilen Fasern in der Gefäßwand, nur fleckige schwarze Tingierung (Gomori, 441fach)

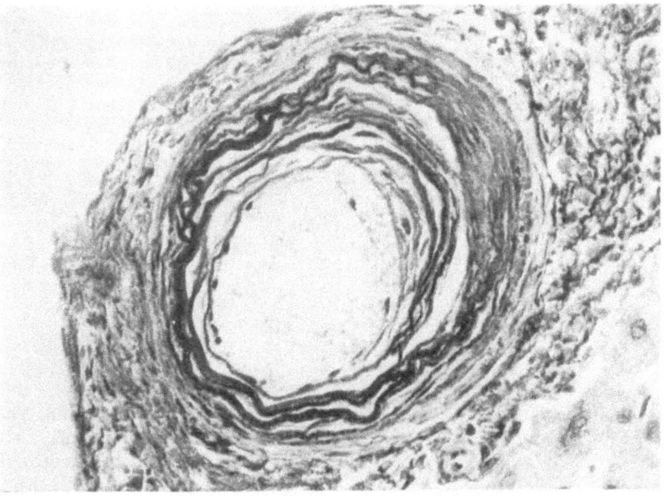

Abb. 5. Lamelläre Elastose der Intima einer Leberarterie (Elastica-van Gieson, 441fach)

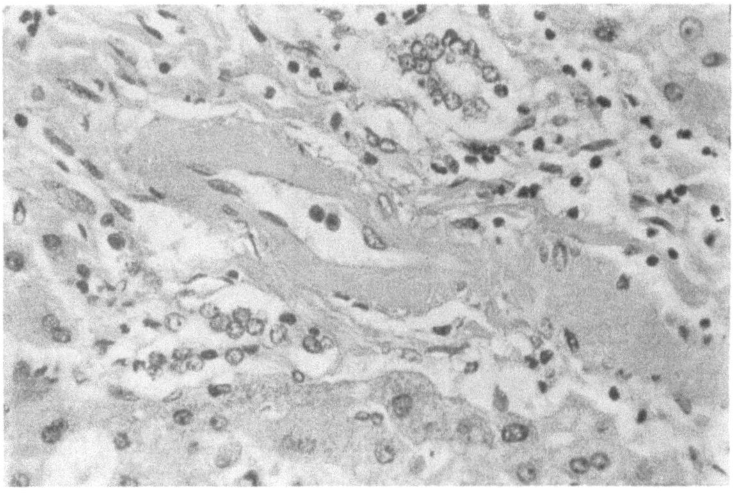

Abb. 6. Gefäßwandverdickung bei einem nichtdiabetischen Kontrollfall (Hämatoxylin-Eosin, 441fach)

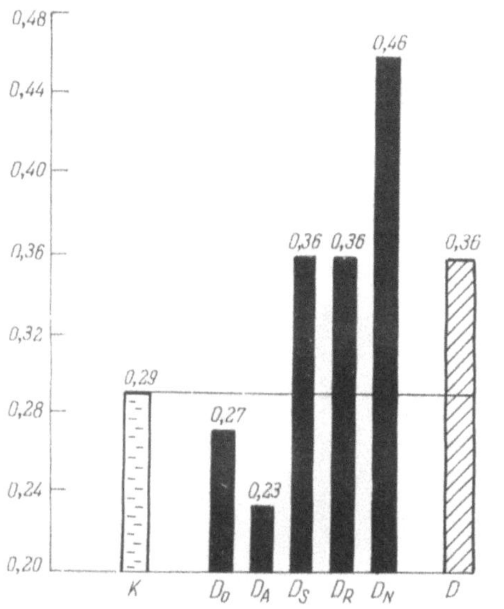


Fig. 1. Mean values of fibrinogen in diabetic patients

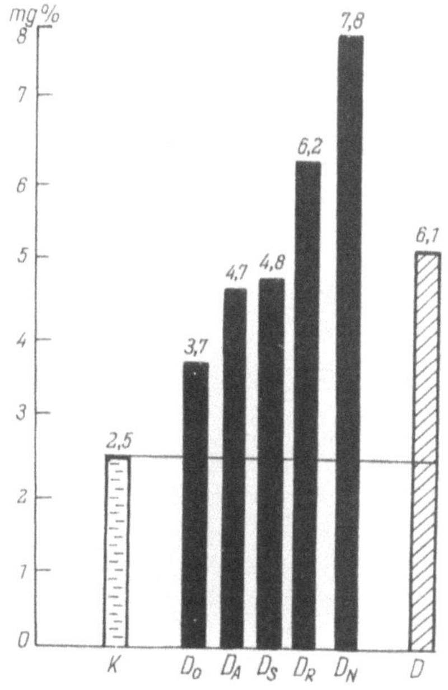


Fig. 2. Mean values of the concentration of mucoprotein-thyrosin in different diabetic patients

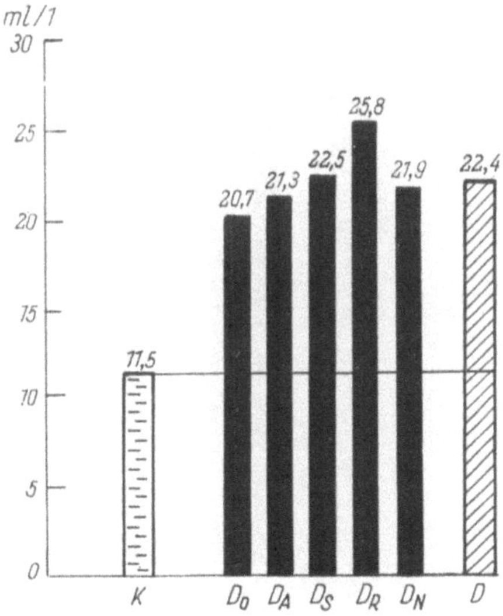


Fig. 3. Mean values of the phosphate clearance by different groups of diabetics

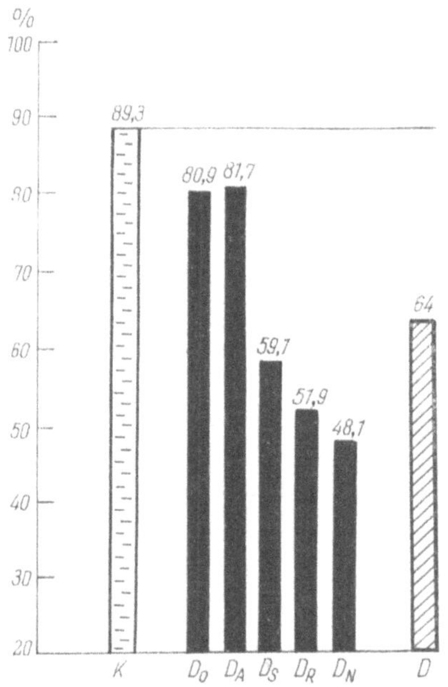


Fig. 4. Tubular reabsorption of phosphorus by diabetics

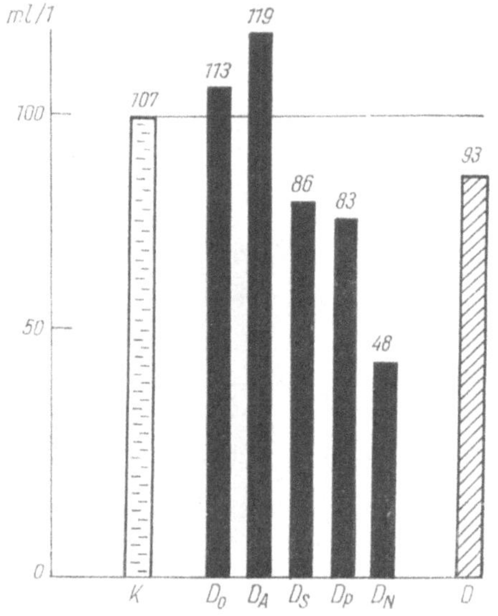


Fig. 5. Mean values of the clearances of endogenic creatinine in diabetic patients

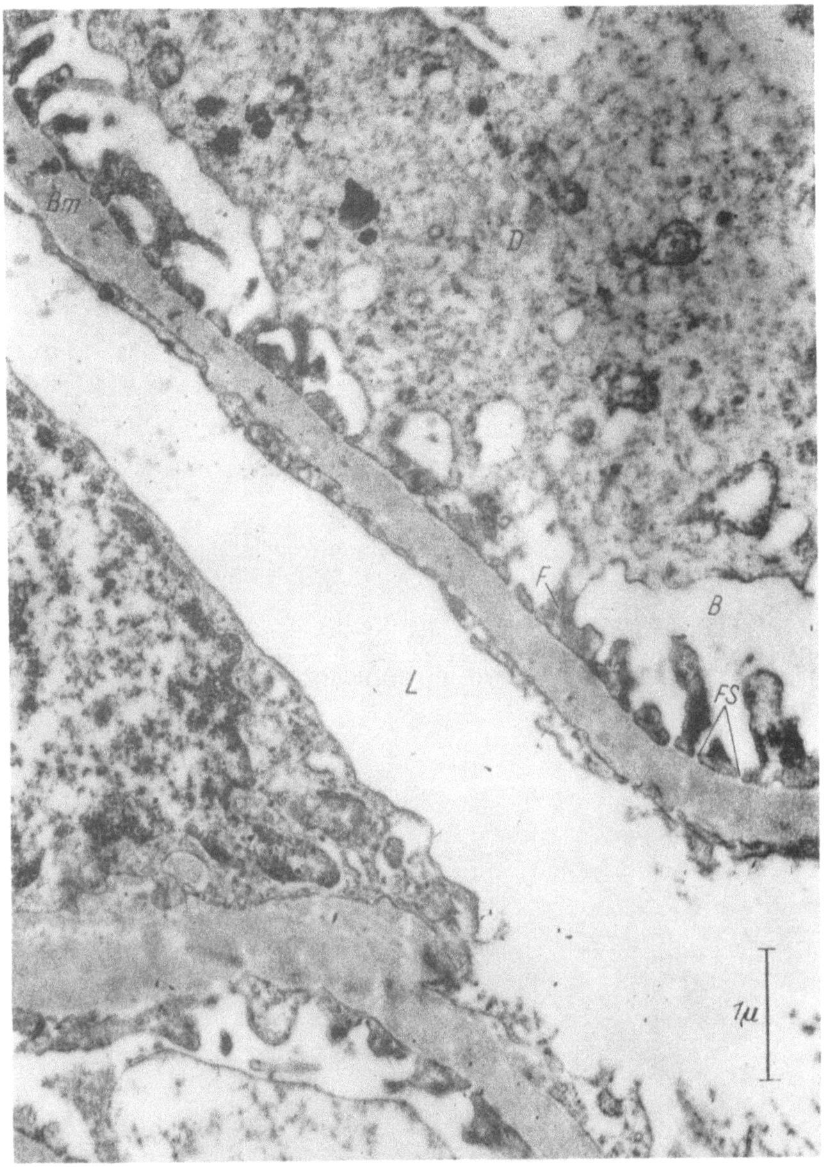


Abb. 1. Teil eines wenig veränderten Glomerulums der menschlichen Niere bei diabetischer Glomerulosklerose. 19000:1

Abkürzungen:

B = Bowmanscher Kapselraum
Bm = Basalmembran
BS = basalmembranartige Substanzen
D = Teil einer epithelialen Deckzelle mit Fußfortsätzen (F)
E = Endothelzellen der Kapillare
e = Reste des endothelialen Zytoplasmas
Fs = Filtrationsschlitze
L = Kapillarlumen
p = Endothelpore
R = Erythrozyt
V = vakuolige Auflockerung
Ve = Vakuole in einer Endothelzelle
ZK = Endothelzellkern

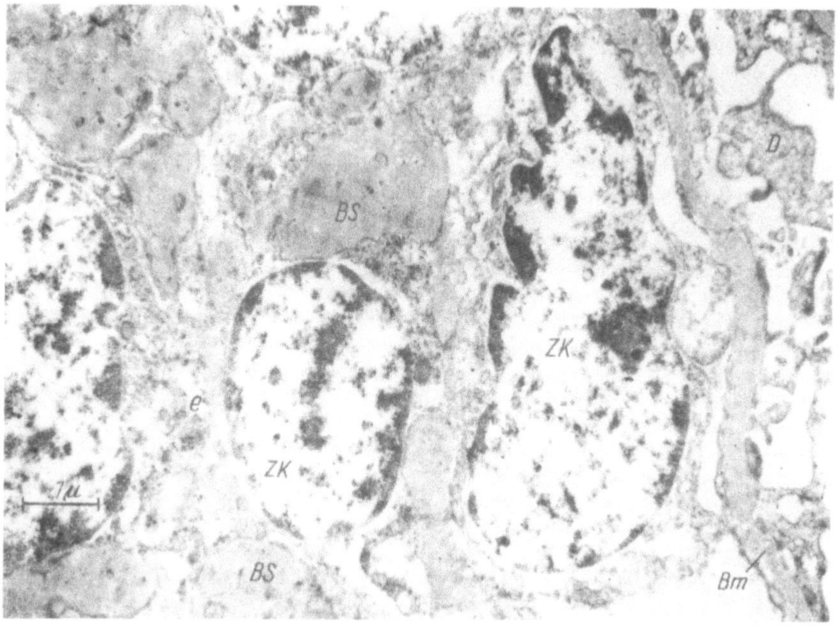


Abb. 2. Ausschnitt aus einem Glomerulum bei diabetischer Glomerulosklerose mit basalmembranartigen, unregelmäßig angeordneten, in verschieden großen Herden abgelagerten Substanzen (BS) im Bereich der Endothelzellen. 11400:1

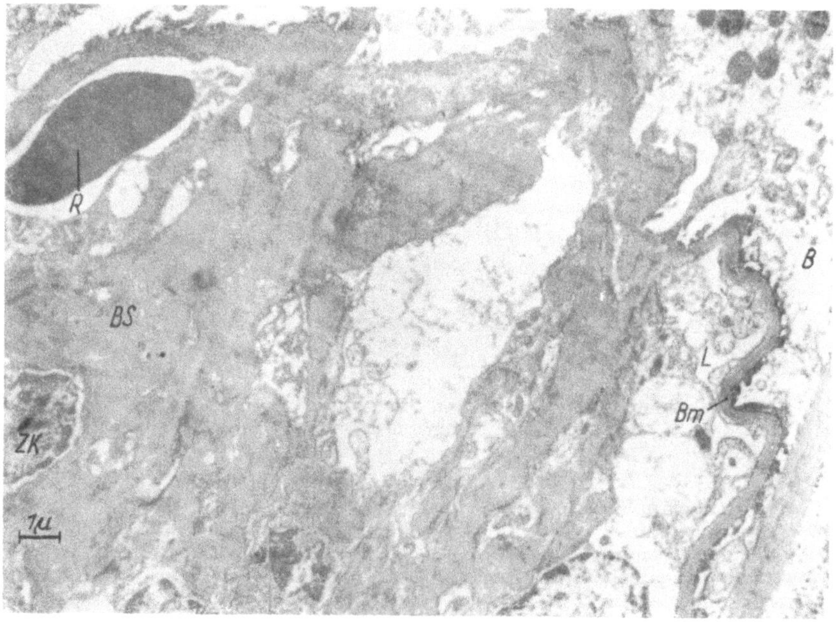


Abb. 3. Ausschnitt aus einem Glomerulum bei diabetischer Glomerulosklerose mit ausgedehnten Ablagerungen von basalmembranartigen Substanzen (BS) im Bereich der Endothelzellen. Zwischen diesen Substanzen Zellkerne (ZK) und Zytoplasmareste der Endothelzellen 6000:1

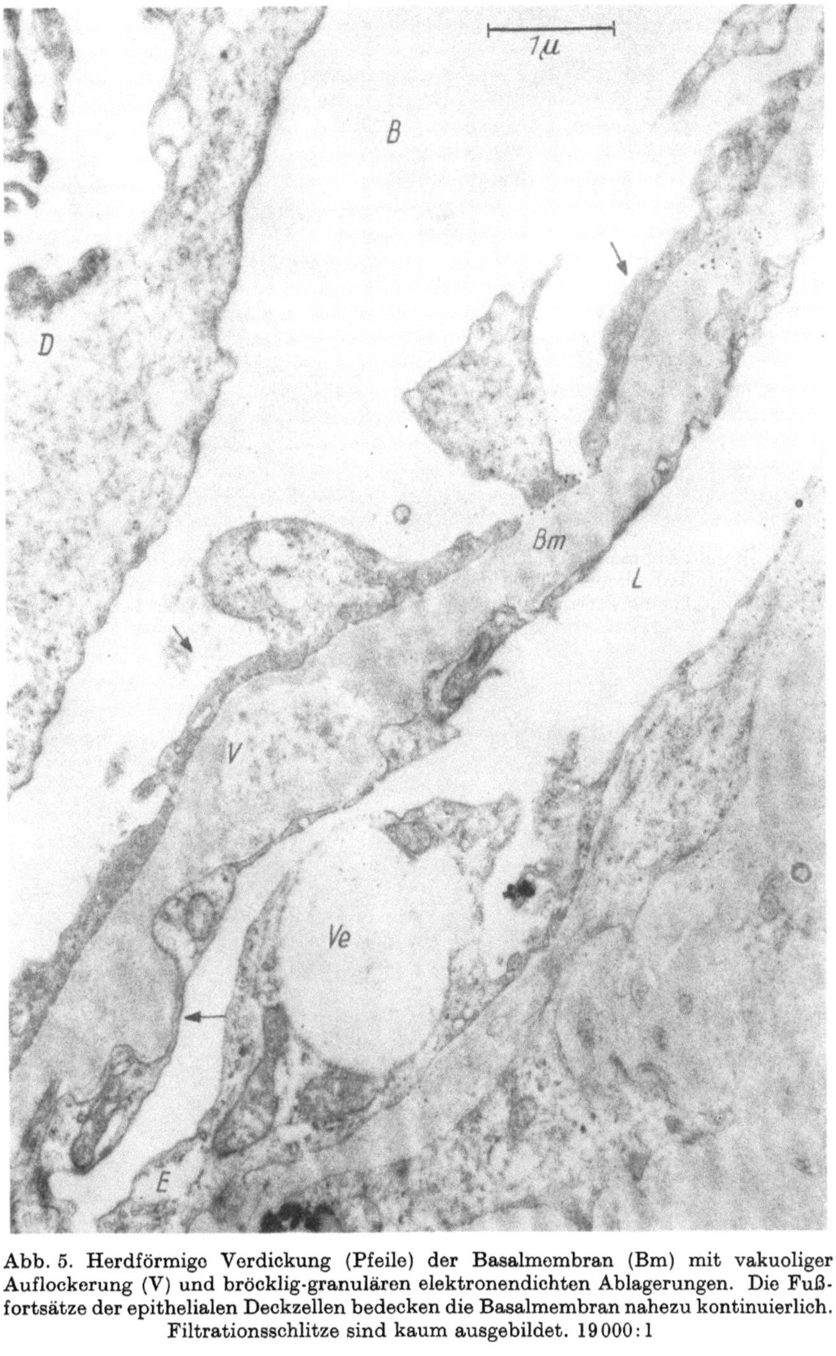


Abb. 5. Herdförmige Verdickung (Pfeile) der Basalmembran (Bm) mit vakuoliger Auflockerung (V) und bröcklig-granulären elektronendichten Ablagerungen. Die Fußfortsätze der epithelialen Deckzellen bedecken die Basalmembran nahezu kontinuierlich. Filtrationsschlitze sind kaum ausgebildet. 19000:1

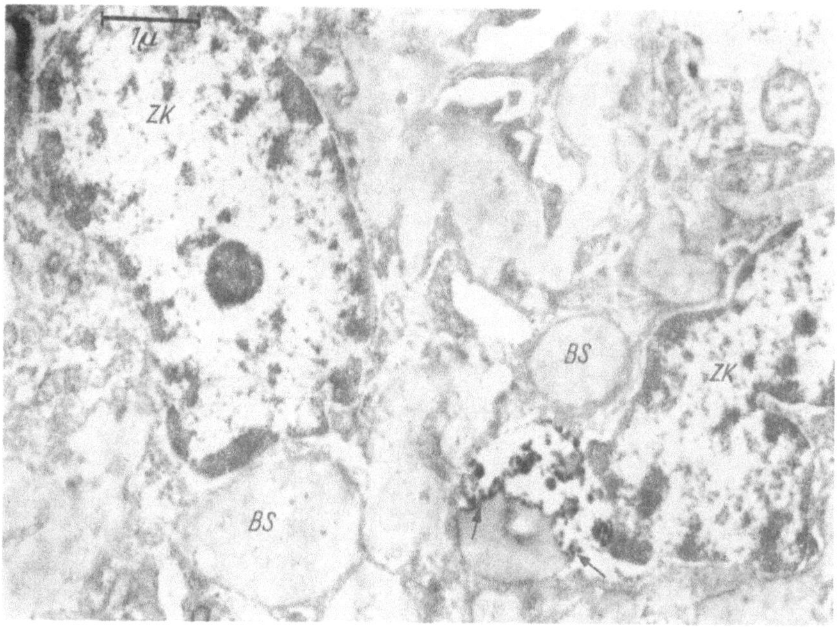


Abb. 4. Basalmembranartige Massen (BS) im Bereich von Endothelzellen eines Glomerulums bei diabetischer Glomerulosklerose. Die Pfeile zeigen auf einen Übergang der basalmembranartigen Substanz in stark osmiophile Bröckel. 14000:1

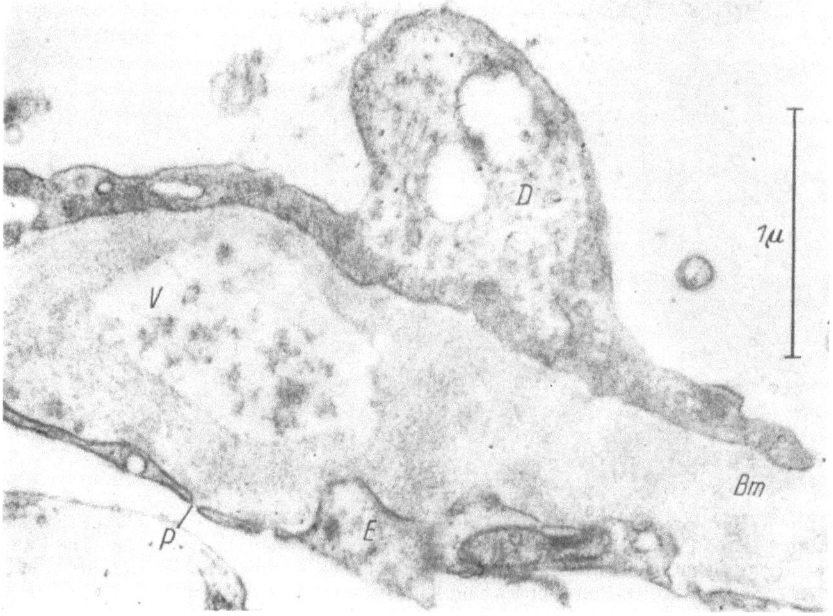


Abb. 6. Herdförmige Verdickung der Basalmembran (Bm) bei diabetischer Glomerulosklerose. Vakuolige Auflockerung der Basalmembran mit oimiophilem granulärem Inhalt. D = Anschnitt einer epithelialen Deckzelle. Es sind keine Filtrationsschlitze ausgebildet. 36500:1

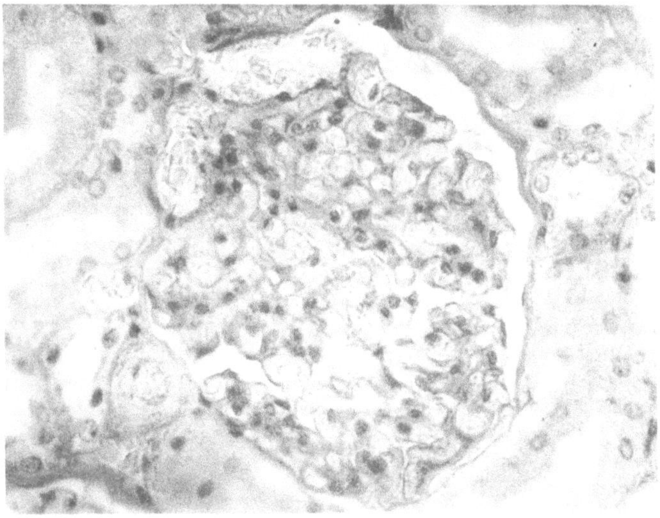

Abb. 1. Kontrollhund. (10 Jahre alt) 450fache Vergrößerung, McManus-Färbung
Diffuse intercapilläre Glomerulosklerose

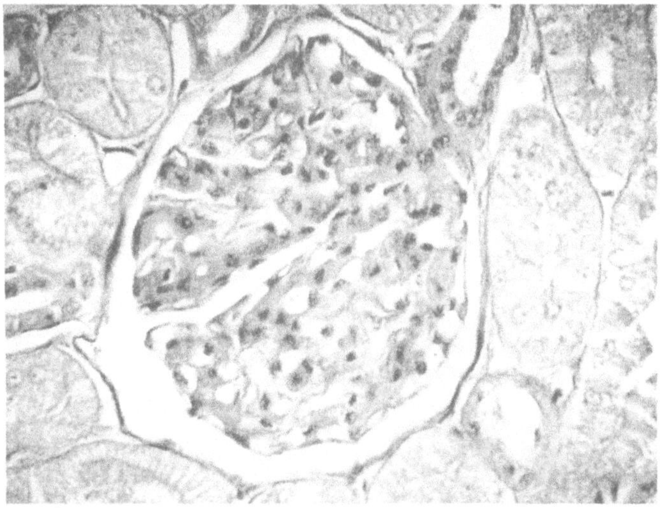

Abb. 2. Hund B. (4 Jahre alt) Diabetesdauer: 2 Jahre, 450-fache Vergrößerung, McManus-Färbung
Diffuse intercapilläre Glomerulosklerose

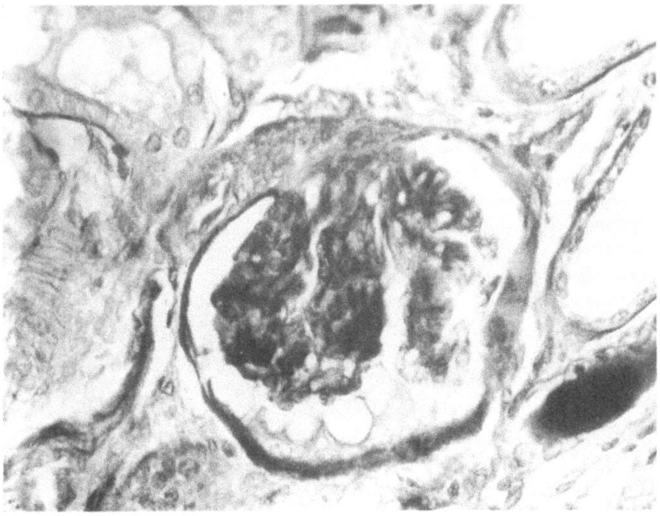

Abb. 3. Hund P. (7 Jahre alt) Diabetesdauer: 4 Jahre, 450-fache Vergrößerung, McManus-Färbung

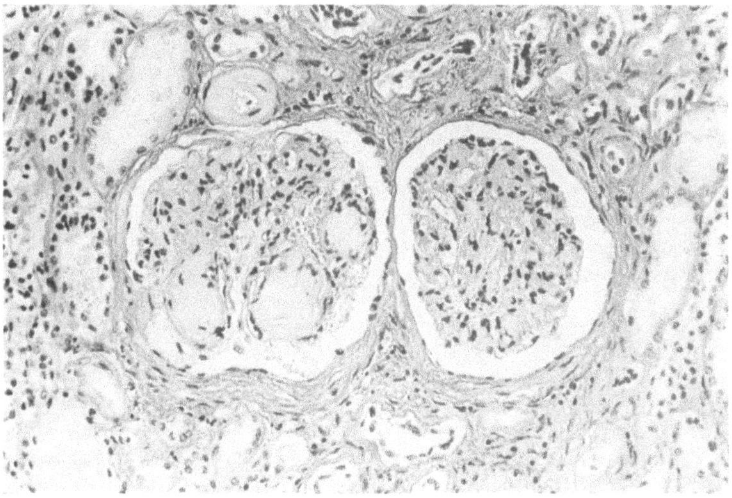

Abb. 1. Sekt.-Nr. 1822/56 Diabetische Glomerulosklerose. Linkes Glomerulum mit nodösen Veränderungen, rechtes mit diffusen Schlingenveränderungen. Schwere Arteriolosklerose. Van Gieson, Vergr. 220fach

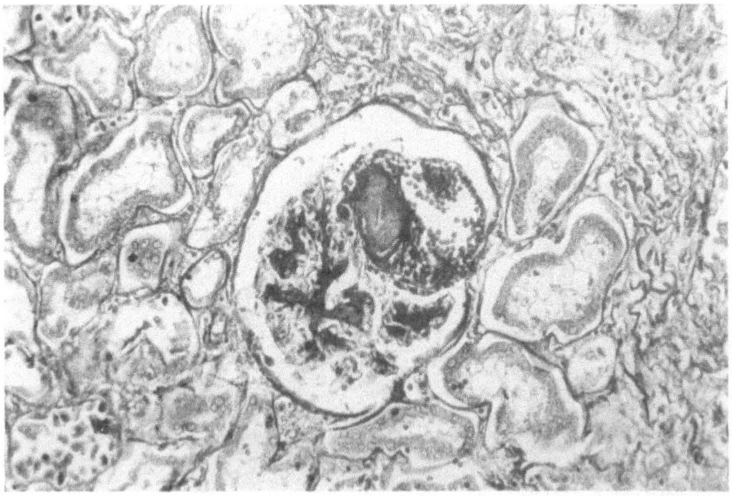

Abb. 2. Sekt.-Nr. 2076/56 Diabetische Glomerulosklerose. Nodöse Veränderung mit Kapillaraneurysma. Azan, Vergr. 220fach

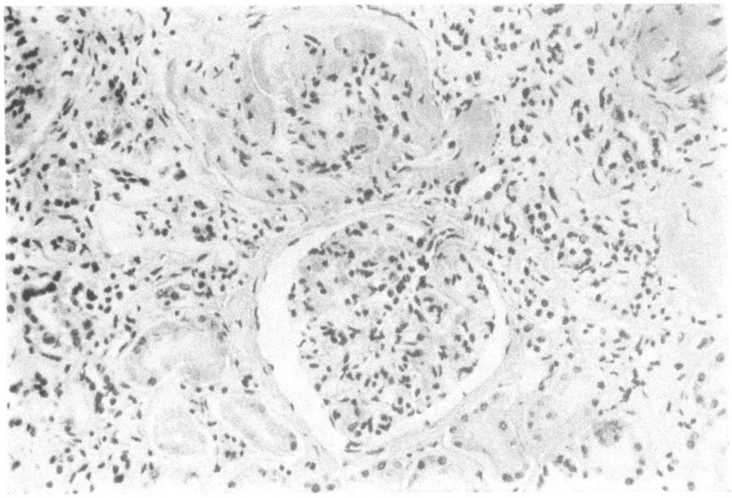

Abb. 3. Sekt.-Nr. 2076/56 Diabetische Glomerulosklerose. Ausgeprägte Kappenbildung im oberen Glomerulum. Schwere Arteriolosklerose des Vas afferens. HE, Vergr. 220fach

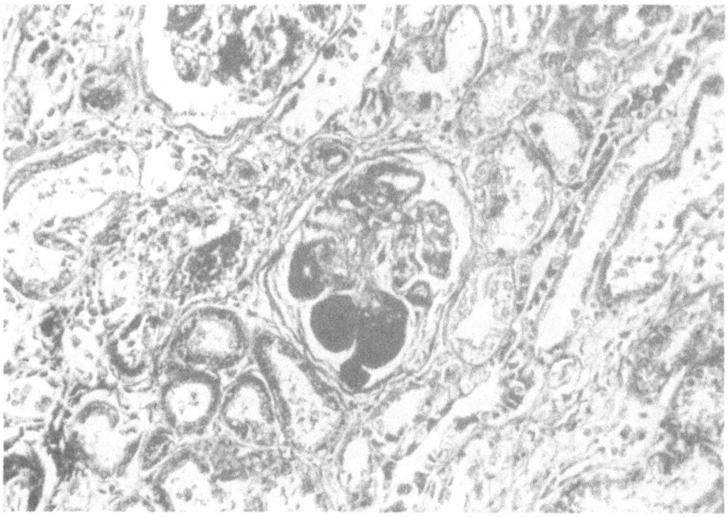

Abb. 4. Sekt.-Nr. 24/62 Diabetische Glomerulosklerose. Fibrinhaltige Kappen und tropfiges Kapselraumexsudat. Mallory, Vergr. 220fach

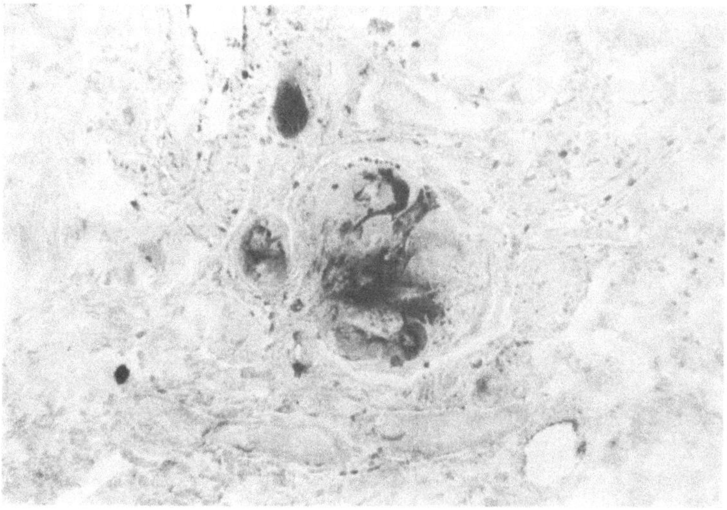

Abb. 5. Sekt.-Nr. 467/60 Diabetische Glomerulosklerose. Erhebliche Lipoidablagerungen in den fibrinoiden Veränderungen (Kappen und Arteriolosklerose). Sudanschwarz B, Vergr. 220fach

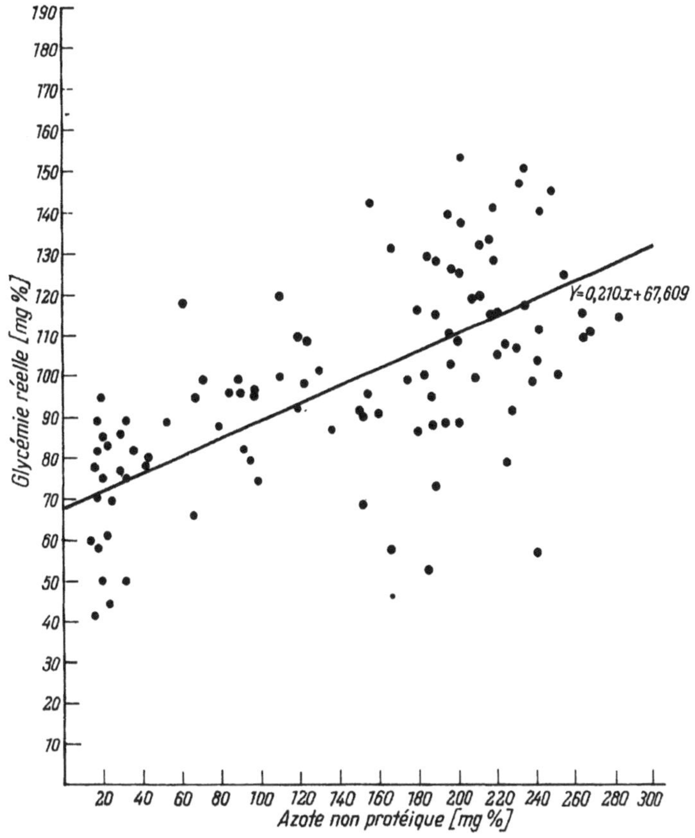


Abb. 1. Korrelation zwischen Rest-N (Kjeldahl) und enzymatischer Blutglukose (Boehringer) bei schwerer akuter oder chronischer Niereninsuffizienz. Signifikanz der Regressionsgerade: $P < 0{,}001$

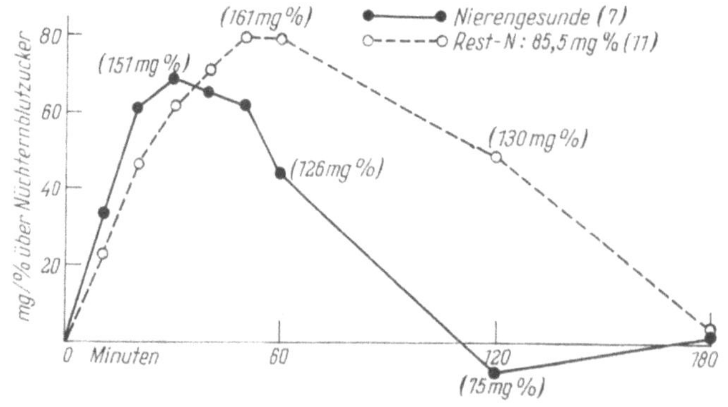


Abb. 2. Orale Glukosebelastungen mit 30 g Glukose/m² bei 11 azotämischen und 7 nierengesunden Patienten

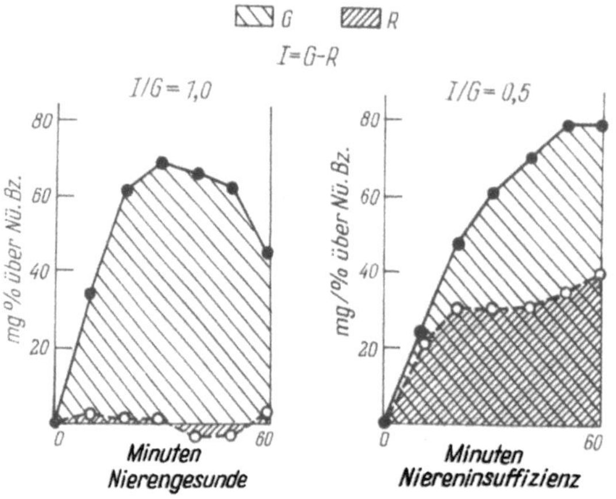


Abb. 3. Himsworth-Test bei 7 gesunden und 7 Patienten mit Niereninsuffizienz (Rest-N 85,5 mg %). Obere Kurve: Blutzuckerverlauf während 60 Minuten nach 30 g Glukose/m² p.o. Untere Kurve: Blutzuckerverlauf während 60 Minuten nach 30 g Glukose/m² p.o. + 5 E. glukagonfreies krist. Insulin/m² i.v.

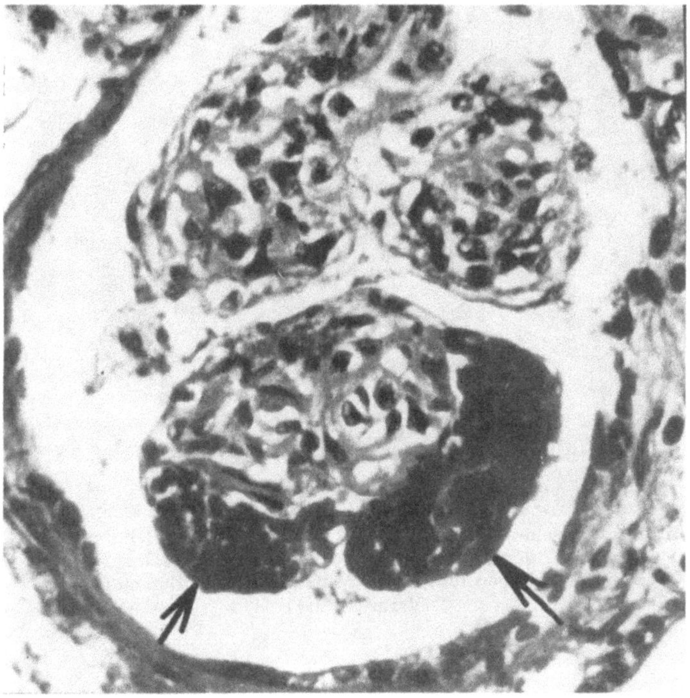

Abb. 1. Erhebliche Erweiterung von Glomerulumkapillaren bei subchronischer Glomerulonephritis in der unteren Bildhälfte. Die entsprechenden Kapillarschlingen sind prall mit Erythrocyten angefüllt (hier im Bild schwarz). Trichromfärbung nach Goldner. (Vergr. 775:1)

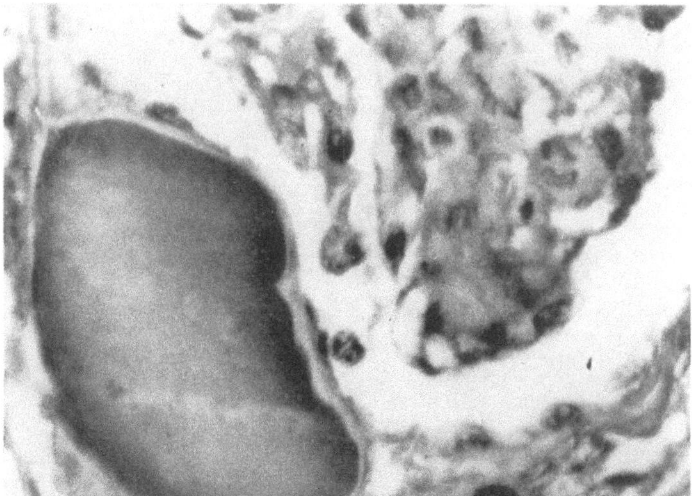

Abb. 2. Subepithelial gelegene umschriebene fibrinoide Veränderung im Bereich der Bowman'schen Kapsel (linke Bildhälfte). Vom Glomerulum ist nur ein Teil im Bild sichtbar. Trichromfärbung nach Ladewig. (Vergr. 1220:1)

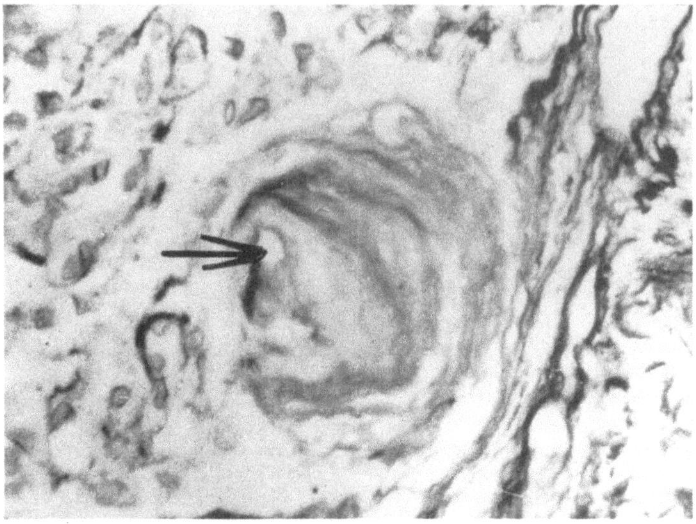

Abb. 3. Teil eines Glomerulum mit großem Nodulus (Bildmitte), gekennzeichnet durch lamellären Aufbau aus argyrophilem Material. Exzentrisch gelegen (links vom Zentrum) offenes Lumen (Pfeil). (Vergr. 1120:1)

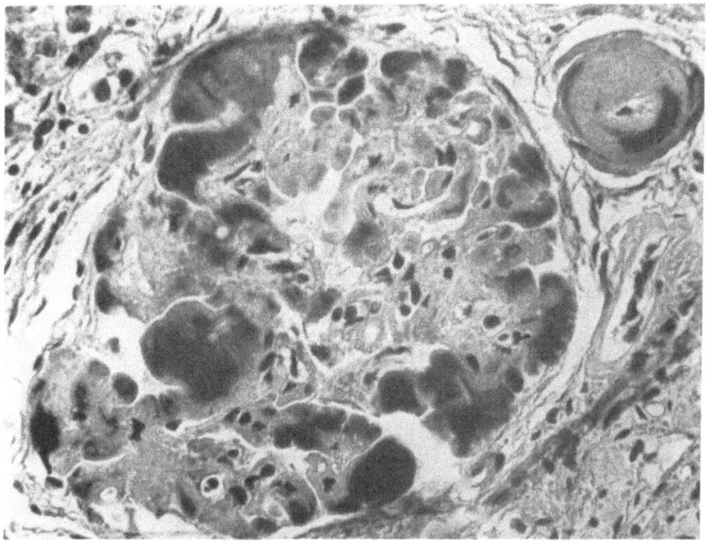

Abb. 4. Exsudative Veränderungen (im Bild schwarz) bei subchronischer intrakapillärer Glomerulonephritis ähnlich den „Fibrinoidkappen" bei Diabetes; sie beherrschen das Bild bei dem hier gezeigten Glomerulum. Außerdem besteht erhebliche Arteriolosklerose (rechter Bildrand). Trichromfärbung nach Goldner. (Vergr. 448:1)

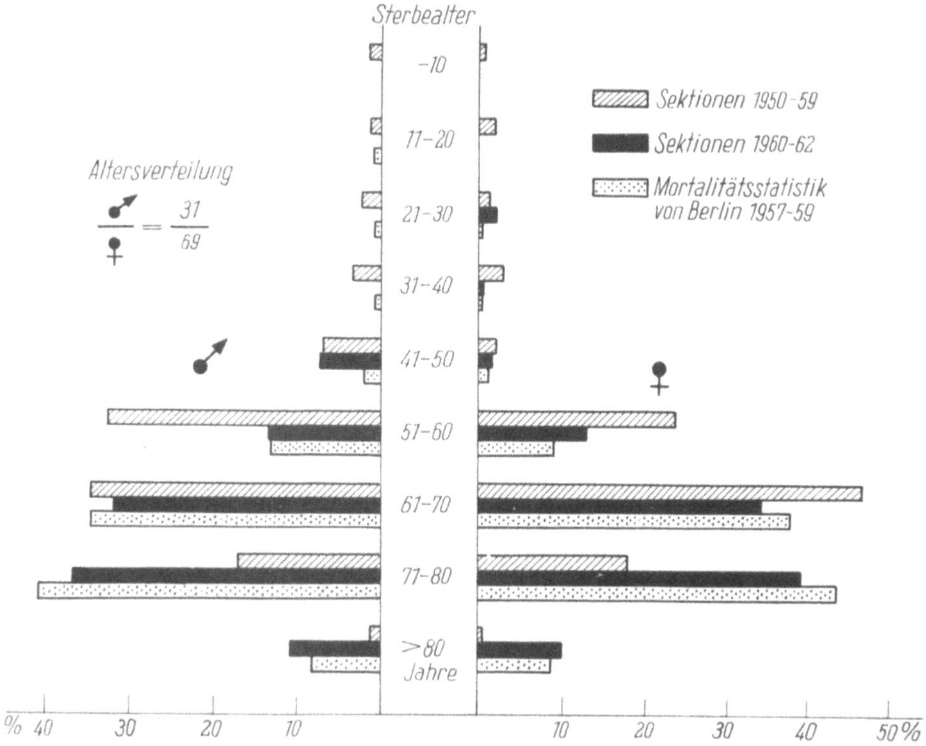


Abb. 1. Altersverteilung. Vergleich des hier besprochenen Materials mit sonstigem Obduktionsgut von verstorbenen Diabetikern einerseits und den von der Diabetikerzentrale Berlin registrierten Todesfällen (SCHLIACK)

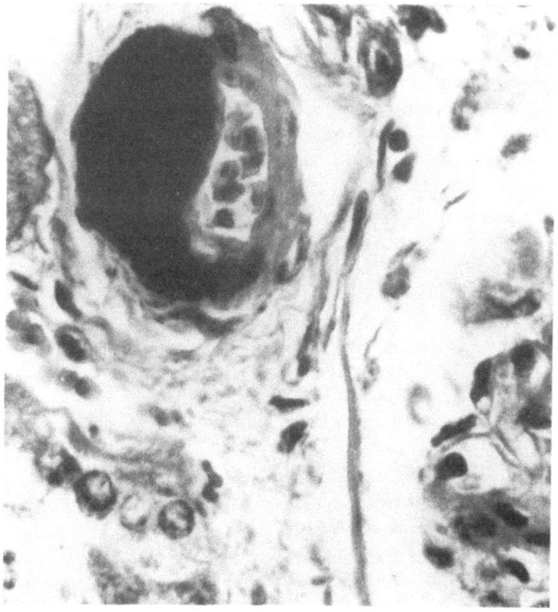

Abb. 2. Arteriole mit erheblicher herdförmiger Wandverdickung (linker oberer Quadrant). Rechts angeschnittenes Glomerulum. (Vergr. 840fach)

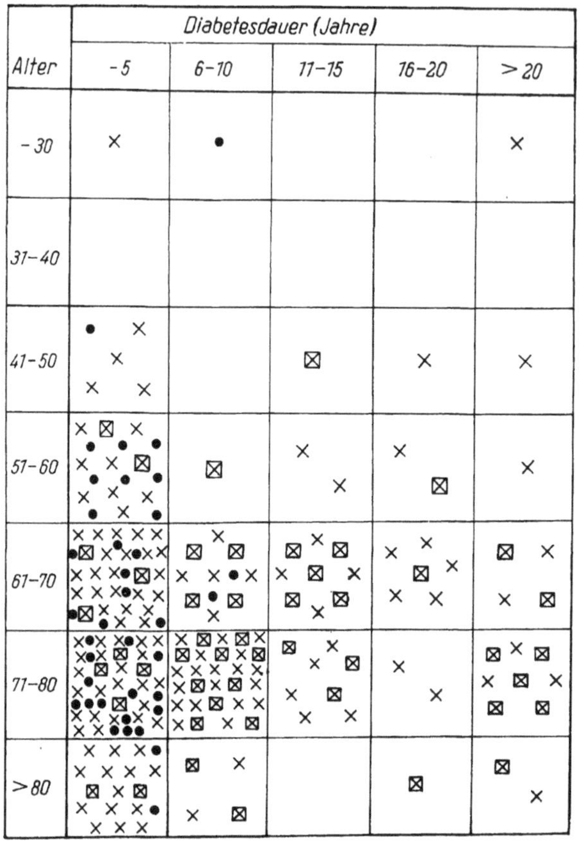


Abb. 3. Beziehungen von Sterbealter und bekannter Diabetesdauer zu den peripheren Nierengefäßveränderungen.
× Arteriolosklerose
⊠ Glomerulosklerose
● sonstige Fälle

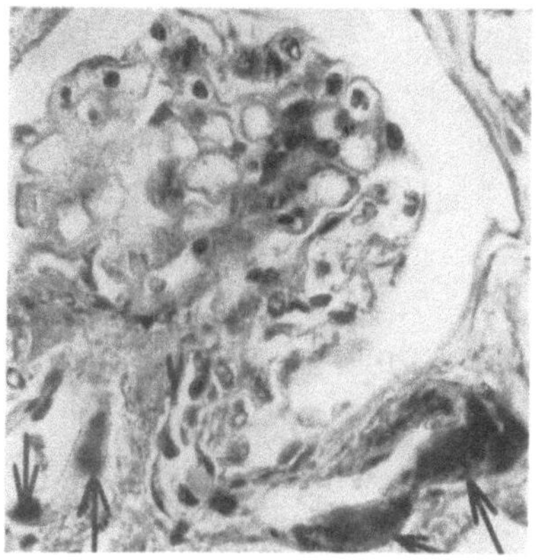

Abb. 4. „Fibrinoide" Wandveränderungen der afferenten und efferenten Arteriole (unten). (Vergr. 493fach)

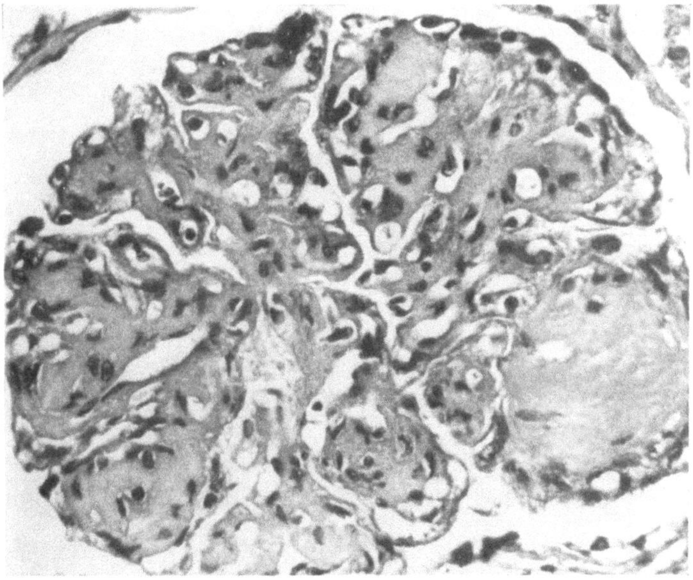

Abb. 5. Glomerulosklerose. Typischer Nodulus. Gleichzeitig schwere diffuse Veränderungen. (Vergr. 504fach)

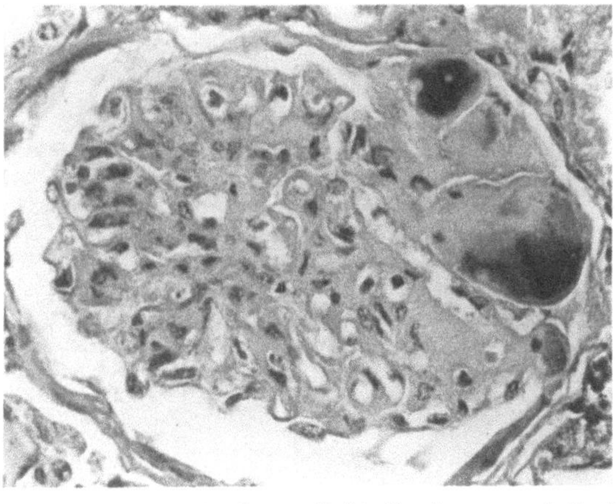

Abb. 6. „Fibrinoide“, „azelluläre“ oder „exsudative“ Glomerulumveränderungen (rechts). Gleichzeitig „diffuse Glomerulosklerose“ mittleren Grades. (Vergr. 420fach)

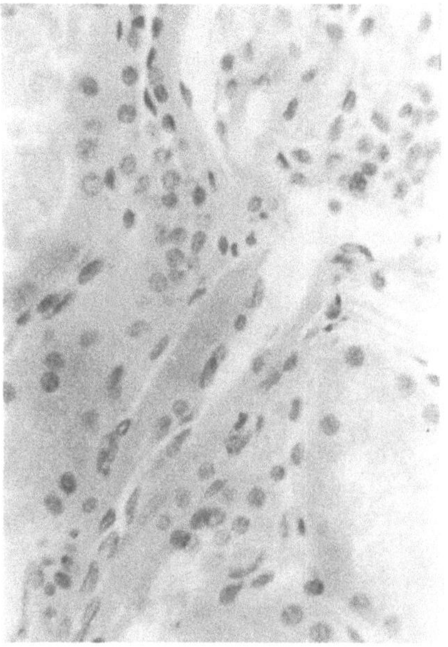

Fig. 1. Hyalinose de l'artère afférente glomérulaire. (80:1)

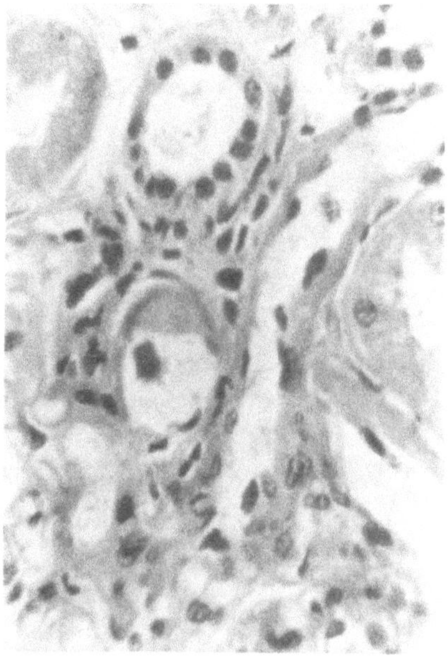

Fig. 2. Hyalinose du hile glomérulaire à son stade initial. (80:1)

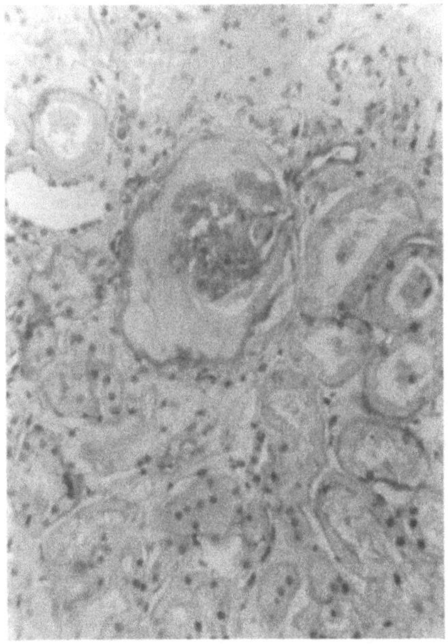

Fig. 3. Important remaniement glomérulaire et intracapsulaire. (32:1)

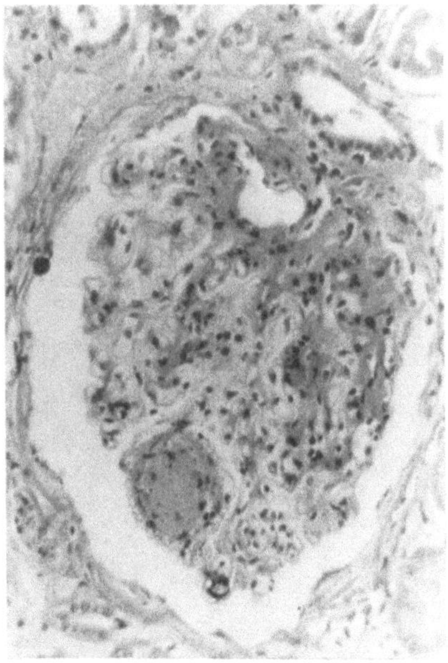

Fig. 4. Glomérulosclérose mixte nodulaire et diffuse. Remarquer le nodule périphérique, le volume du glomérule, l'hyalinose du hile glomérulaire, la fibrose capsulaire. (32:1)

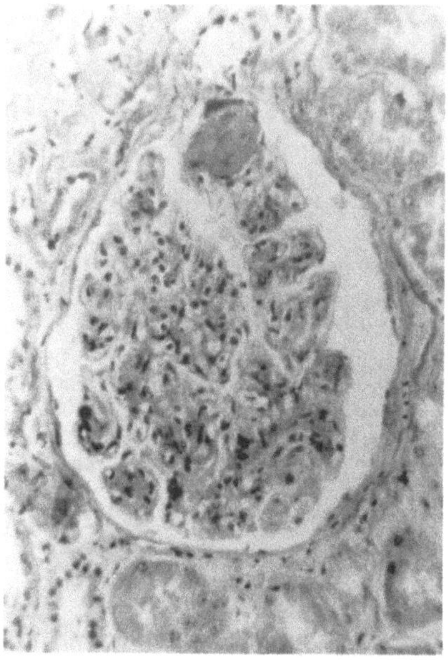

Fig. 5. Glomérulosclérose mixte nodulaire et diffuse. Remarquer l'épaississement diffus des membranes, l'existence de nodules périphériques (un volumineux, et trois ou quatre autres en formation). (32:1)

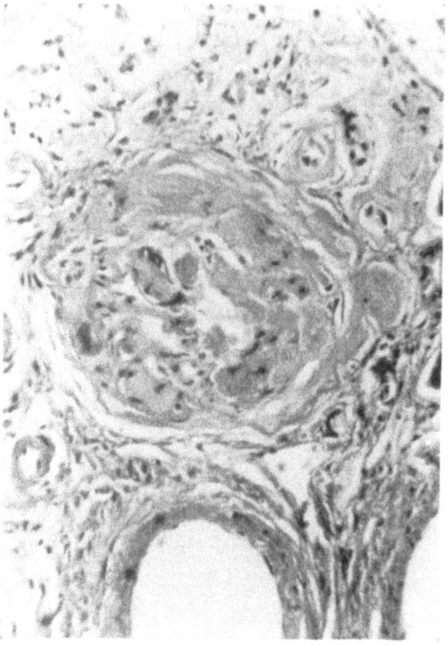

Fig. 6. Glomérulo-sclérose mixte nodulaire et diffuse au stade de fibrose évoluée. Noter la différence qui existe avec les glomérules en „pain à cacheter". (32:1)

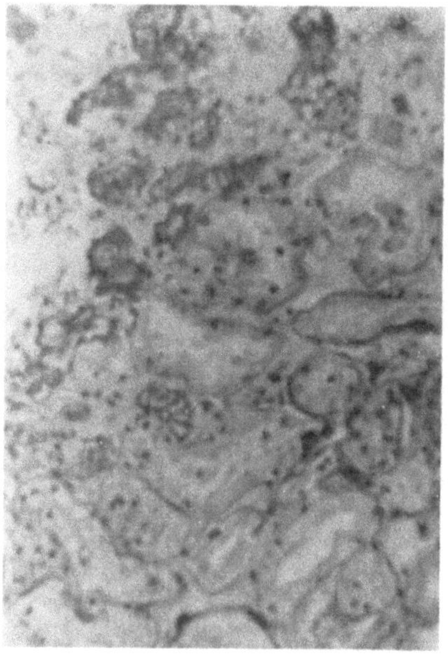

Fig. 7. Coloration de Best: importante sclérose péri-tubulaire, réalisant le classique „cuffing" ou manchon. (32:1)

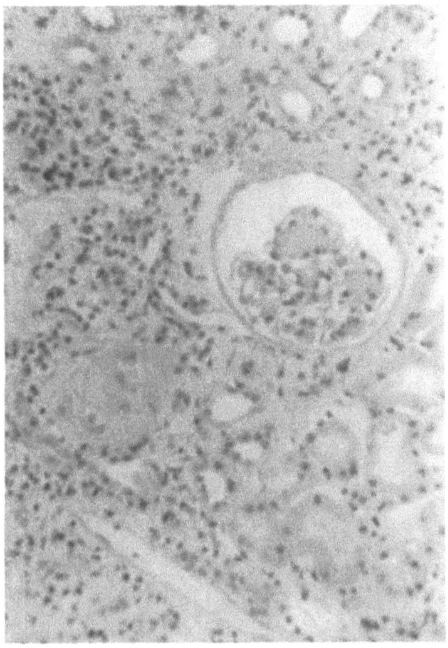

Fig. 8. Glomérulo-sclérose mixte nodulaire et diffuse, avec important infiltrat inflammatoire de l'interstitium lympho-histioplasmocytaire. (32:1)

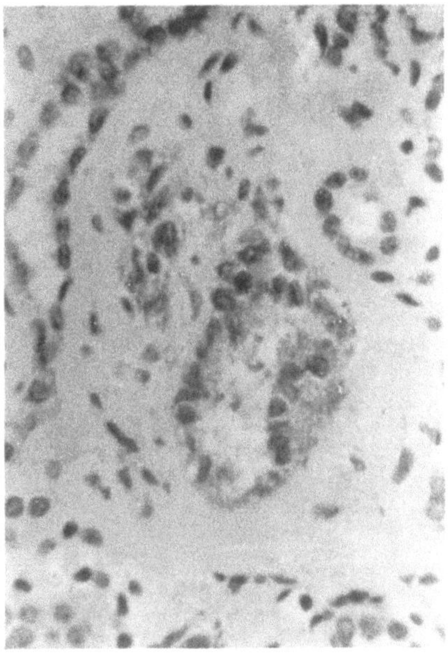

Fig. 9. Importante surcharge glycogénique de 2 tubules au centre de la préparation (coloration de Best); les autres tubes périphériques ne présentent pas de surcharge glycogénique. (80:1)

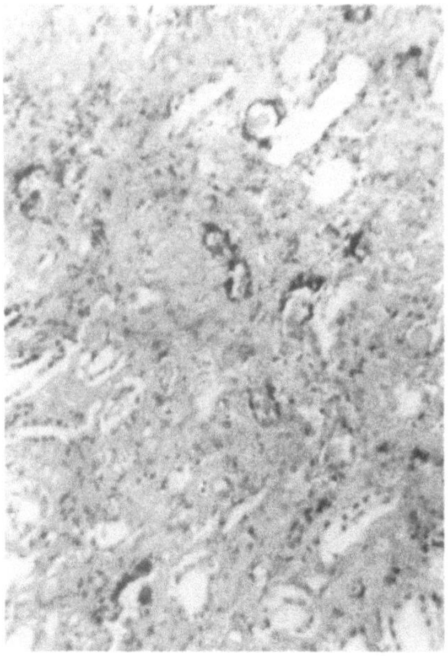

Fig. 10. Surcharge calcique de 8 coupes de tubes (néphrocalcinose). (20:1)

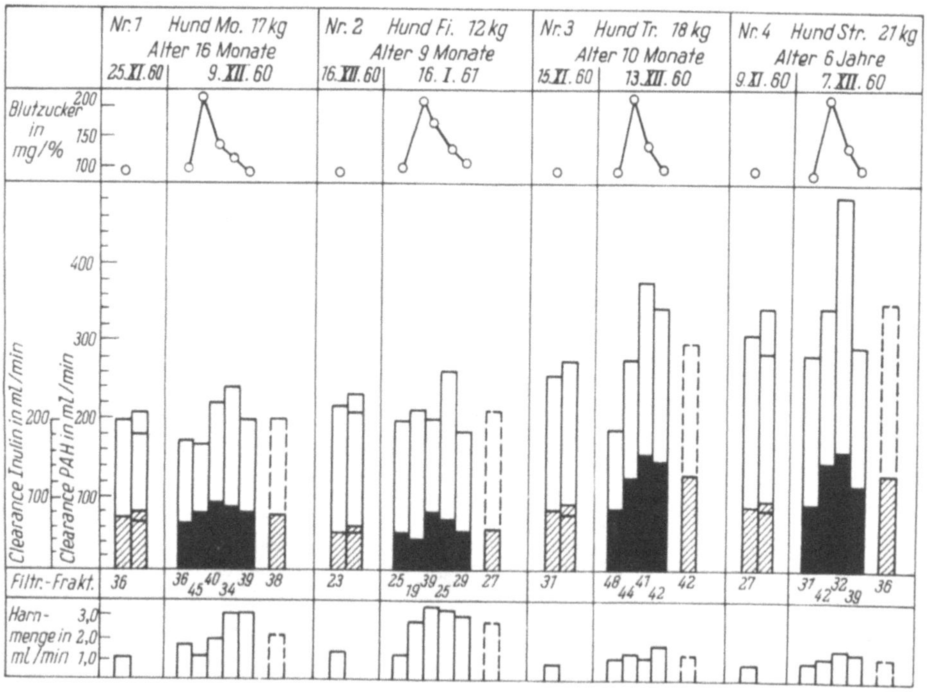


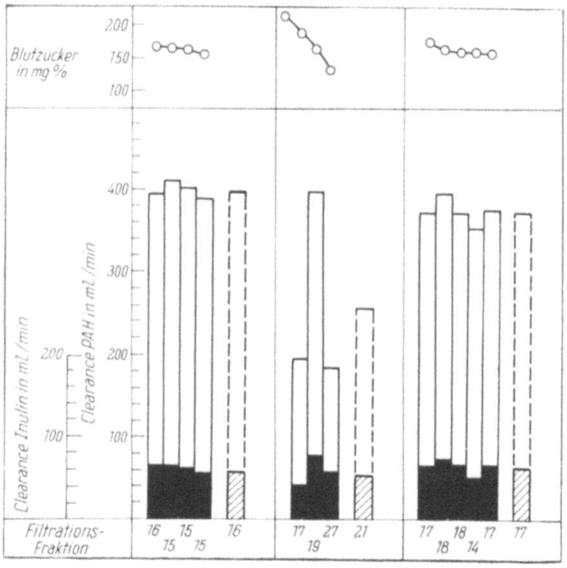


Abb 3 Ergebnisse aus drei Clearanceuntersuchungen bei einem Diabetiker unter konstanter Hyperglykämie und bei starkem Abfall der Blutzuckerwerte während der zweiten Untersuchung

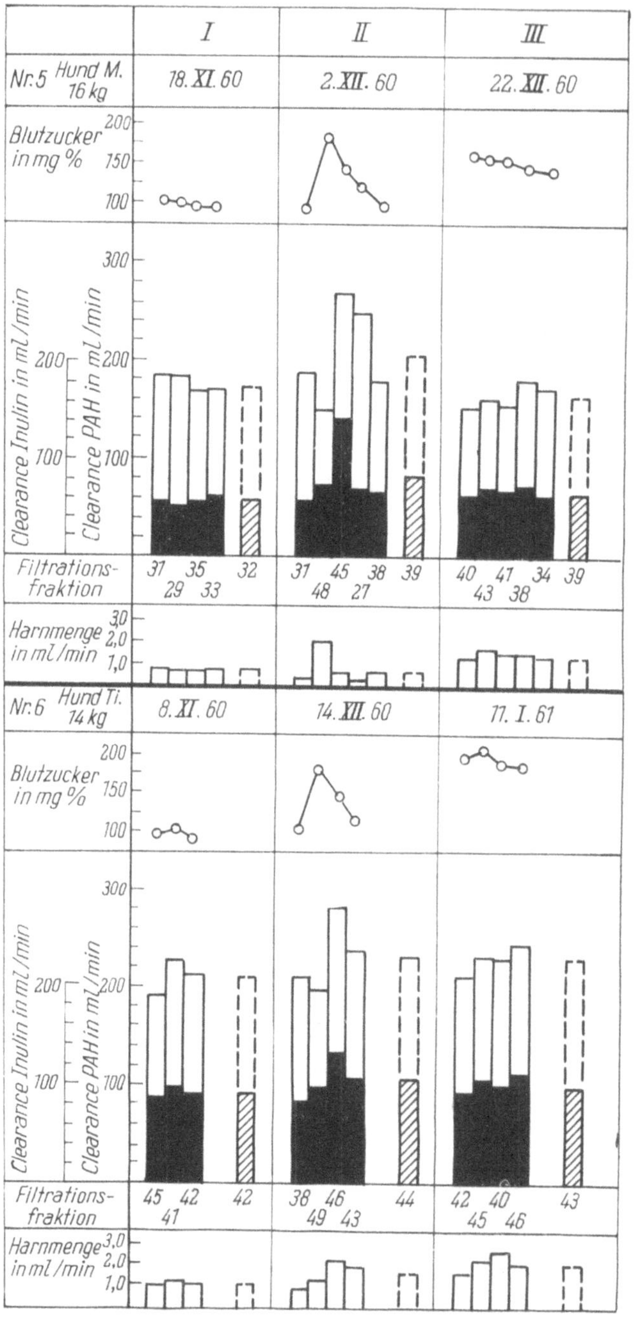


Abb. 2. Clearanceergebnisse von 2 Hunden unter Normoglykämie (I), i.v. Traubenzuckerbelastung (II) und konstanter Hyperglykämie (III)

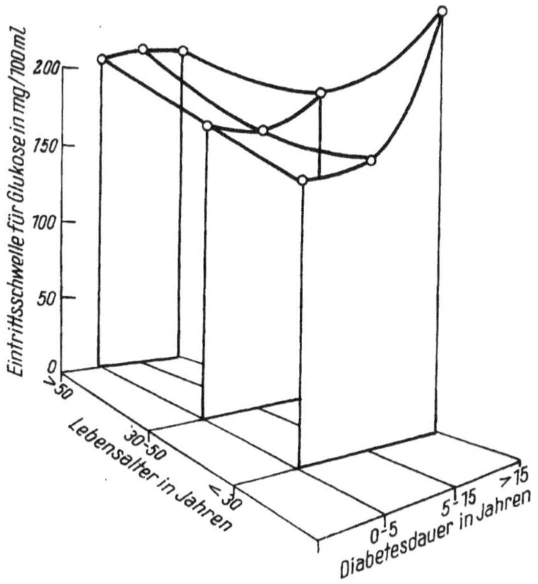
Eintrittsschwelle für Glukose in mg/100 ml
200
150
100
50
0
>50
30-50
<30
Lebensalter in Jahren
0-5
5-15
>15
Diabetesdauer in Jahren

Abb. 1

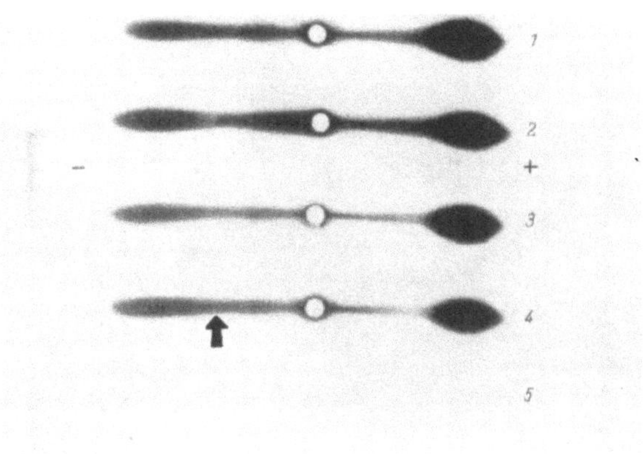


Abb. 1a

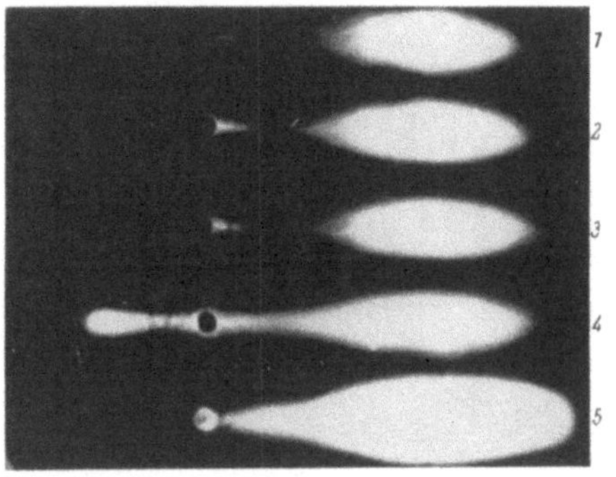


Abb. 1b

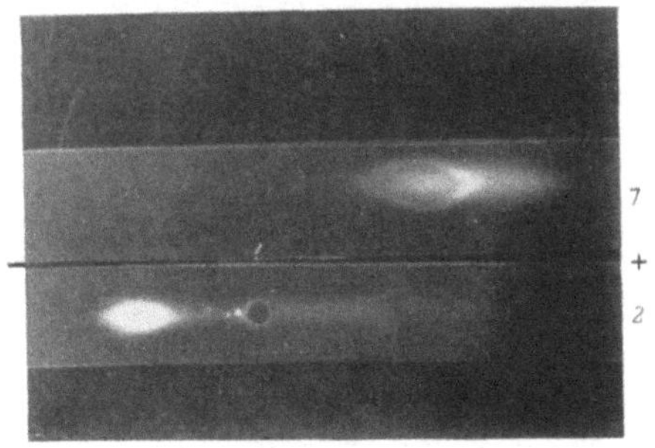


Abb. 2a

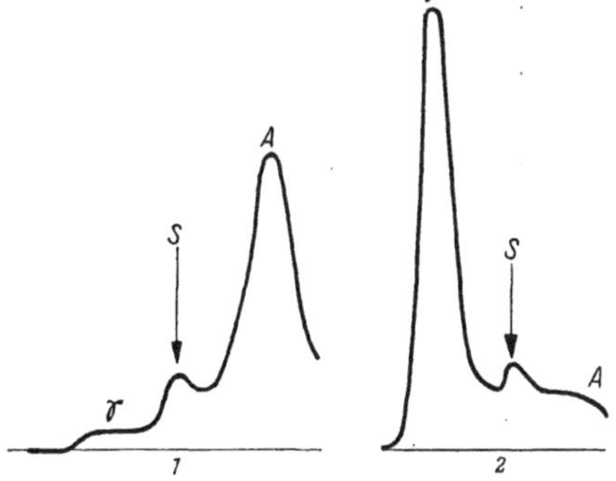


Abb. 2b

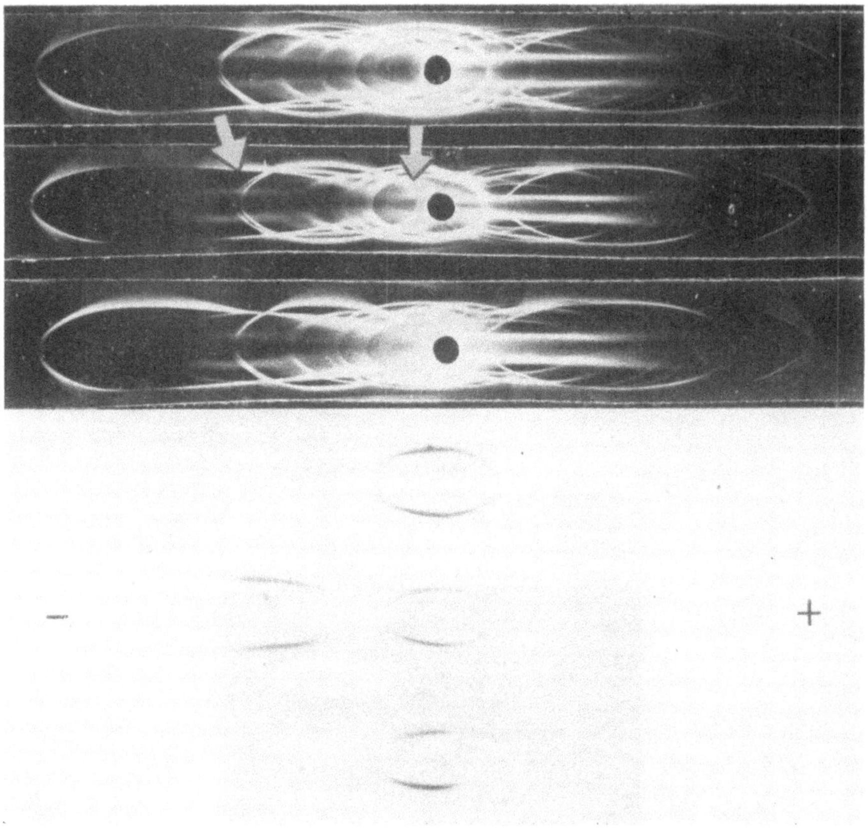


Abb. 3

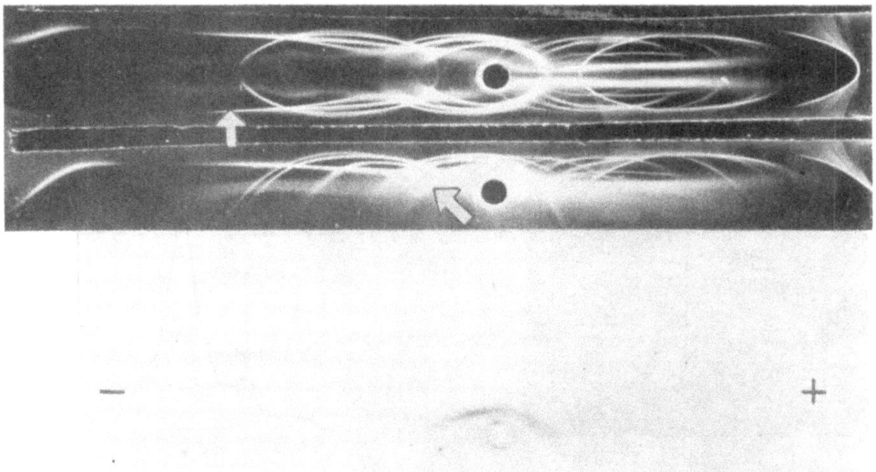


Abb. 4

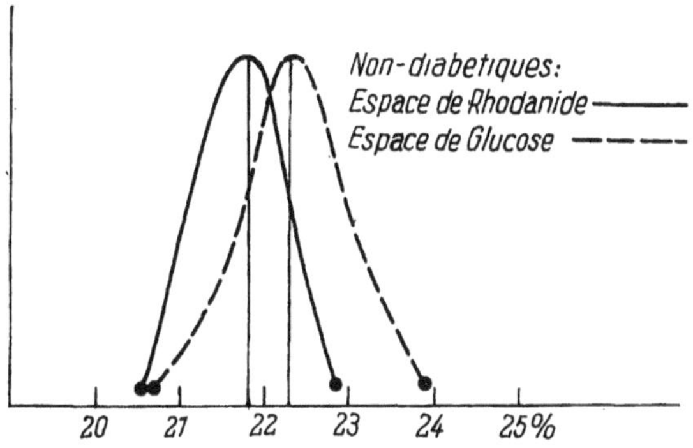


Fig. 1

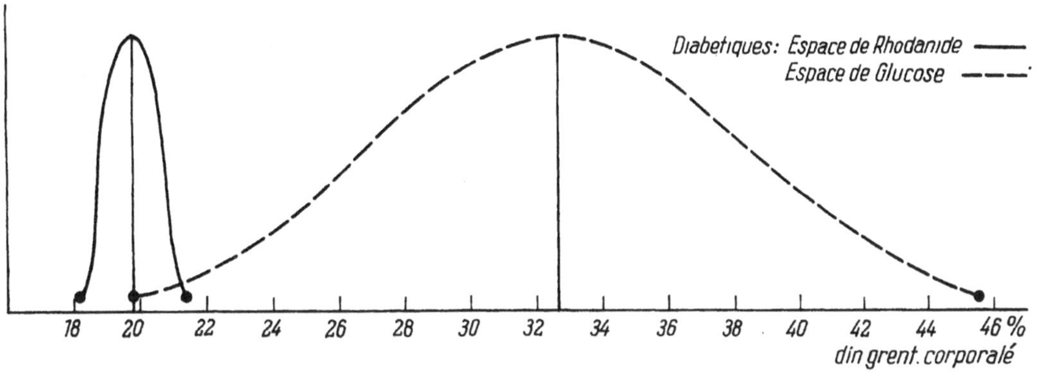


Fig 2

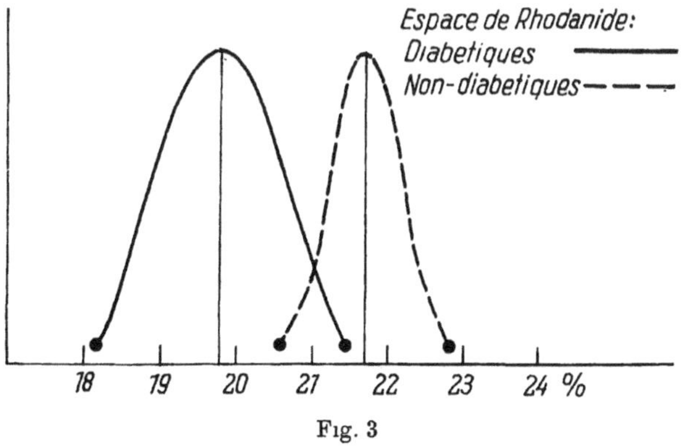


Fig. 3

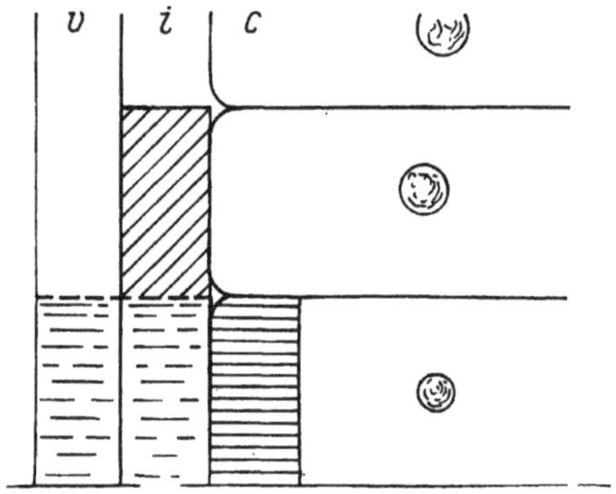


Fig. 4. La représentation achématique de l'espace du rhodanide par rapport à celui du glucose chez le diabétique
L'espace du rhodanide représente les liquides extracellulaires (le secteur vasculaire „v" et interstitiel „i") tandis que l'espace du glucose dépasse celui-ci. L'excédent de l'espace du glucose n'est pas du à l'invasion du secteur cellulaire (hachures horizontales) mais à la concentration plus grande du glucose dans les liquides interstitiaux (hachures obliques)

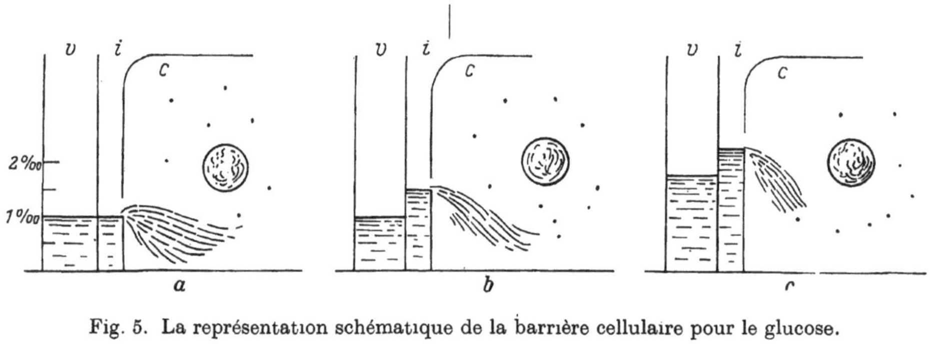


Fig. 5. La représentation schématique de la barrière cellulaire pour le glucose.

A. Chez l'homme normal la concentration du glucose dans les interstices est égale à la glycémie. Cela suffit pour que la pénétration du glucose dans la cellule s'effectue normalement.
B. Dans le cas du diabète latent le taux du glucose dans les interstices dépasse le seuil cellulaire quoique la glycémie teste normale.
C. Dans le diabète avéré la barrière cellulaire pour le glucose ne peut etre vaincue que par l'élévation de la concentration du glucose dans les interstices auprès de celle de la glycémie.

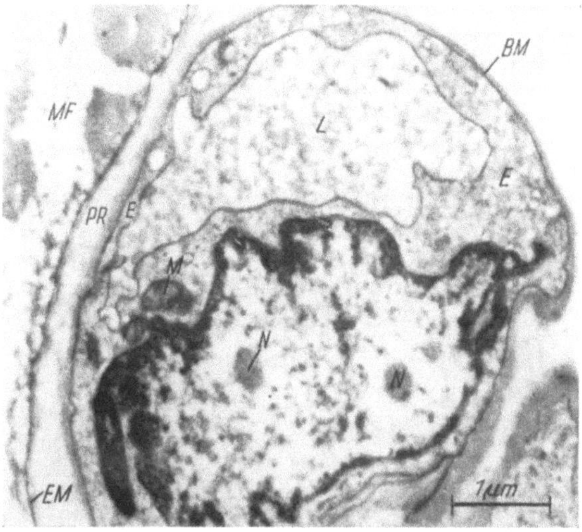


Abb. 1. Übersichtsbild. Aufgehelltes Karyoplasma. Vgl. mit Abb. 12

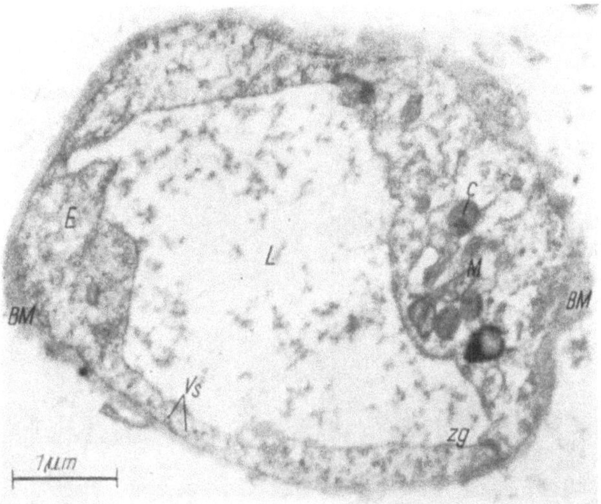


Abb. 2. Übersichtsbild. Kapillare außerhalb der Zellkerne angeschnitten. Mehrere Cytosome liegen im Zytoplasma

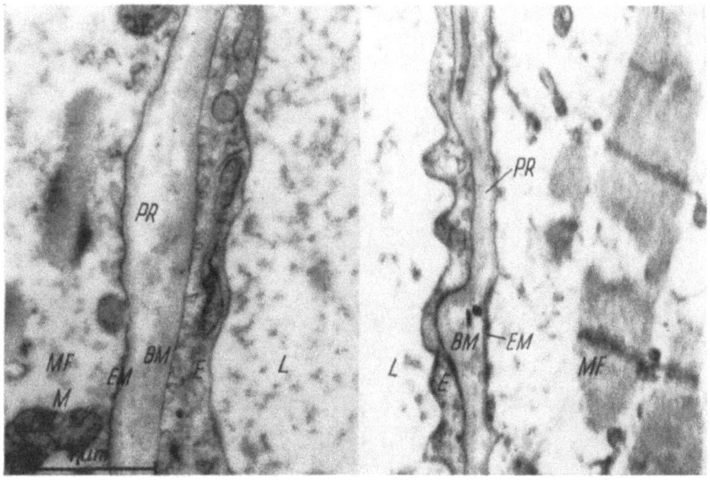


Abb. 3. Vergleich zwischen diabetischer (links) und Kontrollkapillare (rechts)

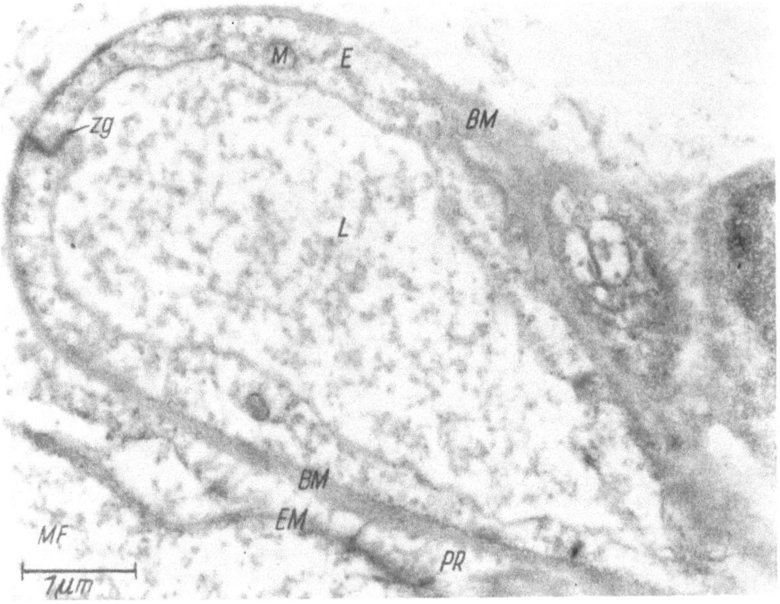


Abb. 4. Aufgehelltes Grundplasma von Endothelzellen. Der Perikapillarraum von Basalmembranbrücken durchzogen

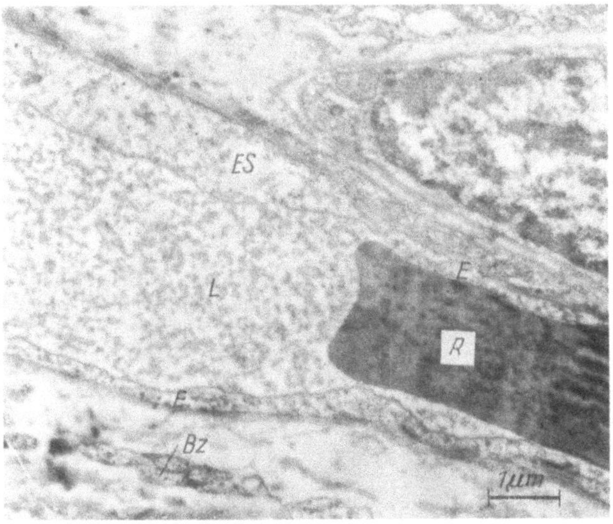


Abb. 5. Schwellung einer Endothelzelle

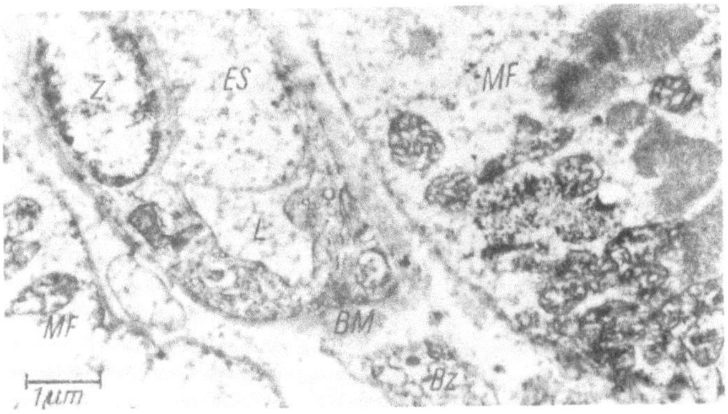


Abb. 6. Starke Schwellung einer Endothelzelle. Aufgehellter Endothelzellkern

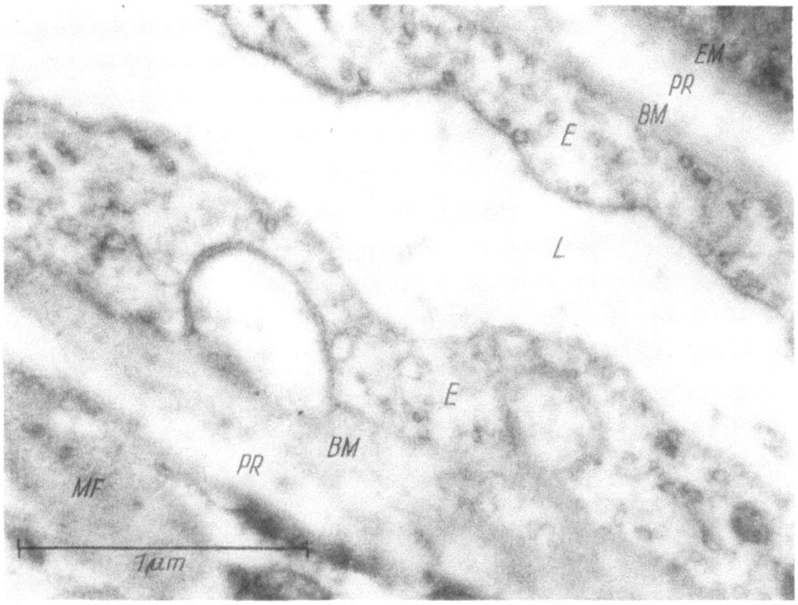


Abb. 7. Große Vacuole im basalen Endothelcytoplasma

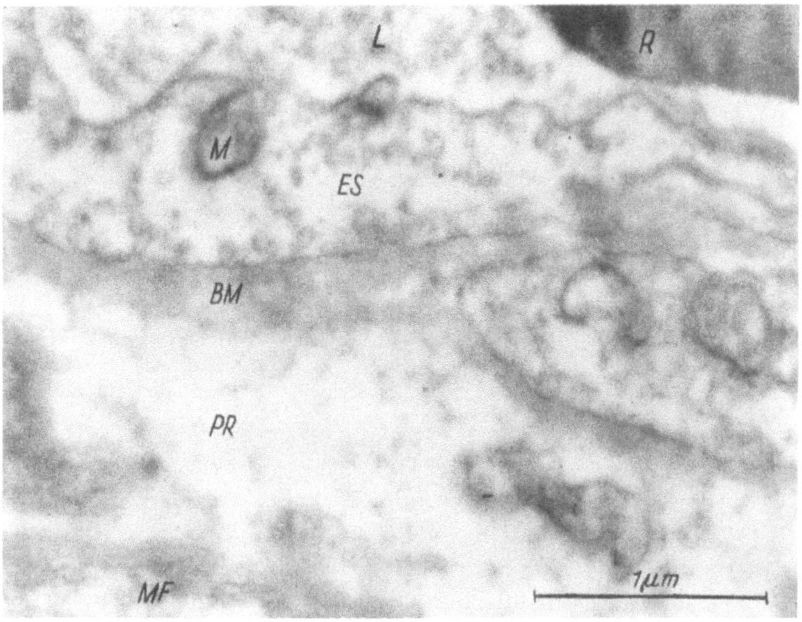


Abb. 8. Aufgehelltes Grundzytoplasma der Endothelzelle mit verminderter Bläschenzahl

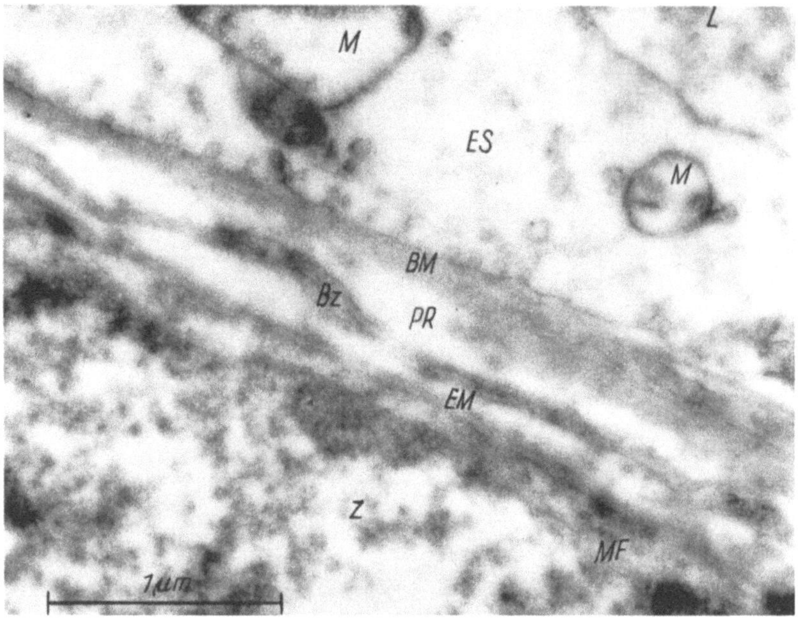


Abb. 9. Extreme Grundplasmaaufhellung einer Endothelzelle. Geschwollene Mitochondrien

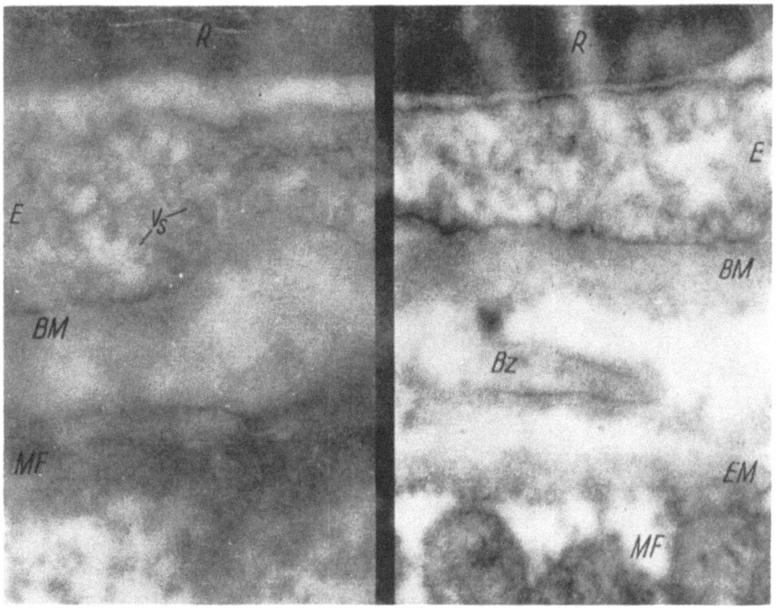


Abb. 10. Verminderte Bläschenzahl in der diabetischen Kapillare (rechts), verglichen mit einem Normalfall (links)

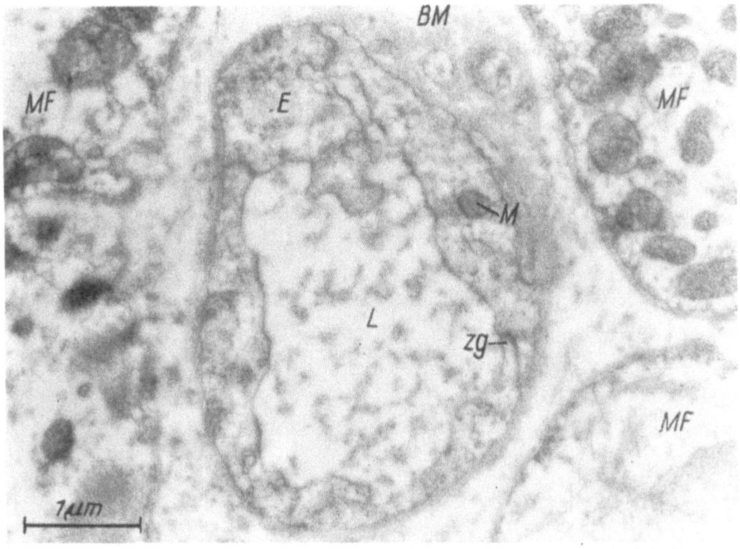


Abb. 11. „Mottenzerfressene“ Basalmembran. Zahlreiche Palade' Granula im Endothelcytoplasma

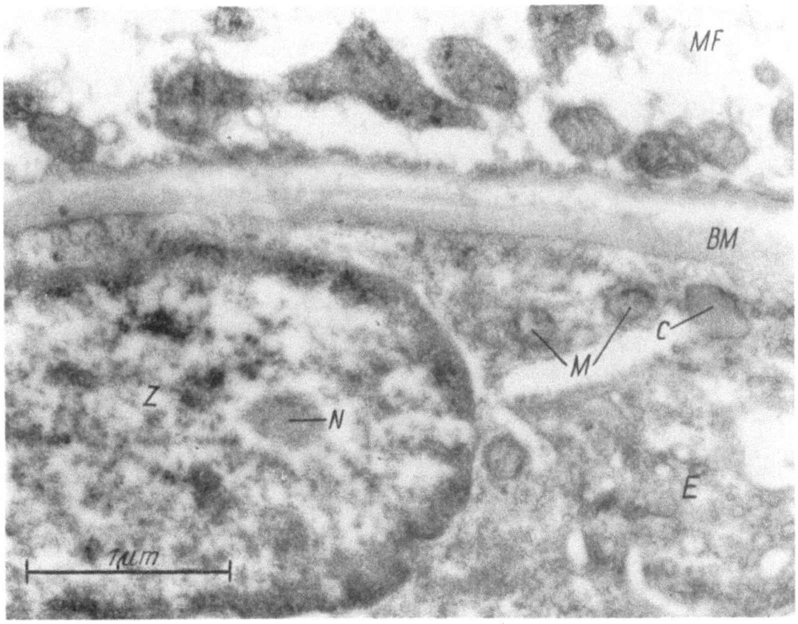


Abb. 12. Lamellärer Spalt in der Basalmembran

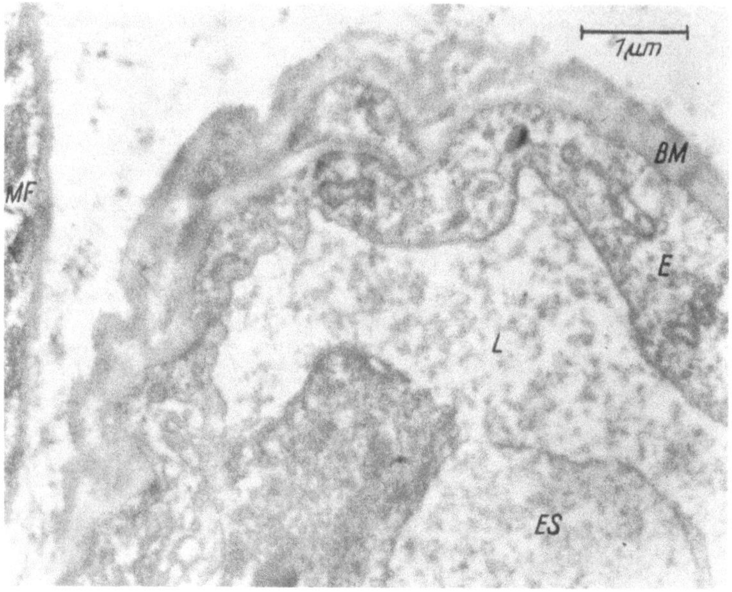


Abb. 13. Zahlreiche Vacuolen in der Basalmembran. Unten Anschnitt einer geschwollenen Endothelzelle

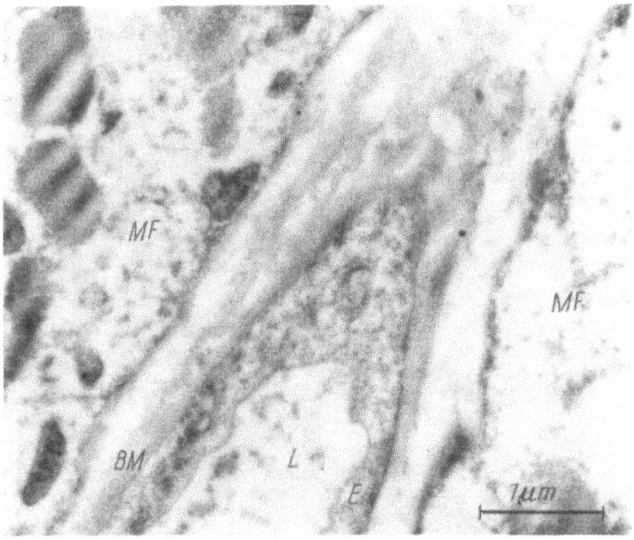


Abb. 14. Vacuolisierte Basalmembran mit kleinen osmiophilen Verdichtungen

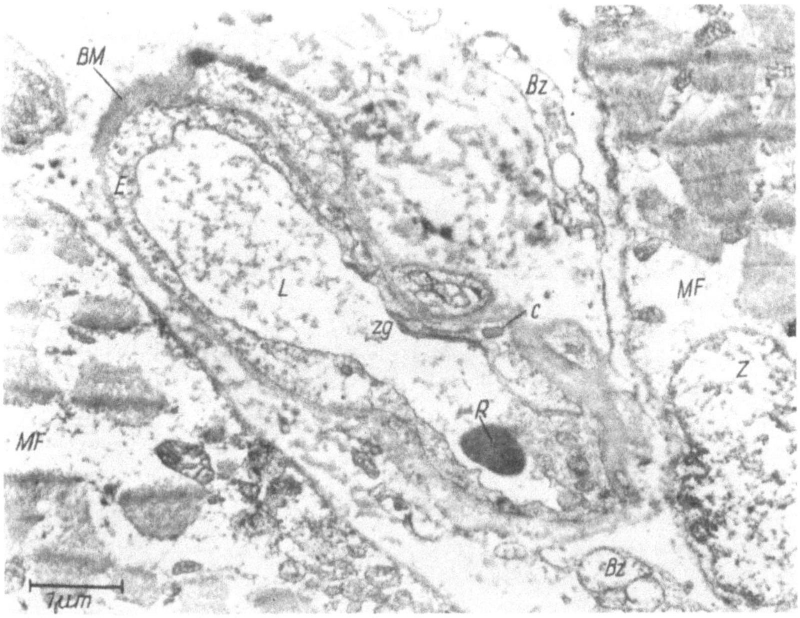


Abb. 15. Optisch wesentlich dichtere Basalmembran einer diabetischen Kapillare. Neben dieser isolierte Anteile basalmembranartiger Massen („fluff" Pease 1960)

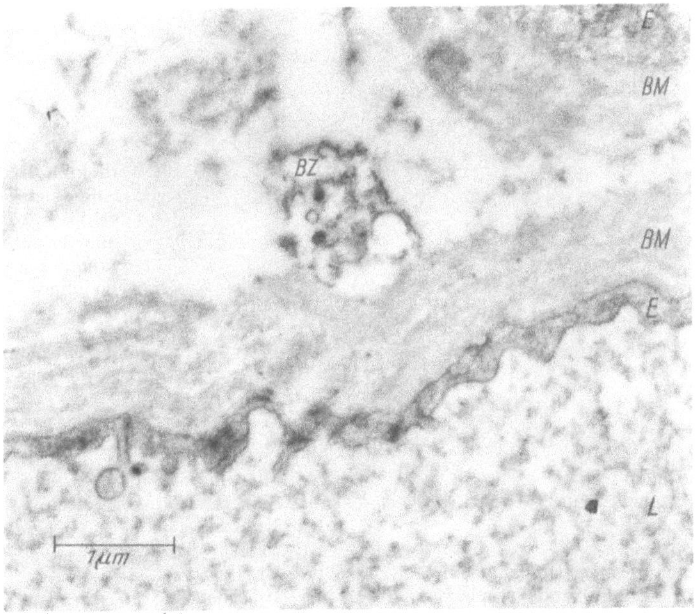


Abb. 16. Teil einer Kapillare, deren erheblich verdickte Basalmembran lamelläre Spalten erkennen läßt, so daß die Basalmembran geschichtet erscheint

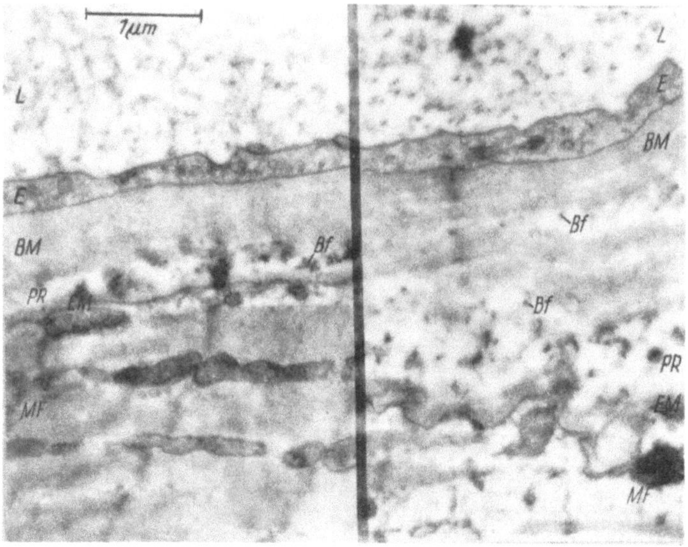


Abb. 17. Gegenüberstellung zweier Kapillarabschnitte mit unterschiedlich großem Perivasculärraum sowie unterschiedlich stark verdickter Basalmembran. Rechts ist außerdem oedematöse Schwellung der Skelettmuskelfaser erkennbar. Im Perikapillärraum liegen Bindegewebsfasern (Bf)

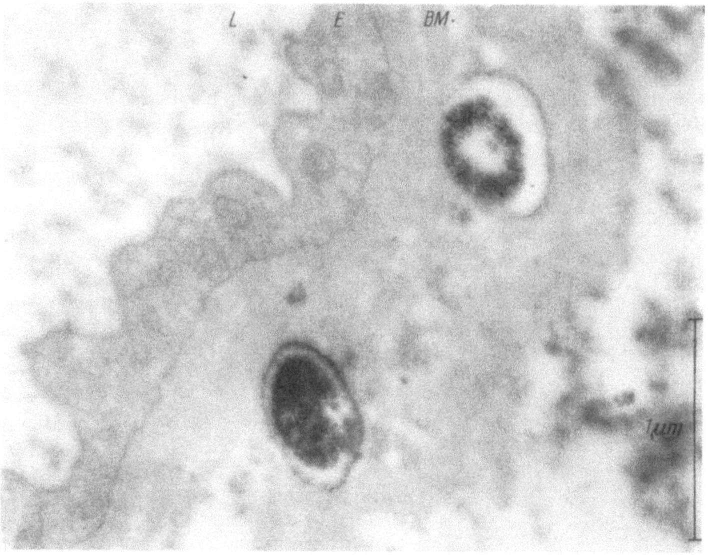


Abb. 18. In der stark verdickten Basalmembran finden sich osmiophile Einschlüsse, die Fett entsprechen könnten*. Daneben erkennt man vakuolige Aufhellungen der Basalmembran

Abkürzungen:

| | | | |
|---|---|---|---|
| BM | Basalmembran | M | Mitochondrien |
| BZ | Bindegewebszelle | MF | Skelettmuskelfaseranschnitte |
| C | Cytosome | N | Nucleolus |
| E | Endothel | PR | Perikapillärer Raum |
| EM | Exomembran der Muskulatur | R | Erythrozyt |
| ES | Aufgehelltes Grundcytosplasma der Endothelzelle | Vs | Bläschen |
| | | Z | Zellkern |
| L | Kapillarlumen | ZG | Zellgrenze |

* P. GALLE (Rev. franz. étud. clin. biol. 7, 1084–1086 [1962]) hat ähnliche Gebilde in Basalmembranen der Niere als kristalline Strukturen unbekannter Natur gedeutet.

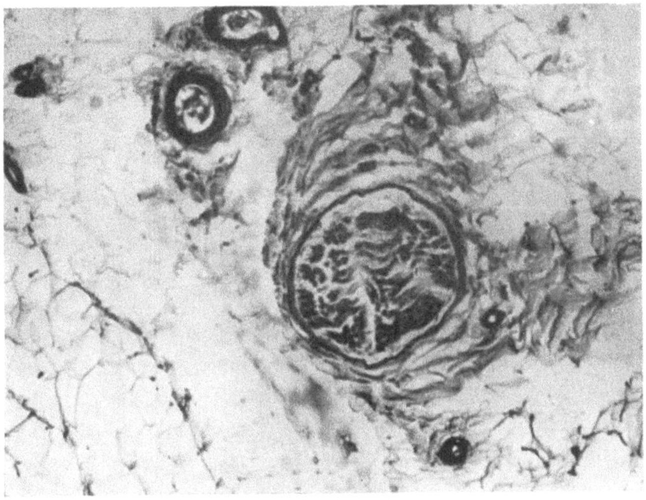

Abb. 1

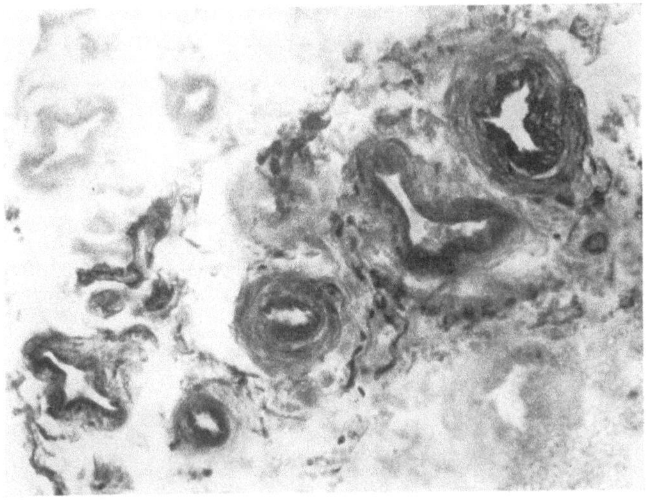

Abb. 2

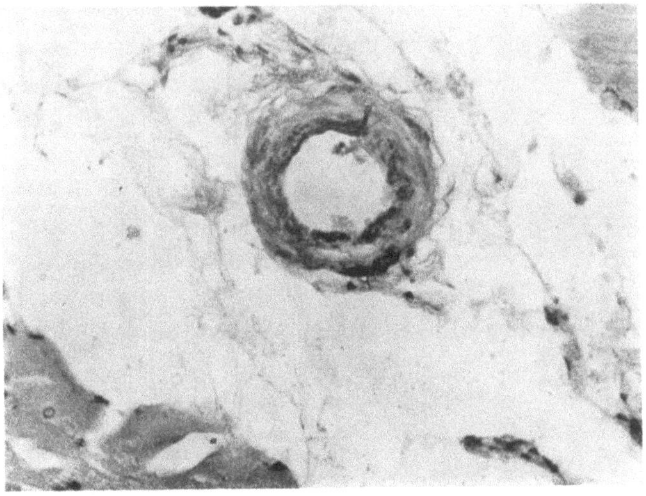

Abb. 3

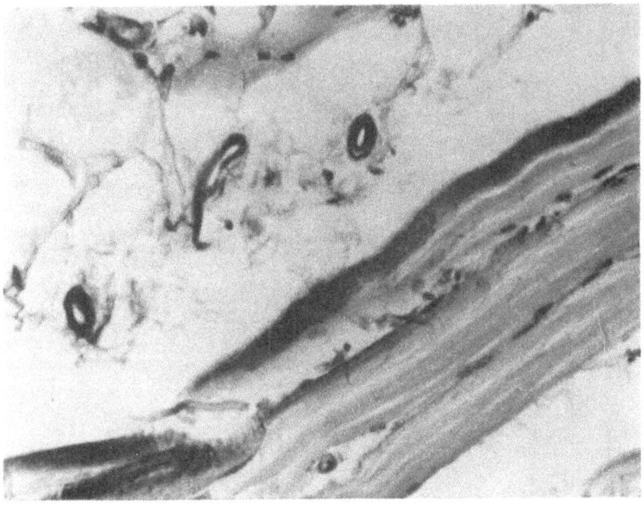
Abb. 4

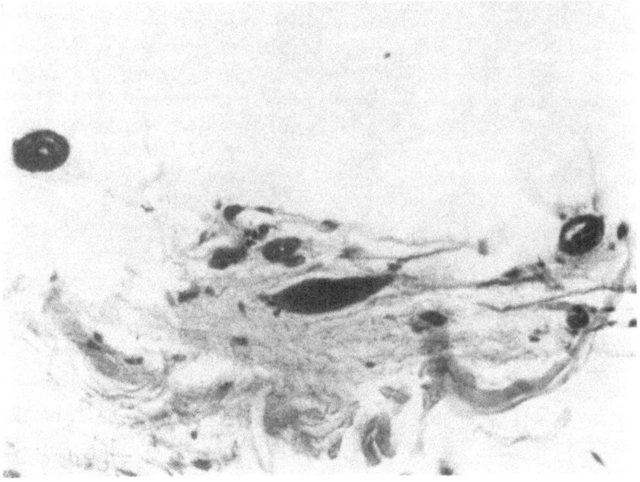
Abb. 5

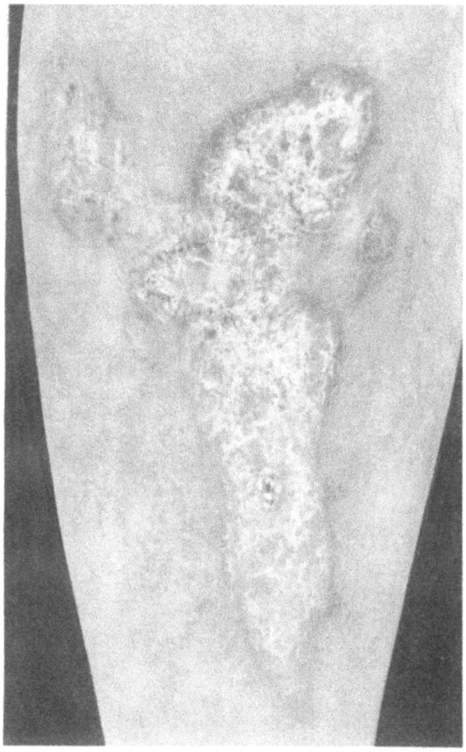

Abb. 1. Typischer sklerodermiphormer Herd einer Necrobiosis lipoidica von derber Konsistenz, scharfer Begrenzung mit violettem bis purpurfarbenem Randsaum und silbriger Schuppung, zentral von einzelnen Teleangiektasien durchzogen. Lokalisation: Schienbein. (K. B.) 52jähriger Diabetiker mit Stoffwechsellabilität

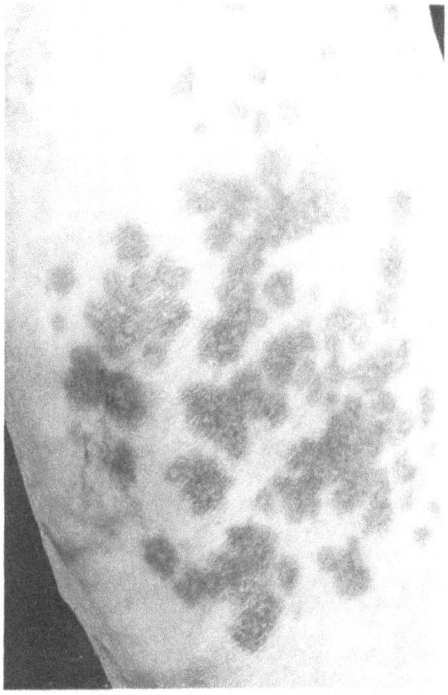

Abb. 3. Multiple, im lateralen Bereich der rechten Wade über einem Krampfaderbezirk gruppierte etwa erbs- bis linsengroße Herde einer Necrobiosis, welche im Zentrum den gelblichen Farbton der eigentlichen Necrobiosis aufweisen, während der Randsaum breitwandig, herdumgreifend, bräunlich-bläulich verfärbt ist und teilweise in Purpurfarbe übergeht. (G. A.) 60jährige Diabetikerin mit leichtem Diabetes mellitus und Basophilismus

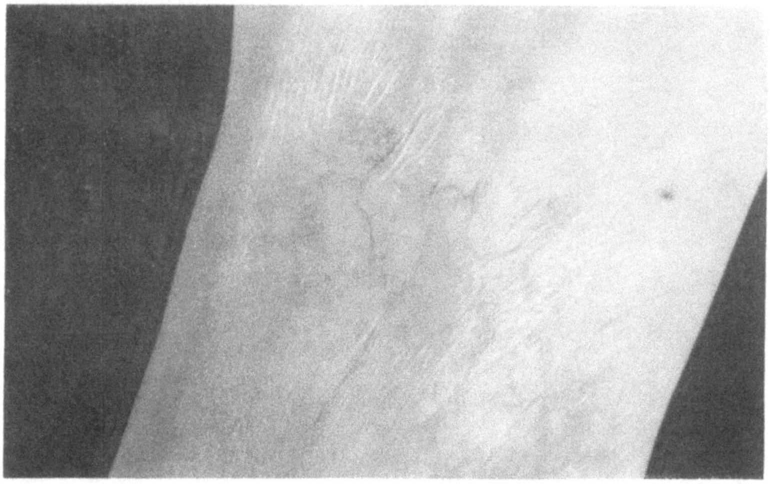

Abb. 2. Derselbe Patient wie Abb. 1. Atrophischer, porzellanartig-glänzender Herd einer Necrobiosis lipoidica auf dem Fußrücken, der auch hier charakteristischerweise von zahlreichen feinen besenreiserartig angeordneten Teleangiektasien durchzogen wird. Zustand nach 7jährigem Bestand des mukulösen Herdes

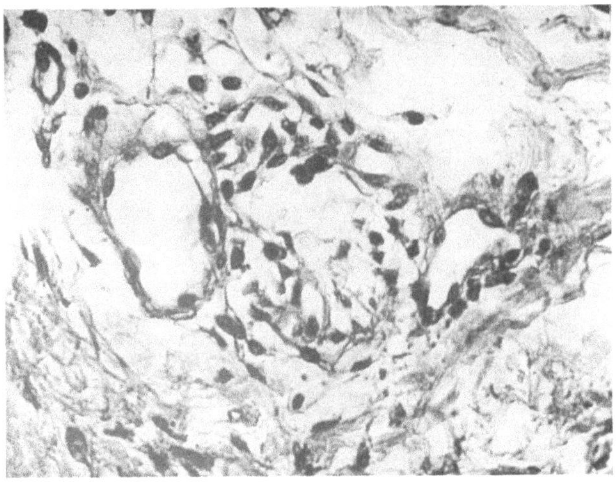

Abb. 4. Schnitt durch eine subepithelial gelegene Kapillare fern vom Necroseherd. McManus-Färbung; Vergrößerung 406 ×, Negative PAS-Reaktion

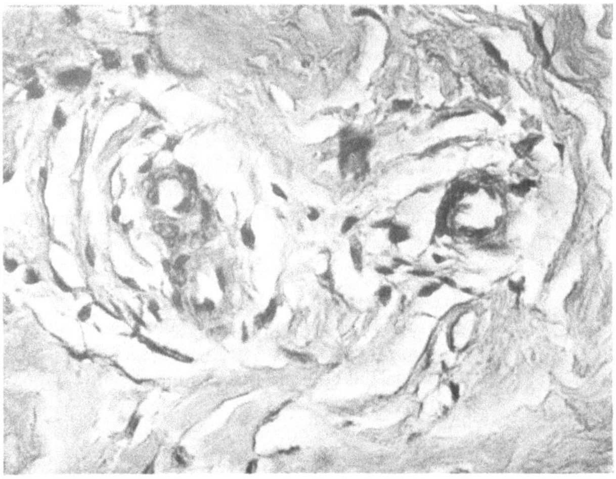

Abb. 5. Kapillare in der Nähe des Necrosebezirkes. Schwach positive PAS-Reaktion. McManus, 496 ×

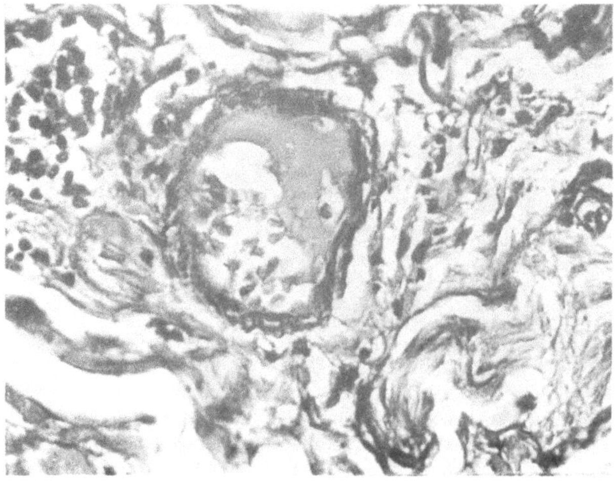

Abb. 6. Kapillare in unmittelbarer Nähe der herdförmig necrobiotisch veränderten Cutis. PAS-positiv: Die „Füllung" der Kapillare (Glykoproteide ?), die Gefäßwand und die (hier nicht mehr dargestellten) Schweißdrüsen. Entzündungsinfiltrat neben dem Gefäß. McManus, 496 ×

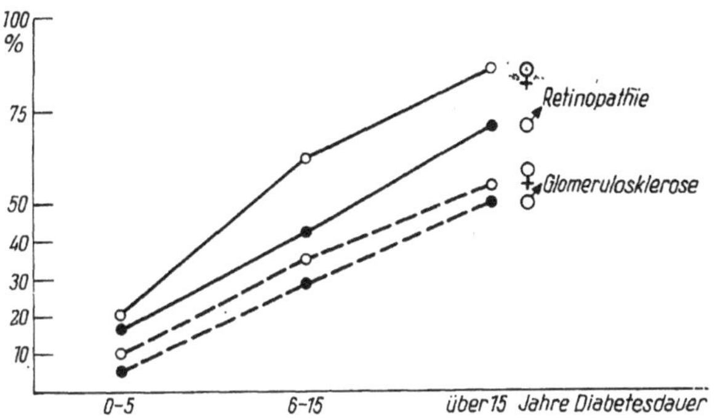


Abb. 1. Häufigkeit der Retinopathie und Glomerulosklerose in Beziehung zur Diabetesdauer

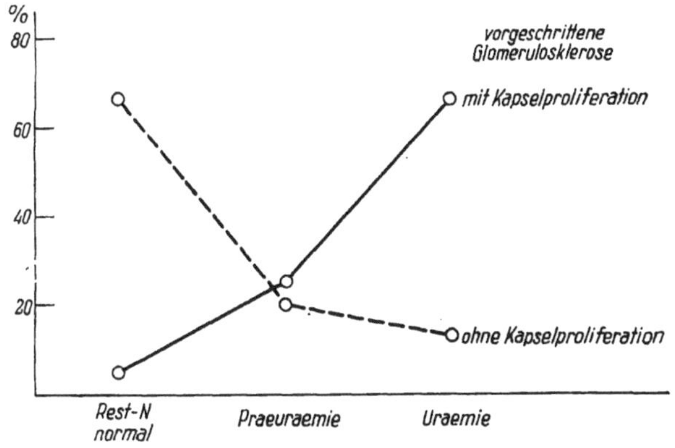


Abb. 4. Niereninsuffizienz bei Glomerulosklerose mit und ohne Kapselproliferation

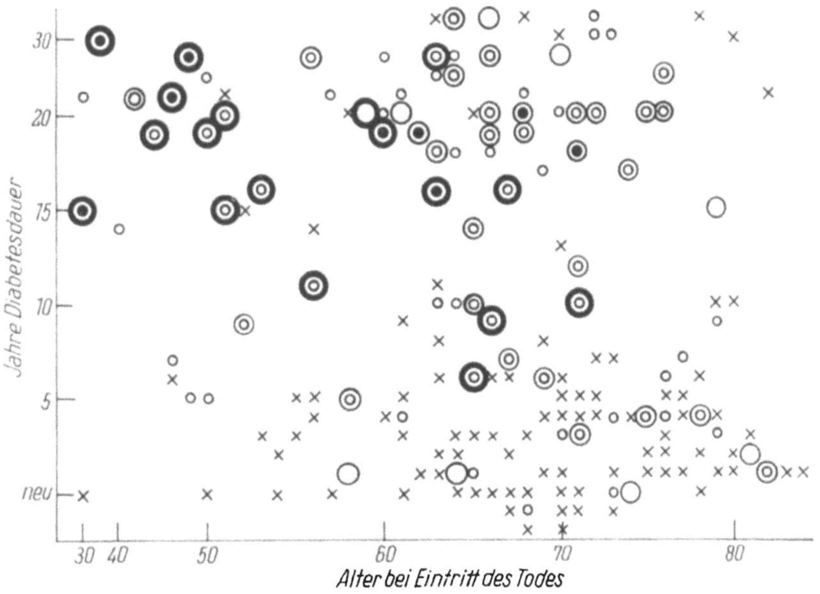


Abb. 5. Proliferative Veränderungen bei Retinopathie und Glomerulosklerose. Beziehungen zu Lebensalter und Diabetesdauer

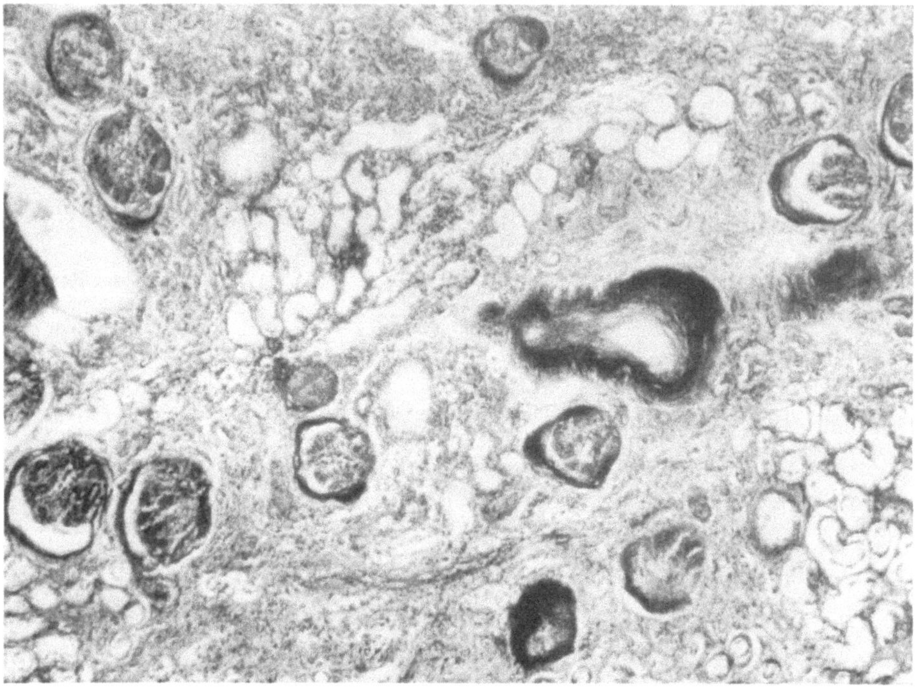

Abb. 2. Diabetische Glomerulosklerose mit Kapselproliferation (Vergr. 80:1)

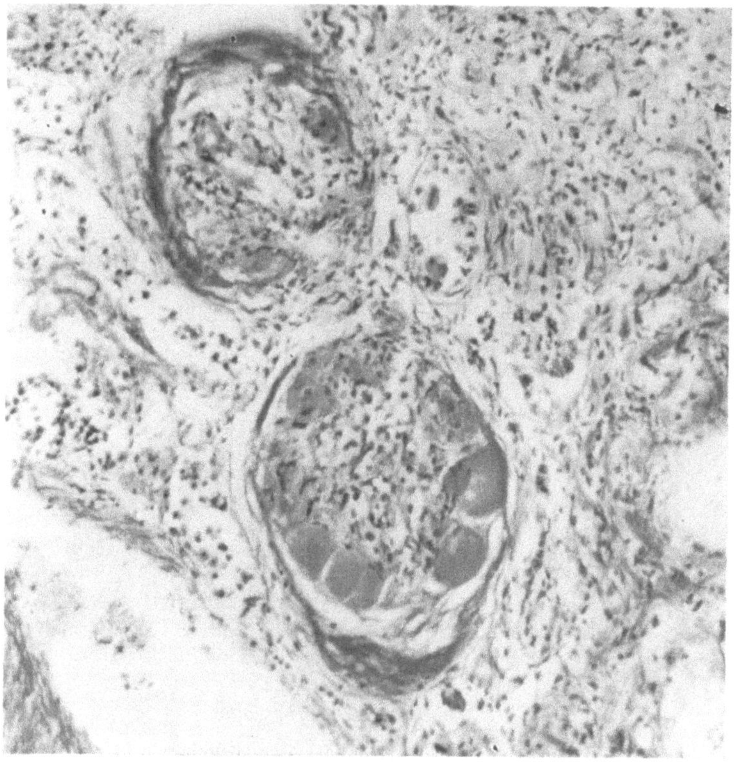

Abb. 3. Ausschnitt aus Abb. 2 (Vergr. 270:1)

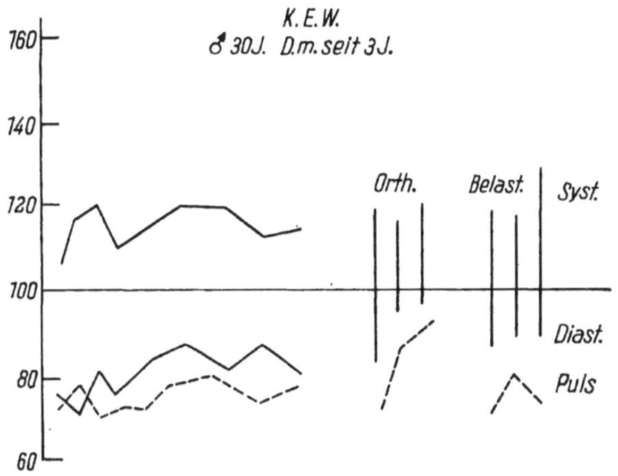


Abb. 1

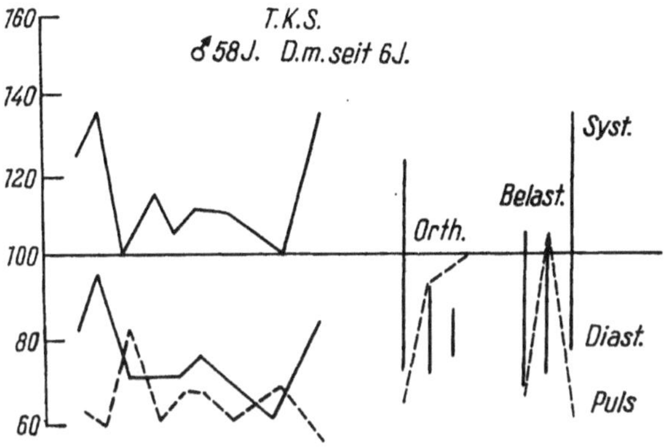


Abb. 2

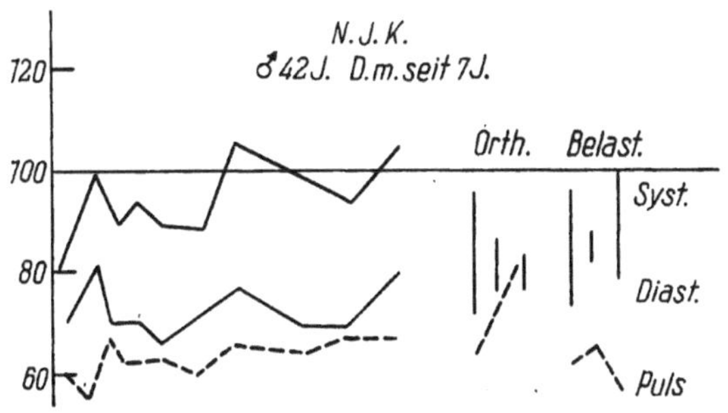


Abb. 3

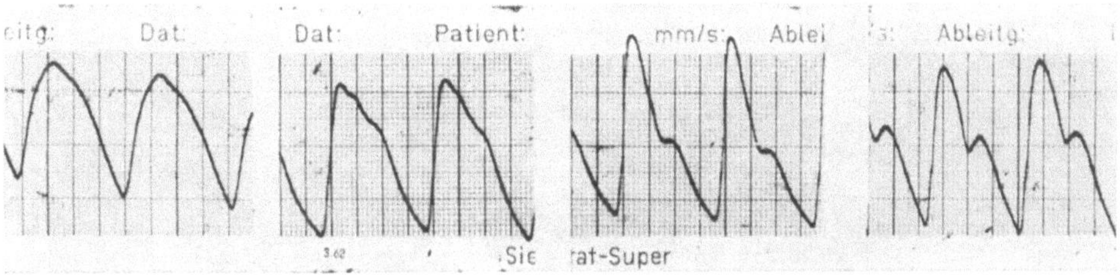


Abb. 1. Volumenplethysmographie bei diabetischen und gesunden Kindern und Jugendlichen

| | | | | |
|---|---|---|---|---|
| 195 Diabetiker | 13% | 45% | 25% | 17% |
| 192 Gesunde | 11% | 56% | 19% | 14% |

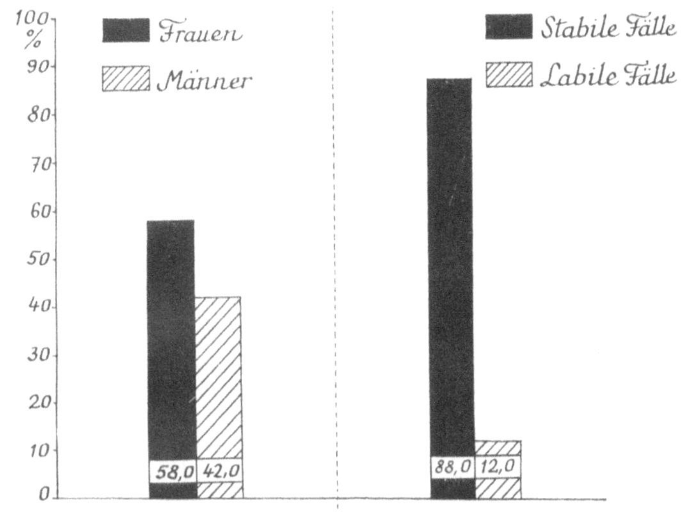

100 %
90
80
70
60
50
40
30
20
10
0
Frauen
Männer
Stabile Fälle
Labile Fälle
58,0
42,0
88,0
12,0


Abb. 1

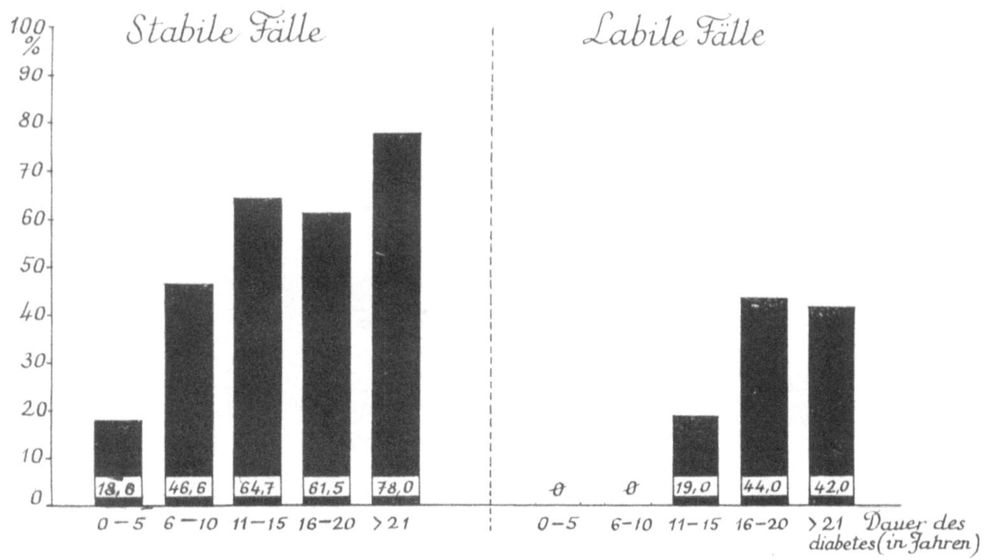

100 %
90
80
70
60
50
40
30
20
10
0
Stabile Fälle
Labile Fälle
18,6
46,6
64,7
61,5
78,0
0
0
19,0
44,0
42,0
0–5
6–10
11–15
16–20
> 21
0–5
6–10
11–15
16–20
> 21
Dauer des diabetes (in Jahren)


Abb. 2

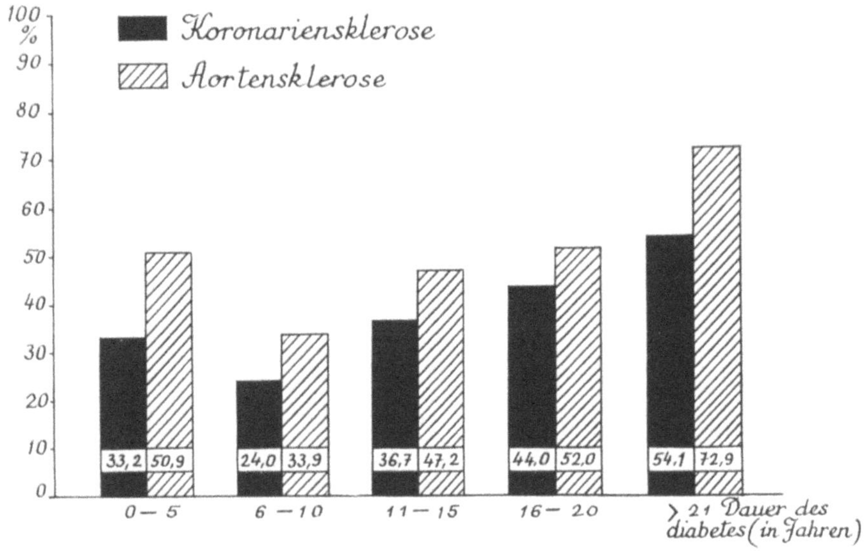
Koronariensklerose
Aortensklerose
100 %
90
80
70
60
50
40
30
20
10
0
33,2
50,9
24,0
33,9
36,7
47,2
44,0
52,0
54,1
72,9
0—5
6—10
11—15
16—20
> 21 Dauer des diabetes (in Jahren)

Abb. 3

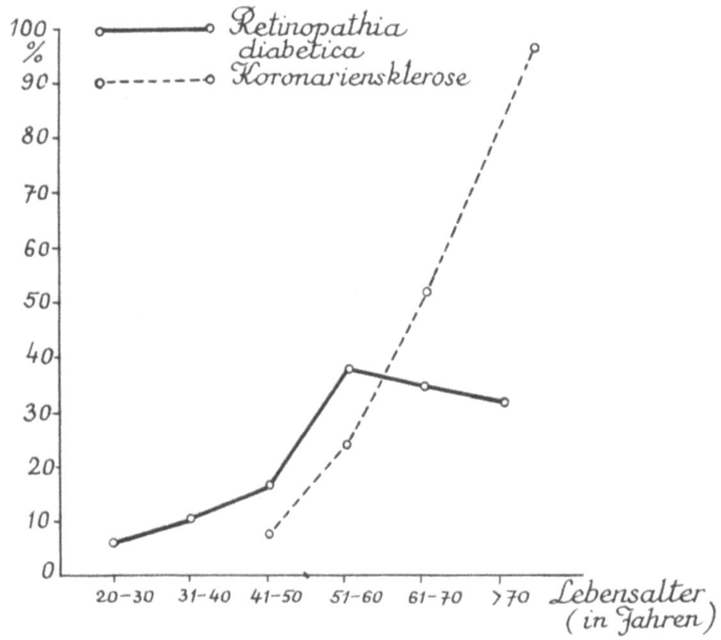
Retinopathia diabetica
Koronariensklerose
100 %
90
80
70
60
50
40
30
20
10
0
20-30
31-40
41-50
51-60
61-70
>70
Lebensalter (in Jahren)

Abb. 4

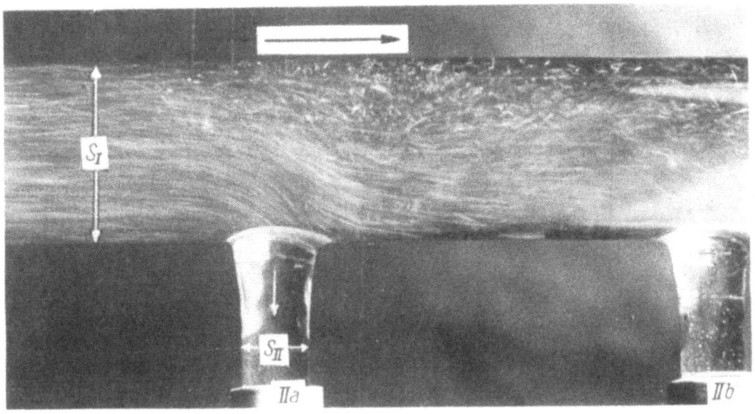


Fig. 1. Aggression streams at the branches: photographed in glass hydraulical systems with derivations in right angle. The sections ratio SI/SII = 6,4. Derivation IIa is open, and IIb is closed.

A: a half-face photo. The white lines represent the fluid lines trajectory (water) pointed out with the help ofa fine aluminium powder. Photo in white light on black background.

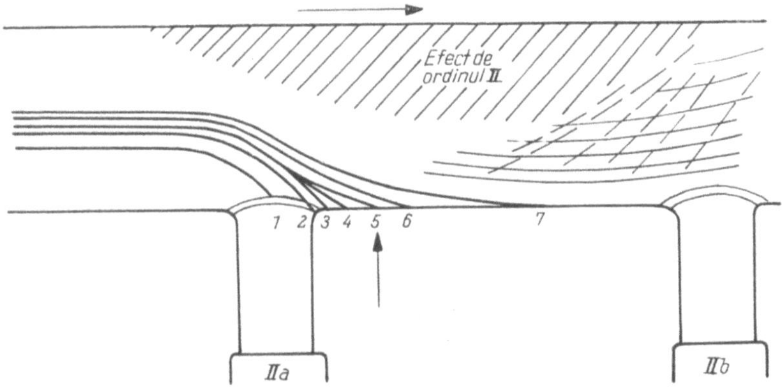


B: the marking of current lines 1, 2, 3, 4, 5, 6 and 7 from the photo for measuring the angle $\alpha$. Point 5 corresponds to the area in which the lateral pressure war measured.

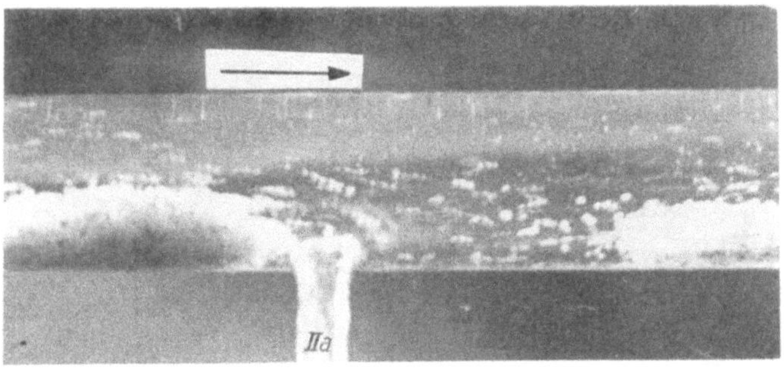


C: front photo; current lines marked with fluorescent starch granules. Photo in ultra-violet, on a black background. The direction of flow in tube I is upwards. In these conditions part of the granules fall on the lower wall (that with the derivation) and glides slightly on the slope. Only downwards the derivation they are once more swept off in the circuit by the aggression streams. Frontally seen, the lines of these currents converge on ogival trajectories from right and left of the derivation orifice, achieving an area like that in:

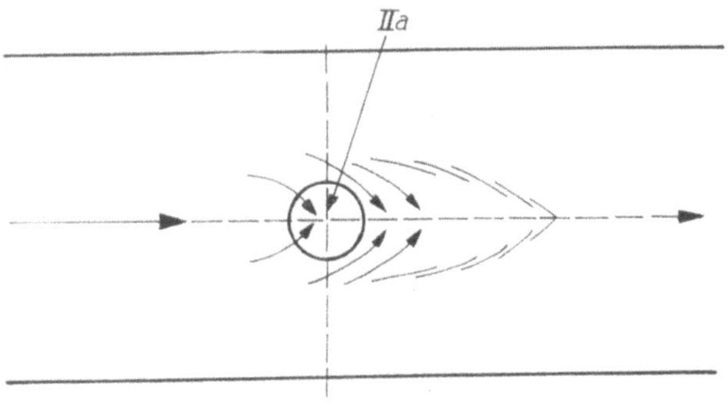


D: the currents from the right interfere with those from the left in a median line, named line of impact

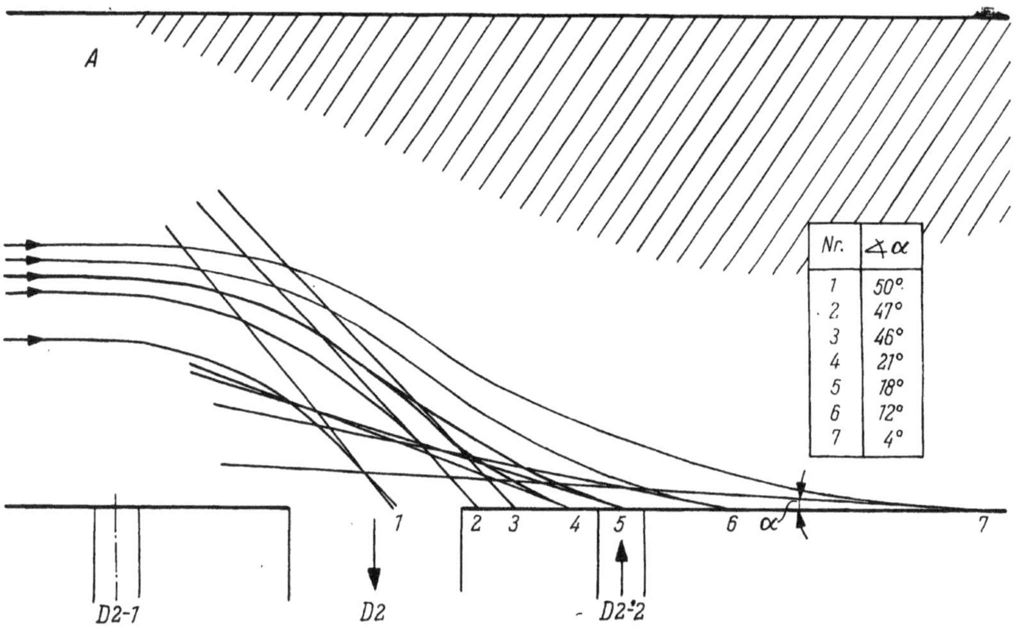


Fig. 2A. Current lines and the value of the angle formed by them with the wall of tube I. D2—1 and D2—2 are positions of piezometrical tubes. 1, 2, 3, 4, 5, 6, and 7 = current lines and corresponding angles

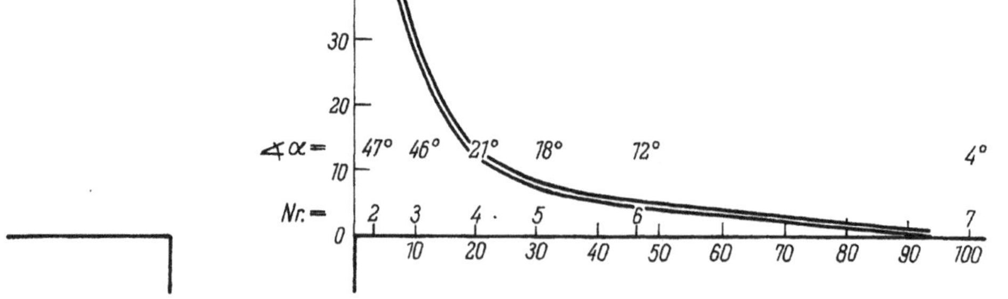


Fig. 2B. Representation of the variation of sin.² α depending on the trajectory of current lines in the aggression area. That is an indicator of the variation of the impulse power ($F = \varrho Q V \sin^2 \alpha$) variation of the value of insertia and of centrifugal force ($Fiv = m \cdot \frac{v^2}{\varrho}$) in the area

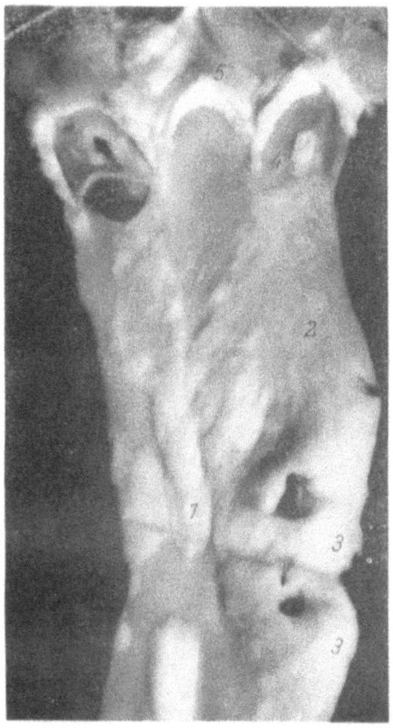

Fig. 3A. Rabbit aorta. 1 and 2 = curvature atheroma. 3 = atheroma at the origin of the brachiocephalic arteries; 4 = atheroma at the origin of the coronary vessels. 5 = atheroma of ogival shape at the insertion of the aortal valves, particularly at the insertion of the valve without coronary opening

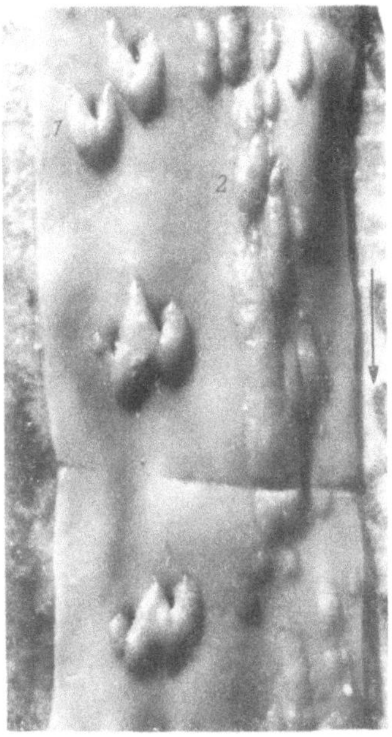

Fig. 3B. Rabbit aorta. 1 = Branching atheroma on the thoracic aorta in form of a spearhead. It is located downwards the derivation. 2 = atheroma of directed turbulence situated on the wall opposite to derivations

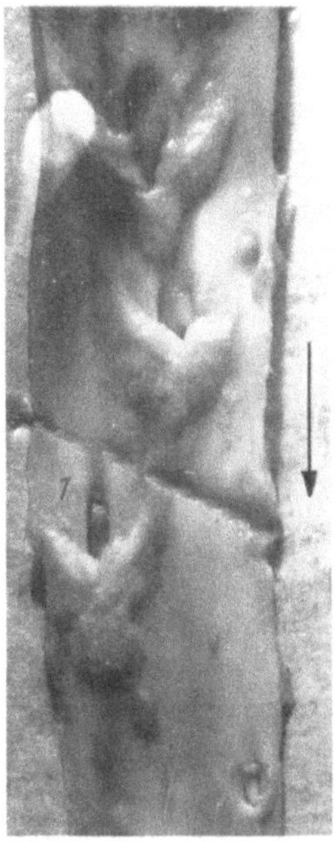

Fig. 3C. 1 = branching atheroma on the abdominal aorta, with characteristic shape and location

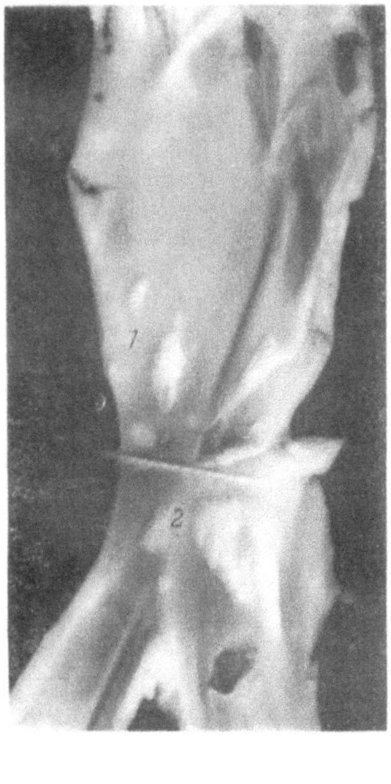

Fig. 4A. Pulmonary artery. 1 = curvature atheroma. 2 = bifurcation atheroma

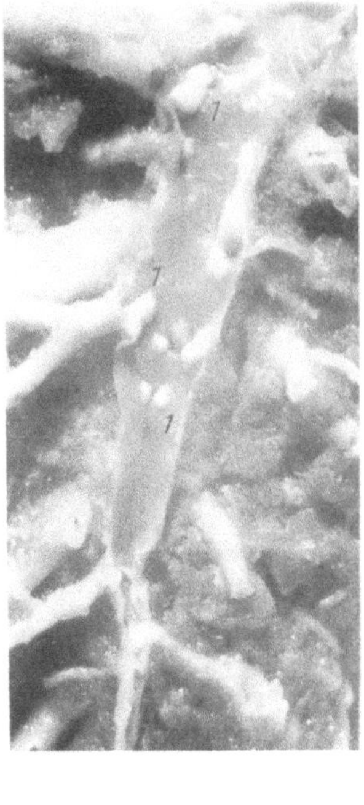

Fig. 4B. 1 = branching atheroma situated at the origin of the intra-pulmonary arteries

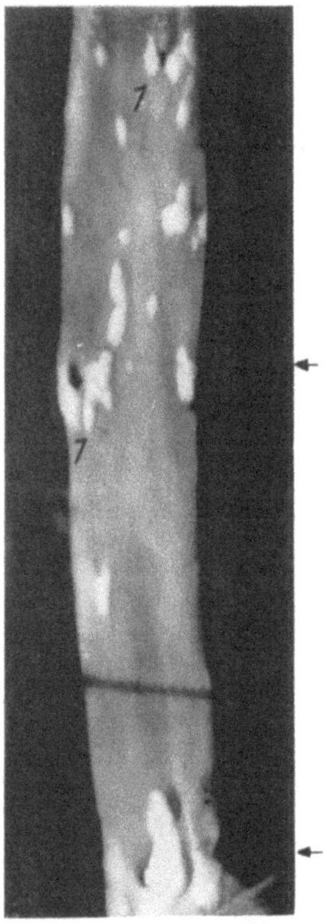

Fig. 5. 1 = typical branching atheroma on the humeral rabbit artery

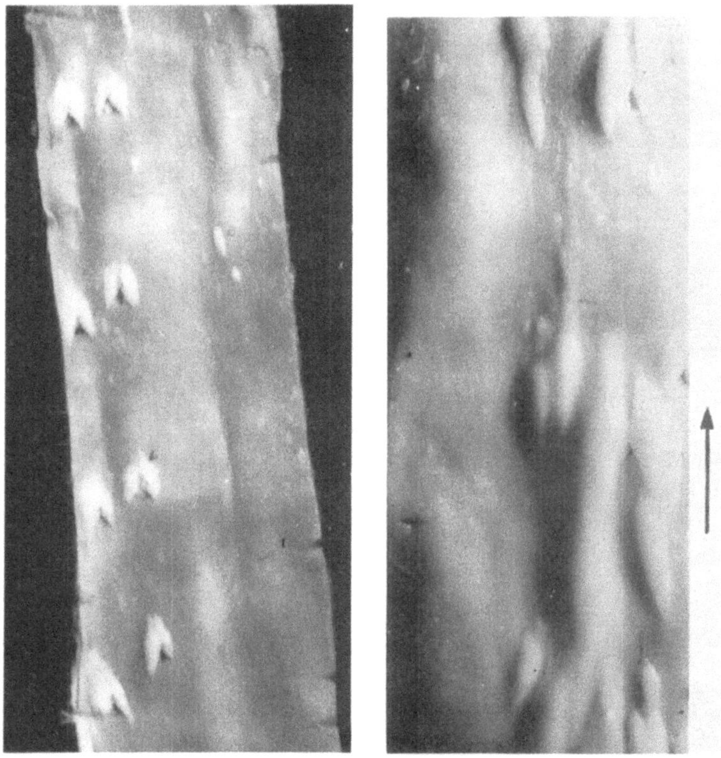

Fig. 6. Thoracal aorta of rabbit. Branching atheroma with the impression of the impact line (the line which separates or marks the limit of the two branching atheroma components)

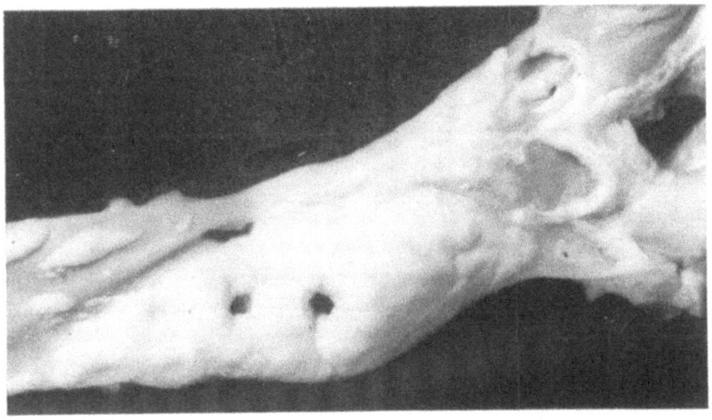

Fig. 7 A. Rabbit aorta, with atheroma situated at the origin of the coronary vessels. The lesion under the valve without derivation is missing (in the middle)

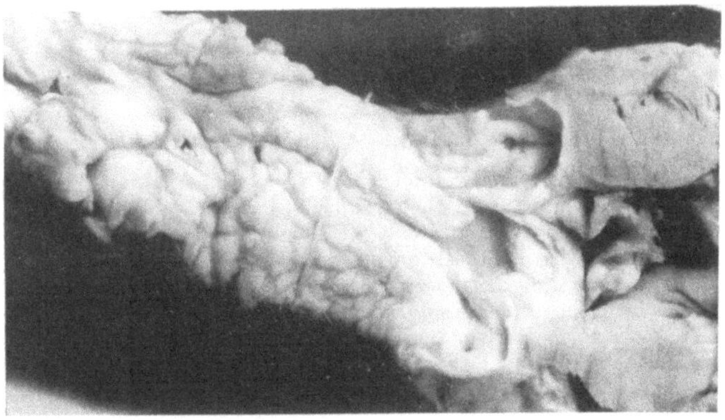

Fig. 7 B. Rabbit aorta almost completely covered by the atheromatous structure excepting the area of the valve without derivation. In exchange the valve area without derivation has a very proeminent terminal shock atheroma. The impact line is evident both on the derivation atheroma (the origin of coronary vessels) and on that of terminal shock

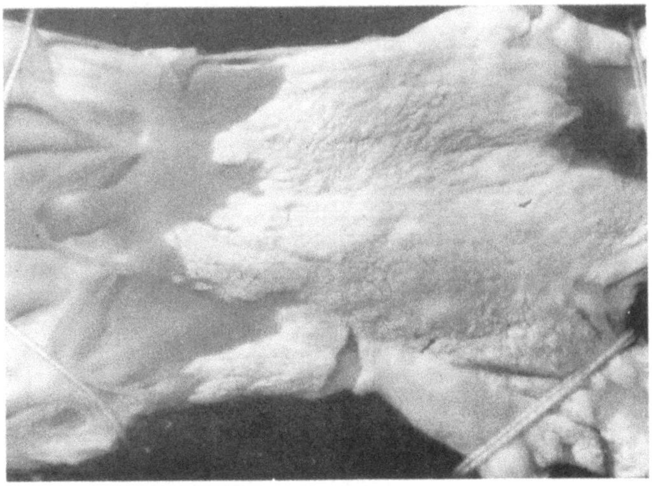

Fig. 7 C. Extensive atheromatous lesions on the pulmonary artery of the rabbit; the lesion in the area of the valves (in which no derivation exists) is missing

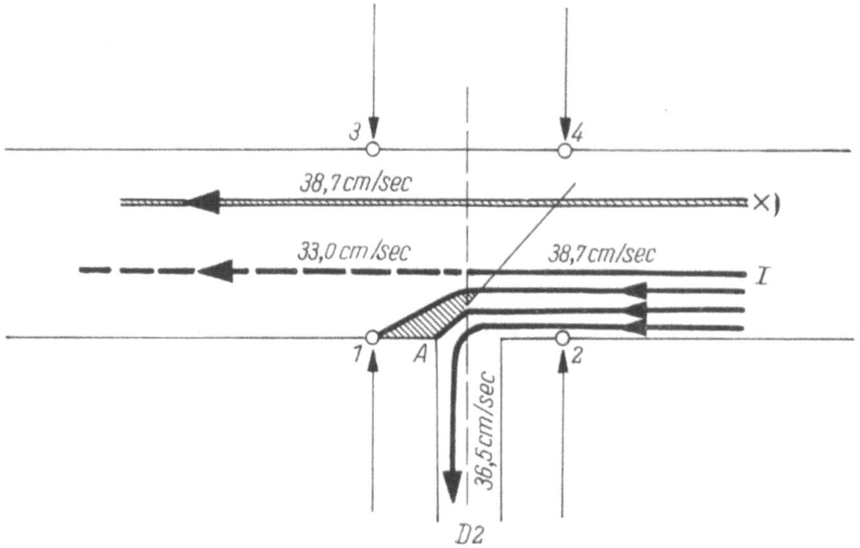


Fig. 8 and 9. When current lines are marked by tracers, the flow modifications are evident. The flow component deviated to the vessel wall forms the aggression streams (red area). Observations were repeated several times; the stream lines and the differences of pressure were registered at several rates of flow. The Figures 8 and 9 reproduce two of these rates, in relation with the position of the stopping point A, marking also the points from which start the piezometrical tubes (i.e. D2 – 1 and D2 – 2 and their symmetricals on the opposite side in points 3 and 4).
The red line represents the rate of flow when D2 is closed and D1 is open, D1 being situated left of D2. Evaluating of the position of the stopping point A is relative

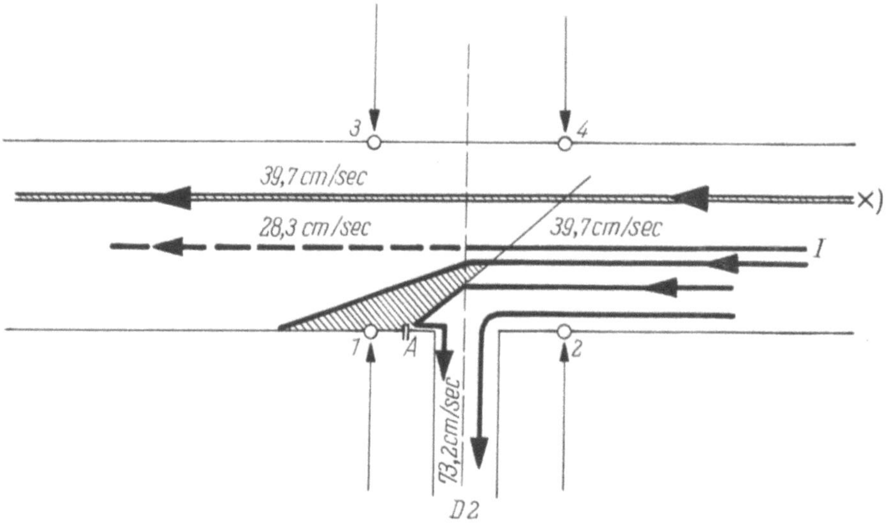

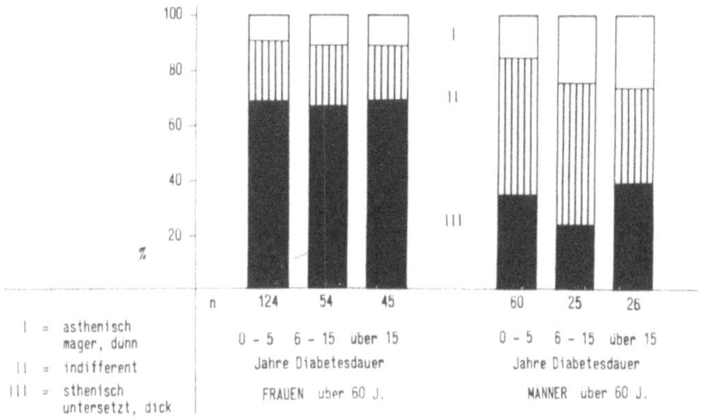


Abb. 1. Konstitutionsverteilung in den einzelnen Vergleichsgruppen

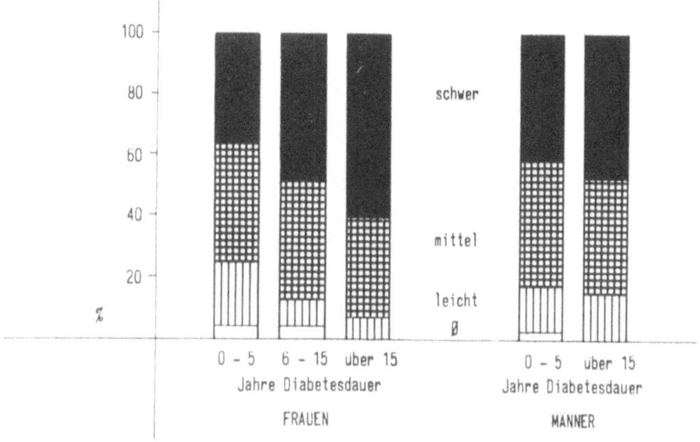


Abb. 2. Häufigkeit der Coronarsklerose in Beziehung zur Diabetesdauer

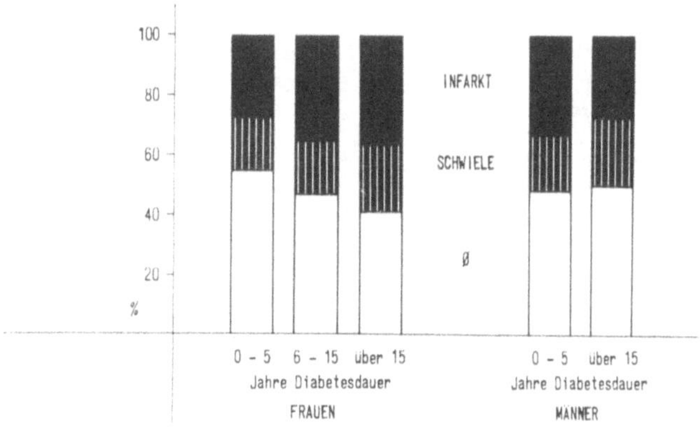


Abb. 3. Häufigkeit des Herzinfarkts in Beziehung zur Diabetesdauer

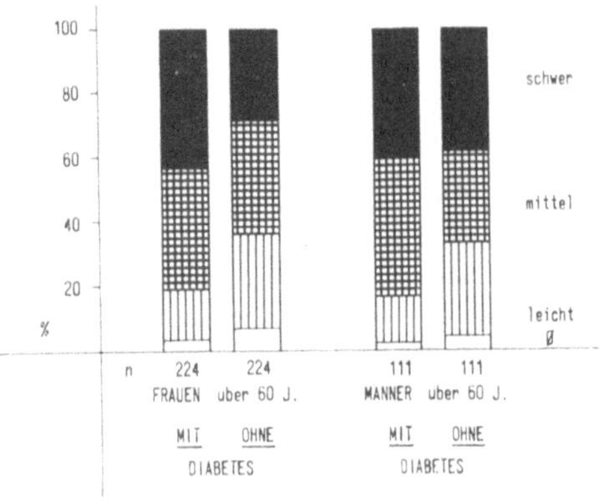


Abb. 4. Coronarsklerose bei Diabetikern und vergleichbaren Nichtdiabetikern

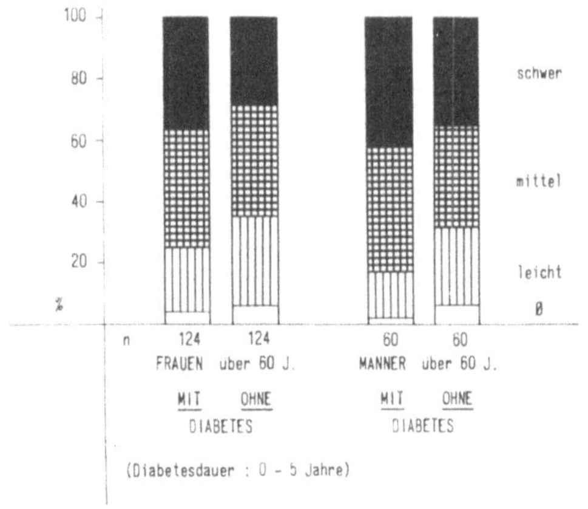


Abb. 5. Coronarsklerose bei Diabetikern mit kurzer Krankheitsdauer und vergleichbaren Nichtdiabetikern

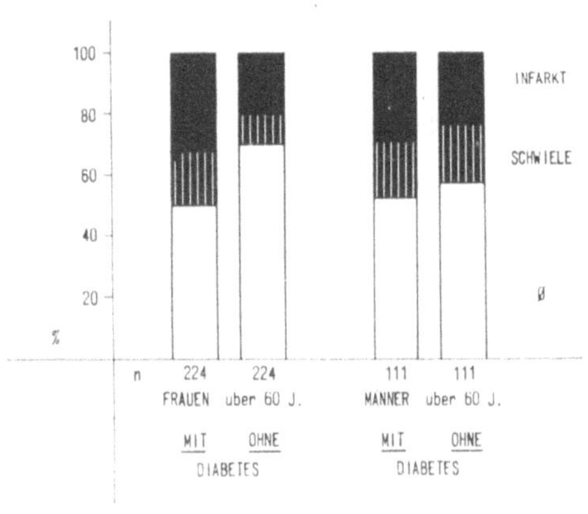


Abb. 6. Herzinfarkt bei Diabetikern und vergleichbaren Nichtdiabetikern

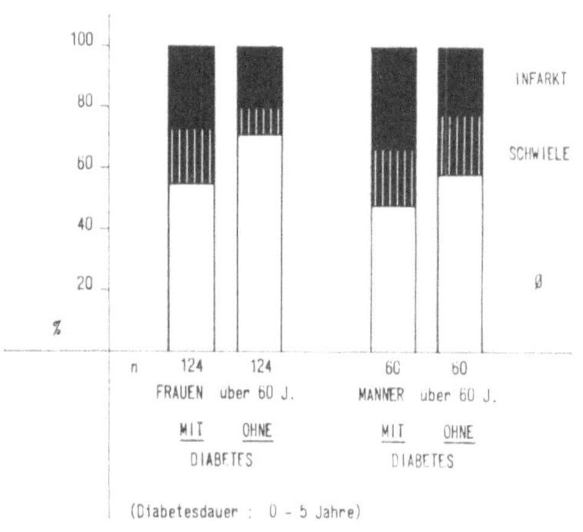


Abb. 7. Herzinfarkt bei Diabetikern mit kurzer Krankheitsdauer und vergleichbaren Nichtdiabetikern

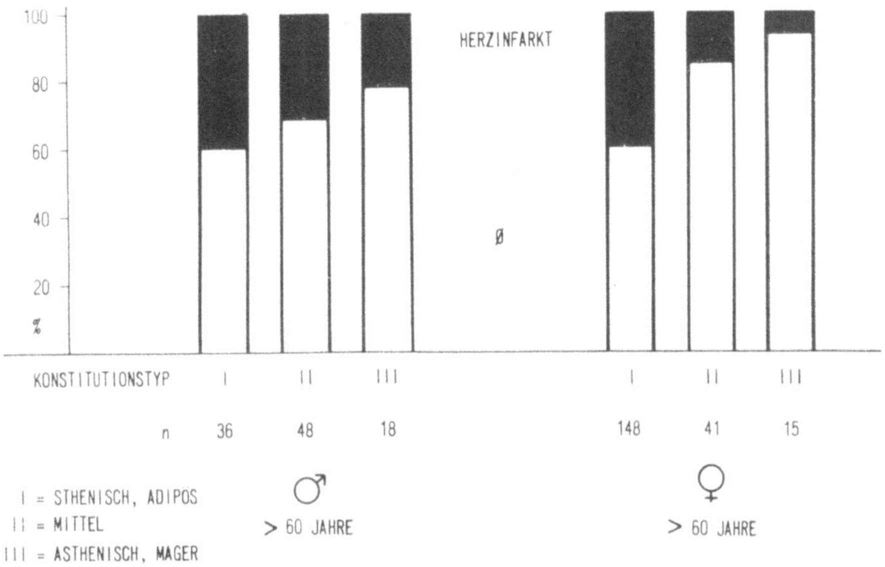


Abb. 1. Häufigkeit des Herzinfarkts in Beziehung zum Konstitutionstyp

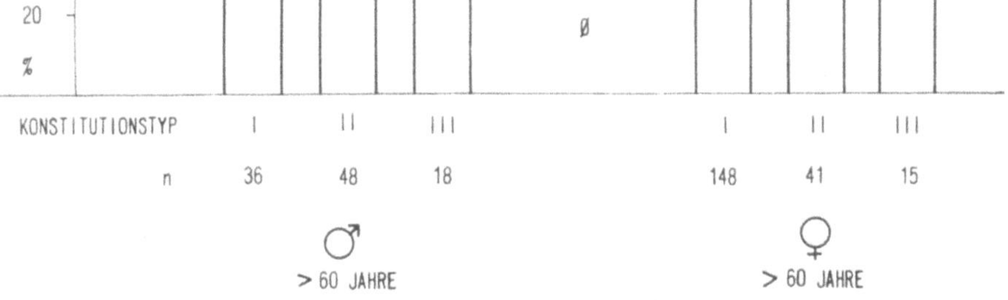


Abb. 2. Beziehungen zwischen Konstitutionstyp und Herzhypertrophie

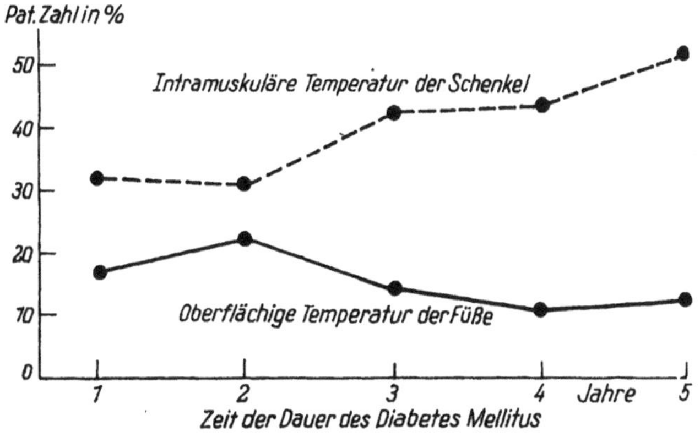


Abb. 1. Abhängigkeit der intramuskulären Temperatur (der Schenkel) und der oberflächigen Temperatur (der Füße) von der Krankheitsdauer

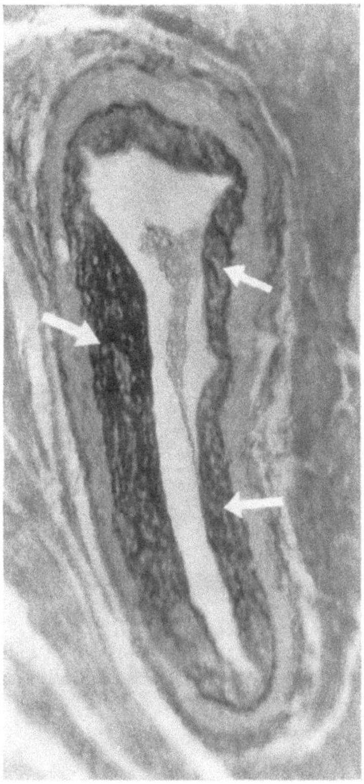

Abb. 1. Intimaverdickung einer Kranzarterie. Färbung nach Lille und Fulmer. 225:1

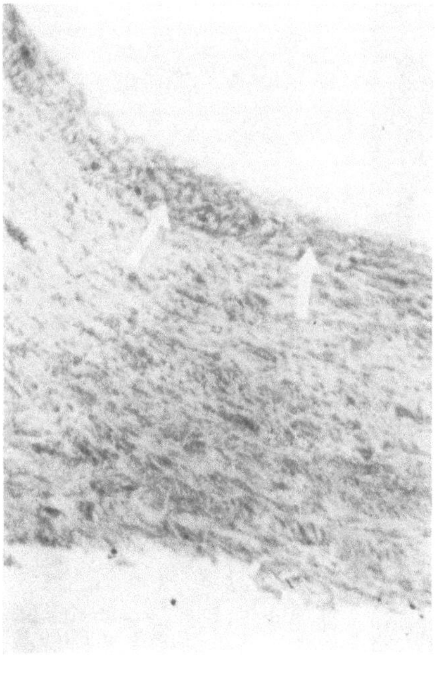

Abb. 2. Anhäufung von Mukopolysacchariden in der Aortenwand. Astralblau. 125:1

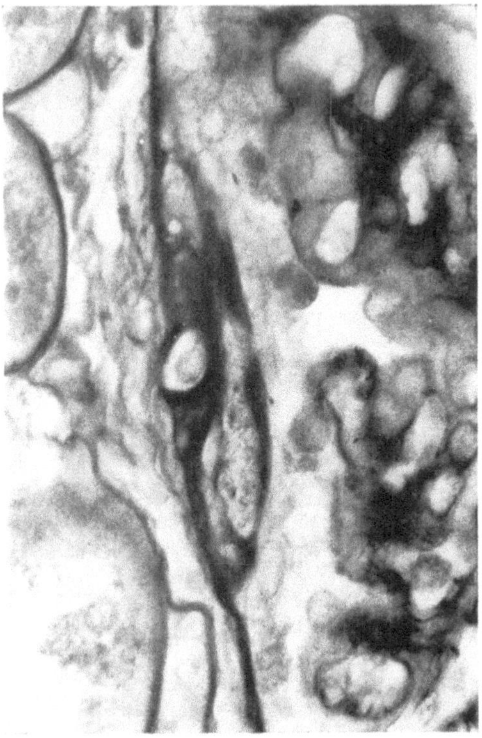

Abb. 3. Begrenzte Verdickung der Bowmanschen Kapsel. P.A.S. 800:1

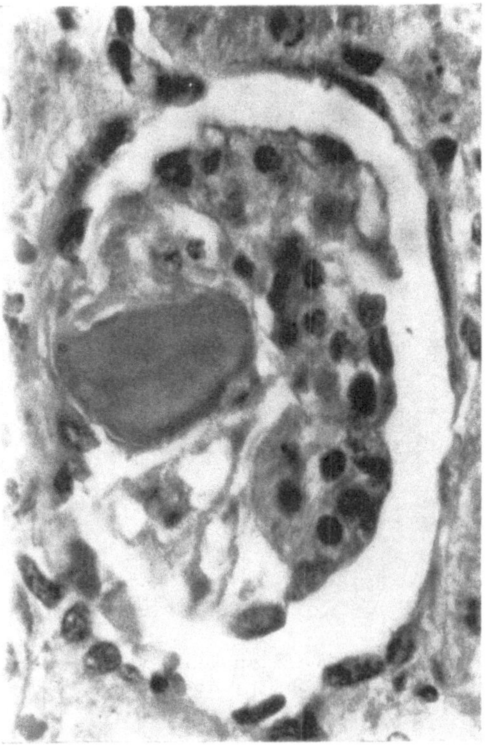

Abb. 4. Sog. „exsudative Läsion“. P.A.S. 400:1

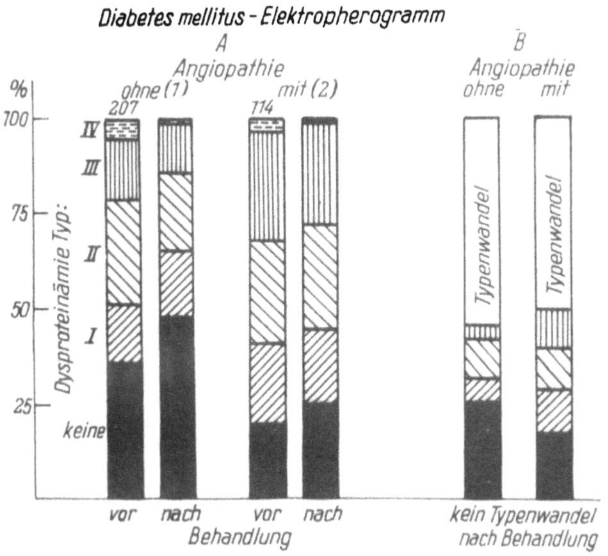


Abb. 1. Diabetes mellitus. Elektropherogramm

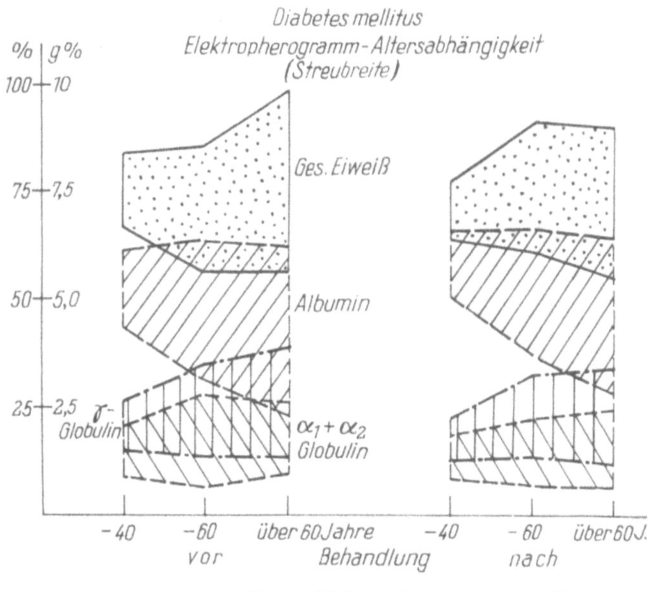


Abb. 2. Diabetes mellitus. Elektropherogramm – Altersabhängigkeit (Streubreite)

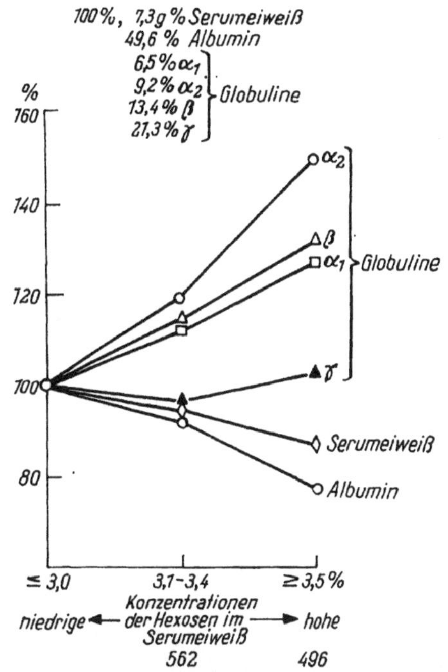


Abb. 1. Abhängigkeit der Dysproteinämie vom Schweregrad der diabetischen Angiopathie, dargestellt als Anteil der Proteinhexosen vom Gesamtserumeiweiß (Die Normalwerte sind gleich 100% gesetzt)

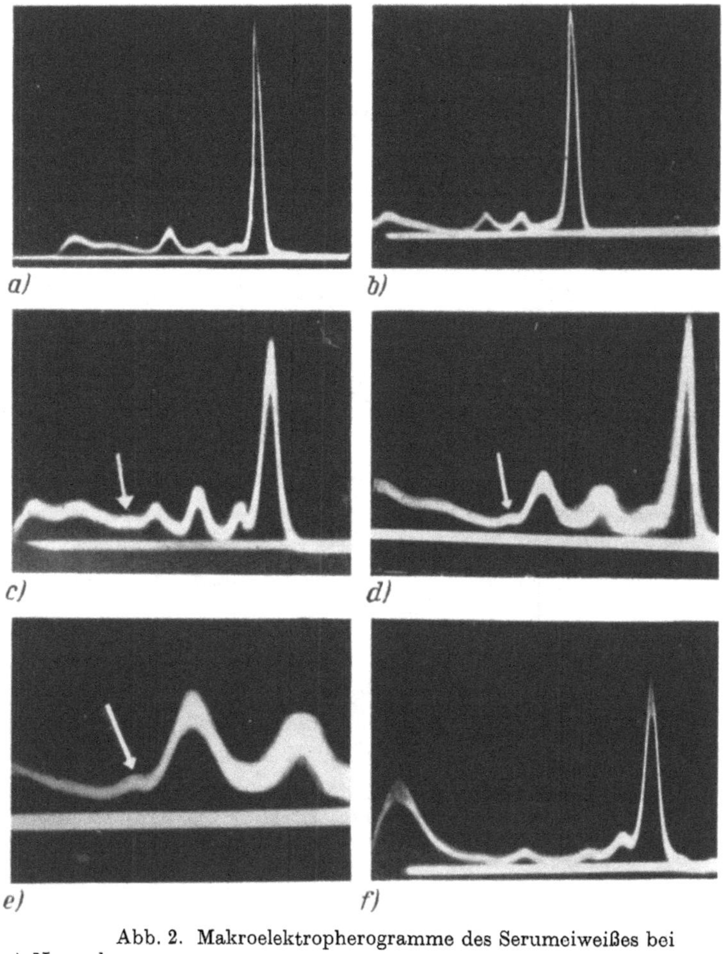


Abb. 2. Makroelektropherogramme des Serumeiweißes bei
a) Normalpersonen
b) unkompliziertem Diabetes
c) und d) diabetischer Angiopathie
e) Teilausschnitt zwischen $\beta$- und $\gamma$-Globulin eines diabetisch-paraproteinämischen Serums
f) Uoproteogramm bei diabetischer Glomerulosklerose

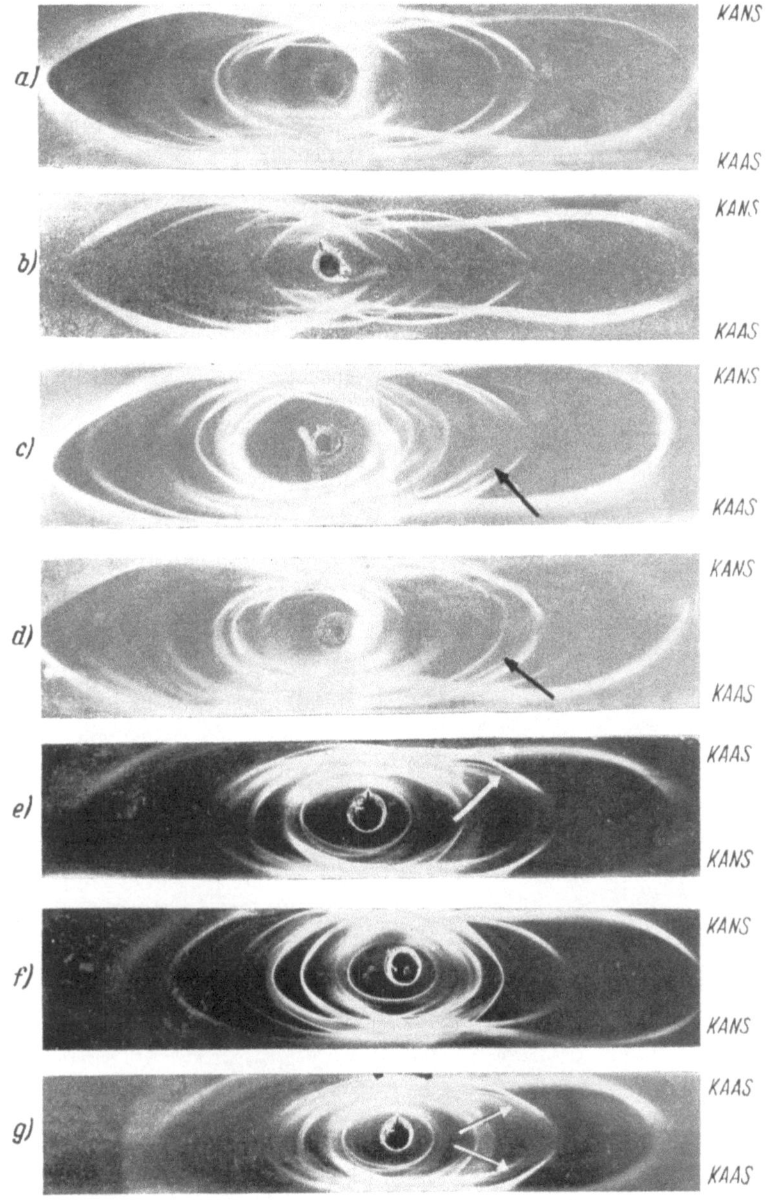


Abb. 3. Immunelektropherogramme bei diabetischer Angiopathie
a) Diabetes ohne Komplikationen
b) Normalserum
c) Diabetische Angiopathie mit Urämie
d) Diabetische Angiopathie mit renaler Kompensation
e–g) Diabetische Angiopathie: Ergebnisse nach Diffusion der angegebenen Antiseren
(KANS = Kaninchenantihumannormalserum)
(KAAS = Kaninchenantiserum der diabetisch-angiopathischen Gruppe)

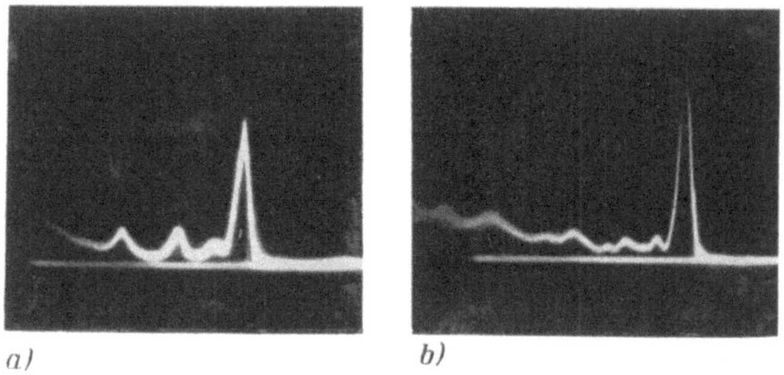


Abb. 4. Makroelektrophoretische Serumeiweißbilder bei diabetischer Angiopathie im Finalstadium
a) Serum; b) Exsudat

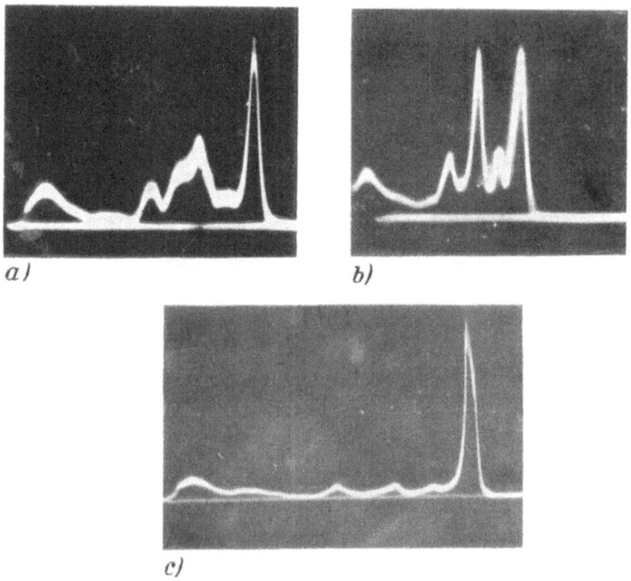


Abb. 5. Diabetische Angiopathie und Gravidität
a) und b) Serumeiweißbild der diabetisch-angiopathischen Mutter
c) Nabelschnurserum

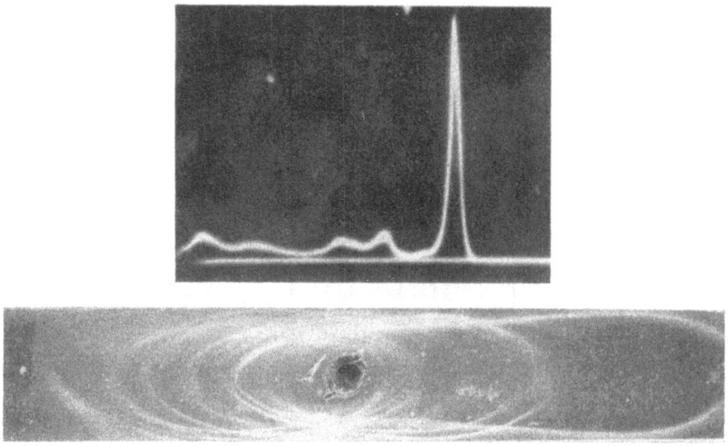

Abb. 6. Makroelektropherogramm und Immunelektropherogramm bei diabetischer Angiopathie nach bilateraltotaler Adrenalektomie

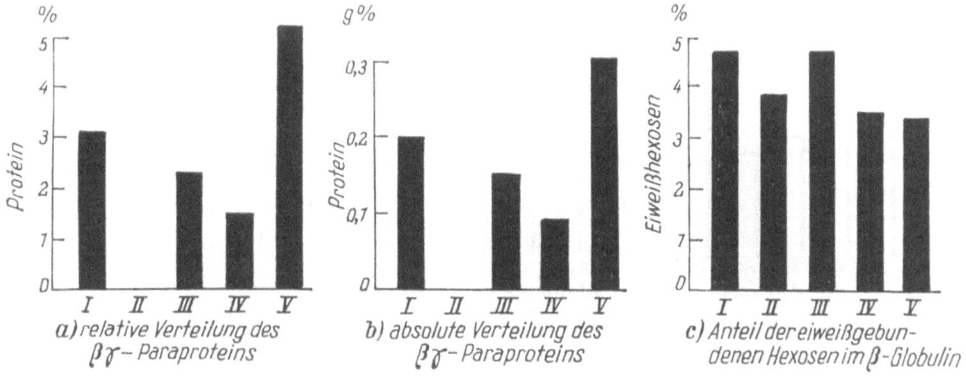


Abb. 7. Diabetische Paraproteinämie vor und nach einseitiger totaler Adrenalectomie

I Diabetische Angiopathie, präoperativ
II 6 Wochen postoperativ
III 10 Wochen postoperativ
IV 16 Wochen postoperativ, aber nach 160 mg Durabolin
V totale Urämie

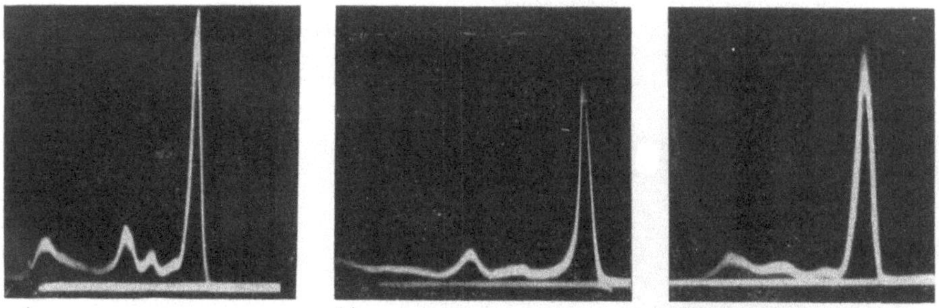

a) b) c)

Abb. 8. Makroelektropherogramme bei glucocorticoider Überfunktion

a) cushingoider Diabetestyp ohne diabetische Angiopathie
b) Cushing-Syndrom ohne Diabetes während der Manifestationsphase
c) wie b), aber nach rechtsseitiger Epinephrektomie

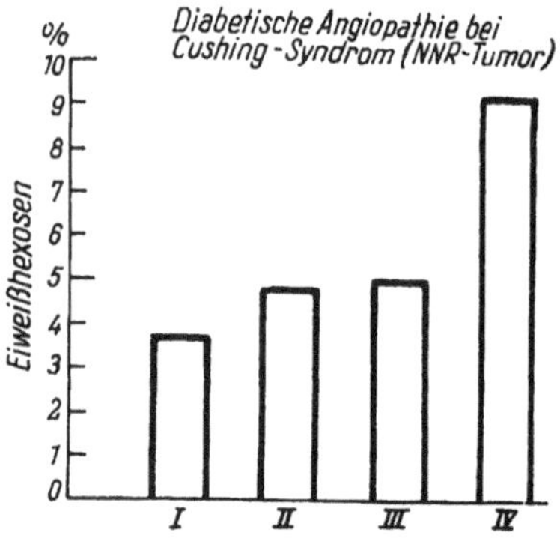


Abb. 9

Diabetische Angiopathie bei Cushing-Syndrom (NNR-Tumor)
Anteil der Eiweißhexosen im $\beta$-Globulin

I Normalserum
II Diabetische Angiopathie
III Nichtdiabetisches Cushing-Syndrom
IV Cushing-Syndrom mit diabetischer Angiopathie

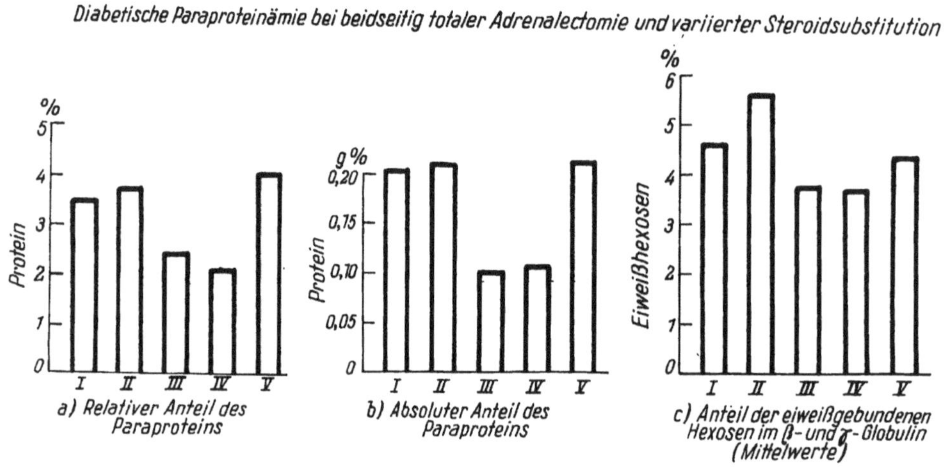


Abb. 10. Diabetische Paraproteinämie bei beidseitig totaler Adrenalektomie und variierter Steroidsubstitution

I Diabetische Angiopathie
II – V Diabetische Angiopathie nach beidseitig totaler Adrenalektomie
II 5 mg DOCA + 5 mg Prednison bei renaler Kompensation und schlechter Stoffwechselführung
III 2,5 – 3,3 mg DOCA + 7,5 mg Prednison bei beginnender renaler Dekompensation und schlechter Dextrose-Stoffwechselsituation
IV 3,3 mg DOCA + 7,5 mg Prednison bei beginnender renaler Dekompensation und kompensiertem Dextrose-Stoffwechsel
V 5 mg DOCA + 7,5 mg Prednison bei beginnender renaler Dekompensation und guter Dextrose-Stoffwechselführung
(Die Steroide sind in der Tagesdosis angegeben)

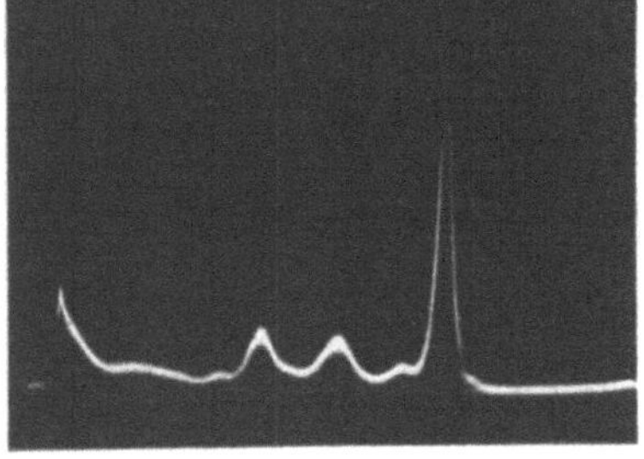

Abb. 11

Diabetische Angiopathie nach bilateraltotaler Adrenalektomie mit manifester diabetischer Paraproteinämie

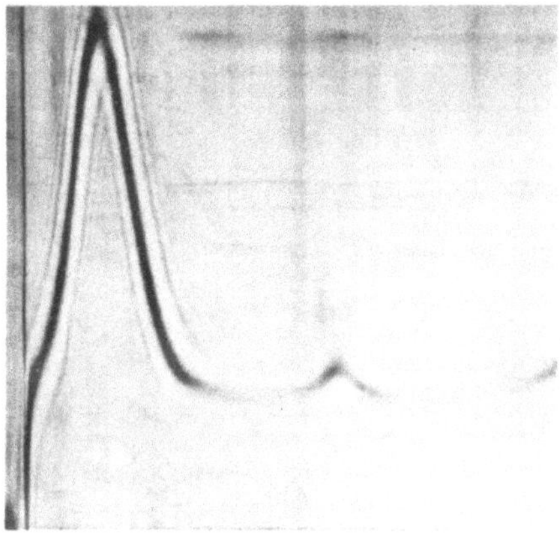
Abb. 1

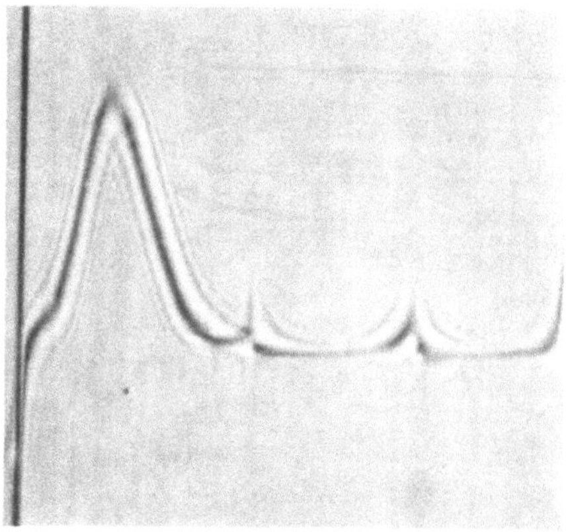
Abb. 2

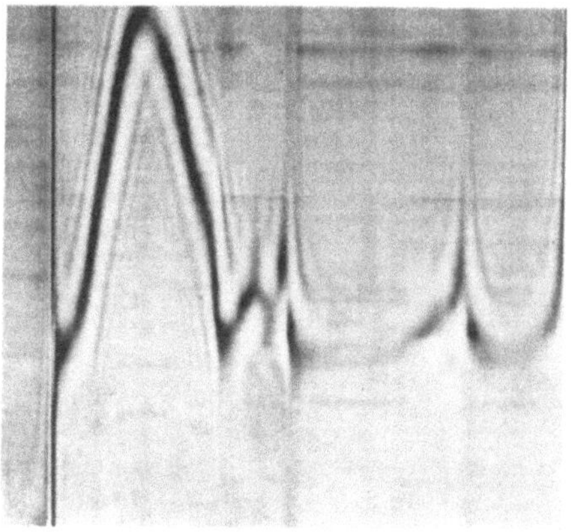
Abb. 3

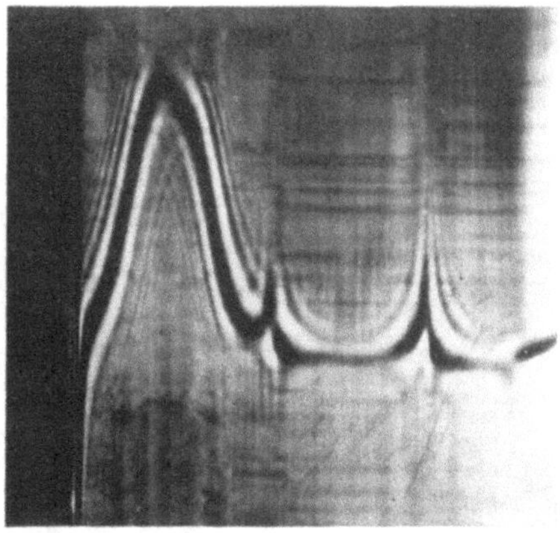
Abb. 4

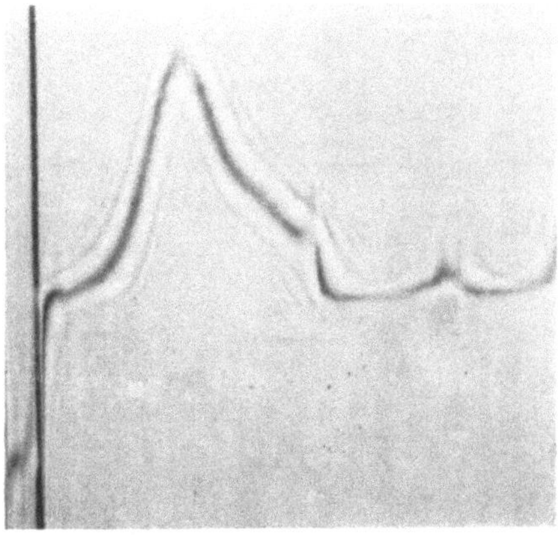

Abb. 5

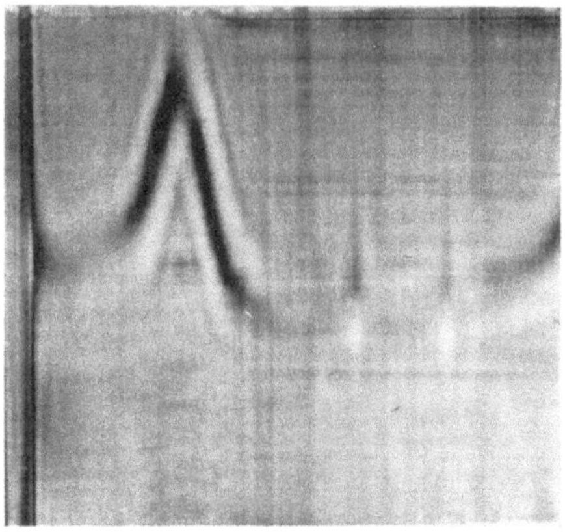

Abb. 6

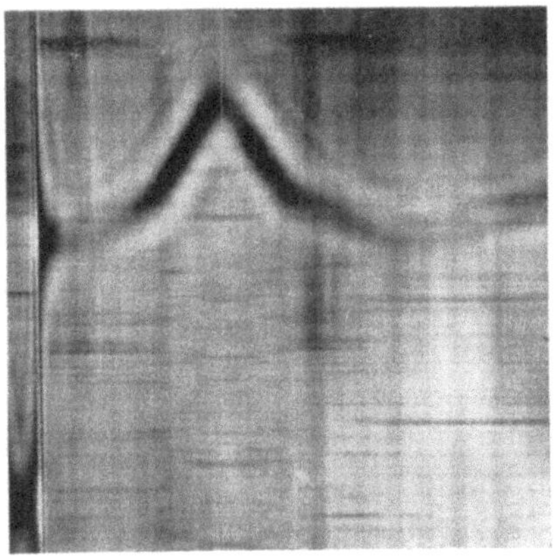

Abb. 7

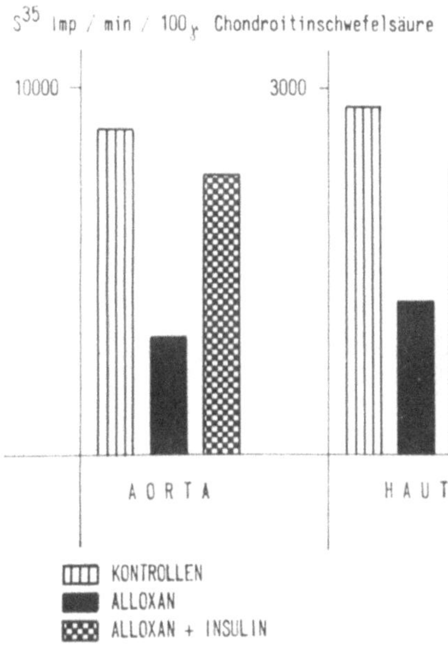


Abb. 1. Einbau von radioaktivem Schwefel in die Chondroitinschwefelsäure der Gewebe

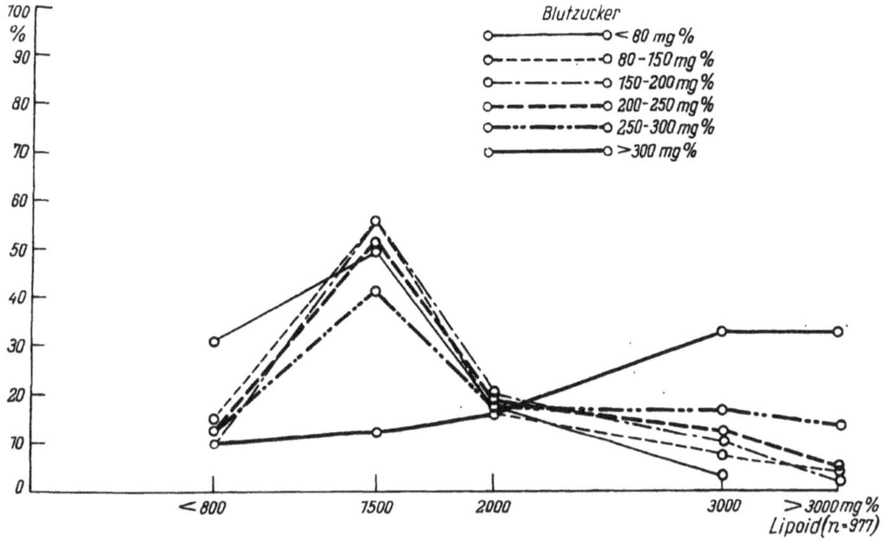
Blutzucker
< 80 mg %
80-150 mg %
150-200 mg %
200-250 mg %
250-300 mg %
>300 mg %
100 %
90
80
70
60
50
40
30
20
10
0
< 800
1500
2000
3000
> 3000 mg %
Lipoid (n=977)

Abb. 1

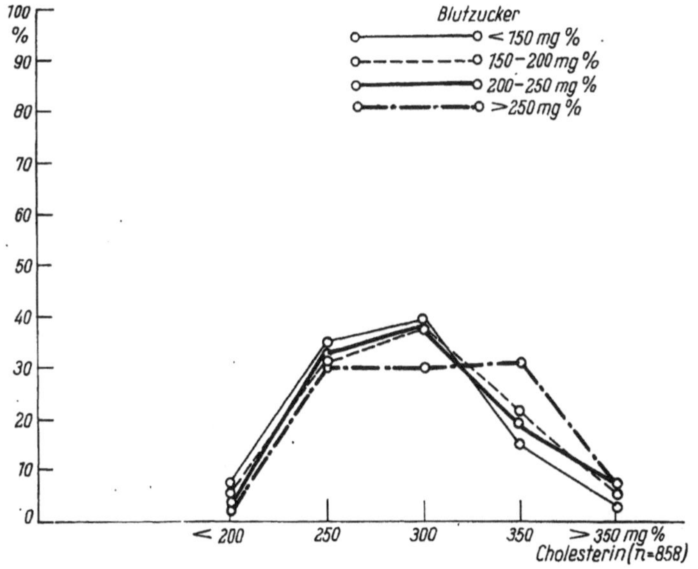
Blutzucker
< 150 mg %
150–200 mg %
200–250 mg %
>250 mg %
100 %
90
80
70
60
50
40
30
20
10
0
< 200
250
300
350
> 350 mg %
Cholesterin (n=858)

Abb. 2

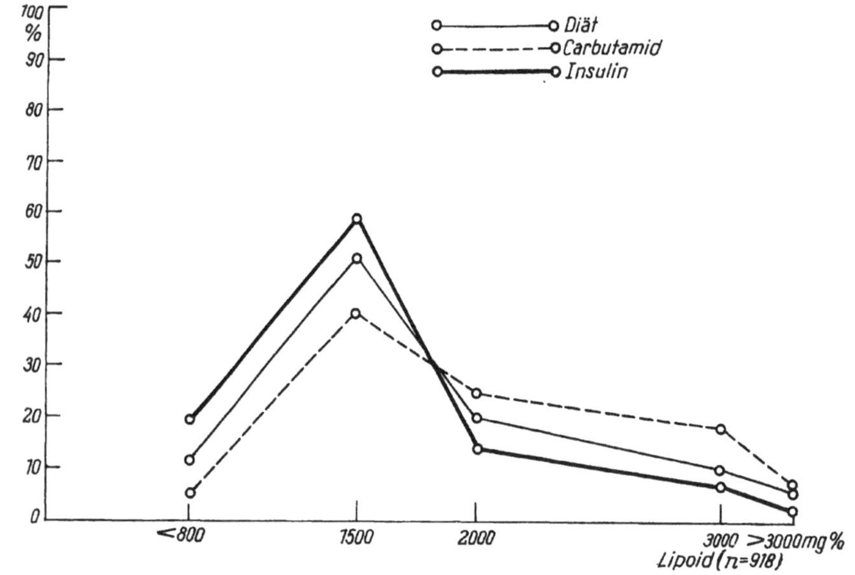
100 %
90
80
70
60
50
40
30
20
10
0
Diät
Carbutamid
Insulin
<800
1500
2000
3000 >3000mg%
Lipoid (n=918)

Abb. 3

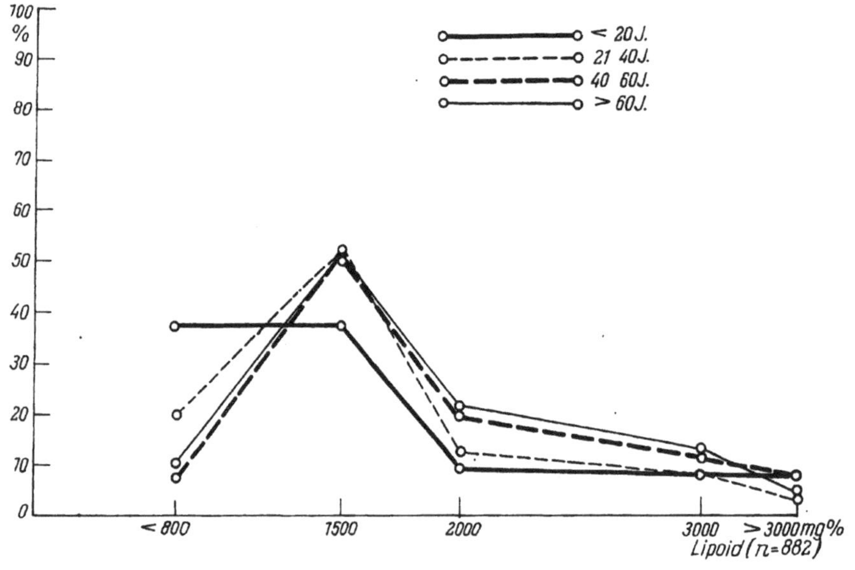
100 %
90
80
70
60
50
40
30
20
10
0
< 20 J.
21 40 J.
40 60 J.
> 60 J.
< 800
1500
2000
3000 >3000mg%
Lipoid (n=882)

Abb. 4

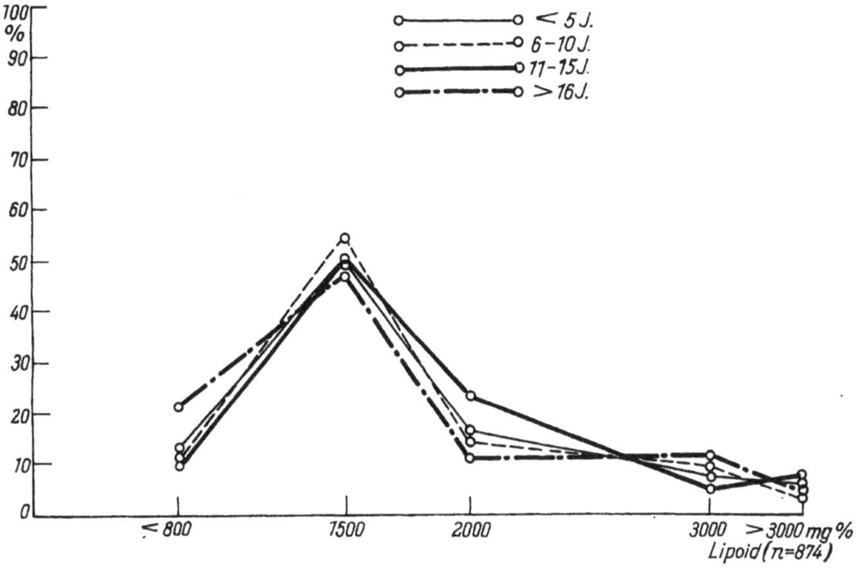
100 %
90
80
70
60
50
40
30
20
10
0
< 5 J.
6–10 J.
11–15 J.
> 16 J.
< 800
1500
2000
3000
> 3000 mg %
Lipoid (n=874)

Abb. 5

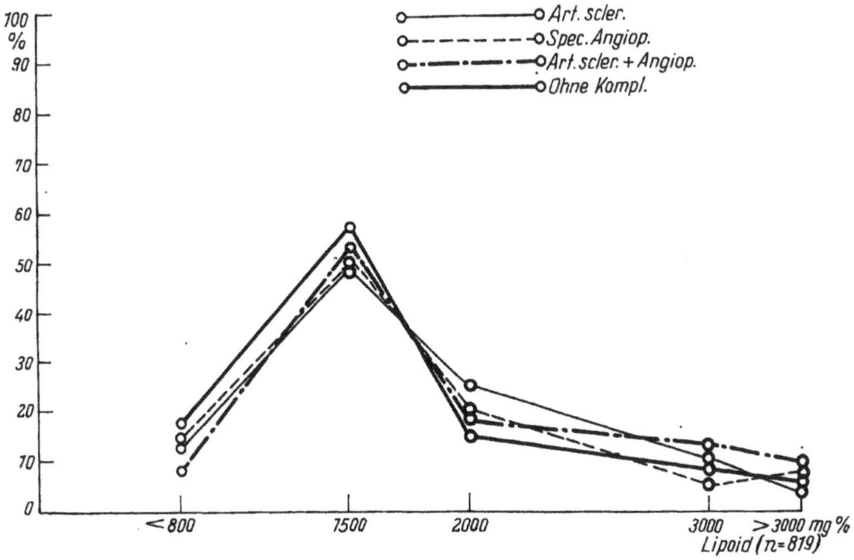
100 %
90
80
70
60
50
40
30
20
10
0
Art. scler.
Spec. Angiop.
Art. scler. + Angiop.
Ohne Kompl.
< 800
1500
2000
3000
> 3000 mg %
Lipoid (n=819)

Abb. 6

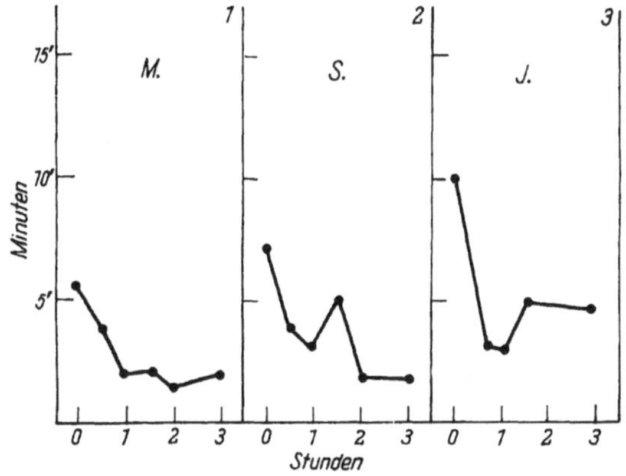


Abb. 1. Normale Blutgerinnungszeitkurven nach 50 g Glukosebelastung

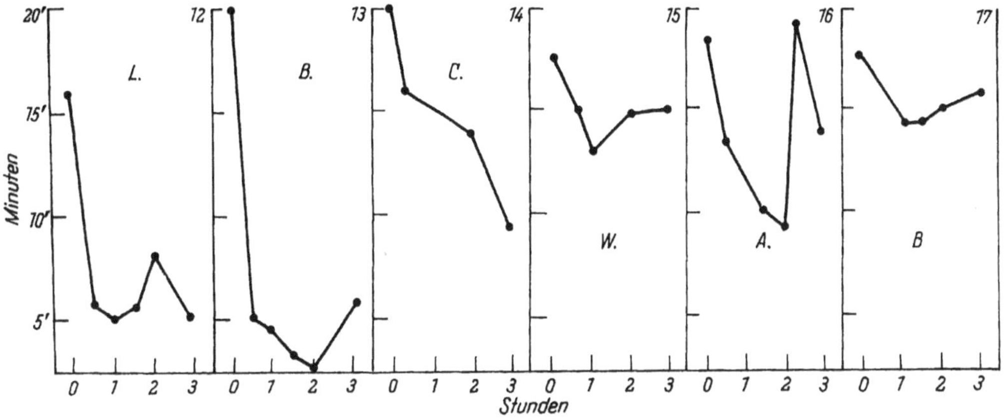


Abb. 2. Leicht abnormale Blutgerinnungszeitkurven. Nüchtern Blutgerinnungszeit verlängert und nach Glukosebelastung verkürzt

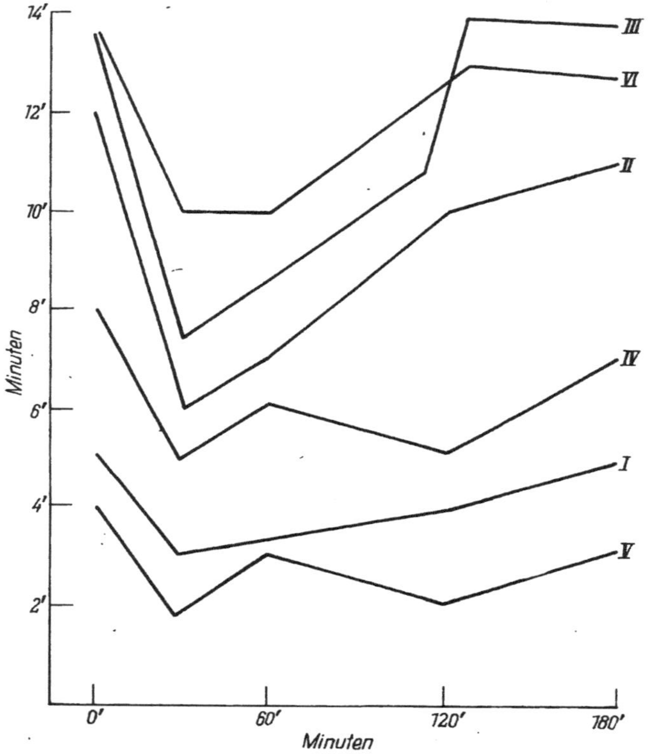


Abb. 3. Blutgerinnungszeitkurven bei einer gesunden Person (Herr. J. M.), welche typisch auf eine 50 g-Glukosebelastung reagiert. Bestimmung mit 6 verschiedenen Methoden (durch W. Olszewski)

I. Methode nach Bürcker. Blut aus der Fingerbeere.
II. Methode nach Mas-y-Magro. Blut aus der Fingerbeere.
III. Methode nach Mas-y-Magro. Venenblut.
IV. Methode nach Bürcker. Venenblut.
V. Methode nach Lee-White (original). Venenblut.
VI. Methode nach Lee-White (Modifikation nach Olszewski) Venenblut (4)

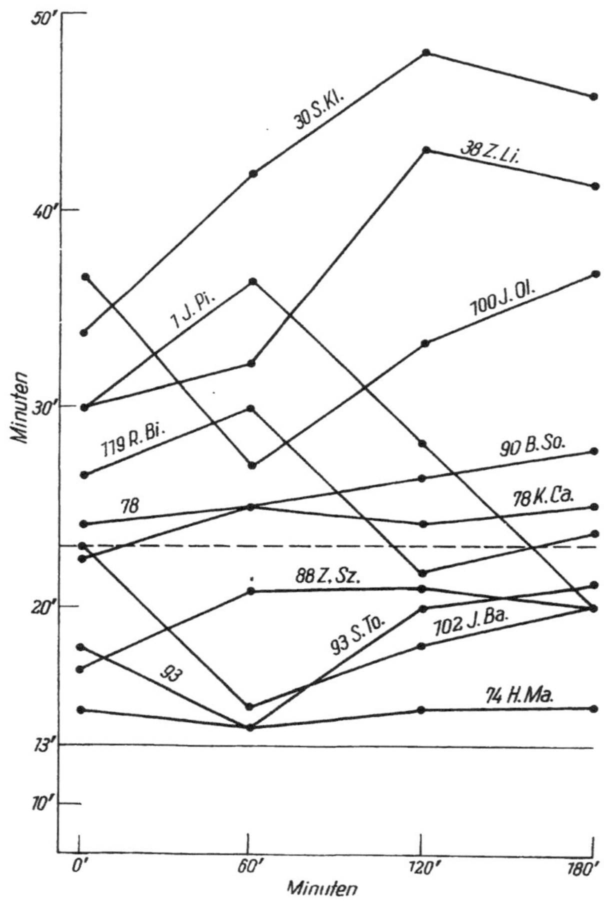


Abb. 4. Schwere Abnormalitäten in Blutgerinnungszeitkurven nach Glukosebelastung

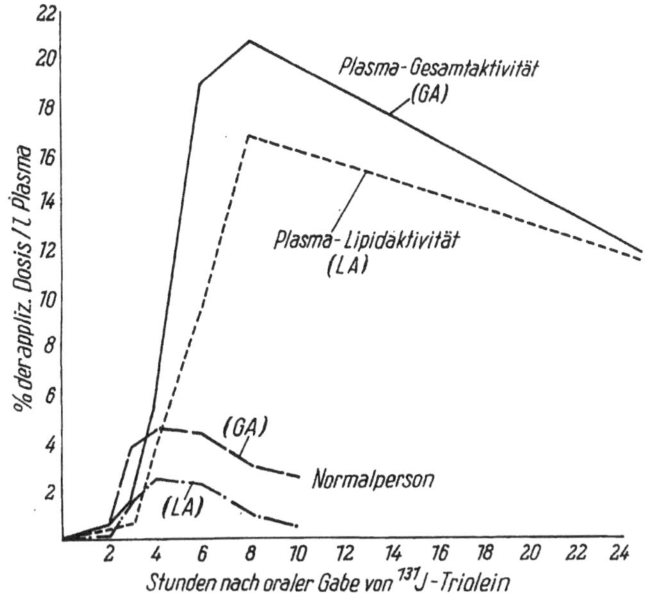


Abb. 1. Diabetes mit permanenter Hyperlipämie (Plasma-Aktivitätskurve nach $^{131}$J-Trioleinbelastung)

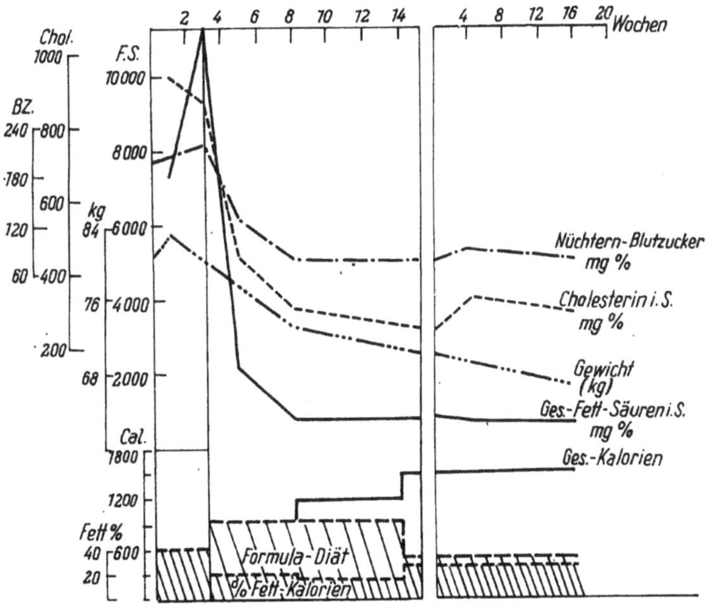


Abb. 2. Formula-Diät bei Diabetes mell. mit ess. Hyperlipämie und Adipositas (G. L. 51 Jahre)

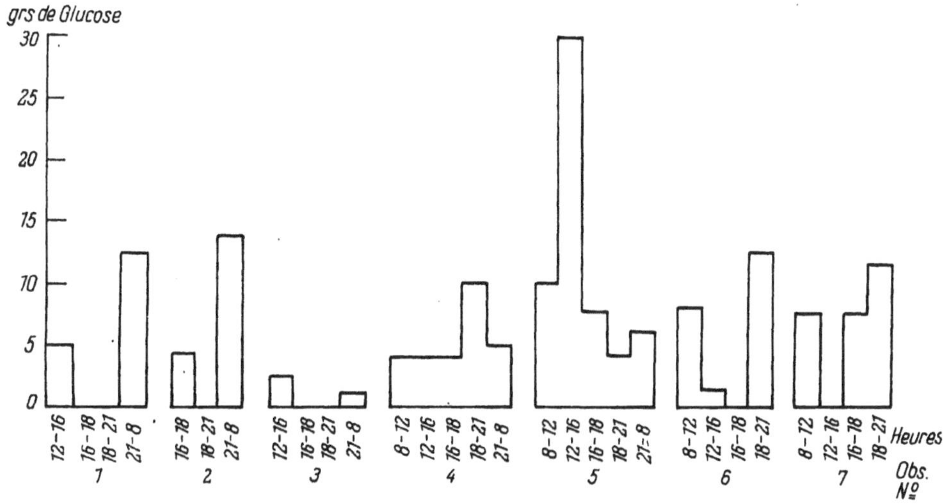


Fig. 1. Obs. I à 7 — L'excrétion d'AVM ne dépasse pas 5 gamma par cm³ malgré la présence de phases aglycosuriques dans les observations I, 2, 3, 6 et 7

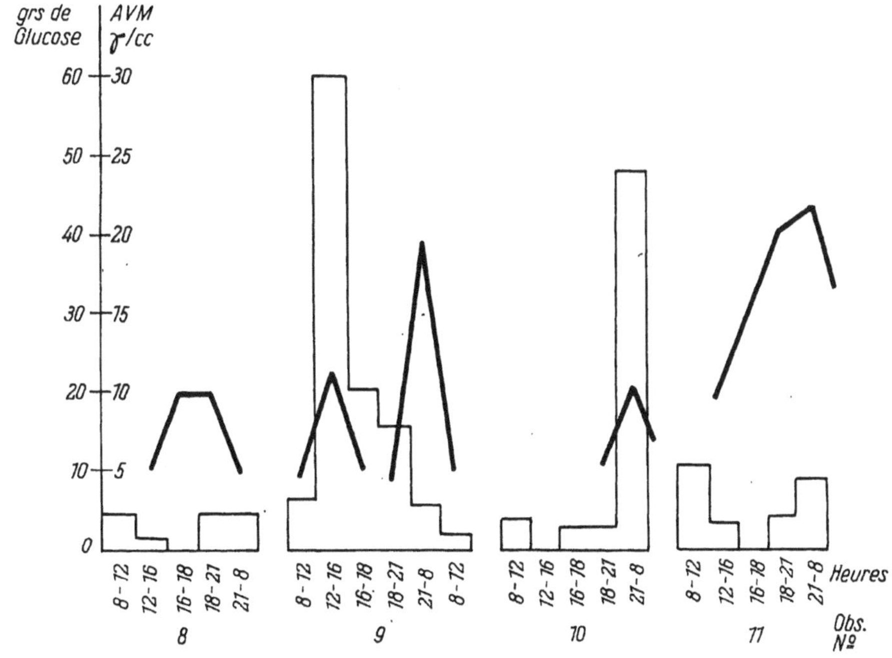


Fig. 2. Obs. 8 à 11 —
Obs. 8 et 11 — Excrétion maximum d'AVM en phase aglycosurique.
Obs. 9 et 10 — L'excrétion maximum d'AVM ne se situe pas en phase hypoglycosurique ou aglycosurique, mais post-aglycosurique

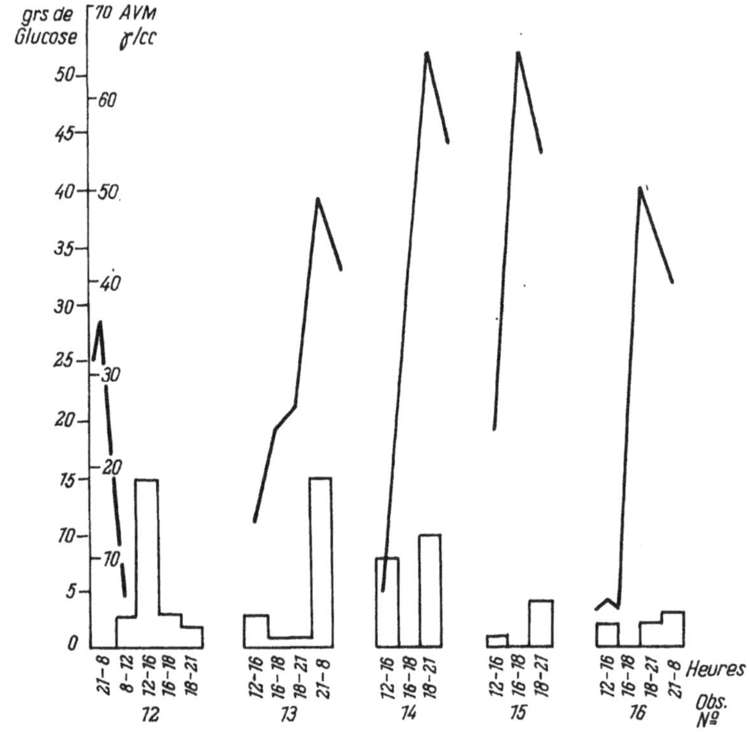


Fig. 3. Les pics d'exrcétion d'AVM correspondent:
Obs. 12, 15 et 16 — à la phase aglycosurique
Obs. 13 et 14 — à la phase post-aglycosurique

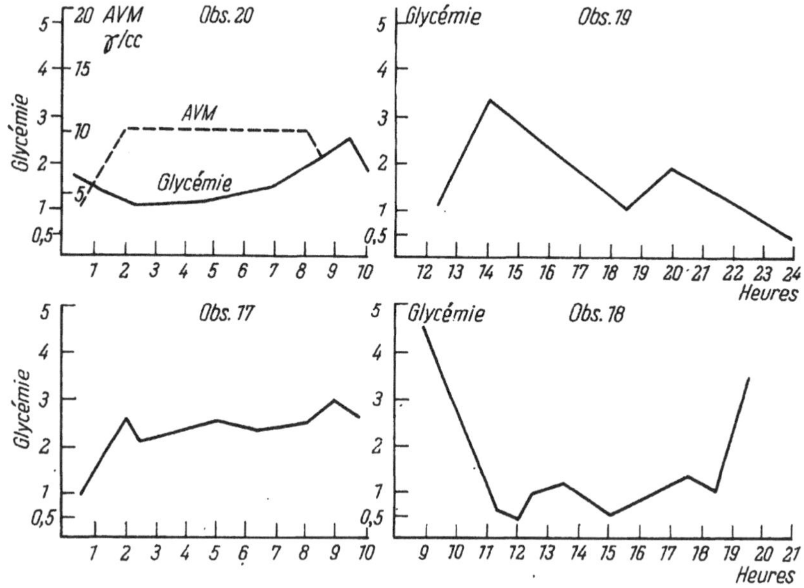


Fig. 4. Obs. 17, 18, 19, 20 — Enregistrement continu de la glycémie. Etude de l'excrétion d'AVM dans l'observation 20

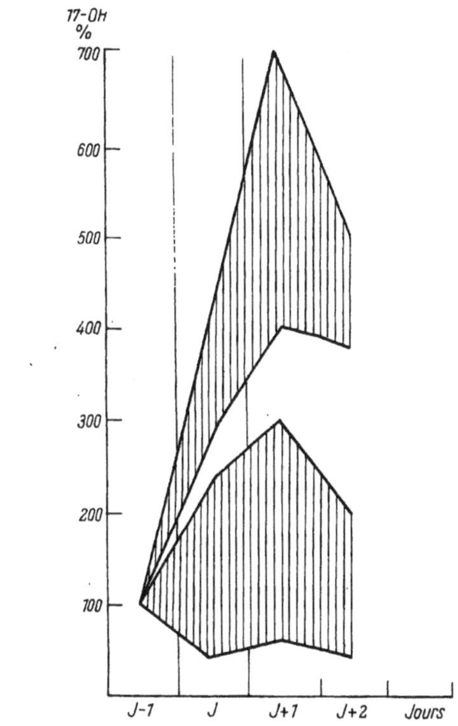


Fig. 5. Obs. 21 — Enregistrement continu de la glycémie. Le maximum d'élimination d'AVM se situe à 22 h. et 24 h. lors de la chute de la glycémie que passe de 2,50 g. à 1 g/litre. Obs. 22 — Enregistrement continu de la glycémie. Les pics d'excrétion d'AVM ne correspondent pas ici aux phases de glycémie basse mais à la période oligoglycosurique post-hypoglycémique

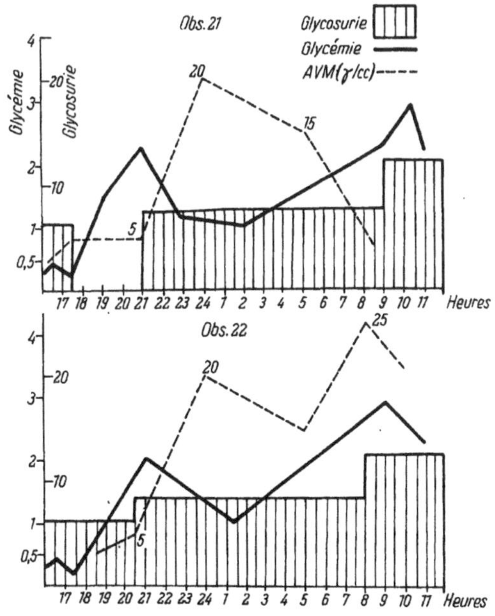


Fig. 6. Courbes zones représentant les résultats du test au SU-4885 chez 22 diabétiques

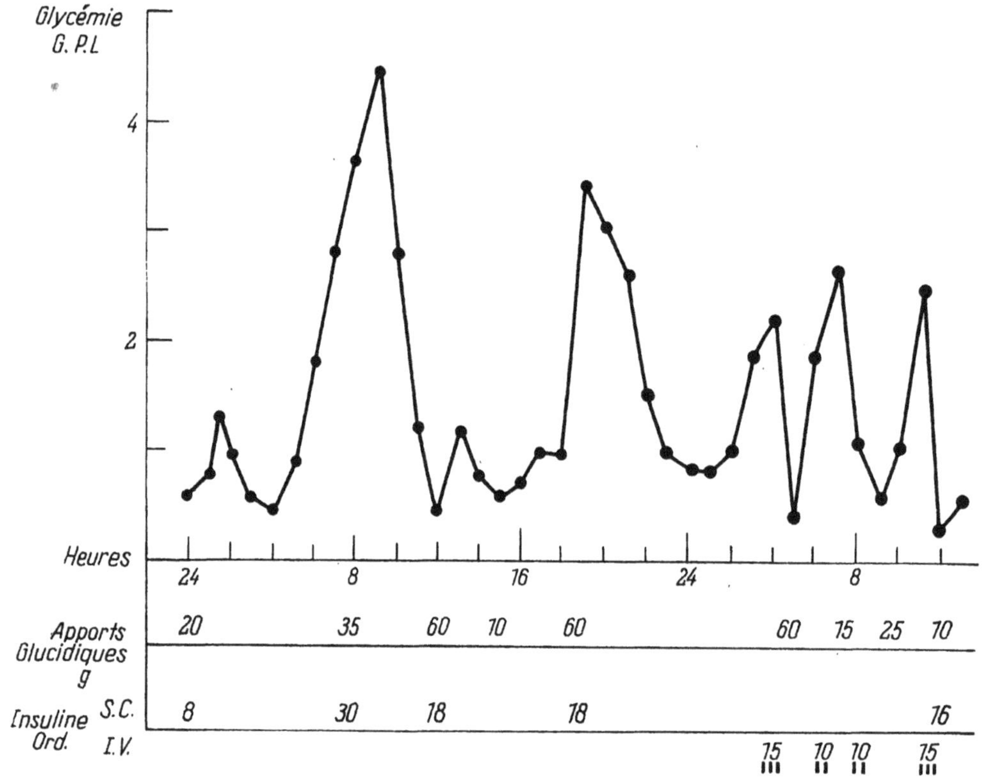


Fig. 7. Enregistrement continu de Melle G. Monique

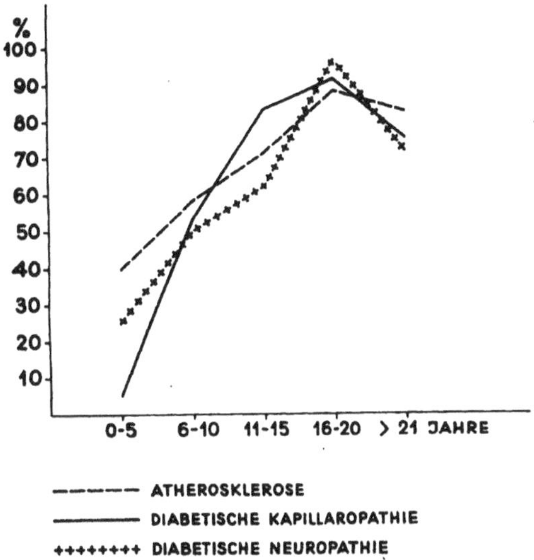


Abb. 1. Häufigkeit der diabetischen Gefäßveränderungen in Abhängigkeit von der Dauer des Diabetes

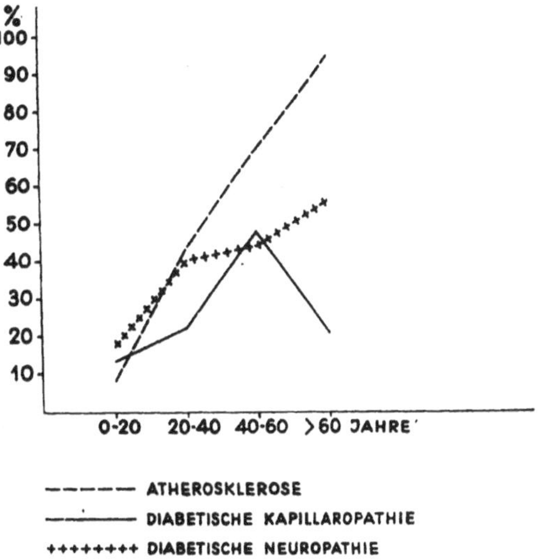


Abb. 2. Häufigkeit der diabetischen Gefäßveränderungen in Abhängigkeit vom Manifestationsalter

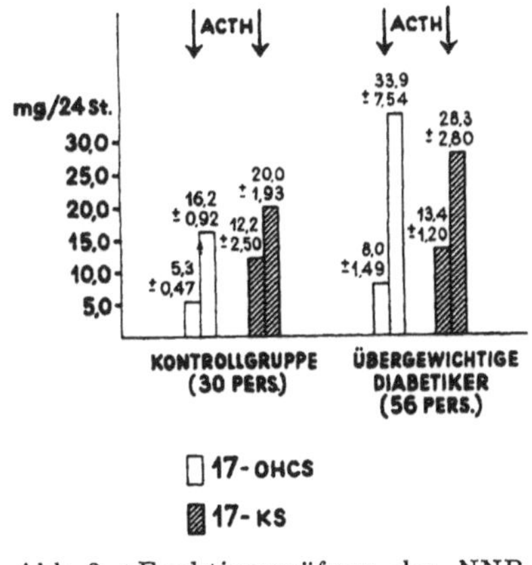


Abb. 3. Funktionsprüfung der NNR bei fettsüchtigen Diabetikern

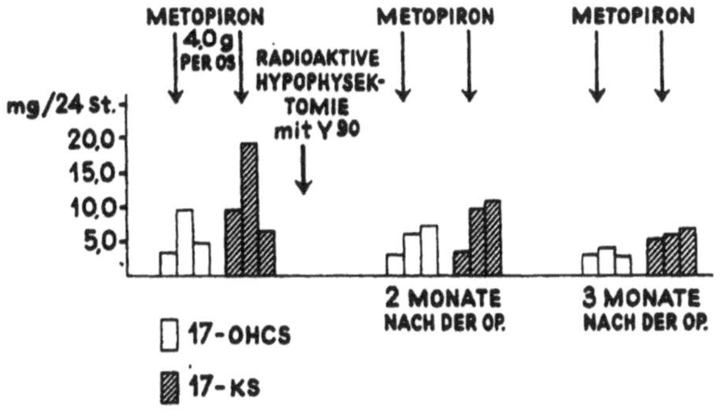


Abb. 4. Metopiron-Test vor und nach Hypophysenausschaltung mit $Y^{90}$ (6 $\mu$C) (K.M. ♀ 66 J.)

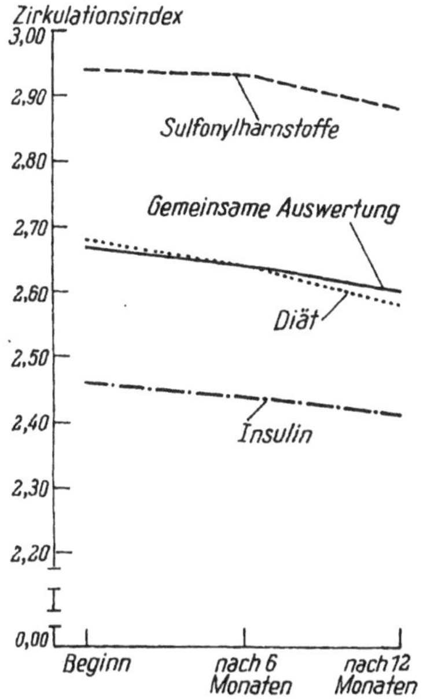


Abb. 1. $J^{131}$-Gewebeclearance bei Diabetes mellitus und Diabetestherapie
34 → 25 Probanden nur Diät
21 → 19 Probanden Sulfonylharnstoffe u. Diät
28 → 27 Probanden Insulin u. Diät
83 → 71 Probanden gemeinsam ausgewertet

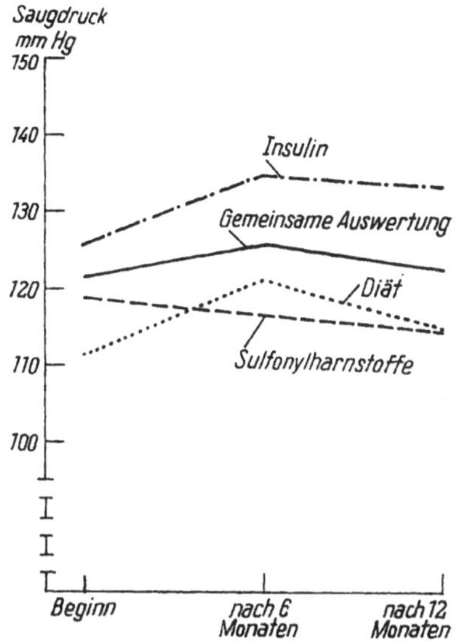


Abb. 2. Kapillarresistenz bei Diabetes mellitus und Diabetestherapie
33 → 25 Probanden nur Diät
36 → 27 Probanden Sulfonylharnstoffe u. Diät
31 → 26 Probanden Insulin u. Diät
100 → 78 Probanden gemeinsam ausgewertet

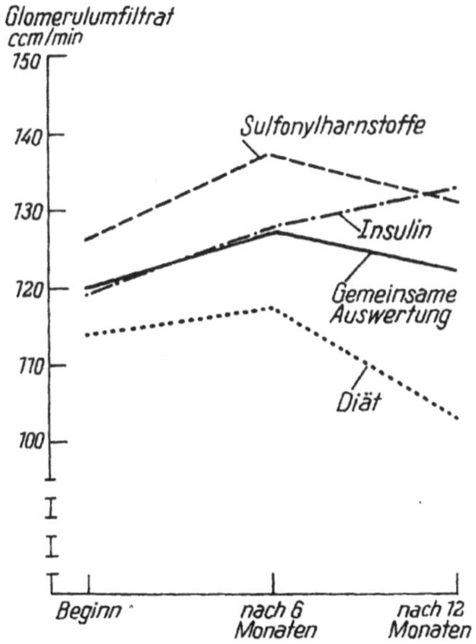


Abb. 3. Kreatininclearance bei Diabetes mellitus und Diabetestherapie
28 → 24 Probanden nur Diät
26 → 21 Probanden Sulfonylharnstoffe u. Diät
28 → 24 Probanden Insulin u. Diät
82 → 69 Probanden gemeinsam ausgewertet

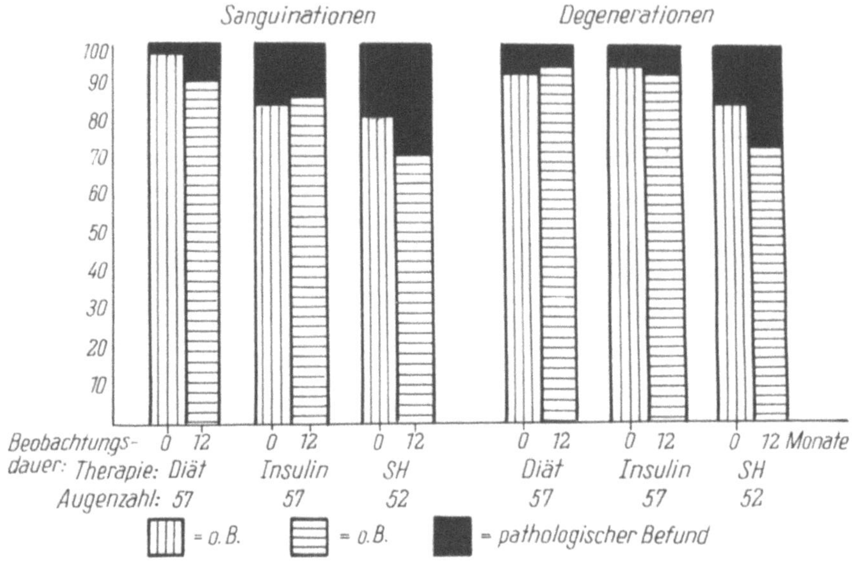


Abb. 4. Augenveränderungen und Diabetestherapie

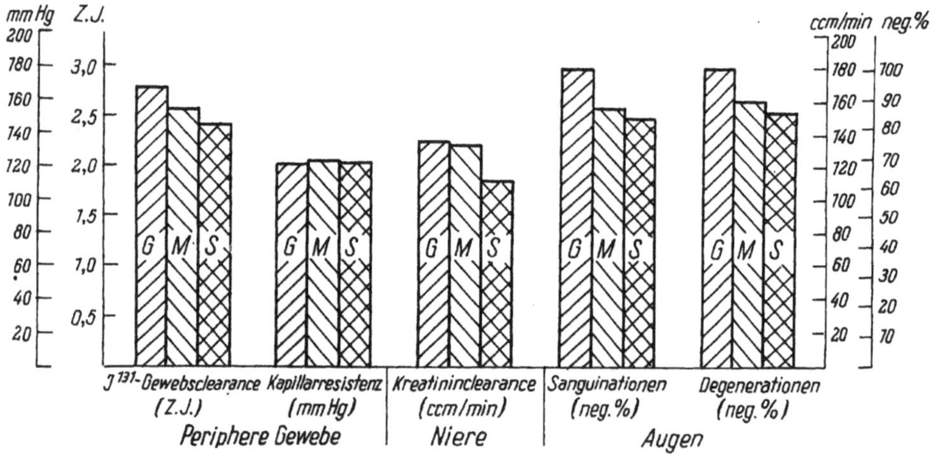


Abb. 5. Diabetische Angiopathie und Stoffwechselbefunde

| | | |
|---|---|---|
| gut = NBZ – 140 mg% | mäßig = NBZ 141 – 200 mg% | schlecht = NBZ > 200 mg% |
| HZ – 5 g/$24^h$ | HZ 5,1 – 20,0 g/$24^h$ | HZ > 20 g/$24^h$ |

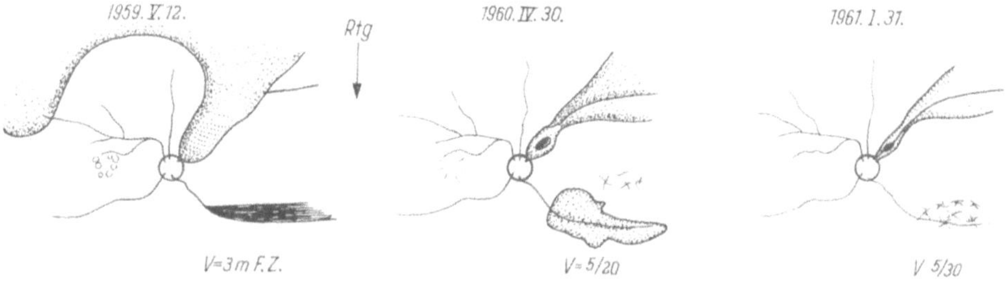


Abb. 1. Schematische Augenhintergrundszeichnung eines Falles von Retinitis proliferans diabetica. 1. vor Irradiation, Proliferation, präretinale Blutung, Degenerationsherde. 2. Nach Bestrahlung Proliferationen z. T. zu gitterartigen Verdickungen der Hyaloidea geschrumpft. 3. $1^1/_2$ Jahre nach der Bestrahlung: weitere Abnahme der Proliferationen

**Abbildungen zu Teuscher, Escher, Fankhauser, Reubi, Goldmann, Girard, Seite 343**

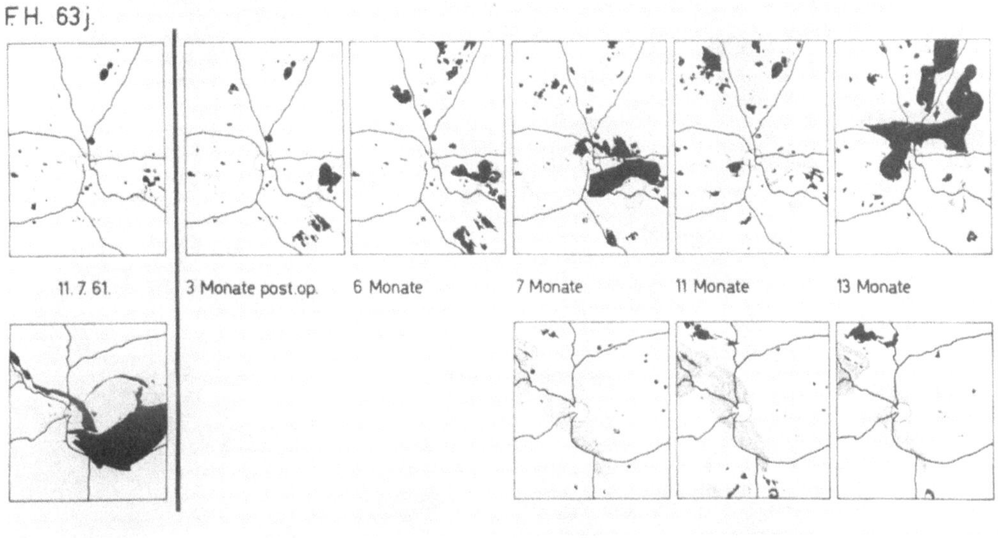


Abb. 1. Diabetische Retinopathie vor (links) und nach Hypophysectomie (rechts). Oben = OD, unten = OS.
(schwarz = Blutungen, schraffiert = Fundustrübungen (Exsudate, Proliferationen)

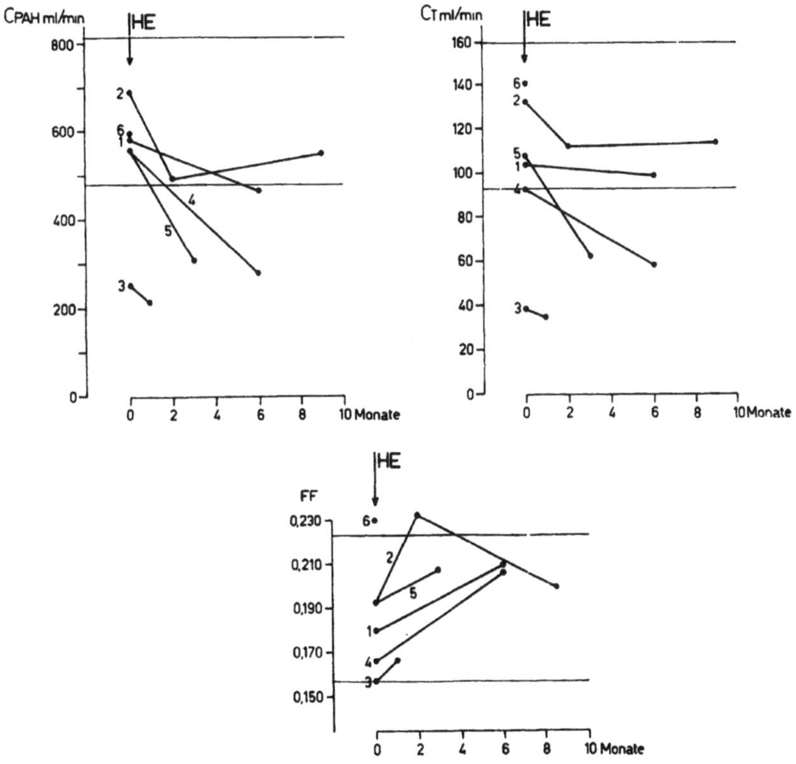


Abb. 2. Nierenfunktionsprüfungen mit der Clearancetechnik vor und nach Hypophysektomie. $C_T$ = Thiosulfatclearance, $C_{PAH}$ = Paraaminohippuratclearance. FF = Filtrationsfraktion.
(---- = Normbereich)

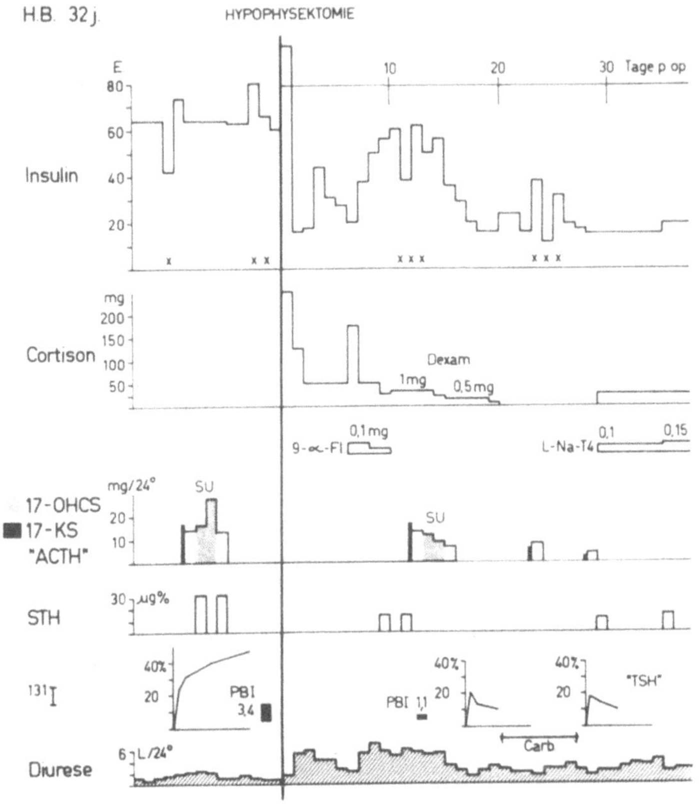


Abb. 3. Insulinbedarf, Untersuchung der Nebennierenrinden und Schilddrüsenfunktion, Wachstumshormonaktivität und Diurese vor und nach Hypophysektomie. Die punktierten Säulen betreffen die 17-OHCS Ausscheidung unter SU-4885 (Metopiron). Mit × sind die Tage, an welchen Glukosebelastung, Insulinglukosebelastung oder Insulinentzug durchgeführt werden, bezeichnet. Unter „Cortison" wurde ebenfalls Prednisolon einbezogen, unter Berechnung einer vierfachen Cortisonmenge. Dexam. = Dexamethason. 9-α-Fl. = 9-α-Fluorohydrocortison. L – Na – T 4 = L-Na-Thyroxin. Carb. = Carbimazol. Das PBI von 1,1 ist unter dem 21. Tag einzusetzen

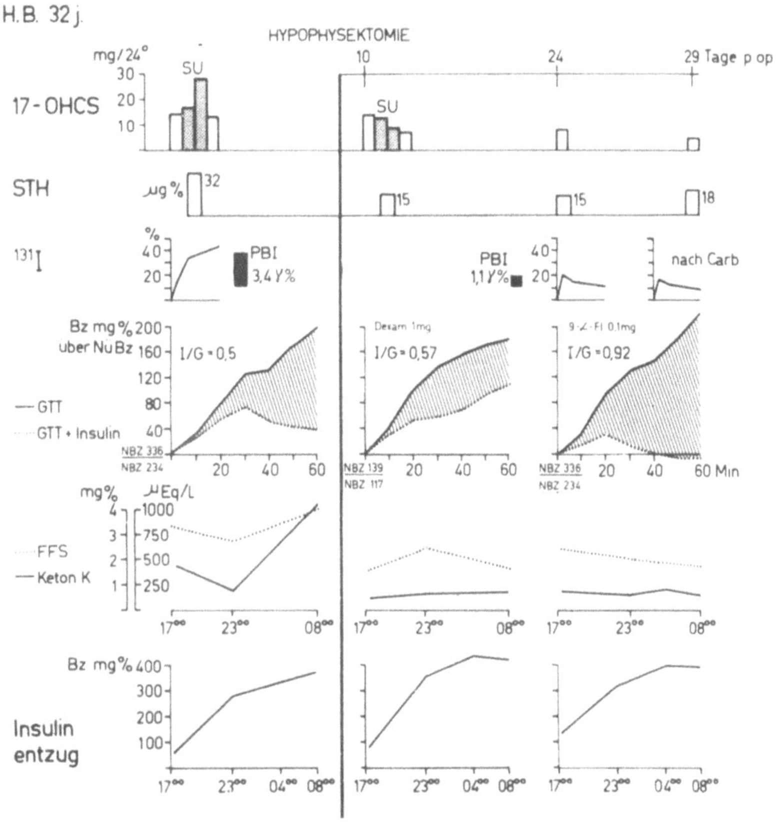


Abb. 4. Hormonale Untersuchungen im Zusammenhang mit den Untersuchungen des Kohlenhydratstoffwechsels. GTT = oraler Glukosetoleranztest (30 g/m²), GTT + Insulin = kombinierter Glukosetoleranztest + i.v. Insulin (5 E./m²). G = Fläche dargestellt durch Abszisse durch Nüchternblutzucker und Glukosebelastungskurve, I = G minus Fläche, die durch die Abszisse und die Glukoseinsulinbelastungskurve dargestellt wird. I/G 1 = normale Insulinempfindlichkeit. FFS = freie Fettsäuren (nach Dole), Ketonkörper im Plasma (nach Bloom und Lyon), Blutzucker (enzymatisch) unter Insulinentzug (letzte Dosis Altinsulin vor Mittagessen): Dexam. = Belastungsversuche unter Dexamethason. 9-α-Fl. = Belastungsversuche unter 9-α-Fluorohydrocortison. Carb. = Jodspeicherung nach Carbimazol

Endokrine Funktion nach Hypophysektomie

| Fall Nº | Hypophysäre Funktion | | | | | Erfolgsorgane | | | Insulinempfindlichk't | |
|---|---|---|---|---|---|---|---|---|---|---|
| | ACTH | TSH | STH | FSH | ADH | NNR | THYR. | GON. | endog. | exog. |
| 1 | (+) | + | + | – | ↓ | + | + | – | ↑ | 50–100% |
| 2 | + | + | + | ↓ | ↓ | + | + | – | | 100% |
| 3 | + | + | + | ↓ | (↓) | + | + | – | ↑ | ↑ |
| 4 | (↓) | (↓) | (↓) | ↓ | ↓ | + | ↓ | ↓ | ↑ | 30% |
| 5 | ↓ | ↓ | ↓ | | ↓ | ↓ | ↓ | | – | 25% |
| 6 | ↓ | | | – | ↓ | ↓ | ↓ | ↓ | | 50% |

+ = normal – = unverändert ↓ = vermindert ↑ = vermehrt ( ) = wahrscheinlich
leer = Us ausstehend % = Insulinbedarf in Dosis vor Op

Abb. 5. Übersicht über die Parameter der Funktionen von Hypophyse, endokrinen Erfolgsorganen und Insulinempfindlichkeit nach Hypophysektomie. (FSH – = vor und nach Operation verminderte Werte. GON. – = gonadale Funktion klinisch unverändert)

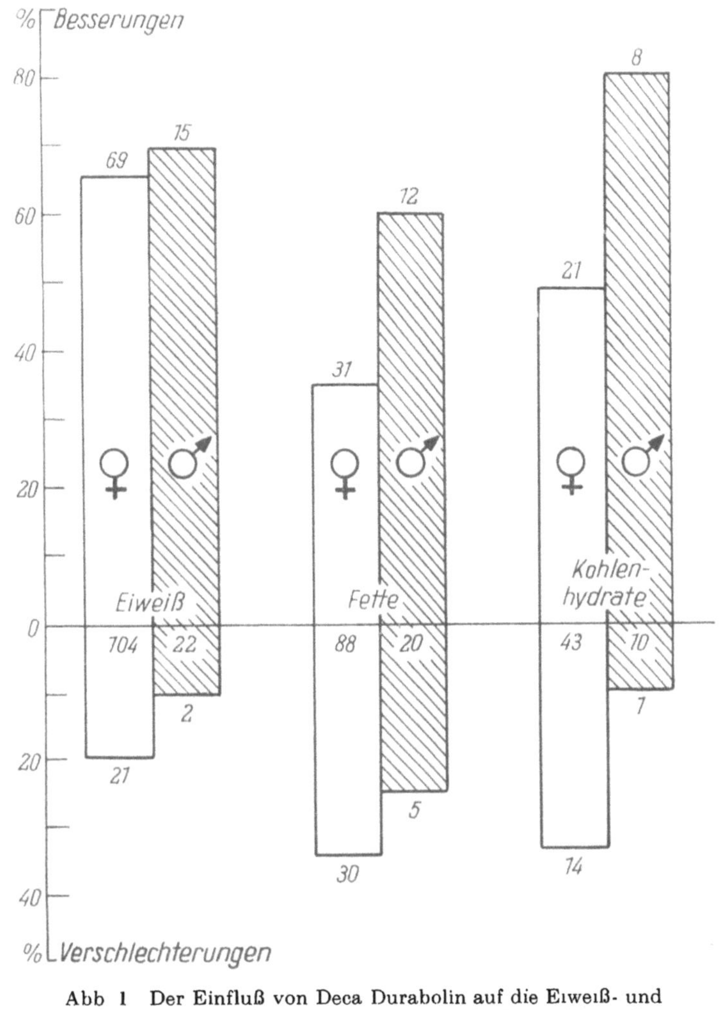


Abb 1 Der Einfluß von Deca Durabolin auf die Eiweiß- und Lipidfraktionen im Serum und auf die Glukosetoleranz bei Patienten mit diabetischer Retinopathie Dosis 50 mg alle 3 Wochen. Beobachtungsdauer. 12 Monate Die Zahlen geben die Anzahl der Patienten an (Gesamtzahl unter der Nullinie)

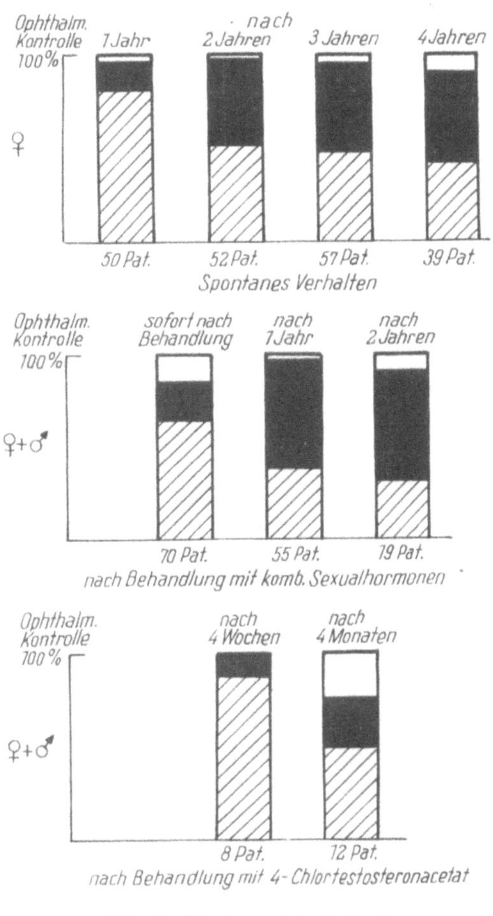


Abb. 1. Retinopathia diabetica

(schraffiert – unverändert; schwarz – verschlechtert, weiß – gebessert)

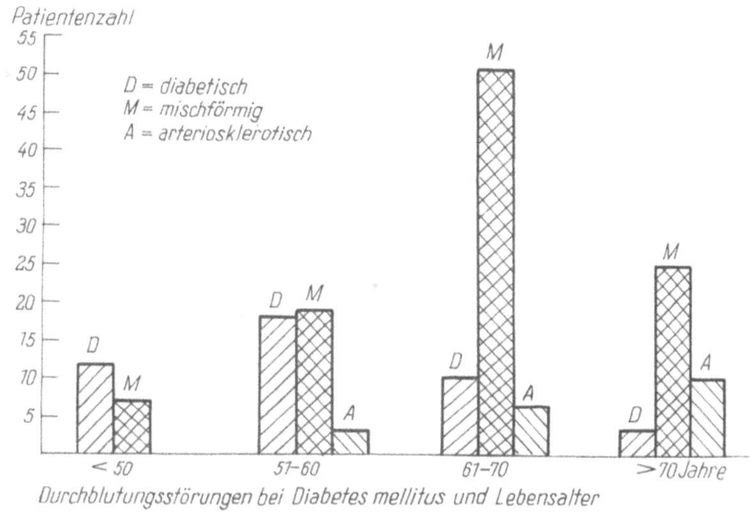
Patientenzahl
55
50
45
40
35
30
25
20
15
10
5
D = diabetisch
M = mischförmig
A = arteriosklerotisch
D
M
D
M
A
M
D
A
M
D
A
< 50
51–60
61–70
> 70 Jahre
Durchblutungsstörungen bei Diabetes mellitus und Lebensalter

Abb 1

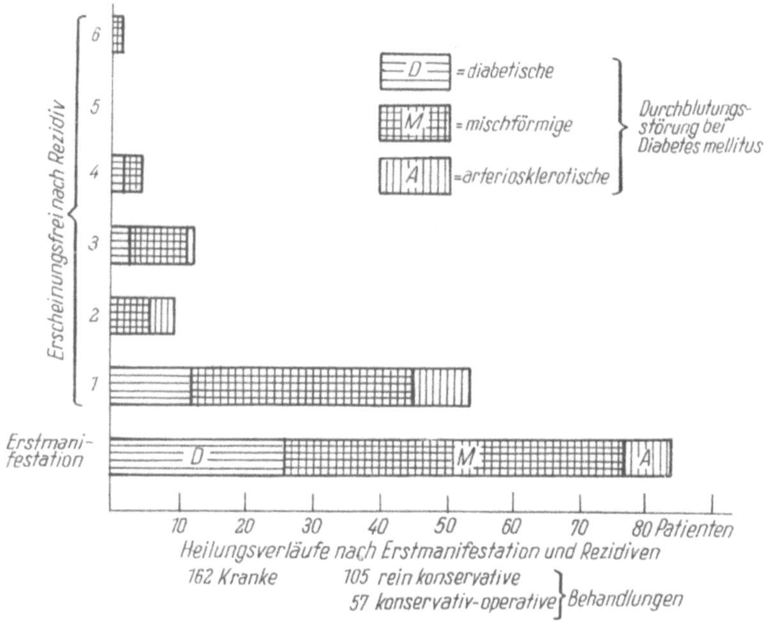
Erscheinungsfrei nach Rezidiv
6
5
4
3
2
1
Erstmanifestation
D = diabetische
M = mischförmige
A = arteriosklerotische
Durchblutungsstörung bei Diabetes mellitus
D
M
A
10
20
30
40
50
60
70
80 Patienten
Heilungsverläufe nach Erstmanifestation und Rezidiven
162 Kranke
105 rein konservative
57 konservativ-operative
Behandlungen

Abb. 2

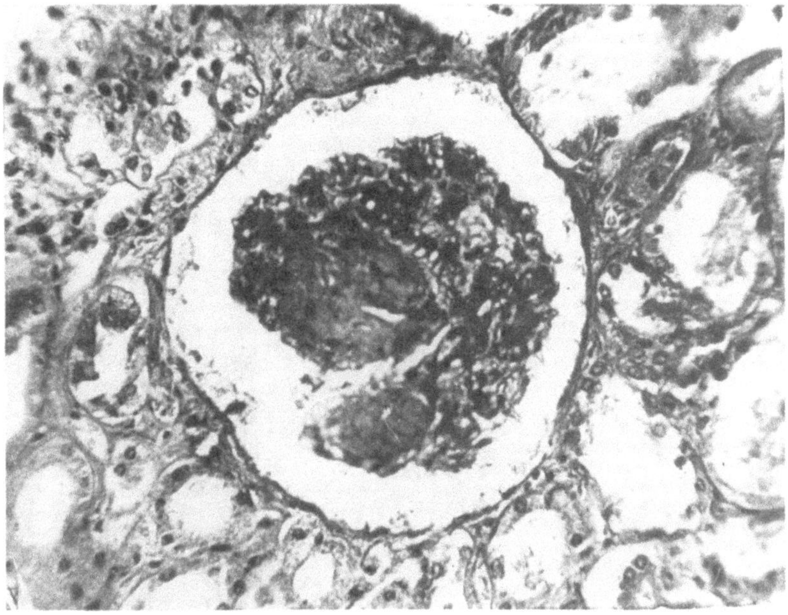

Abb. 1. Noduläre interkapilläre Glomerulosklerose. Die Noduli sind PAS-positiv und zeigen eine acidophile Färbung. Bemerkenswert ist die Verdickung der Basalmembran (Fall 1)

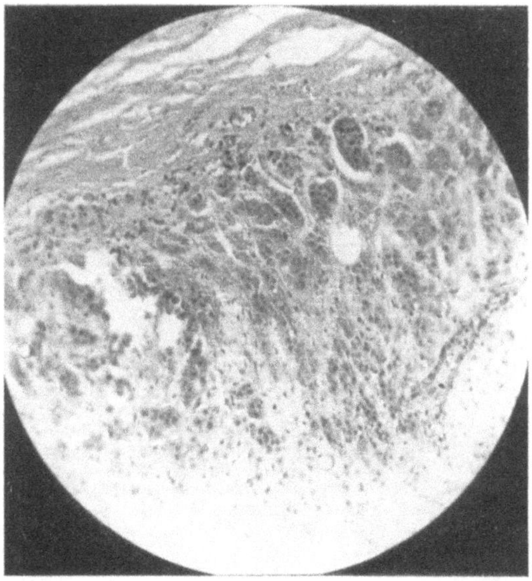

Abb. 2. Nebenniere des Falles 1. Die Zona fasciculata ist vollkommen atrophisch, enthält keine Lipoide. Die Zona glomerulosa zeigt eine ausgesprochene Hyperplasie